D1771197

அமுதே மருந்து

(அற்றது போற்றி உணின்)

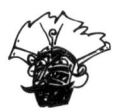

அமுதே மருந்து

(அற்றது போற்றி உணின்)

டாக்டர் எல். மகாதேவன் (1969-2024)

இலக்ஷ்மண சர்மாவிற்கும் சந்த்ராவிற்கும் 1969ஆம் ஆண்டு ஜனவரி 19 அன்று பிறந்தார். மனைவி சாரதா. ஒரே மகள் சந்திரா, இளநிலை ஆயுர்வேதம் பயின்றுவருகிறார். இவருடைய தாத்தா ஒய். மகாதேவ ஐயர் நாகர்கோவில் சுற்றுவட்டாரத்தில் புகழ்பெற்ற மருத்துவர். நாகர்கோவில் அருகேயுள்ள தெரிசனங்கோப்பி லிருக்கும் டாக்டர் ஒய். மகாதேவ ஐயரின் ஸ்ரீ சாரதா ஆயுர்வேத மருத்துவமனையின் முதன்மை மருத்துவராக டாக்டர் மகாதேவன் விளங்கினார்.

சென்னை வெங்கட்ரமணா கல்லூரியில் இளநிலை ஆயுர்வேதப் பட்டப்படிப்பை 1992ஆம் ஆண்டு முடித்தார். சிறந்த மாணவருக்கான பரிசு பெற்றார். திருவனந்தபுரம் அரசு ஆயுர்வேதக் கல்லூரியில் காய சிகிச்சைப் பிரிவில் பட்ட மேற்படிப்பு முடித்தார். கேரளாவில் உள்ள பங்கஜ கஸ்தூரி கல்லூரியில் கௌரவப் பேராசிரியராகவும் பணியாற்றினார். பல்வேறு சித்த ஆயுர்வேத மருந்து நிறுவனங் களுக்கு ஆலோசகராகவும் செயலாற்றிவந்தார்.

தன்னுடைய மாணவர்களுடன் சேர்ந்து இதுவரை எழுபதுக்கும் மேற்பட்ட ஆயுர்வேத நூல்களைத் தமிழிலும் ஆங்கிலத்திலும் எழுதியுள்ளார். 2017ஆம் ஆண்டு சிறந்த அறிவியல் எழுத்துக்கான தேசிய விருதையும், தமிழக அரசின் 2012ஆம் ஆண்டுக்கான சிறந்த மருத்துவர் விருதையும் பெற்றுள்ளார். இவருடைய ‘திரிதோஷ மெய்ஞ்ஞான விளக்கம்’ தமிழக அரசின் சிறந்த புத்தகப் பரிசை வென்றுள்ளது. Ad-World Academy, 2010ஆம் ஆண்டுக்கான எழுத்தாளர் சுந்தர ராமசாமி நினைவு விருதைக் காலச்சுவடு வெளியீடாக வந்த இவரது ‘உணவே மருந்து’ நூலுக்கு வழங்கியது.

அமுதே மருந்து

(அற்றது போற்றி உணின்)

டாக்டர் எல். மகாதேவன், BAMS MD
(ஸ்ரீ சாரதா ஆயுர்வேத ஆஸ்பத்திரி மருத்துவக் குழு உதவியுடன்)

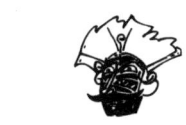

காலச்சுவடு பதிப்பகம்

அன்பார்ந்த வாசகருக்கு,

வணக்கம்.

காலச்சுவடு நூலை வாங்கியமைக்கு நன்றி.

நூலின் உள்ளடக்கம், உருவாக்கம், அட்டைப்படம் இன்ன பிற அம்சங்கள் பற்றிய உங்கள் கருத்துகளையும் ஆலோசனைகளையும் காலச்சுவடு வரவேற்கிறது. தகவல், எழுத்து, வாக்கியப் பிழைகள் தென்பட்டால் அவசியம் தெரிவித்து உதவுங்கள். நூல் தயாரிப்பில் கடும் குறைபாடு இருப்பின் மாற்றுப் பிரதி உங்களுக்குக் கிடைக்கக் காலச்சுவடு ஏற்பாடு செய்யும்.

மின்னஞ்சல்: publisher@kalachuvadu.com

காலச்சுவடு நாகர்கோவில் அலுவலகத்திற்குக் கடிதம் அனுப்பலாம்.

தங்கள்
எஸ்.ஆர். சுந்தரம் (கண்ணன்)
பதிப்பாளர் – நிர்வாக இயக்குநர்

அமுதே மருந்து (அற்றது போற்றி உணின்) ♦ உணவு மருத்துவம் ♦ ஆசிரியர்: டாக்டர் எல். மகாதேவன் ♦ © சாரதா மகாதேவன் ♦ முதல் பதிப்பு: அக்டோபர் 2011, ஏழாம் பதிப்பு: மார்ச் 2025 ♦ வெளியீடு: காலச்சுவடு பப்ளிகேஷன்ஸ் (பி) லிட்., 669 கே. பி. சாலை, நாகர்கோவில் 629001

amutE maruntu ♦ Food as Medicine ♦ Author: Dr. L. Mahadevan ♦ © Saradha Mahadevan ♦ Language: Tamil ♦ First Edition: October 2011, Seventh Edition: March 2025 ♦ Size: Demy 1 x 8 ♦ Paper: 18.6 kg maplitho ♦ Pages: 432

Published by Kalachuvadu Publications Pvt. Ltd., 669 K.P. Road, Nagercoil 629001, India ♦ Phone: 91-4652-278525 ♦ e-mail: publications@kalachuvadu.com ♦ Printed at Print Point Offset Printers, Nagercoil 629001

ISBN: 978-93-80240-53-4

03/2025/S.No.399, kcp 5638, 18.6 (7) ass

மண்ணின் மணம் மாறாமல் எழுதுபவரும்
உணவு மற்றும் சமையல் கலையில்
அதீத ஆர்வமும் ஈடுபாடும் கொண்டவருமான
எங்கள் இனிய நண்பர்
சாகித்ய அகாடமி விருது பெற்ற
திரு. **நாஞ்சில் நாடன்**
அவர்களுக்கு

பொருளடக்கம்

முன்னுரை	23
தமிழர் சமையல் வரலாறு	
பண்டைய தமிழரின் உணவு	29
உணவுண்ணும் வழக்கங்கள்	30
பழந்தமிழரின் உணவு உட்கொள்ளும் வகைகள்	30
தமிழர் உணவு வகைகள்	33
ஆரோக்கியமான உணவு	35
சமையல் கருவிகள்	35
மரக்கறிகள்	39
கிழங்குகள்	40
கீரைகள்	40
வியஞ்சனப் பொருட்கள்	40
பழங்கள்	41
பருப்புகள்	42
சிறந்த உணவுப் பழக்கம்	42
உண்ணும் முறைகள்	43
உணவு உண்ணும் பாத்திரங்கள்	46
இலக்கியத்தில் வரும் உணவுகள்	46
உணவின் பெயர்கள்	47
நில அடிப்படை	48
கல்வெட்டுக்களில் உணவுகள்	50
சிற்றுண்டி	52
தனிப்பட்ட உணவுகளின் குணாதிசயங்கள்	52
சமீ தானியங்கள் (பருப்பு வகைகள்)	63
பயறு வகைகள்	64
காய் வகைகள்	73
வெங்காயம்	81
இளநீர்	83
கீரை வகைகள்	84
கிழங்கு வகைகள்	114

பழ வகைகள்	118
தாளிதம் செய்யப் பயன்படுத்தும் பொருட்கள்	130
இதர மருந்துப் பொருட்கள்	146
பால் மற்றும் பால்படு பொருட்கள்	165
உப்பு வகைகள்	178
தேன்	182
பனங்கற்கண்டு	184

சமையல் குறிப்புகள்

1. பழச்சாறு வகைகள்

அத்திப்பழச்சாறு	187
காய்கறி ஜூஸ்	187
செம்பருத்திப்பூ சர்பத்	188
துளசி – சோற்றுக் கற்றாழை ஜூஸ்	188
நுங்கு கீர்	188
பானகம்	189
புதினா, சீரக ஜூஸ்	189
மாதுளை ஜூஸ்	189
ஸ்ரீகண்ட்	190

2. மோர் வகைகள்

மசாலா மோர்	190
வெள்ளரி மோர்	191

3. சூப் வகைகள்

இஞ்சி சூப்	191
கல்யாண முருங்கை சூப்	192
காய்கறி சூப்	193
தக்காளி சூப்	194
தூதுவளை சூப்	194
பச்சைப்பட்டாணி சூப்	195
பீன்ஸ் சூப்	196
பூண்டு – இஞ்சி சூப்	196
மிளகு சூப்	197
முளைகட்டிய சூப்	198
முடக்கத்தான் சூப்	198
வாழைப்பழ சூப்	199
வெங்காய சூப்	200

2. கஞ்சி வகைகள்

இஞ்சிக் கஞ்சி	201
உளுந்தங் கஞ்சி	201

ஓமக் கஞ்சி	202
கேப்பைக் கஞ்சி	202
கூவக்கிழங்கு கஞ்சி	202
நெருஞ்சில் கஞ்சி	203
சோளக் கஞ்சி	203
நோன்புக் கஞ்சி	203
பாசிப்பயறு கஞ்சி	204
புழுங்கலரிசி – பூண்டு கஞ்சி	204
பூண்டு, பால் கஞ்சி	204
தாதுபுஷ்டி கஞ்சி	205
வாழைப்பூ கஞ்சி	205
வெந்தயக் கஞ்சி	206

5. **சுண்டல் வகைகள்**

கடலைப் பருப்பு சுண்டல்	206
கீரை – தானிய சுண்டல்	207
நவதானிய சுண்டல்	207

6. **சட்னி வகைகள்**

உளுத்தம் பருப்பு தேங்காய் சட்னி	208
இஞ்சி சட்னி	209
எள் சட்னி	209
கொத்தமல்லி - இஞ்சி சட்னி	209
கோவைக்காய் சட்னி	210
தேங்காய் எலுமிச்சை சட்னி	211
துளசி சட்னி	211
புதினா, தக்காளி சட்னி	212
பூண்டு – கறிவேப்பிலை சட்னி	212
மாங்காய் பூண்டு சட்னி	213
மாங்காய்	213
மிளகுச் சட்னி	214
முள்ளங்கி சட்னி	214
வெந்தயக்கீரை சட்னி	215

7. **துவையல் வகைகள்**

இஞ்சி, கறிவேப்பிலைத் துவையல்	215
இஞ்சி – கொத்துமல்லி துவையல்	216
எள் துவையல்	216
கத்தரிக்காய் துவையல்	217
கருப்பட்டித் துவையல்	217
கறிவேப்பிலை துவையல்	218
கொத்தமல்லி இடித்த புளி	218

சேனைக்கிழங்கு துவையல்	219
சுண்டைக்காய் துவையல்	219
சுண்டைக்காய் வேப்பம்பூ துவையல்	220
தூதுவளை துவையல்	220
நெல்லிக்காய் துவையல்	221
பருப்புத் துவையல்	221
பிரண்டைத் துவையல்	221
புளிச்ச கீரை துவையல்	222
பூண்டு – கடலைப்பருப்பு துவையல்	222
பூண்டு – புதினா துவையல்	223
மணத்தக்காளி துவையல்	223
மாங்காய் – இஞ்சி துவையல்	224
முள்ளங்கி இலை துவையல்	224
முடக்கத்தான் துவையல்	224
வல்லாரைத் துவையல்	225
வாழைப்பூ துவையல்	225
வெந்தயக்கீரை துவையல்	225

8. தொக்கு வகைகள்

அரைக்கீரைத் தொக்கு	226
இஞ்சித் தொக்கு	227
கறிவேப்பிலைத் தொக்கு	227
பூண்டுத் தொக்கு	228

9. தோசை வகைகள்

கம்பு தோசை	228
கேழ்வரகு மாவு இனிப்பு தோசை	229
கொத்தமல்லி தோசை	229
சுரைக்காய் தோசை	229
கறிவேப்பிலை தோசை	230
முடக்கத்தான் தோசை	230
வாழைத்தண்டு தோசை	231
ஐவ்வரிசி மோர் தோசை	231
பட்டாணி ஊத்தப்பம்	232
சோள ஆப்பம்	232

10. இட்லி வகைகள்

அவல் இட்லி	233
கார் அரிசி அவல் இட்லி	233
காய்கறி இட்லி	234
கேழ்வரகு இட்லி	234
கொள்ளு இட்லி	235
தயிர் இட்லி	235

தக்காளி இட்லி	235
மிளகு, சுக்கு இட்லி	235
முருங்கைக்கீரை இட்லி	236
வெந்தய இட்லி	236

11. கூட்டு வகைகள்

அகத்திக்கீரை கூட்டு	237
அகத்திக்கீரை சொதி	237
அகத்திக் கீரை மண்டி	238
காணக்கட்டு	238
கீரை தயிர் கூட்டு	239
கீரை பாசிப்பயறு கூட்டு	239
குப்பைக்கீரை பொரித்த கூட்டு	240
திருவாதிரைக் கூட்டு	240
மணத்தக்காளிக் கீரை – பயத்தம் பருப்பு கூட்டு	241
மஞ்சள் கரிசலாங்கண்ணி கூட்டு	242
முளைக்கீரை கடையல்	242
வாழைத்தண்டு மோர் கூட்டு	243
வெண்பூசணி கூட்டு	243

12. பொரியல் வகைகள்

அகத்திக் கீரை பால் பொரியல்	244
அகத்திக்கீரை பொரியல்	245
அவரைப்பிஞ்சு பொரியல்	245
கீரைத்தண்டு பொரியல்	245
மொச்சைப் பொரியல்	246

13. கொழுக்கட்டை

மோதகம்	247
கோதுமை ரவை, வெஜிடபிள் கொழுக்கட்டை	248
தீபன மோதகம்	248
தேங்காய் பால் – தினை மாவு பணியாரம்	249
தூதுவளைக் கொழுக்கட்டை	249
ராகி கொழுக்கட்டை	249

14. இனிப்பு வகைகள்

அக்காரவடிசில்	250
அவல் கேசரி	250
இஞ்சி முரப்பா	251
இனிப்பு அப்பம்	251
உத்காரை	251
ஒப்பட்டுலு	252
சர்க்கரைத் தேனடை	252

திருக்கண்ணமுது	253
தேன் இஞ்சி	253
வெல்ல சீடை	253
வெல்ல அப்பம்	254

15. உருண்டை வகைகள்

அரிசிப் பொரி உருண்டை	255
உளுத்தமாவு உருண்டை	255
எள்ளுப்பொடி உருண்டை	255
கம்பஞ்சோறு உருண்டை	256
கொள்ளு உருண்டை	256
சத்து மாவு உருண்டை	256
பாசிப்பருப்பு உருண்டை	257
பொரிவிளங்காய் உருண்டை	257
நெல் பொரி உருண்டை	257
ராகி மாவு உருண்டை	258
ராகி உப்பு உருண்டை	258

16. வடை வகைகள்

வடை	259
பாலக்கீரை வடை	259
கொத்தமல்லி வடை	259
மிளகு வடை	260

17. பஜ்ஜி வகை

வெற்றிலை பஜ்ஜி	260

18. பால் வகைகள்

இளநீர் பால்	261
தேங்காய்ப் பால் (ஆடிப்பால்)	261
பருத்திப் பால்	261
மாங்காய்ப் பால்	262

19. தேநீர் வகைகள்

ஆரஞ்சு தோல் தேநீர்	262
இஞ்சி தேநீர்	263
இஞ்சி புதினா தேநீர்	263
கருங்காலி தேநீர்	263
துளசி தேநீர்	264
பெருஞ்சீரக (சோம்பு) தேநீர்	264
மசாலா தேநீர்	264
மூலிகை தேநீர்	265
ஜீரக தேநீர்	265

தனியா (கொத்தமல்லி) பானம்	266
சுக்கு காபி	266
தேத்தான் கொட்டை காபி	266
நத்தைச்சூரி காபி	267
நன்னாரி காபி	267

20. குழம்பு வகைகள்

புளிக்குழம்பு	267
அஜீரணத்தைப் போக்கும் இஞ்சி குழம்பு	268
கறிவேப்பிலைக் குழம்பு	268
கொள்ளு குழம்பு	269
கொண்டைக்கடலை குழம்பு	270
சுண்டைக்காய் வற்றல் குழம்பு	270
தக்காளி பருப்பு குழம்பு	271
தக்காளி பொரிச்ச குழம்பு	272
பருப்பு உருண்டை குழம்பு	272
பிள்ளைப்பேறு குழம்பு	273
பொன்னாங்கண்ணி – காராமணி குழம்பு	273
பூண்டு மிளகுக் குழம்பு	274
மணத்தக்காளி வற்றல் குழம்பு	275
சித்தரத்தைக் குழம்பு	276
மிளகு மோர்க் குழம்பு	276
மிளகுக் குழம்பு	277
முருங்கை இலை பொரித்த குழம்பு	278
வல்லாரைக் குழம்பு	278
வெந்தயக் குழம்பு	279
வேப்பம்பூ குழம்பு	280

21. உப்புமா வகைகள்

அரிசி புளி உப்புமா	282
அவல் உப்புமா	282
கோதுமை ரவை உப்புமா	283
கை குத்தல் அவல் உப்புமா	284
மிளகு, சீரக உப்புமா	284
ரவை உப்புமா	285

22. சப்பாத்தி வகைகள்

எள் சப்பாத்தி	285
சீரக சப்பாத்தி	286
கம்பு சப்பாத்தி	286
பயறு சப்பாத்தி	287
புதினா சப்பாத்தி	287

மக்காளச்சோள சப்பாத்தி	287
மிக்ஸட் வெஜ் சப்பாத்தி	288
மிளகு சப்பாத்தி	288
முள்ளங்கி சப்பாத்தி	288
வெந்தயக்கீரை சப்பாத்தி	289
ஓட்ஸ் – கோதுமை ரொட்டி	289

23. புட்டு வகைகள்

அவல் புட்டு	290
கேழ்வரகு புட்டு, முளைகட்டிய பயறு கறி	290
கொள்ளுப் புட்டு	291

24. பாயசம் வகைகள்

அவல் பாயசம்	291
உளுந்து பாயாசம்	292
பனை நுங்கு பாயசம்	292
பாதாம் பிசின் பாயசம்	292

25. மசியல் வகைகள்

கீரை பருப்பு மசியல்	293
குப்பை மேனி கீரை மசியல்	293
சுண்டைக்காய் பருப்பு மசியல்	294
பாசிப்பயறு மசியல்	294
பிடிகருணை மசியல்	295

26. களி வகைகள்

பச்சரிசி களி	295
உளுந்தங் களி	296
அவல் மோர் களி	296
கறுப்பு உளுந்து நல்லெண்ணெய் களி	297
கம்பங்களி	297
சுக்குக் களி	297
வெந்தய களி	298

27. கூழ் வகைகள்

கேழ்வரகு கூழ்	298
கேழ்வரகு மோர்க்கூழ்	299
மோர்க்கூழ்	299

28. பொடி மற்றும் மாவு வகைகள்

எள்ளுப் பொடி	300
எள்ளு	300
கறிவேப்பிலைப் பொடி	301

கொள்ளுப் பொடி	302
கொப்பரை பொடி	303
கொத்தமல்லி பருப்புப் பொடி	303
கோதுமை, கேழ்வரகு கஞ்சிப் பொடி	304
கோதுமை, கம்பு, பாசிப்பயறு மாவு	304
சாலாமிசிரி சத்துமாவு	305
சீரகப் பொடி	306
சீரண தீபனப் பொடி	306
தனியாப் பொடி	307
தானிய கலவை பருப்புப் பொடி	308
நாயுருவி மாவு	308
பருப்புப் பொடி	309
பிரண்டை சத்து மாவு	309
மாவிளக்கு மாவு	310
மிளகு பொடி	311
வேப்பம்பூ பொடி	311
வேப்பிலைக் கட்டி	312
அமுக்குரா சத்து மாவு	312
அஜமோதம் என்ற ஓமம் கொத்தமல்லி பொடி	313
அஜமோதகம் என்ற கொத்தமல்லிப் பொடி	313
இஞ்சி புதினா பொடி	314

29. அடை வகைகள்

அடை	314
கல்யாண முருங்கை அடை	315
கோதுமை ரவை அடை	316
சத்துமாவு அடை	316
சோள அடை	317
தவலை அடை	317
வெந்தய அடை	318
வெல்ல அடை	318
முளைப்பயறு அடை	319

30. பச்சடி வகைகள்

இஞ்சிப் பச்சடி	319
இலந்தைப் பழ பச்சடி	320
உளுந்து பச்சடி	320
கத்தரிக்காய் தயிர் பச்சடி	321
சுண்டைக்காய் பச்சடி	321
தக்காளி – அன்னாசிப்பழம் பச்சடி	322
தேங்காய் – தக்காளி பச்சடி	322
பழ தயிர் பச்சடி	323

மணத்தக்காளி பச்சடி	323
மணத்தக்காளிக் கீரை – தயிர் பச்சடி	324
மாங்காய் – வேப்பம்பூ பச்சடி	324
மாங்காய் இனிப்பு பச்சடி	324
மாம்பழ தயிர் பச்சடி	325
வாழைப்பூ பச்சடி	325
வெண்டைக்காய் தயிர் பச்சடி	326
வெந்தய தயிர்ப் பச்சடி	327
வேப்பம்பூ பச்சடி	327
வேப்பம்பூ	328

31. ஊறுகாய் வகைகள்

இஞ்சி ஊறுகாய்	328
கருணைக் கிழங்கு ஊறுகாய்	328
களாக்காய் ஊறுகாய்	329
கோவைக்காய் ஊறுகாய்	329
நெல்லிக்காய் ஊறுகாய்	330
பச்சை சுண்டைக்காய் ஊறுகாய்	330
புடலங்காய் ஊறுகாய்	331
பூண்டு ஊறுகாய்	331
மாகாளிக் கிழங்கு ஊறுகாய்	332
முருங்கைக்காய் ஊறுகாய்	332
வாழைப்பூ ஊறுகாய்	333
வாழைத்தண்டு ஊறுகாய்	333

32. சாதம் வகைகள்

அங்காயப்பொடி சாதம்	334
எள்ளோதனம் (எள் சாதம்)	335
எலுமிச்சம் பழ சாதம்	336
கதம்ப சாதம் (கூட்டாஞ்சோறு)	337
கம்புச்சோறு	339
கறிவேப்பிலை சாதம்	339
கலவை சாதம்	339
காய்கறி பருப்பு சாதம்	340
கொத்தமல்லி சாதம்	341
சேமியா தயிர் சாதம்	341
சீரக சீரண சாதம்	342
சுண்டைக்காய் பொடி சாதம்	343
சோள சாதம்	343
தக்காளி சாதம்	344
திரிகடுக சாதம்	344
நாரத்தை சாதம்	345

நெய் சோறு	345
நெல்லிக்காய் சாதம்	346
நீத்தண்ணி சாதம்	347
தயிர் சாதம்	347
பார்லி சாதம்	348
பால் சாதம் (கூழீரான்னம்)	349
புதினா சாதம்	349
புளியோதரை	350
பூண்டு சாதம்	351
மாங்காய் கடுகு சாதம்	351
உளுத்தஞ் சோறு	352
கத்தரிக்காய் சாதம்	353
கீரை சாதம்	353
வெஜிடபிள் பிரியாணி	354
முளைகட்டிய பயிறு சாதம்	355

33. பொங்கல் வகைகள்

இனிப்பு பொங்கல்	356
கொத்தமல்லி புளிப் பொங்கல்	357
சர்க்கரை பொங்கல்	358
பாசிப்பருப்பு பொங்கல்	358
முள்ளங்கி பொங்கல்	359
லவங்க பொங்கல்	359
காய்கறி கலவை	360

34. ரச வகைகள்

அரைத்து விட்ட ரசம்	361
அன்னாசிப்பழ சீரக ரசம்	362
இஞ்சி ரசம்	363
கண்டந்திப்பிலி ரசம்	363
கொட்டு ரசம்	364
கொள்ளு ரசம்	364
சீரக ரசம்	365
தக்காளி ரசம்	365
திரிகடுகம் ரசம்	366
தூதுவளை ரசம்	367
பச்சை ரசம்	367
பருப்பு ரசம்	368
பருப்பு சாத்தமுது	368
பிள்ளைப்பேறு ரசம்	369
மங்களூர் ரசம்	370
மைசூர் ரசம்	370

மிளகு ரசம்	371
மிளகு – பூண்டு ரசம்	372
முடக்கத்தான் ரசம்	372
வெற்றிலை ரசம்	373
வெங்காய ரசம்	373
விளாம்பழ ரசம்	374

35. வற்றல் வகைகள்

வெண்டைக்காய் மோர் வற்றல்	375
பிரண்டை வற்றல்	375
சுரைக்காய் கூழ் வடாம்	375

36. முறுக்கு வகைகள்

நிலக்கடலை முறுக்கு	376
புழுங்கல் அரிசி முறுக்கு	376

37. இதர உணவு வகைகள்

பாசிப்பருப்பு கடையல் (தால்)	377
சைவ ஆம்லட்	378
புழுங்கரிசி தட்டை	378
எள்ளுச் சிமிழி	379
சீடை (உப்புச் சீடை)	379
காப்பரிசி	380
கரகரப்பொரி	380

38. இதர மருந்துகள்

துளசி மல்லி கஷாயம்	381
மிளகு கஷாயம்	381
தீபாவளி மருந்து	382
பூண்டு லேகியம்	382

39. கேரள உணவு வகைகள்

வெல்லப்புட்டு	383
மரவள்ளிக்கிழங்கு தோசை	383
மாம்பழ புளிசேரி	384
பாலக்காடு மோர் குழம்பு	384
மஞ்சள்பூசணி எரிசேரி	386
சேனை வாழைக்காய் எரிசேரி	387
இஞ்சி பச்சடி	388
சிவப்பு கீரை பச்சடி	388
இஞ்சி தயிர்	389
கேரளா கூட்டுக் கறி	390
பரங்கி, பூசணி அவியல்	390

பச்சைப்பயறு துவரன்	391
பலாக்கொட்டை புளிக்கூட்டு	392
இஞ்சிபுளி	392
ஒலன்	395
புடலங்காய் மிளகூட்டல்	393
மொளகூட்டல்	394
புளி மிளகாய்	395
உள்ளி தீயல்	396
மாங்காய் சட்னி	396
தேங்காய்ப்பால் ரசம்	397
அடை பிரதமன்	397
பாலடைப் பிரதமன்	498
கேரள பால் பாயசம்	400
வட்டயப்பம்	400
உன்னி அப்பம்	401
இலை அடை	401
நேந்திரம்பழ அல்வா	402

40. சர்க்கரை நோயாளிகளுக்கான உணவு

வெஜிடபிள் சப்பாத்தி	402
துவரம் பருப்பு இட்லி	403
வெஜிடபிள் இட்லி	403
கொள்ளு தோசை	404
கொத்தமல்லி தோசை	404
சோள தோசை	404
ஸ்பெஷல் கோதுமை தோசை	405
வாழைப்பூ தோசை	405
கம்பு தோசை	406
வெங்காயம் தக்காளி சட்னி	406
வாழைத்தண்டு சட்னி	406
கறிவேப்பிலை துவையல்	407
வெங்காயம் பூண்டு சட்னி	407
வெந்தய துவையல்	408
புதினா + கொத்தமல்லி சட்னி	408
பச்சை பயிறு கூட்டு	409
கத்தரிக்காய் சாதம்	409
பாவக்காய் பிட்லா	410
பூசணிக்காய் – பச்சை பயிறு கூட்டு	410
கொள்ளு சுண்டல்	411
கொழுப்புச் சத்து குறைவான தயிர்	411
பூண்டு ரசம்	411
இஞ்சி எலுமிச்சை ஜூஸ்	412

41. 1400 கிலோ கலோரி சர்க்கரை நோய்
    உணவு முறை   413

42. கலோரி அட்டவணை
    50 கலோரிக்கும் குறைவான உணவுகள்   414
    50 – 100 கலோரி உணவுகள்   416
    100 – 200 கலோரி உணவுகள்   417
    201 – 400 கலோரி உணவுகள்   418
    400 கலோரிக்கு மேல் உணவுகள்   420

43. அன்றாட உணவுகளின் கலோரி அளவு   421

44. கலப்படம்
    மஞ்சள்தூள்   423
    வெல்லம்   423
    சோம்பு   424
    வெண்ணெய்   424
    நெய்   424

44. அடிப்படை சமையல் முறைகள்   425

ஆசிரியர் குறிப்பு   426

முன்னுரை

'உணவே மருந்து' வரிசையில் 'அமுதே மருந்து' இரண்டாவது புத்தகம். முதல் புத்தகத்தையும் காலச்சுவடு பதிப்பகத்தினர்தான் வெளியிட்டார்கள்.

மருந்து எனும் அதிகாரத்தில் திருவள்ளுவர் உணவுக்கும் நோய்க்கும் உள்ள தொடர்பைப்பற்றிப் பேசுகிறார். 'மாறுபாடு இல்லாத உண்டி' பற்றிப் பேசுகிறார். 'அற்றது போற்றி உணின்' என்பது பற்றிப் பேசுகிறார். ஒருவன் முன்பு உண்ட உணவு சீரணித்த அளவை அறிந்து அதன்பின் உண்பானாயின், அவனது உடம்புக்கு மருந்தே வேண்டாம் என்று உறுதியளிக்கிறார். அக்னியின் அளவைப் பற்றிக் குறிப்பிடுகிறார். 'அற்றால் அளவறிந்து உண்க' என்கிறார்.

> இழிவறிந்து உண்பான்கண் இன்பம்போல் நிற்கும்
> கழிபே ரிரையான்கண் நோய்
>
> (குறள் 946)

என்கிறார். அதாவது குறைவாக உண்பவனிடத்தில் இன்பம் நிலைத்து நிற்கும், மிகுதியாக உண்பவனிடத்தில் நோய் நீங்காமல் நிற்கும் என்று குறிப்பிடுகிறார். நீக்க வேண்டிய பொருட்களை நீக்க வேண்டும், நாவின் சுவையை மட்டும் கருதி மிகுதியாக உண்ணக் கூடாது. மேலும்,

> அற்றது அறிந்து கடைப்பிடித்து மாறல்ல
> துய்க்க துவரப் பசித்து
>
> (குறள் 944)

என்கிறார். இவ்வாறு வள்ளுவர் பெருந்தகை மருந்தையும் உணவையும் பற்றிப் பல்வேறு விஷயங்களைக் கூறுகிறார். மேலும்,

டாக்டர் எல். மகாதேவன்

பீலிபெய் சாகாடும் அச்சிறும் அப்பண்டஞ்
சால மிகுத்துப் பெயின்

(குறள் 475)

என்கிறார். அதாவது எடை குறைந்த மயிலிறகு ஆனாலும் அளவு மீறி வண்டியில் ஏற்றும்பொழுது பாரம் தாளாமல் அச்சு முறிகிறது. அதைப்போல அளவு இல்லாமல் உணவைச் சாப்பிட்டால் நோய்களால் பாதிக்கப்பட்டு உடம்பு அழிகிறது என்கிறார்.

ஆயுர்வேதத்திலும் உணவைப் பற்றிய குறிப்புகள் அதிகம் காணக் கிடைக்கின்றன. தேகம் என்ற சொல்லே உணவினால் வளர்வது என்ற பொருளைத் தருவதாகும். மனித வாழ்க்கைக்கு முக்கியமாக ஆகாரம் எனும் உணவு, நித்திரை எனும் உறக்கம், அப்பிரம்மச்சரியம் எனும் இல்வாழ்க்கை என்ற மூன்றையும் ஆயுர்வேத புத்தகங்கள் எடுத்துரைக்கின்றன. ஆகாரம் என்பது பித்தத்தைச் சார்ந்தது. நித்திரை கபத்தைச் சார்ந்தது. முறைப்படுத்தப்பட்ட இல்வாழ்க்கை வாதத்தைச் சார்ந்தது. இவற்றை வாழ்க்கையின் மூன்று தூண்கள் அல்லது உப ஸ்தம்பங்கள் என்று குறிப்பிடுகிறார்கள். உணவை எவ்வாறு சாப்பிட வேண்டும் என்று ஆயுர்வேதத்தில் பல குறிப்புகள் உள்ளன. மாத்ராசீதீயம் (அளவுடன் உண்ணல்) எனும் அத்தியாயம் இதில் முக்கியப் பங்கு பெறுகிறது. திரவ த்ரவிய விக்ஞானீயம், த்ரவிய குண விக்ஞானீயம் போன்றவை பல விதமான உணவுகளையும் நீர் ஆகாரங்களையும் பற்றிக் குறிப்பிடுகின்றன. நித்ய ரஸாயனம், நித்ய அன்னம் என்று சொல்லக்கூடிய தினமும் சாப்பிடக்கூடிய உணவுகளைப் பற்றியும் ஆயுர்வேதம் குறிப்பிடுகிறது. சைவம் சாப்பிடுபவர் களுக்குச் சைவ உணவுகளில் எவை சிறந்தவை என்பதையும், அசைவம் சாப்பிடும் பழக்கம் உடையவர்கள் தவிர்க்க வேண்டியவை எவை என்பதையும் ஆயுர்வேதம் எடுத்துரைக் கிறது. இரவில் தயிர் சாப்பிடுதல் போன்றவை ஆயுர்வேதத்தில் தீங்கு விளைவிப்பவை என்று குறிப்பிடப்படுகிறது. பழைய காலத்தில் இரண்டு வேளைதான் உண்டார்கள். ஒரு வேளை உண்பவன் யோகி, இரு வேளை உண்பவன் போகி, மூன்று வேளை உண்பவன் ரோகி என்ற சொற்றொடரை நாம் கேட்டிருக்கலாம். உபநிஷத் அன்னத்தைப்பற்றி பேசும்பொழுது மனிதனானவன் அன்னத்தை உண்பவனாக நினைத்துக் கொள்கிறான்; ஆனால் அன்னமே மனிதனை உண்கிறது என்று பொருள்படும்படியாக பேசுகிறது. உடலை அன்னமய கோசம் என்று அழைக்கிறோம். இந்த அன்னமய கோசத்தைப் பாதுகாக்க முறைப்படி உண்ணுதல் என்பது அவசியமாகிறது. சாப்பிட்ட உடனே சாப்பிடுதல் எனும் அத்யசனம், பத்தியத்தை

யும் அபத்தியத்தையும் சேர்த்து உண்ணும் சமாசனம் ஆகியவற்றைப் பற்றிய குறிப்புகள் சாஸ்திரங்களில் காணக் கிடைக்கின்றன. ஆகார விதிகளை மதிக்காமல், கை, கால் கழுவாமல், காலம் தவறி பாடிக்கொண்டு, சிரித்துக்கொண்டு உண்ணும் விஷமாசனம் தவிர்க்கப்பட வேண்டும் என்று சாஸ்திரங்கள் போதிக்கின்றன. இறைவன் உணவைச் செமிக்கின்ற அக்னி வடிவமாக வைச்வானரனாக இருக்கிறான் என்று இந்து சமய அற நூல்களும் போதிக்கின்றன. 'அன்னம் பாலிக்கின்றதில்லை சிற்றம்பலம்' என்று சைவ மறைகளும் ஓதுகின்றன. இந்தப் புத்தகத்தில் இந்தியப் பாரம்பரிய உணவு களையும் நவீன யுகத்தில் உள்ள நல்ல உணவுகளையும் அனுபவம் மற்றும் புத்தகத்தில் படித்ததை வைத்துத் தொகுத்துக் கொடுத்துள்ளோம். இந்தப் புத்தகம் எழுதுவதற்கு உதவிய எனது மனைவி திருமதி சாரதா, என் அன்னை திருமதி சந்திரா லக்ஷ்மணன், சென்னை டிரஸ்ட்புரத்தைச் சேர்ந்த சகோதரி திருமதி லெட்சுமி பாஸ்கர் இவர்கள் அனைவருக்கும் எனது நன்றியைத் தெரிவித்துக்கொள்கிறேன். திருமதி லெட்சுமி பாஸ்கர், இந்தப் புத்தகத்தை வரிக்கு வரி விடாமல் படித்து எழுத்துப் பிழைகளைத் திருத்தி குமரி மாவட்டத்துச் சொல்லாக்கத்தை மாற்றுவதற்கு மிகவும் உதவி செய்தார்கள். அவர்கள் ஆத்மார்த்தமாகச் செய்த உதவிக்கு எனது நன்றியினைத் தெரிவித்துக்கொள்கிறேன்.

எங்களது எண்ணங்களை எல்லாம் சொல்லாக்கி செயலாற்றி வரும் அருமைத் தம்பி R.A. ஸஜு, செல்வி K. உஷா, இந்த வயதிலும் எங்கள் ஆலோசகராக, நண்பராக இருந்துவரும் பெரியவர் எம்.எஸ் என்று அழைக்கப்படும் திரு. எம். சிவசுப்ரமணியன் சார் இவர்கள் அனைவருக்கும் மனப்பூர்வமான நன்றியினைத் தெரிவித்துக்கொள்கிறேன். இதனை அழகிய முறையில் வெளியிடும் காலச்சுவடு பதிப்பகத்தாருக்கும் எனது மனப்பூர்வமான நன்றியினைத் தெரிவித்துக்கொள்கிறேன். அன்னை அன்னபூரணியின் அருள் பேராற்றல் நம்மை எல்லாம் காத்து ரட்சிக்க வேண்டும் என்று பிரார்த்தனை செய்கிறேன்.

தெரிசனங்கோப்பு,
20.09.2011.

Dr. L. **மகாதேவன்**

தமிழர் சமையல் வரலாறு

தமிழர் சமையல், பல நூற்றாண்டுகளாக தென் இந்தியா, இலங்கை மற்றும் பிற நாடுகளில் வசிக்கும் தமிழர்களால் வளர்த்தெடுக்கப்பட்ட, உலகின் சிறந்த சமையல்களில் ஒன்றாகும். இயற்கையுடனும் காலநிலை களுடனும் இணைந்த ஒரு கிராமிய சூழலிலேயே இச் சமையல் வளர்ந்தது. **பலவகை உணவுகளை சுவையுடன் சமைக்க தமிழர் சமையற்கலை வழி சொல்கின்றது.**

பல்வகை மரக்கறிகள் (காய்கறிகள்), சுவையூட்டும் நறுமணம் தரும் பலசரக்குகள், கடலுணவுகள் ஆகியவை தமிழர் சமையலில் இன்றியமையா இடம் பெறுகின்றன. சோறும் கறியும் தமிழரின் முதன்மை உணவாகும். கறிகளில் பலவகையுண்டு: எடுத்துக்காட்டுக்கு, மரக்கறிக் குழம்பு, பருப்பு, கீரை என்பன. பொதுவாக, தமிழர் உணவுகள் காரம் மிகுந்தவை. தேங்காய், மிளகு, கறிவேப்பிலை, வெங்காயம், உள்ளி, இஞ்சி உட்பட பலசரக்குகள் கறிகளுக்கும் பிற பக்க உணவுகளுக்கும் சேர்க்கப்படுவது வழக்கம்.

பண்டைய தமிழரின் உணவு

தமிழ் இலக்கிய ஆதாரங்களைக் கொண்டு அ. தட்சிணாமூர்த்தி தமது தமிழர் நாகரிகமும் பண்பாடும் என்ற நூலில் "பண்டைய தமிழரின் உணவு" பற்றி குறிப்புகள் தந்துள்ளார். வாழ்ந்த நிலத்துக்கேற்பவும் குலத்துக்கேற்பவும் பண்டைய தமிழரிடையே உணவுகள் வேறுபட்டன. எனினும், அனேக தமிழர்கள் சோறும், மரக்கறியும், புலாலுணவும், மதுவும் விரும்பியுண்டனர் என்பது தெரிகின்றது. நெற்சோறு, வரகுச்சோறு, வெண்ணற் சோறு, மாங்கனி, மாதுளங்காய், மிளகாய்ப்பொடி, கறிவேப்பிலை பொரியல், ஊறுகாய் என தமிழ்நாட்டில் வாழ்ந்த பலதரப்பட்டோர் உண்ட உணவுகளை தமிழ் இலக்கிய சான்றுகளோடு அ. தட்சிணாமூர்த்தி விவரிக்கின்றார்.

"கடுகு இட்டுக் காய்கறிகளைத் தாளிப்பது", "பசு வெண்ணையில் பொரிப்பது", "முளிதயிர் பிசைந்து தயிர்க் குழம்பு வைப்பது", கூழைத் "தட்டுப் பிழாவில் ஊற்றி உலர வைப்பது" போன்ற பழந்தமிழர் சமையல் வழிமுறைகளையும் அ. தட்சிணாமூர்த்தி சுட்டியுள்ளார். மேலும், தென்னங்கள்ளு, பனங்கள்ளு, வீட்டில் சமைத்த 'தோப்பி' என்ற ஒருவகைக் கள்ளு ஆகியவற்றையும் பழந்தமிழர்கள் விரும்பி உண்டனர் என்கிறார்.

உணவுண்ணும் வழக்கங்கள்

தமிழர்கள் கைகளை நீரில் கழுவிய பின்னர், ஒரு கையினால் (பொதுவாக வலதுகை) உணவு உண்ணும் வழக்கம் கொண்டவர்கள். கிராமப் புறங்களில் தரையில் அல்லது தாள் இருக்கைகளில் அமர்ந்து உணவு உண்ணுதலே வழக்கம்.

தமிழர்கள் செழுமையாக சமைத்தாலும் வேகமாகவும் அதிகமாகவும் உண்ணும் வழக்கமுடையவர்கள். உணவு உண்ணும்போது பேசுவதை நற்பழக்கமாகக் கருதுவதில்லை.

பழந்தமிழரின் உணவு உட்கொள்ளும் வகைகள்

1. அருந்துதல் – மிகச் சிறிய அளவே உட்கொள்ளல்.
2. உண்ணல் – பசிதீர உட்கொள்ளல்.
3. உறிஞ்சல் – வாயைக் குவித்துக்கொண்டு நீரியற் பண்டத்தை ஈர்த்து உட்கொள்ளல்.
4. குடித்தல் – நீரியல் உணவை (கஞ்சி போன்றவை) சிறிது சிறிதாக பசி நீங்க உட்கொள்ளல்.
5. தின்றல் – தின்பண்டங்களை உட்கொள்ளல்.
6. துய்த்தல் – சுவைத்து மகிழ்ந்து உட்கொள்ளுதல்.
7. நக்கல் – நாக்கினால் துழாவி உட்கொள்ளுதல்.
8. நுங்கல் – முழுவதையும் ஓர் வாயில் ஈர்த்துறிஞ்சி உட்கொள்ளுதல்.
9. பருகல் – நீரியற் பண்டத்தை சிறுகக் குடித்தல்.
10. மாந்தல் – பெருவேட்கையுடன் மடமடவென்று உட்கொள்ளுதல்.

11. மெல்லல் – கடிய பண்டத்தைப் பல்லால் கடித்துத் துகைத்து உட்கொள்ளுதல்.

12. விழுங்கல் – பல்லுக்கும் நாக்குக்கும் இடையே தொண்டை வழி உட்கொள்ளுதல்.

வாழையிலையில் உணவு

விருந்துகளில் அல்லது அன்னதானங்களில் வாழையிலை யில் உணவுண்பது தமிழர் வழக்கம். தமிழ்நாட்டிலும் இலங்கை யிலும் வாழையிலை இலகுவாக பெறக்கூடிய மலிவான பொருள் ஆகையால் பலருக்கு உணவளிக்கும்பொழுது வாழை யிலையை பயன்படுத்தியிருக்கலாம். நடுத்தர உணவகங்களில் பாத்திரங்களின் மேல் அளவாக வெட்டப்பட்ட வாழை இலையை வைத்து உணவு பரிமாறுவது உண்டு. இப்பயன்பாடு, சிற்றுண்டிகளை தட்டில் பரிமாறும் உணவகங்கள் கூட சோற்றை வாழையிலையில் பரிமாறுவதே வழக்கம். உணவகங்களில் பாத்திரங்களின் தூய்மையைப் பற்றி ஐயமுறுவோர், வாழை யிலையில் உண்ண விரும்புவதும் உண்டு. வாழையிலையில் கைகளால் உணவுண்ணுவது உணவுக்கு சுவைகூட்டும் என்பது பலரது எண்ணமாக இருக்கிறது. சில உணவகங்களில் தேக்கு இலையிலோ தைக்கப்பட்ட பிற மர இலைகளிலோ உணவு பரிமாறப்படுவதுண்டு.

மூன்று வேளை உணவு

காலை உணவாக இட்லி, தோசை, இடியப்பம் போன்ற வற்றை சாம்பார், சட்னி போன்றவற்றுடன் உண்பர். அடிமட்ட, நடுத்தர குடும்பங்களில் காலையில் சோறுண்பவர்களும் உளர். பழைய சோறு உண்ணும் வழக்கமும் தமிழர்களிடம் உண்டு. உணவகங்களில் காலையில் வெண் பொங்கல், வடை, தோசை, இட்லி, பூரி போன்றவை இன்று கிடைக்கும். நண்பகல் உணவே தமிழர்களின் முதன்மையான உணவு ஆகும். சோறும் கறியுமே தமிழரின் முதன்மையான நண்பகல் உணவாக விளங்குகிறது. பலவித பக்க உணவுகளும் மதிய வேளைகளில் சேர்த்து உண்ணப்படுவதுண்டு. இரசம், மோர் போன்ற நீர்ம உணவு களும் மதிய உணவில் சேர்த்து உண்ணப்படுகின்றது. இரவு இன்றும் சோறு உண்பவர்கள் அதிகம். சர்க்கரை நோய், உடல் பருமன் உடையவர்கள் சிற்றுண்டி சாப்பிடத் தொடங்கி உள்ளார்கள்.

டாக்டர் எல். மகாதேவன்

மதிய உணவு

மதிய உணவும் ஊட்டச் சத்து நிறைந்ததாக இருப்பது நல்லது. சாதம், காய்கறிகள் கலந்த சாம்பார், பொரியல், தயிர், ஆகியவையே சரிசமவிகித ஊட்டச் சத்தைக் கொடுக்கும். வற்றல் குழம்பு என்றால் பருப்பு சேர்க்கப்பட்ட கூட்டு அவசியம். ஏனெனில் சாம்பாருக்குப் பதிலாக கூட்டில் பருப்பு, காய்கறிகள் சேர்க்கப்படுவதால் வற்றல் குழம்புக்குக் கூட்டு அவசியம். தயிர் கண்டிப்பாக இருக்க வேண்டும்.

சிப்ஸ், வடாம், அப்பளம்

அப்பளம் சாப்பிடுவதால் நாக்குக்கு வேண்டுமானால் ருசியாக இருக்கலாம். ஆனால் உடலுக்கு எந்த நன்மையும் இல்லை. மதிய உணவில் மேற்சொன்ன காய் பொறியலுடன் வேண்டுமானால் அப்பளம் தொட்டுக்கொள்ளலாம். ஆனால் காய்களுக்குப் பதிலாக அப்பளம், வடாம், சிப்ஸ் போன்றவற்றை மட்டுமே தொட்டுக்கொண்டு சாப்பிடுவது எந்தவிதப் பலனையும் தராது.

இரவு உணவு

இரவு உணவு மதியச் சாப்பாடு போல இருக்கலாம் அல்லது டிபன் சாப்பிடலாம். இரவு சப்பாத்தி சாப்பிடுவதில் தவறில்லை. ஆனால் சப்பாத்திக்குத் தொட்டுக்கொள்ள பருப்பு கலந்த கூட்டு அவசியம்.

எல்லாச் சத்துகளும் அடங்கிய உணவை என்றோ ஒருநாள் மட்டும் சாப்பிட்டால் போதாது. தினமும் சமவிகித ஊட்டச்சத்து அடங்கிய உணவில் அக்கறை செலுத்த வேண்டும். அவரவர் வசதிக்கு ஏற்ப கிடைக்கும் உணவு வகையைச் சாப்பிடலாம்.

உணவை நன்றாக மென்று சாப்பிட வேண்டும். உணவு கூழ் போல் ஆகும் வரை வாயில் வைத்து நன்றாக மென்று பின்னர் விழுங்க வேண்டும். சவைத்து, சுவைத்துச் சாப்பிடுவது உணவு எளிதில் ஜீரணமாக உதவுகிறது.

சாப்பிடும் போது மிகவும் தளர்வாக, அமைதியாக இருக்க வேண்டும். மனக் கவலை, பயம், கோபம், வருத்தம் போன்ற உணர்வுகளோடு சாப்பிடுவது ஜீரணக் கோளாறுகள் ஏற்பட வழி வகுக்கும்.

உடனே தூங்க வேண்டாம்

சாப்பிட்ட உடன் தூங்கக் கூடாது. உணவு வகைகள் ஜீரணமாவதற்குச் சீரான ரத்த ஓட்டம் இருக்க வேண்டும்.

தூங்கும்போது ஜீரணத்துக்குத் தேவையான ரத்தம் கிடைக்காது. இதனால் ஜீரணக் கோளாறுகள் ஏற்படும். எனவே சாப்பிட்டு மூன்று மணி நேரத்துக்குப் பின்னர்தான் தூங்க வேண்டும்.

இரவுச் சாப்பாடு

இரவு 7.30 முதல் 8 மணிக்குள் சாப்பிடுவது நல்லது. அப்போதுதான் தூங்கச் செல்லும் போது உணவு ஜீரணமாகி இருக்கும். நேரம் கழித்துச் சாப்பிட்டால் ஜீரணக் கோளாறுகள் ஏற்படும். சாப்பிட்ட பின்னர் உடற்பயிற்சி செய்யக்கூடாது. உடற்பயிற்சி செய்யும் போது தசைகளுக்கு அதிக ரத்தம் செல்லும். இதனால் ஜீரண உறுப்புகள் முறையாகச் செயல்பட போதிய ரத்தம் கிடைக்காது. சாப்பிட்டு 3 அல்லது 4 மணி நேரத்துக்குப் பின்னர் உடற்பயிற்சியில் ஈடுபடலாம். பொதுவாக வெறும் வயிற்றில் உடற்பயிற்சி செய்வது நல்லது.

* * *

தமிழர் உணவு வகைகள்

கடலுணவு

தமிழ்நாடும் தமிழீழமும் நீண்ட கடற்கரையைக் கொண்டுள்ளமையால், தமிழர்கள் உணவில் கடலுணவு முக்கிய பங்கு வகிக்கின்றது.

அசைவ உணவு

கோயில்களில் விலங்குகளை காவு கொடுத்து அவ் விறைச்சியை பங்கு போட்டு உண்ணும் வழக்கம் கிராமங்களில் உண்டு. மாடு உண்பதை இந்து சமயத்தை பின்பற்றும் தமிழர்கள் பெரும்பாலும் தவிர்க்கின்றார்கள்.

சைவ உணவு

தமிழர் சமையலில் சைவ உணவு சிறப்பிடம் பெறுகின்றது. சைவம் என்றால் மரக்கறி உணவைக் குறிக்கும். பெரும்பாலான தமிழர்கள் சைவ சமயத்தைப் பின்பற்றுவதால், அச்சமயத்தில் சைவ உணவு பரிந்துரைக்கப்படுவதால் சைவ உணவு தமிழர் சமையலில் ஒரு நீண்ட வரலாற்றையும் விரிவடைந்த ஒரு பங்கையும் வகிக்கின்றது.

ஆரோக்கியமான உணவு

இயற்கையாகக் கிடைக்கும் உணவுகள் அனைத்தும் ஆரோக்கியமானவையே.

டாக்டர் எல். மகாதேவன்

1. செக்கில் ஆட்டப்படும் எண்ணெய்.
2. பாலீஷ் செய்யப்படாமல் தவிடுடன் உள்ள அரிசி.
3. உமி நீக்கப்படாத கோதுமை, அதிலிருந்து கிடைக்கும் மாவு.

நமது பாரம்பரிய உணவு இப்படித்தான் இருந்தது. 1950 – 60களில் நாம் இப்படித்தான் சாப்பிட்டோம். பாரம்பரிய உணவே ஆரோக்கியமானது. இது தொன்றுதொட்டு நம் முன்னோர்கள் தொடங்கி பல நூறு ஆண்டுகளாக நாம் சாப்பிட்டு வந்தது. நம் தட்ப வெப்ப நிலைக்கு ஏற்றது. நம் மண்ணில் இயற்கையாக விளையும் உணவை உண்டு நம் முன்னோர்கள் ஆரோக்கியமாக வாழ்ந்தனர். ஆனால் நாமோ மேலை நாட்டு மக்களின் உணவு முறையை (பதப்படுத்தப்பட்ட உணவுகள், பர்கர், பீட்ஸா, நூடுல்ஸ்) நாகரிகம் என்ற பெயரில் சாப்பிடும் போது தான் அது ஆரோக்கியமற்றதாகப் போய் விடுகிறது.

ஆரோக்கிய உணவுப் பழக்கங்கள்

- காலை எழுந்ததும் குறைந்தது 2 கப் தண்ணீர் குடியுங்கள்.
- சாப்பிட்டு முடிந்ததும் 2 கப் தண்ணீர் குடியுங்கள்.
- பசிக்காமல் சாப்பிட வேண்டாம். ஆனால் மதியம் கண்டிப்பாக நேரத்துக்கு சாப்பிட்டு விடுங்கள்.
- காபி டீயை குறைக்கவும்.
- பெரியவர்கள் நொறுக்குத்தீனியை தவிர்க்கவும்.
- இரவில் குறைவாக அல்லது லகுவான சாப்பாட்டை சாப்பிடுங்கள்.
- அதிக குளிரானதையும் அதிக சூடானதையும் சாப்பிட வேண்டாம்.
- அதிக காரம், அதிக இனிப்பு, அதிக புளிப்பு, அதிக உவர்ப்பு என்று எதிழூலும் அதிகமாக இருப்பதை குறையுங்கள். அதற்காக இவற்றை ஒட்டுமொத்தமாக ஒதுக்கிவிடாதீர்கள்.
- பிள்ளைகள் சாப்பிடவில்லை என வருந்தாமல் அவர்களுக்கு என்ன பிடிக்கும் என பாருங்கள்,
- மதியம் இரசம் எளிதாக சீரணம் ஆகும்.

- இரவில் தினம் வாழைப்பழம் சாப்பிடலாம். (இழுப்பு, மூச்சுமுட்டல், நீரிழிவு நோய் உள்ளவர்கள் பழத்தைக் கண்டிப்பாகத் தவிர்க்கவும்)
- இரவில் தூங்கப்போகும் முன் பால் அல்லது வெந்நீர் குடியுங்கள்.

ஆரோக்கிய உணவு எது?

சீனாவின் நூடுல்ஸ் சீனாக்காரர்களுக்குத்தான் பொருந்தும், ஆங்கிலேயேர்களின் பிரெட் அவர்களுக்குதான் ஏற்றது. பிட்ஸா உணவு இத்தாலியர்களுக்கானது. இவற்றையெல்லாம் நாம் இந்தியாவில் உட்கார்ந்துகொண்டு ருசித்துச் சாப்பிடத் தொடங் கியதால் வந்த வினைதான் ஆரோக்கியக் கேடு. நமது பாரம்பரிய உணவுகளை அவ்வப்போது உடனுக்குடன் சமைத்துச் சாப்பிடு வதுதான் ஆரோக்கியமானது. சமைத்து குளிர்சாதனப் பெட்டி யில் வைத்து மீண்டும் மீண்டும் எடுத்துச் சாப்பிடுவதும் பதப்படுத்தப்பட்டு பேக் செய்யப்பட்ட ரெடிமேட் உணவுகளும் ஆரோக்கியத்தைக் கெடுக்கும். பாரம்பரிய உணவே ஆரோக்கிய மானது.

சமையல் கருவிகள்

1980 வரை பயன்படுத்தப்பட்ட பின்வரும் கருவிகள் பல நகர்ப்புறங்களில் தற்போது பயன்பாட்டில் இல்லை.

- அம்மி, குழவி,
- உரல், உலக்கை
- ஆட்டுக்கல், குழவி
- திருக்கைக்கல்லு
- சின்ன உரல், உலக்கை
- திருவலை (துருவுபலகை)
- அரிவாள்மனை
- பலகை, உருளை
- இடியப்ப இயந்திரம்
- உரல், சில்லு
- மண் அடுப்பு

- முறம்
- உறி
- கலசம், குவளை
- செம்பு, குடம்
- சுளகு
- பெட்டிகள்
- திருகணி
- அகப்பை
- மர அகப்பை
- தட்டகப்பை
- கரண்டி
- வடி
- பேணி
- மண்சட்டி
- பானை
- குடம்
- குவளை
- தாச்சி, அப்பதாச்சி, தட்டை தாச்சி
- தோசைக்கல்
- இட்டிலிச்சட்டி
- குழியப்பச் சட்டி
- அடைக்கல்லு
- பிட்டுக்குழல்
- இடியப்பச் சட்டி

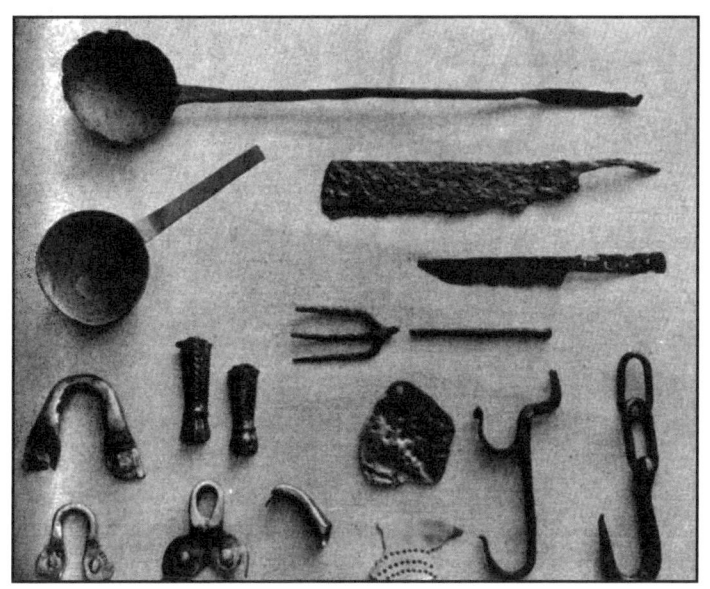

பலவகை கரண்டி மற்றும் கத்திகள்

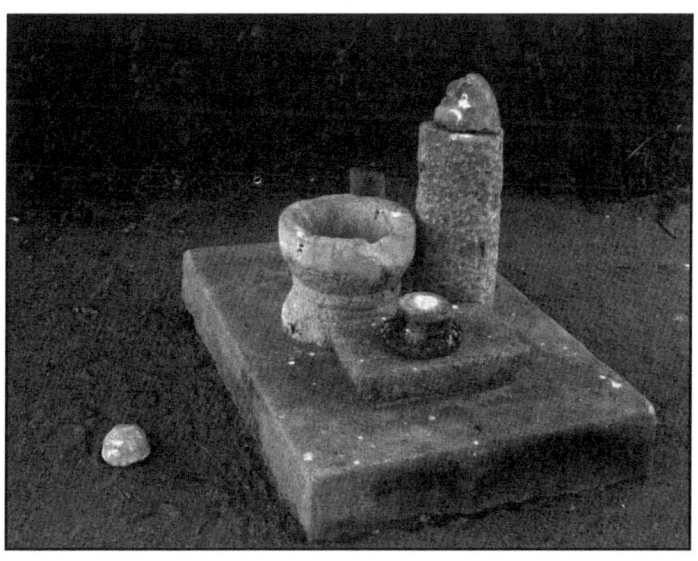

அம்மி குழவி

டாக்டர் எல். மகாதேவன்

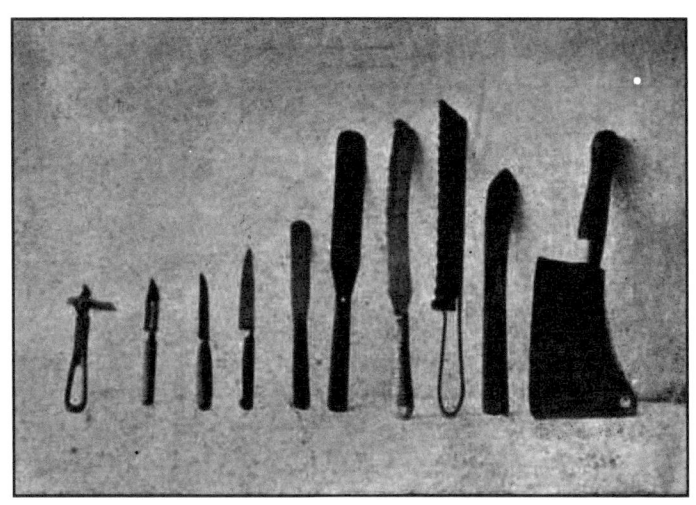

பலவிதமான கத்தி வகைகள்

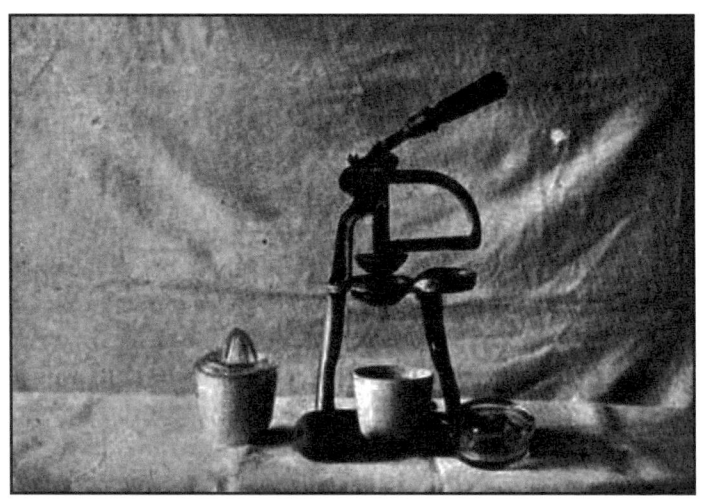

சேவை மற்றும் இடியாப்பம் பிழியும் கருவி

உலக்கை

உலக்கை என்பது உரலில் மாவு இடித்தல், தானியங்களில் இருந்து உமியை நீக்குதல் போன்றவற்றுக்குப் பயன்படும், மரத்தாலான ஒரு மெல்லிய உருளை வடிவான தண்டு ஆகும். சுமார் ஐந்து அடி நீளமும் இரண்டரை அங்குலங்கள்வரை விட்டமும் கொண்ட இதன் இரு முனைகளிலும் இரும்பால் செய்யப்பட்ட பூண்கள் பொருத்தப்பட்டிருக்கும். இப்பூண் உலக்கையின் நுனி, இடிப்பதனால் பிளந்து போகாமலிருக்க உதவுகிறது. மாவு இடித்தல், நெல்லுக் குற்றுதல் போன்ற செயற்பாடுகளின்போது உலக்கையை நிலைக்குத்தாக மேலே தூக்கி, உரலுக்குள் இருக்கும் பொருட்களின் மீது வேகமாக விழ விடப்படும். பொதுவாகப் பெண்களே இவ்வேலைகளைச் செய்வதால், அவர்கள் இலகுவாகத் தூக்கிக் கையாளுவதற்கு வசதியாக உலக்கையின் எடை அமைந்திருக்கும். ஒரு உரலில் ஒரே நேரத்தில் ஒன்றுக்கு மேற்பட்டவர்கள் வேலை செய்வதும் உண்டு. அப்போது இரண்டு அல்லது மூன்று உலக்கைகளை ஒரே நேரத்தில் பயன்படுத்துவார்கள். ஒன்றுக்கு மேற்பட்ட உலக்கைகள் ஒரே குறிப்பிட்ட நேர இடைவெளிகளில் மாறிமாறி உரலுக்குள் விழுந்து எழுவது பார்ப்பதற்கு அழகாக இருக்கும்.

மரக்கறிகள்

- முருங்கை
- கத்தரி
- பூசணி
- சுண்டைக்காய்
- சுரைக்காய்
- பாகற்காய்
- பீர்க்கு
- புடலங்காய்
- வெள்ளரிக்காய்
- வாழை
- முள்ளங்கி
- வழுதலங்காய்
- களாக்காய்
- அவரைக்காய்
- முள்ளங்கி

டாக்டர் எல். மகாதேவன்

கிழங்குகள்

- கருணைக்கிழங்கு
- பனங்கிழங்கு,
- தாமரைக்கிழங்கு
- முள்ளங்கி

கீரைகள்

- முருங்கைக்கீரை
- பொன்னாங்காணி
- குப்பை மேனி
- வல்லாரை
- தூதுவளை
- பசலைக் கீரை
- அகத்திக் கீரை
- முளைக்கீரை
- அரைக்கீரை
- சிறுகீரை
- மணத்தக்காளிக் கீரை
- மஞ்சள் கரிசலாங்கண்ணிக் கீரை
- புளிச்சங்கீரை
- பிரண்டை
- வெந்தயக்கீரை
- முசுமுசுக்கை
- கொத்தமல்லிக்கீரை
- தண்டுக்கீரை
- முடக்கற்றான் கீரை

வியஞ்சனப் பொருட்கள்

- இஞ்சி
- இலவங்கப்பட்டை / கறுவாப்பட்டை
- ஓமம்

- எள்
- ஏலம்
- கடுகு
- கிராம்பு
- சீரகம்
- சோம்பு
- புளி
- பெருஞ்சீரகம்
- பெருங்காயம்
- மிளகு
- மஞ்சள்
- மல்லி
- வெங்காயம்
- வெந்தயம்
- வெல்லம்
- கொத்தமல்லியிலை
- சதகுப்பி

பழங்கள்

- அத்திப்பழம்
- ஈச்சம்பழம்
- பலாப்பழம்
- பனம்பழம்
- மாதுளம்பழம்
- விளாம்பழம்
- இலந்தைப்பழம்
- நாவற்பழம்
- திராக்ஷைப்பழம்
- பேரீச்சம்பழம்

- புளியம்பழம்
- நெல்லி
- கடார (பெரு) நாரத்தங்காய்
- இலுப்பைப்பழம்

பருப்புகள்

- உளுத்தம் பருப்பு
- பயத்தம் பருப்பு
- கடலைப் பருப்பு
- கொண்டைக்கடலை
- துவரம் பருப்பு
- பட்டாணி
- பாசிப்பயறு
- கொள்ளு
- காராமணிப்பயறு

சிறந்த உணவுப் பழக்கம்

நமது உணவுப்பழக்கம் எப்படி இருக்க வேண்டும் என்பதை அரைவயிறு அன்னம் (திடப்பொருள்), கால்வயிறு நீர் (திரவப் பொருள்), கால்வயிறு காற்று (காலியிடம்) என்று சரகர் கூறுகிறார்.

அளவுக்கு சாப்பாடு: அவரவர் வயிறு அவரவர்க்கு தெரியும். அந்த அளவே சாப்பிட வேண்டும். கூடுவதும் குறைவதும் நல்லதல்ல. இரவு நேரங்களில் குறைவாக சாப்பிடலாம். சிறு வயது என்றால் கொஞ்சம் அதிகமானாலும் பிரச்சனை யில்லை, ஆனால் வயதானவர்களுக்கு எல்லா உணவையும் செரிக்கும் தன்மை இருக்காது.

சாப்பிடுவதில் அவசரம் கூடாது. அதிகம் சாப்பிடுவதைக் குறைக்கவும் அவசரமாக உள்ளே தள்ளி புரையேறுவதைத் தடுக்கவும் இன்றைய மனோநல மருத்துவர்கள் கூறுவது சாப்பாடு வைத்ததும் அதைக் கொஞ்ச நேரம் உற்றுப் பார்ப்பதாகும்.

இதை நாம் வேறு விதமாக செய்துகொண்டிருந்தோம். அதாவது சாப்பிடும் முன் இறைவனை நினைத்து கொஞ்சம் சாப்பாடு எடுத்து ஓரத்தில் வைத்துவிட்டு சாப்பிடுவதும், பிரார்த்தனை / அர்ப்பணம் செய்துவிட்டு சாப்பிடுவதும் ஆகும்.

அதிகம் சாப்பிடுவர்களுக்கும் சாப்பாடே இல்லாதவர்களுக்கும் யோகம் இல்லை என்கிறது கீதை.

உணவுக்கு இடைஇடையே தண்ணீர் குடிக்கக்கூடாது என்று கூறுகிறது இன்றைய மருத்துவம். ஆனால் உணவுக்கு முன்தான் தண்ணீர் குடிப்பதை தவிர்க்கலாம், இடையிடையே தண்ணீர் குடிப்பது கூடாது என்றால் கஞ்சி உணவையே உண்ணக் கூடாது என்பது போலாகிவிடும். 'இடையில் குடியேல் கடையில் மறவேல்' என்பது தமிழ்மொழி.

தேவை என்னவென்றால் வயிற்றில் உணவை செரிக்க வைக்கும் அமிலம் உணவுடன் கலக்க வேண்டும், அவ்வளவு தான். உணவை நன்றாக சவைத்து சாப்பிடும் போது உமிழ்நீர் அதிகமாக உணவில் கலந்து சீரணிப்பதை எளிதாக்கும்.

கடின உணவு செரிக்க நேரம் ஆகும். இடையிடையே அல்லது முதலில் தண்ணீர் குடிப்பது சாப்பாட்டின் அளவை குறைக்கும். எப்போது தண்ணீர் குடிக்க வேண்டும் என்பது சாப்பிடும் சாப்பாட்டை பொறுத்தது.

பொதுவாக சாப்பிட்டு கொஞ்ச நேரம் கழித்து தண்ணீர் குடிப்பது நல்லது.

அடிக்கடி நொறுக்குத்தீனி சாப்பிட்டால் உடம்பு பருமன் அதிகமாகும், ஏனென்றால் நொறுக்குத்தீனி அதிகமாக பொரித்ததாகும்.

மாதத்திற்கு ஒரு நாளாவது வயிற்றுக்கு ஓய்வு கொடுங்கள். சர்க்கரை நோயாளிகளுக்கு இது பொருந்தாது. விரதம்தான் இருக்க வேண்டும் என்றில்லை, ஆனால் மாதத்தில் ஒரு நாளாவது சாப்பாடு இல்லாமல் பழ வகைகள் மட்டும் சாப்பிடுவது உடலுக்கு மிகமிக நல்லது.

சைவமா அசைவமா என்பது பெரிய பட்டிமன்ற தலைப்பு. எந்த உணவானாலும் அதில் நிறைகுறைகள் உள்ளன.

இருந்தபோதும் நோய்நொடிகள் குறைவாக வருவது சைவ உணவில்தான். சைவ உணவிலும் மிக சத்தான உணவுகள் உள்ளது.

உண்ணும் முறைகள்

"தொல்காப்பியம் சொல்லதிகார நூற்பா ஒன்றினுக்கு சேனாவரையர் உரைகூறும்போது 'அடிசில்' என்பது உண்பன, தின்பன, நக்குவன, பருகுவன ஆகிய நால்வகை உணவுகளையும் குறிக்கும் ஒரு பொதுச்சொல் எனக் கூறுகின்றார் அசைத்தல்,

அதக்குதல், அருந்துதல், ஆர்தல், உண்ணுதல், உதப்புதல், உறிஞ்சுதல், ஓதுக்குதல், கடித்தல், கரும்புதல், கறித்தல், குடித்தல், குதப்புதல், கொறித்தல், சப்புதல், சுவைத்தல், சாப்பிடுதல், சூப்புதல், தின்னுதல், நக்குதல், பருகுதல், மாந்துதல், முக்குதல், மெல்லுதல், விழுங்குதல், மிசைதல் என்பன உட்கொள்ளுதலைக் குறிக்கும்" எனக் கூறுவர். இவை யனைத்தையுமே உண்பன, தின்பன, நக்குவன, பருகுவன என நான்கு வகைகளுள் அடக்க இயலும். பிங்கலந்தையில் துற்றி என்பது உண்பன; திற்றி என்பது தின்ப; பரனமும் துவையும் பருகுவன என மூன்றை மட்டுமே சுட்டி நக்குவன பற்றிய குறிப்பு இல்லாமல் இருக்கிறது. இன்று உணவு உண்ணப் பயன்படுத்தப்பவை நான்கு முறைகளே.

உண்பன

திட உணவுப் பொருட்களையும், நீர் உணவுப்பொருட் களையும் உட்கொள்ளுதலை உண்டல், துற்றல் என வரும் சொற்கள் குறிக்கும். குமரி வாழையின் குருத்தகத்தை விரித்து அமுது உண்ணுமாறு கண்ணகி, கோவலனை வேண்டிய செய்தியை,

> **குமரி வாழையின் குருத்தகம் விரித்தீங்கு**
> **அமுதம் உண்க அடிகள் ஈங்கென**

என வரும் சிலம்பின் அடிகள் உணர்த்துகின்றன. இதிலிருந்து அமுதம் உண்ணுதற்குரியதாக இருந்தது என்பது புலனாகிறது. நற்றிணையும்,

> **அமுதம் உண்க**

என்ற குறிப்பினால் இதனை விளக்கி நிற்கிறது. சிறுதினை உண்ணுவதற்கு உரியது எனக்கூறிக் கானவர்கள் சிறுதினையை உண்டனர் என்ற ஐங்குறுநூற்றுச் செய்தியை,

> **வளமளி சிறுதினை யுணீஇய கானவர்**

என்ற பாடல்வரி தெரிவிக்கின்றது. தேமாவின் கனிகள் மிகவும் இனிப்பானவை; உண்டவர்களை வேறொன்றை நாடாமல் இருக்கச் செய்யும் தன்மை கொண்டவை என்பதைச் சொல்லும்,

> **உண்ணுநர்த் தடுத்த தேமா**

என்ற மலைபடுகடாம் வரியும் உண்பன.

ஊனும், துவையும், கறியும் சோறும், உண்பதற்குரிய பொருட் களாக இருந்தன என்பது விளங்குகிறது. இவையெல்லாம் கூட்டிய சோற்றை உண்டனர். நன்றாக விளைந்த பலாப்பழம்,

இனிப்பு மிக்கது. அத்தகைய பலாப்பழத்தை வேண்டினோர் வேண்டியவாறு உண்ட பிறகும் மிச்சம் வந்தது என்பதை,

வான்கொட் பலவின் சுளைவிளை தீம்பழம்
உண்டுபடு மிச்சில்

எனச் சொல்கிறது மலைபடுகடாம் பாடல். இவ்வாறு உண்பன இவை எனப் பிரித்து தமிழ் மக்கள் உண்டனர்.

தின்பன

தின்பன என்ற பொருளில் வரும் திற்றி என்ற சொல் கொறித்தலையும், அஃறிணை உயிர்கள் தீனி கொள்வதையும் குறிக்கும். மென்று உட்கொள்ளுதல் எனவும் பொருள் கூறு கின்றனர். பொருட்களைப் பல்லால் கடித்து அரைத்து உட் கொள்ளுதலை இச்சொல் குறிக்கும். காடுகளில் நெல்லி இள மரங்கள் நெருங்கி வளர்ந்து காணப்பட்டன. அவற்றின் நெல்லிக் காய்கள் உதிர்ந்து கிடந்ததால் அவற்றை மக்கள் தின்றனர் என்ற செய்தியை,

சுவைக்காய் நெல்லிப் போக்கரும் பொங்கர்
வீழ்கடைத் திரள்காய் ஒருங்குடன் தின்று

என நற்றிணை நவில்கிறது.

கிழங்குகள், பழங்கள், பண்ணியம் எனப்படும் பலகாரங்கள் முதலியனவும் தின்னும் முறையைச் சேர்ந்தனவாகும்.

நக்குவன

நாக்கினால் துழாவி உட்கொள்ளுவதை நக்குதல் என்பது குறிக்கும். நாவினால் தொடுதல் என்றும் சொல்லுவர். பாயாசம் போன்ற உணவுப் பொருட்களை நாக்கினால் துழாவி உட் கொள்ளுதலை இச்சொல் குறிக்கும் எனலாம். பாயாசத்தை இக்காலத்தவர் நக்குணவாகக் கொள்கின்றனர். தேனும் நக்குணவாகத் தமிழருக்குப் பயன்பட்டது. எழுந்து நிற்க முடியாத முடவன் ஒருவன் மலையில் இருக்கும் தேனிறாலைக் காட்டி கையைக் குழித்து தன் வெறும்கையை நக்கி இன்புற்றதைப்போல தலைவன் தண்ணளி செய்யவில்லையாயினும் பலமுறை அவனைப் பார்ப்பது தலைவிக்கு மிக்க இன்பத்தைக் கொடுத்தது. இதனைக் குறுந்தொகை,

குறுந்தாட் கூதளி யாடிய நெடுவரைப்
பெருந்தேன் கண்ட விருக்கை முடவன்
உட்கைச் சிறுஇடை கோலிக் கீழிருந்து
கட்டியு நக்கியாங்கு

எனக் குறிப்பிடுகிறது.

பருகுவன

நீர் சம்பந்தமான பண்டங்களைச் சிறுகக் குடிப்பதை 'பருகுவன' என்பது குறிக்கும். கையினால் ஆவலோடு அள்ளிக் குடித்தலையும் பருகுதல் என்ற சொல் சுட்டும். சங்க நூல்களில் பருகுணவு பெரும்பான்மையோரால் பயன்படுத்தப்பட்ட ஒன்றாக இருந்திருக்கிறது.

கன்மிசை யருவி தண்ணெனப் பருகி

எனப் பருகுதலைப் புறநானூறு குறிப்பிடுகிறது.

உணவு உண்ணும் பாத்திரங்கள்

மக்கள் பொன், வெள்ளி, வாழை இலை, தேக்கிலை, ஆம்பல் இலை, பாறை முதலியவற்றில் வைத்து உணவு உண்டதாகத் தெரிகிறது. பொன், வெள்ளி ஆகியவற்றாலாகிய தட்டங்களைச் செல்வர்கள் பயன்படுத்தினர்.

மான்றடி புழுக்கிய குழிசியைக் கழுவாமல் மரையானின் பாலை நீருக்குப் பதிலாக உலையேற்றி, அதில் தினை அரிசியைப் பெய்து நன்கு சமைத்து, அதனைப் பலவகையான மணங்கமழும் முற்றத்தில் அகன்ற வாழை இலையில் பரப்பிப் பலருடன் பகிர்ந்துண்டதை,

மான்றடி புழுக்கிய புலவுநாறு குழிசி
வான்கே ழிரும்புடை கழாஅ தேற்றிச்
சாந்த விறகி னுவித்த புன்கம்
கதளங் கலிநிய குளவி முன்றிற்
செழுங்கோள் வாழை யகலிலைப் பகுக்கும்

என்னும் புறநானூற்று வரிகள் உரைக்கின்றன.

இலக்கியத்தில் வரும் உணவுகள்

பழந்தமிழ் இலக்கியத்தில் உணவு சமைக்கும் முறைகளைக் கூறும் நூல் *மடைநூல்* என அழைக்கப்படுகிறது. அதனைப் பற்றிய செய்திகள் சிறுபாணாற்றுப்படை, மணிமேகலை, பெருங்கதை முதலிய நூல்களில் கூறப்படுகின்றன. காலத்திற்கும், நிலத்துக்கும் ஏற்ற உணவுகளை அந்நூல்களில் இருந்து அறிந்து கொள்ளலாம்.

சீவக சிந்தாமணியில் முத்தியிலம்பகத்தில் *இருது நுகர்வு* என்னும் பகுதியில் சில பெரும்பொழுதிற்குரிய உணவு வகைகள் கூறப்பட்டுள்ளன.

தமிழிலுள்ள ஞான நூல்களில் தலையாயது 'சிவஞான போதம்' என்ற நூல் ஆகும். சிவஞானபோதத்தை இயற்றியவர் 13ஆம் நூற்றாண்டில் வாழ்ந்த அருள்மிகு மெய்கண்ட தேவநாயனார் ஆவார். அந்த சிவஞானபோதத்திற்கு பேருரை விரித்தவர் திருவாவடுதுறை ஆதீனத்தைச் சார்ந்த மாதவச் சிவஞான யோகிகள். இவர் ஒருமுறை விருந்தினர் வந்தபோது அவர்களுக்கு உணவு கொடுக்க சமையலாளிடம் என்னென்ன எப்படிச் செய்ய வேண்டும் என கட்டளை இடுவதை கீழ்வரும் பாடலில் காணலாம்.

சற்றே துவையல்அரை தம்பிஒரு பச்சடிவை
வற்றல் ஏதேனும் வறுத்துவை – குற்றம்இலை
காயம்இட்டுக் கீரைகடை கம்மெனவே மிளகுக்
காய்அரைத்து வைப்பாய் கறி

இது தவிர, இன்னொரு வேளையில், சிவஞான முனிவர் வந்த விருந்தினரை வரவேற்று என்ன உணவளிக்கிறார் என்பதை நோக்குவோம்.

அரன்சிரம் காணாப்புள்ளும்
அத்துடன் இறக்கும்பூமி
வரன்முறை யாகவந்த
வடசொலில் சுவையாம்ஒன்றும்
கரம்தனில் அள்ளிஉண்ணக்
களிதரு பாயாடொடு
உரமலர் மந்தன்கூட்டும்
உண்ண வருகுவீரே

அரன் சிரம் காணாப் புள் என்பது அன்னப் பறவை. அன்னம் சோற்றைக் குறிக்கிறது. சாம் + பார் சாகும் என்றால் இறக்கும், பார் என்றால் பூமி என்பதாக இறக்கும் பூமி என்பது சாம்பார் எனக் கருத்தாகிறது. தமிழகத்தில் சாம்பார் பிரதான கறிகளில் ஒன்று. வடமொழியில் (சொல்) சுவை என்றால் ரசம் என்று பொருள். பாய் + அடு + ஒடு = பாயாடொடு. இதில் பாய் என்பது பாய்கின்ற, ஆடு என்பது அசம் (வட மொழியில்), என பாயாடு பாயாசம் என்றாகி வருகிறது. சனீஸ்வரனுக்கு இன்னொரு பெயர் மந்தன் என்பதாகும். மலர் என்பது 'பூ'வைக் குறிக்கும். எனவே 'மலர்மந்தன்' என்பது 'பூசனி'யைக் குறித்து நிற்கிறது.

அன்னம், சாம்பார், இரசம், பூசனிக் கூட்டு, பாயசம் போன்ற எல்லாமுடன் விருந்து கொடுக்கிறார் பாருங்கள்.

உணவின் பெயர்கள்

இந்நிலையில் மனித வாழ்க்கைக்கு இன்றியமையாத உணவைவும் தமிழர் பல பெயரிட்டு அழைத்து வந்துள்ளனர்.

உணாவே வல்சி யுண்டி யோதன
மசனம் பதமே யிரையா கார
முறையே யூட்ட முணவெனலாகும்

என உணா, வல்சி, உண்டி, ஓதனம், அசனம், பதம், இரை, ஆகாரம், உறை, ஊட்டம் என்பனவற்றை உணவின் பெயர்களாகப் பிங்கல நிகண்டு குறிப்பிடுகிறது.

நில அடிப்படை

குறிஞ்சி நில மக்கள் தோரை நெல் முதலியவற்றைப் பயிரிட நிலமில்லாத போது நறிய அகில் மரங்களையும் சந்தன மரங்களையும் வெட்டி அவை இருந்த நிலத்தைப் பதப்படுத்துவர்; பின்னர் அதில் தோரை நெல், வெண் சிறு கடுகு, ஐவனநெல், இஞ்சி, மஞ்சள், மிளகு, அவரை இவற்றைப் பயிராக்குவர். இதனை,

குறுங்கதிர்த்தோரை நெடுங்கால் ஐயவி
ஐவன வெண்ணெலொடு அரில் கொள்பு நீடி
இஞ்சி மஞ்சள், வைங்கறி பிறவும்

என்ற மதுரைக் காஞ்சி வரிகள் புலப்படுகின்றன. இச்செய்தியை மலை நாட்டில் கானவர் உழைப்பினால் எள், தினை, அவரை, வரகு மூங்கில் நெல், வெண்சிறுகடுகு, இஞ்சி, மஞ்சள், வாழை, கூவைக்கிழங்கு, வள்ளிக்கிழங்கு, ஆசினிப்பலா, கரும்பு, ஐவன நெல், வெண்ணெல் முதலியவற்றைப் பயிராக்கி உண்டனர் என மலைபடுகடாம் கூறுகிறது. இவ்வாறு மலைவாழ் மக்கள் நாகரிகமக்களாகி உணவுப் பொருட்களை விளைவித்து உண்டதை இலக்கியங்களில் காணலாம்.

குறிஞ்சி

சோழநாட்டுக் குறிஞ்சி நிலமக்கள் தேனையும் கிழங்கையும் உண்டார்கள். பிற நிலத்தார்க்கும் விற்று மீன், நெய்யையும் நறவையும் (தேன்) வாங்கிச் சென்றார்கள் (பொ. ஆ. படை அடி : 214 – 15). சிறப்பு நாள்களில் நெய் மிக்க உணவு உட்கொள்ளப்பட்டது. (குறிஞ்சிப்பாட்டு அடி : 304).

நன்னனுக்குரிய சவ்வாது மலையில் அடிவாரத்தில் இருந்த சிற்றூர்களில் வாழ்ந்த மக்கள் தினைச் சோறும் நெய்யில் வெந்த இறைச்சியையும் உண்டார்கள். (மலைபடுகடாம் அடி : 168 – 169).

நன்னனுடைய மலைகளைச் சேர்ந்த குறிஞ்சி நிலத்தார் பெண் நாய் கடித்த உடும்பின் இறைச்சியையும் கடமான்

இறைச்சியையும் பன்றி இறைச்சியையும் உண்டனர். நெல்லால் சமைத்த கள்ளையும் தேனால் செய்து மூங்கிற்குழையுள் முற்றிய கள்ளையும் பருகினர். பலாக்கொட்டை, மா, புளிநீர், மோர் ஆகியவற்றைக் கொண்டு தயாரித்த குழம்பையும் மூங்கிலரிசிச் சோற்றையும் உண்டனர். (எ.கா: மலைபடுகடாம் அடி: 171 – 183).

மலைநாட்டைக் காவல் புரிந்த வீரர் இறைச்சியையும் கிழங்கையும் உண்டனர். (அடி : 425 – 26.) மலைமீது நடந்து சென்ற கூத்தர் திணைப்புனத்துக் காவலனால் கொல்லப்பட்ட காட்டுப்பன்றியின் மயிரைப்போக்கி மூங்கில் பற்றியெரியும் நெருப்பில் வதக்கி அப்பன்றியின் இறைச்சியைத் தின்றனர். தின்று எஞ்சிய பகுதியை வழியுணவுக்காக எடுத்துச் சென்றனர். அடி : 243 – 249.

குறிஞ்சி நில மக்களுக்கு உணவு – ஐவென நெல்லும் தேன்திணையும் மூங்கிலரிசியும் நீர் – அருவி நீர், சுனை நீர்.

முல்லை

பால் தயிர் முதலியவற்றைக் கொடுத்துப் பண்டமாற்றினால் பெறப்படும் தானியவகைகளையும் உண்பர்.

ஆம்பி வான்முகை யன்ன கூம்புமுகி
முறையமை தீந்தயிர் கலக்கி நுரைதெரிந்து
புகர்வாய்க் குழிசி பூஞ்சுமட் டிரீஇ
நாண்மோர் மாலும்

என்ற பெரும்பாணாற்றுப்படை பாடல் கருமை நிறம் வாய்ந்த ஆய்மகள் தயிர் கடையும் ஒலி புலி உறுமுவதுபோல இருப்பதையும், அவள் காளானின் மொட்டுப் போன்ற துளிகளையுடைய சுவை பொருந்திய தயிரைக் கடைந்து நெய் எடுப்பதையும், பூவாற் செய்த சுமட்டின் மேலே தயிர் புள்ளியாகத் தெறித்த வாயையுடைய மோர்ப்பானையை வைத்துக்கொண்டு திரிந்து, காலை நேரத்தில் மோர் விற்ற செய்தியைச் சொல்வதுடன் முல்லை நில மக்களின் உணவுப் பொருட்கள் பலவற்றையும் கூறுகிறது.

மருதம்

அவைப்பு மாண் அரிசி அமலை வெண் சோறு
கவைத்தாள் அலவன் கலவையோடு பெறுகுவீர்

என்பதனால் மருத நிலத்தார் வெண்சோற்றையும் பீர்க்கங்காயும் கலந்த கலவையையும் உண்டனர் என்பது விளங்குகிறது. மருத நிலத்துச் சிறுவர் காலையில் பழைய சோற்றினை உண்டனர்.

நெய்தல்

கடல் இறவின் சூடு தின்றும்
வயல் ஆமைப் புழுக்கு உண்டும்

எனப் பட்டினப்பாலை காவிரிப்பூம்பட்டினத்து மீனவர்கடல் இறா, வயல் ஆமை ஆகிய இரண்டையும் பக்குவம் செய்து உண்டனர். பனங் கள்ளையும் இவர்கள் அருந்தினர். நெல்லரிசிக் கள்ளையும் பருகினர். இவை மட்டுமன்றி உண்பதற்காகக் கள்ளுக் கடைகளில் மீன் இறைச்சியும் விலங்கு இறைச்சியும் பொரிக்கப்பட்டு விற்றன என்று அறியலாம்.

பாலை

களர்வள ரீந்தின் காழ்கண் டன்ன
சுவல்விளை நெல்லின் செவ்வவிழ்ச் சொன்றி
ஞமலி தந்த மனவுச்சூ டும்பின்
வறைகால் யாத்தது வயின்றொறும் பெறுகுவீர்

என்ற பெரும்பாணற்றுப்படைப் பாடல் மூலம் பாலை நிலத்தில் ஈந்தின் விதையைக் கண்டாலொத்த சிவந்த அவிழாகிய சோற்றை விருந்தினர் பெறுவர் என்பதனையும் ஞமலி தந்த உடும்பின் பொரியலையும் பெறுவர் என்றும் அறியலாம்.

கல்வெட்டுக்களில் உணவுகள்

தமிழகத்தில் கிடைக்கும் ஆயிரக்கணக்கான கல்வெட்டுக்கள் பலவற்றில் அன்றைய தமிழர் பயன்படுத்திய புதுப்புதுப் பலகாரங்களின் பெயர்களும், அளவுகளும், எண்ணிக்கைகளும் கூறப்பட்டுள்ளன. திருப்பணியாரம் செய்வது பற்றிக் கிடைக்கும் முதல் கல்வெட்டு திரிபுவனச் சக்கரவர்த்தி குலோத்துங்கசோழன் (1070 – 1110) காலத்தது. அவனது கல்வெட்டு,

திருப்பணி யாரத்துக்கு தேங்காய், கருப்புக்கட்டி

என்று குறிப்பிடுகிறது. இக்கல்வெட்டிலிருந்து சோழர் காலத்திலே பணியாரம் என்ற உணவுப்பொருளைத் தயாரிக்க கருப்பட்டி என்ற கருப்புக்கட்டியைத் துணைப்பொருளாகப் பயன் படுத்தினர் என்பதனை அறியலாம்.

பணியாரம் செய்ய தேங்காய், கதலிப்பழம், சீரகம்,
மிளகு, சுக்கு, சர்க்கரை, ஆரஞ்சுபழம், கரும்பு

எனக் கூறும் பராக்கிரம பாண்டியன் கல்வெட்டிலிருந்து பணியாரம் செய்யப் பழங்களும் பயன்படுத்தப்பட்டதை அறிகிறோம். அதிரசம் முக்கியமான இனிப்பு. இன்னும் கோயில்

களில் அதிரசம் கடவுளின் முக்கிய நிவேதனமாகப் படைக்கப் படுவதை நாம் காண்கிறோம். அதிரசம் செய்யப்படும் முறை பலநூறு வருடங்களுக்கு முன்பே கல்வெட்டுகளில் பொறிக்கப் பட்டுள்ளது. அதே முறையில் இன்றும் அதிரசம் செய்யப்படுவது வியப்புடன் நோக்கத்தக்கது. அதிரசம் செய்ய இறையிலி நிலம், பணம் ஆகியவை அளிக்கப்பட்டமை,

அதிரசம் உளக்கு

என்பதால் புலப்படுகிறது. கிருஷ்ணதேவராயன் கல்வெட்டு அதிரசம் செய்யத் தேவையான உணவுப்பொருட்கள் பற்றிக் கூறுகிறது. அதிரசம் செய்ய உபயோகித்த அரிசி அதிரசப்படி எனப்பட்டது. இதிலிருந்து அதிரசம் செய்யத் தனிவகை அரிசி ஒன்று உபயோகித்ததாகத் தெரிகிறது.

- அதிரசப்படி – 1 மரக்கால் (அரிசி)
- வெண்ணெய் (நெய்) – 2 நாழி
- சர்க்கரை – 100 பலம்
- மிளகு – 1 ஆழாக்கு

என இவை அதிரசம் செய்ய அளவுகளாகக் கல்வெட்டில் கூறப்பட்டுள்ளன.

தோசை அக்கால மக்களின் சிறந்ததொரு உணவாகக் கொள்ளப்பட்டது. பல கல்வெட்டுக்கள் தோசை அக்காலத்தில் இருந்தமையை சுட்டிக்காட்டுகின்றன.

தோசைக்கு அரிசி, உளுந்து, எண்ணை
கோவிந்தராஜனும் ஆச்சிமாரும் தூடிக் கொடுத்தஞ்ச்சி
யாரும் திருமஞ்சனம் கொண்டருளி

தோசைப்படிக்கு 1 விடும் அமுது படி உழுந்து (முன்னாழி ஆழாக்கு)

பயிற்றமுதி சர்க்கரை நெய், உரி
தோசைப்படி 4க்கு விடும் உளுந்து
கொதி பயிறுசர்க்கரை பலம்
மிளகு நெய்
திருக்கல்யாணத்துக்கு தோசைப்படி
உளுந்து நெய் ஸ்ரீ ராம நவமி
நாள் தோசைப்படி 4க்கு படி 1
மரக்கால் உழுந்து நெய்

மேற்குறித்த கல்வெட்டுக்களில் தோசை செய்யப்படும் முறையும் கொடுக்கப்பட்ட அளவுக்குக் கிடைக்கும் தோசைகளின் எண்ணிக்கையும் உணர்த்துகின்றன.

சிற்றுண்டி

அப்பம், பிட்டு, அஃகுல்லி, யிடியெனச்
செப்பிய வெல்லாஞ் சிற்றுண்டியாகும்

என்ற நூற்பாவின் மூலமாக அப்பம், பிட்டு, அஃகுல்லி, இடி என்பவை சிற்றுண்டி வகைகள் எனப் பிங்கலத்தில் குறிப்பிடுவதைக் காணலாம்.

தனிப்பட்ட உணவுகளின் குணாதிசயங்கள்

பச்சரிசி

அரிசி பல வகையாயினும் அவைகளைப் பச்சரிசி அல்லது புழுங்கலரிசியாகத்தான் உபயோகிக்கின்றாம். பழைய நெல்லைச் சுத்த நீரில் போட்டு மிதக்கும் பதர் முதலியவைகளை நீக்கிப் பக்குவமாக உலர்த்தி, கல் மண் முதலிவைகளைப் புடைத்துப் போக்கி, உரலிலிட்டுக் குத்தியோ அல்லது இயந்திரத்திலிட்டு அரைத்தோ மேல் உமியைப் போக்கி எடுத்துக் கொள்வது பச்சரிசியாகும். நீர் போடாமலும் செய்வதுண்டு. பச்சரியினால், வன்மையும் தனி வாத கோபமும் உண்டாகும். பித்த எரிச்சல் போம். ஆனால் அது பத்தியத்திற்கு உதவாது என்று கீழ்வரும் வெண்பா கூறுகிறது.

சுத்த அனிலமந்தத் தொன்றுடிமரி பித்தம்பொம்
பத்தியத்தி லெண்ணார்கள் பண்டிதர்கள் – மெத்தவுமே
வைச்சசுமை தாங்க வலியுண்டாந் தேகத்தில்
பச்சரிசி யைப்புசித்துப் பார்.□

பச்சரிசி அன்னம்

தற்கால நாகரீகத்தை அனுசரித்து இரும்பு யந்திரங்களிலிட்டு அரைத்து எடுக்கும் பச்சரிசி, பார்வைக்குச் சுத்த வெண்மையா யிருந்த போதிலும், ஒருவிதச் சத்தை இருந்து விடுகிறது என்றும், கைக்குத்தலரிசி மங்கலாயிருந்த போதிலும், சத்தை இழவாம லிருக்கிறது என்றும் ஆராய்ச்சியின் மூலம் தெரிய வருகிறது. ஆகையால் நெல்லை கைக்குத்தலாகக் குத்தி உபயோகிக்க வேண்டுமே ஒழிய இரும்பு இயந்திரங்களிலிட்டு அரைத்து உபயோகிக்கக்கூடாது.

பச்சரிசியின் மருத்துவப் பயன்

உடலில் எரிச்சல் அதிகம் உள்ளவர்களுக்கு இது மிகவும் ஏற்றது. அதனால் இரைப்பையில் புளிப்பு மிகுந்தவர்களுக்கும், அடிக்கடித் தாமதித்து உண்ண நேர்பவர்களுக்கும் பச்சரிசி ஏற்றதல்ல. இவர்களுக்குப் புழுங்கலரிசியே மிக நல்லது. இயற்கையாக உடற்சூடு மிக்கவர், காங்கை உள்ளவர்களுக்குப் பச்சரிசி நல்லது.

புழுங்கலரிசி

நெல்லின் வகைக்குத் தக்கவாறு பன்னிரண்டு அல்லது இருபது மணி நேரம் நீரில் ஊறப்போட்டு, அல்லது தினம் தினம் புது நீர் விட்டு மூன்று நாள் ஊறவைத்து, மிதக்கும் பதர் செத்தை முதலியவைகளை நீக்கி, அதிகாலையில் அள்ளி மட்பாண்டத்திலிட்டு ஆவி வரும்படி 10 அல்லது 15 நிமிடங்கள் வேகவைத்துப் பக்குவத்தில் எடுத்து உலர்த்தி, முற்கூறியவாறு குத்தி அரிசியைக் கொள்ள வேண்டும். எனினும் இது உடலுக்கு வன்மையைத் தராது என்றும், பச்சரிசி வன்மையைத் தரும் என்றும் தமிழ் நூல்கள் கூறுகின்றன. மேலும், குழந்தைகள், வாதரோகிகள், பத்தியமுள்ளவர்கள் ஆகிய இவர்களுக்குப் புழுங்கலரிசி உபயோகப்படும் என்று அந்நூல்களே கூறுவதைக் கீழ் காணும் செய்யுளால் அறியலாம்.

> புழுங்கல் அரிசியிது புத்திரர்க்கும் ஆகும்
> அழுங்குகின்ற வாயுவிற்கும் ஆகும் – ஒழுங்காய்
> நிலைத்தபத்தி யத்திற்கும் நீட்டலாம் மெய்க்குப்
> பலத்தைக் கொடுக்காது பார்

புழுங்கலரிசி அன்னம்

தமிழகத்தில் புழுங்கலரிசிக்குப் பத்திய உணவுக்கேற்றதென்ற புகழ் உண்டு. சிறுவர், முதியவர், வாதரோகிகள், வயிற்றில் புளிப்பு மிக்கவர், கடும் உழைப்புள்ளவர் இவர்களும், வாய்ப்புண் அடிக்கடி ஏற்படும் போதும் மற்ற பத்திய உணவு ஏற்கும் போதும் வீட்டில் புழுக்கிய அரிசியை அன்னமாக்கி உண்பது நல்லது.

மருத்துவப் பயன்

சில கடுமையான விஷ மருந்துகள் சேர்க்கும் போதும் கபம் மார்பிலும், தொண்டையிலும், தலையிலும் அதிகமாகச் சேர்ந்துள்ள நிலையிலும் அரிசியை வறுத்துச் சேர்ப்பதே நல்லது.

டாக்டர் எல். மகாதேவன்

கழுநீர் என்ற தண்டுலொதகம்

அரிசி களைந்த நீர் கழுநீர் எனப்படும். இதனை வடிகட்டி வெளி அழுக்கு நீக்கிச் சர்க்கரை சேர்த்து சாப்பிட, உடற் காங்கை, பெண்களுக்கு உஷ்ணமிகுதியால் ஏற்படும் வெள்ளைப் படுதல், பெரும்பாடு முதலியவை தணியும்.

பழைய சாதம் – நீராகாரம்

முதல் நாளிரவு வடித்த அன்னத்தை நீர் ஊற்றி வைத்திருந்து மறுநாள் காலை சிறிது புளித்துள்ள அந்த அன்னத்தைச் சாப்பிட மந்தத்தால் மலம் வெளுப்பாகப் போவது மாறும். உடல் உழைப்பிற்கு ஏற்ப வலிவு கூடும். வாந்தி, பிரட்டல் நிற்கும்.

மிகவும் புளித்த அன்னம் அதிக தூக்கம் மயக்கம் தரும். இது நல்லதல்ல. அதிகம் புளிக்காத சுவையான பழையதுடன் மோரும், தயிரும், கீரையும், மாவடுவும் மற்ற ஊறுகாய்களும் சேர்த்து உண்பது தமிழர்களின் சுவையான உணவுத் திட்டம்.

புளித்த சாதத்தின் மேல் நிற்கும் தெளிந்த நீரை (நீராகாரம்) அதிகாலை வேளையில் சாப்பிட வயிற்றில் புளிப்பு தங்காது. மலக்கட்டு நீங்கும். குடல் அழற்சி தணியும். சிறிது ஜீரகத்தூள் உப்பு சேர்த்துச் சாப்பிட உமட்டல், வாந்தி நிற்கும்.

அன்னச்சேர்க்கை

- பாலுடன் செர்த்து சமைத்த அன்னம், பால் கலந்த பாயஸம் முதலியவை பித்த வேகத்தைக் குறைத்து நிறைவைத் தருபவை.
- **மிளகன்னம்** வயிற்றில் வாயுப்பொறுமல், குடலிரைச்சல், கபம் மார்பில் மிகுந்திருப்பது, பசியின்மை இவற்றைப் போக்கும்.
- **புளியன்னம்** உமட்டல் அருசி வாய் நீர்சுரப்பி இவற்றைப் போக்கும். குடல் வாயுவை நீக்கும்.
- உளுந்துடன் சமைத்த அன்னம் நல்ல புஷ்டி தர வல்லது.

சாலிதான்யங்களின் குணம் (நீண்ட நாட்களில் விளையக் கூடிய சம்பா முதலிய நெல் வகைகள், கோதுமை) குளிர்ச்சி யானவை, சுவையிலும் ஜீர்ணமாகிய பின்பும் இனிப்புத் தன்மை கொண்டவை. சிறிது வாயுவை உண்டாக்கக் கூடியவை. மலச்சிக்கலை உண்டுபண்ணுகின்றன. மலத்தைக் குறைக்கின்றன. நெய்ப்புடையவை. வன்மையைத் தருகின்றன. விந்து, சிறுநீர் இவற்றை அதிகப்படுத்துகின்றன.

சிவப்புச் சம்பாவின் குணம்

சாலிதான்யங்களில் சிவப்புச் சம்பா சிறந்தது. இது மூன்று தோஷங்களையும் போக்குகிறது. விந்து, மூத்திரம் இவற்றை வளர்க்கிறது. கண்ணுக்கு நலம் செய்கிறது. தோலுக்கு அழகையும் உடம்புக்கு வலிமையையும் கொடுக்கிறது. குரல்வளைக்கு வன்மையைக் கொடுக்கிறது. இதயத்திற்கு நலம் செய்யும். நாவறட்சியைப் போக்குகிறது. புண்ணை ஆற்றுகிறது. ஜ்வரத்தைப் போக்குகிறது. எல்லா குற்றங்களையும், தோஷத்தையும் நீக்குகிறது.

இரைப்பு, இருமல், எரிச்சல் ஆகியவற்றை நீக்குகிறது. பசித்தீயை வளர்க்கிறது.

கொதி கஞ்சி

சாதம் வெந்துகொண்டிருக்கும்போது முக்கால் பங்கு வெந்ததும், கொதித்துக்கொண்டிருக்கும் கஞ்சியை கரண்டியால் எடுத்து வைத்துக்கொண்டு இளஞ்சூடாக ஆறியதும் அதில் வெண்ணெய் நெய் சேர்த்துக் காலையில் சாப்பிட குடலில் வறட்சி நீங்கும். காங்கை (உடல் எரிச்சல்), மலச் சிக்கல், குடல் வறட்சியால் வலி, நீர்சுருக்கு, சிறுநீர் தாரையில் எரிவு, வயிற்றில் கொதிப்புள்ளவர்க்கு ஏற்ற பானம் இது. இதனையே பனங்கற்கண்டு, பனைவெல்லம் சேர்த்தும் சாப்பிடுவதுண்டு.

புனப்பாகம்

எளிதில் ஜீரணமாகத்தக்க முறையில் வடித்த அன்னத்தையும் மறுபடி ஜலம் சேர்த்துக் காய்ச்சி அதன் வடிநீரை மாத்திரம் பருகுவது உண்டு. இதனைப் புனப்பாகம் (புன – மறுபடி, பாகம் – சமைத்தல்) மறுஉலைப்பாகம் என்பர்.

நோய்வாய்ப்பட்ட நிலையிலும் கடுமையான அக்னி மந்த நிலையிலும் இது ஏற்றது.

கஞ்சி வகை

புழுங்கலரிசியே கஞ்சிக்கேற்றது. நோய்நிலையிலும் ஆரோக்கிய நிலையிலும் கஞ்சி ஏற்ற உணவே. உடல்நிலைக்கேற்ப அரிசியின் அளவு, ஜலத்தின் அளவு, காய்ச்சும் அளவு இவற்றை அமைத்துக்கொள்ள வேண்டும். புழுங்கலரிசியை வறுத்தும் வறுக்காமலும் உபயோகிக்கலாம். வறுத்த அரிசியிலான கஞ்சி மிக லேசானது. சத்து குறைவானது. நல்ல புஷ்டியான உணவு தேவைப்படும்போது அரிசியை வறுக்காமலே உபயோகிப்பது சிறந்தது.

- புழுங்கலரிசியுடன் கோதுமை முதலிய தானியங்களையும், பாசிப்பயறு முதலிய பருப்புகளையும் சேர்த்துச் சிறிது வறுத்துக் குருணையாக்கி 60 கிராம் எடுத்து ஒரு லிட்டர் ஜலத்தில் கால் லிட்டர் மீதமாகும்படி செய்வது புஷ்டிதரும் கஞ்சி.
- வயிற்றில் கனமும், வாயுவும் தங்கியிருந்தால் இதில் சுக்கைச் சீவல்போல் மெல்லியதாகச் சீவிப் பொட்டுக் கஞ்சி வைப்பது உண்டு.
- சளி இருப்பின் திப்பிலியும், வயிற்றுக் கோதிப்பிருப்பின் ஜீரகமும், மல்லி விதையும் சேர்த்துக் கஞ்சி வைப்பதும் உண்டு.
- மலக்கட்டில் திராக்ஷையும், ரோஜா மொட்டும் சேர்த்தும், மலமிளகிப் போனால் மாதுளம் விதை, மாதுளம் பழச்சாறு, மாதுளம் பிஞ்சு, வில்வப்பிஞ்சு இவற்றைச் சேர்த்துக் கஞ்சி வைப்பது உண்டு.
- வாய்க்குச் சுவையறிவு குறைந்தால் புளிப்பு மாதுளம் பழச்சாறு, ஜாதி நார்த்தைச் சாறு சேர்த்து வைப்பர்.

வடிகஞ்சி

சாதத்தை வடித்தெடுத்த கஞ்சி ஆறியதும் உறைந்து விடும். நல்ல தீபன சக்தி உள்ளவர் இதனையே மோரும் உப்பும் சேர்த்துச் சாப்பிடுவது உண்டு. இந்த கஞ்சி உடலின் மேல் தேய்த்துக் குளிக்கத் தோல் மென்மையுறும். அரிப்பு, சொறி முதலியவற்றைப் போக்கும். வடித்த கஞ்சி எண்ணெய்ப் பிசுக்கை அகற்றும்.

> சிகைக்காய்த் தூள், அரப்புத்தூள் முதலியவற்றை இதில் குழப்பி தலையிலும் உடலிலும் தேய்க்க சிகைக்காய் முதலியவற்றின் வறட்சி இல்லாமல் தோலும் கேசமும் மென்மையுடன் இருக்கும். எண்ணெய்க்குளி ஒத்துக்கொள்ளாதவர் தனித்த கஞ்சியையோ, வெந்தயம், ஜீரகம், ஓமம், கடுக்காய் முதலியவற்றை அரைத்துக் கலக்கியோ தேய்த்துக் கொள்வதுண்டு.

உடற்சூடு தணியும் தோலில் இரத்த ஓட்டம் அதிகமாகி அழகும், மென்மையும், நிறமும், பளபளப்பும் உண்டாகும்.

சத்துமா

அரிசியை வறுத்து இடித்த மாவை சத்து என்பர். கோதுமை, ரவை, கடலை இவற்றை சத்துமாவாக்குவது உண்டு. இதனை

ஜலம் விட்டு பிசைந்து சர்க்கரை அல்லது உப்பிட்டுச் சாப்பிடக் களைப்பு நீங்கும். நெய்விட்டுப் பிசைந்து சாப்பிடப் பசி அடங்கும். மோர் விட்டுக் குழப்பிப் பருக வயிற்றுவாயு நீங்கும். பொதுவாக சத்து (ஸக்து) எளிதில் ஜீரணமாகும்; களைப்பை நீக்கும். வயிற்றில் வாயு உபத்திரவத்தால் கஷ்டப் படுபவருக்கு ஏற்ற சிற்றுண்டி.

நெற்பொரி

நெல்லைப் பொரித்து எடுக்க நெற்பொரியாகும். இதனை பாகப்படுத்தி உண்ணில் அதிதாகம், வமனம், மந்தாக்கினி (பசி மந்தம்) மதமூர்ச்சை (குடிவெறி நோயில் ஏற்படும் மயக்க நிலை) இவைகள் நீங்கும். இதனைப் பெரும்பான்மையும் நோயாளிகளுக்குக் கஞ்சியாக உபயோகப்படுத்துகின்றோம்.

- நெல்லைப் பொரித்து உமி நீக்கி உணவாக ஏற்பது உண்டு. ஸாத்விகமான உணவு
- வாந்தி, நாவறட்சி, வயிற்றுப்புண், அக்னி மந்தம், அருசி, விக்கல், மயக்கம், பேதி இவற்றில் பொரியாகவும், பொரிக்கஞ்சியாகவும், தயிர், காய்ச்சிய பால், பழச்சாறு இவற்றில் ஊறவைத்துச் சாப்பிட ஏற்றது.
- இதனைப் பாகு சேர்த்து உருண்டையாக்கிச் சாப்பிட ஓக்காளம், வாந்தி, வயிற்றெரிச்சல் நீங்கும்.

அவல்

இரண்டு பங்கு நீரைக் கொதிக்க வைத்து, அதில் சுத்தமான நெல்லைக் கொட்டி ஒரு கொதி வந்தவுடன், சிறிது நீர் விட்டு இறக்கி ஓர் இரவு அப்படியே வைக்கவும். மறு நாள் புதுக்கூடையில் கொட்டி நீரை இறுத்து, கொஞ்ச கொஞ்சமாகச் சட்டியிலிட்டு வறுத்துச் சூட்டுடன் உரலிட்டு நன்றாய் இடிக்க, உமி நீங்கி அரிசி தட்டையாகும். இஃதே அவலாம். இதில் பாலும் நெய்யும் சேர்த்துண்டால் சரீரத்துக்குப் பலமும், தயிர் கலந்து உண்டால் மந்தமும், நீரிலூற வைத்து உண்டால் வாயுவுமாகும். மோரில் கலந்துண்டால் தாகமும் எரிவும் புளிப்புப் பண்டங்களில் கலந்துண்டால் பித்தரோகமும் நீங்கும்.

நெல்லைச் சிறிது நனைத்து உலர்த்தி வறுத்து லேசாக இடிக்கத் தட்டையாகி அவலாகிறது.

உமி நீக்கிய அவலைத் தயிரில் ஊறவைத்துத் தயிருடன் அல்லது வெல்லத்துடன் சாப்பிடலாம்.

மருத்துவப் பயன்

- குழைய வேகவைத்த அவலைத் தயிருடன் சீதபேதி வயிற்றுக்கடுப்பு நோய்களில் கொடுக்கலாம்.
- சிறு குழந்தைகளுக்கு அவலை வேகவைத்து வடித்த நீரை பேதி, குடல்வலி, சீதபேதி, கடுப்பு முதலியவற்றில் கொடுக்க வேதனை குறையும், களைப்பு நீங்கும்.
- பாலும், நெய்யும் சேர்த்துச் சாப்பிடப் பலம் உண்டாகும்.
- தயிரில் கலந்துண்ண அகோரப்பசி தணியும்.
- மோரில் கரைத்து உண்ண வீக்கமும், எரிவும் விலகும்.
- புளிப்புச் சாறு கலந்துண்ண பித்தநோய் நீங்கும்.

கோதுமை

கோதுமை, வட இந்தியாவிலும் மத்திய இந்தியாவிலும் விசேஷமாகப் பனிக்காலங்களில் பயிராகிறது. சம்பா கோதுமை, மா, கோதுமை, ரவா அல்லது வால் கோதுமை எனப் பல வகைகள் உண்டு. அவைகளில் குணம் சற்றேறக்குறைய ஒன்றே. நல்ல பலத்தையும், சுக்கிலத்தையும், உஷ்ணத்தையும் விருத்தி செய்யும். தனிவாத கோபத்தையும் பிரமேகத்தையும் நீக்கும்.

நோயுற்றவர்கள் கோதுமைக் கஞ்சியைக் குடிக்கலாம். அதிக பலக்குறைவுடையவர்கள் (மாமிச தாது இல்லாதவர்கள்) யவா கோதுமைக் கஞ்சியை உபயோகிக்கலாம். கோதுமை மாவை வேண்டிய அளவு எடுத்து, தகுந்த உப்புக் கரைத்த நீர் சிறுகச் சிறுக விட்டு நன்றாகப் பிசைந்து ஒரே உருண்டையாகச் செய்க. ஒரு மணி அல்லது அரை மணி நேரம் வைத்து, பிறகு கொஞ்சம் நீர் விட்டு மறுபடியும் பிசைந்து, ஒரு அடைக்கு வேண்டியளவு எடுத்து அடையாகத் தட்டுக. அடுப்பின் மீது இரும்புத் தகட்டை (தவ்வாவை) வைத்து சூடு ஏறிய பின் அடையை அதில் இட்டுச் சுடுக. பாதி வெந்த பிறகு எடுத்துக் கரி நெருப்பில் நன்றாகச் சுட்டு மேற்படிந்திருக்கும் சாம்பலைத் தட்டி நீக்கி கொஞ்சம் நெய் தடவி நற்காய் கறிகளுடன் சாப்பிடவும்.

மருத்துவப் பயன்

கோதுமை நொய்யை முதல் நாளிரவு நீரில் ஊறவைத்துக் காலையில் நன்கு கரண்டியால் அடித்துக் கிளறிப் பசையாக்கித் துணியால் வடிகட்டிய கோதுமைப்பால் கப நோயாளிக்கு ஏற்ற பானம். காப்பிக் கொட்டையைப்போல் கொதுமையையும்

வறுத்துத் தூளாக்கி வென்னீர் ஊற்றி எடுத்த நீருடன் பால் சேர்த்துச் சாப்பிடக் கபம் கட்டாது. கோதுமையின் வறுத்த மாவைத் தேன் சேர்த்து பிசைந்து சாப்பிடுவது கீல்வலி – முதுகு வலிக்கு நல்லது.

கோதுமை மாவை அக்கி, தோலில் உணரப்படும் அதிகச் சூடு, நெருப்புபட்ட இடம், மேல்தோல் படலம் உரிந்து எரிவுள்ள இடம் இவற்றின் மேல் தூவினாலும், பூசினாலும் எரிவு அடங்கும். உள்புண் ஆறும். களி செய்து வீக்கத்தின் மேல் கட்டலாம். களியுடன் வேப்பெண்ணெய் சேர்த்து மார்பிலும், முதுகிலும் கட்டிவிட கெட்டிப்பட்ட சளி இளகி மூச்சுத்திணறல், விலாவலி குறையும்.

தாமிரம், பாதரசம், நாகம், வெள்ளி, அயோடின் முதலியவை விஷமாக உட்சென்றிருந்தால் கோதுமை மாவைக் கரைத்துக் குடிக்க விஷம் இத்துடன் கலந்து வெளியாகிவிடும்.

கேழ்வரகு (ராகி)

இது புஞ்சைப் பயிராகும். இதனைப் பஞ்சந்தாங்கி என்றும் கூறுவர். இது பெரும்பாலும் ஏழைகளின் உணவாகும். நன்றாக உழைப்பவர்கள் இதை மத்தியானத்தில் உணவாகக் கொள்ளலாம். இது சுத்த வாதத்தை வருவிக்கும். இன்றேல் பித்த வாதத்தையாவது உண்டாக்கும்.

இதைக் கூழாகவும், களியாகவும் செய்து இரண்டு மூன்று தினங்கள் வைத்திருந்தும் உபயோகிக்கலாம்.

கேழ்வரகை உலர்த்திக் குத்திப் புடைத்து, கல், மண் முதலியவைகளை நீக்கி, இயந்திரக்கல்லில் இட்டு மாவு போல அரைத்து, வேண்டிய அளவு எடுத்து நீர் விட்டுக் கரைத்து, இரண்டு மூன்று நாட்கள் புளிக்க வைக்க வேண்டும். பிறகு சுத்தமான அரிசி நொய்யை சமம் அல்லது பாதிப் பங்கை கழுவித் தக்க நீர்விட்டு, அடுப்பில் ஏற்றிப் பாதி வெந்த பிறகு, மேற்படி புளித்த மாவையும் சேர்த்துக் கொதிக்க வைக்க வெண்டும், அடிக்கடி துடுப்பினால் கிளற வெண்டும். கையில் ஒட்டாத பக்குவத்தில் இறக்கி வைத்துக்கொண்டு, ஒரு நாள் சென்ற பிறகு உபயோகிக்க வேண்டும்.

- தயிர், மோர், நீர் ஏதாவது ஒன்று சேர்த்துத் தக்க உப்புக் கூட்டிக் கரைத்துக் குடிக்கலாம்.
- கேழ்வரகு மாவை களியாகவும் கிண்டி, ஒரு நாள் ஆற வைத்து உண்ணலாம்.

டாக்டர் எல். மகாதேவன்

தசைகளுக்கு வலிவூட்டக்கூடிய உணவுப் பொருள். எளிதில் ஜீர்ணமாகாது. அதனால் கடும் உடல் உழைப்பாளிகளுக் கேற்ற உணவு. உடல் உழைப்பு மிக்கவர்கள் எளிய லகுவான உணவை ஏற்றால் அடிக்கடி பசியும், களைப்பும் ஏற்படும்.

மருத்துவப் பயன்

கேழ்வரகால் ஆன கூழ் அல்லது களி இந்த நிலைக்கேற்ற உணவு இதன் மேல்தோல் வயிற்றில் செருகப் பேதியை உண்டாக்கும். அதனால் முளைக் கட்டிக் குத்திப் புடைத்துப் பின் இதன் மாவைக் கஞ்சி, களி, கூழ், தோசை, அடை முதலியவையாக உணவாக்கிக்கொள்ளலாம். நீரழிவு நோயில் அதிக அளவில் சிறுநீர் வெளியாவதைத் தடுக்கும். அதன் மாக்களி கட்டிகளின் மேல் வைத்துக் கட்டச் சீக்கிரம் பழுக்கும்.

வரகு (வரகுச்சோறு)

புள்வேளூர்ப்பூதன் என்னும் வள்ளல் ஒருவன் ஔவையாரை வரவேற்று உபசரித்தான். ஔவையாரின் பாடல்களைக் கேட்டு மகிழ்ந்து விருந்து ஒன்று நடத்தி அவரைப் பாராட்டினான். பதிலுக்கு,

வரகரிசிச்சோறும் வழுதுணங்காய் வாட்டும்
மொர மொரெனவே புளித்த மோரும் – திரமுடனே
புள்வேளூர்ப் பூதன் புரிந்து விருந்திட்டான் ஈ(து)
எல்லா உலகும் பெறும்

என ஔவையார் அவனை வாழ்த்துகிறார். வரகரிசிச் சோற்றை விருந்துகளில் கூடப் பயன்படுத்தினர் பழந்தமிழர் என்ற செய்தி இப்பாடல் மூலம் பெறப்படுகிறது. தண்ணீர் வசதி இல்லாத இடங்களில்தான் வரகு பயரிட்டு வரகரிசிச்சோறு உண்டனர் என்பது பொதுவாகச் சொல்லப்படும் கருத்தாகும். தொல்காப்பியர் குறிப்பிட்டிருக்கும் எட்டுவகை உணவுப் பொருட்களில் வரகும் ஒன்று. கரிய நிறத்தையும், குறுகிய தாளையும் கொண்டது வரகு. வரகின் அரிசியால் ஆக்கப்பட்ட சோற்றை வேளைப்பூக் கறியுடன் அவரை கொய்பவர்கள் உண்டனர் என்பதை,

கவைக்கதிர் வரகின்ன வைப்புறு வாக்கல்
தாதொரு மறுகிற் போதொடு பொதுளிய
வேளை வெண்பூ வெண்டயிர்க் கொளீஇ
ஆய்மக ளட்ட வம்புளி மிதவை
அவரை கொய்யுந ரார மாந்தும்

என புறநானூறு கூறுகிறது. வரகுச்சோற்றுக்கு மூரல் என்ற பெயரும் உண்டு. வரகுச் சோற்றுடன் பருப்பைச் சேர்த்து

ஆக்கி உழுதுண்ணும் முல்லை நில மக்கள் பரிசில்பெற வந்த பாணர்களுக்கு உணவாகக் கொடுத்தனர் என்ற செய்தியை,

> குறுந்தாள் வரகின் குறளவிழ்ச் சொன்றி
> புகரிணர் வேங்கை மி கண்டன்ன
> வவரை வான்புழுக்கட்டி பயில்வுற்
> றின் சுவை மூரற் பெறுகுவீர்

என்ற பெரும்பாணாற்றுப்படைப் பாடல் கூறுகிறது. இவ்வாறு முதற் கூல உணவுப் பொருட்கள் தமிழர் இலக்கியங்களில் பல்வேறு இடங்களில் குறிப்பிடப்படுவதை அறிந்துகொள்ளலாம்.

இதில் கொழுப்புச் சத்து அதிகமுண்டு. இதைப் பிரதான உணவாக உபயோகிக்க, இரைப்பு, இதைச் சேர்ந்த சில நோய்கள், படை, தினவு, கிரந்தி, பித்தாதிக்கம் இவை உண்டாம்.

இவ்வரிசியை ஏழுதரம் புதிய புதிய நீர் விட்டுத் தேய்த்துக் கழுவி உலையிலிட்டு வெந்த பிறகு வடித்து உபயோகிக்கலாம்.

அடைந்துள்ள பித்தத்தை வெளிப்படுத்துவதற்கு ஏற்ற உணவு. தானியங்களில் தரக்குறைவானதெனினும் பழகிவிட்டால் இனிய உணவு. கபக்கட்டுடன் உள்ள சுவாசம், சொறி, சிரங்கு, பித்தாதிக்கம் உள்ளவர்க்கு எற்றதல்ல.

தினை

தினை, மாவாகவும் கஞ்சியாகவும் உபயோகிப்பதுண்டு. கார்த்திகைத் தீபத்தன்று தினைமாவைத் திரித்து இறைவனுக்குப் படைப்பார்கள். இது சிலேஷ்ம வாத தொந்தத்தை (இரண்டு தோஷங்களின் சேர்க்கை) நீக்கும். இதன் சோறு, பித்த குணத்தைப் பெற்று இருந்தாலும், வீரியத்தை விருத்தி செய்து வாத கோபத்தை நீக்கும். இதன் கஞ்சி சோபை தோடங்களைப் போக்கும்.

உடலிற்கு வலிவு தரும். சிறுநீரை அதிகம் வெளியேற்றித் தசைகளை இறுகச் செய்யும். கொழுப்பு, ஊளைச்சதை சேர விடாது. நல்ல பசியை உண்டாக்கும். வீர்ய விருத்தி தரும். வீக்கம், நாட்பட்டசுரம், கபம், வாதநோய் இவற்றிற்கு ஏற்ற உணவு. இதனைச் சாதமாக்கிச் சாப்பிடலாம். கஞ்சியாக்கிச் சாப்பிட வீக்கம், நீர்த்தேக்கம் வடியும். கூழ் பிரசவித்த மாதர் சாப்பிடுவது வழக்கம். இதனை லேசாக வறுத்து மாவாக்கித் தேனுடன் சாப்பிடக் களைப்பு நீங்கும்.

சோளம்

பல வகைகள் உடலைப் புஷ்டியுடன் உரத்துடன் வளர்க்கும். மலமிளக்கி. பச்சைக் கதிர்களைச் சுட்டொ வேகவைத்தோ

அதன் மணிகளைத் தின்பது, பொரியாகப் பொரித்துத் தின்பது, மாவாக்கி கஞ்சி தயாரித்து உண்பது, பொரியை மாவாக்கிச் சர்க்கரை கலந்து சாப்பிடுவது இப்படி பலவகையில் பயன் படுகிறது. சயரோகிகளுக்கு ஏற்றது. சொறி, சிரங்கு, கரப்பான் உள்ளவர்க்கு ஏற்றதல்ல.

இதை மாவாக்கி ரொட்டி செய்து வடதேசத்தில் உண்கிறார் கள். கூழாகவும், சாதமாகவும் உபயோகிக்கலாம். கருமை, வெண்மை, செம்மை என்னும் மூவித சோள சாதங்களினால், தினவும், இரணமும், கரப்பானும் அதிகரிக்கும். நல்ல மருந்தின் குணம் கெடும்.

சோளமும் சோழ மண்டலமும்

தென்னாட்டினைச் சேர்ந்த கடற்கரையை கோரமண்டல் கோஸ்ட் (Coramandel Coast) என்று ஆங்கிலேயர்கள் குறிப்பிட்டனர். அந்தப் பழக்கம் நம்மை இன்னும் விடாததால் சென்னை யிலிருந்து வடக்கே செல்லும் ஒரு எக்ஸ்பிரஸ் இதன் பெயரால் அழைக்கப்பெறுகின்றது. சோழ மண்டலத்தின் திரிவே இந்தப் பெயர். 'ழ'வை உச்சரிப்பதில் உள்ள திணறலே அன்றும் இன்றும் கோரமாண்டலாகக் காரணம். சோழர்கள் ஆண்ட நிலப்பகுதியே சோழ மண்டலம் என்ற பெயர். இதனைச் சோள மண்டலம் எனக் கூறுபவரும் உண்டு. சோளம் புஞ்சைப் பயிராக கடற்கரையோரப் பகுதிகளால் பெருவாரியாக விளைவதைக் கண்ட ஆங்கிலேயர்கள் இப்படிப் பெயர் வைத்தனர் என்று அவர்கள் கூறுவர்.

எப்படியாயினும் சோளம் தமிழனுக்குப் பிடித்த தானியம். பச்சையாக அவித்தோ, சுட்டோ இனிக்கும் அதன் மணிகளைச் சாப்பிடுவான். மணிகளைக் குத்திக் தவிடு நீக்கி உணவாக்கிச் சாப்பிடுவது உண்டு. கஞ்சி, கூழ், மாப்பணியாரங்கள், பொரி என்று இது பலவகைகளில் உணவாகும். தசை மண்டலத்திற்கு நல்ல வலிவு தருமானதால் உடல் உழைப்பை ஜீவனத்திற்காகக் கொள்பவர்கள் இதனை விரும்பிச் சாப்பிடுவர். கருஞ்சோளம், செஞ்சோளம், காக்காய் சோளம், மக்காச் சோளம், முத்துச் சோளம் எனப் பலவகைகள் உண்டு.

பொரியாகப் பொரித்து (Popcorn) இன்று கடைகளில் அதிகம் கிடைக்கிறது. இதற்கென பொரிக்கும் நவீன இயந்திரங்கள் ஆங்காங்கு பொருத்தப்பட்டுள்ளன.

இதனைத் தவிர்க்க வேண்டிய உடல் நிலைகள் மிகக் குறைவே. சொறி, சிரங்கு, கரப்பான் போன்ற பரவும் நிலை யிலுள்ள தோல் நோய்கள் காணும் போது இதனைக் கொள்ளா

திருப்பது நல்லது. தோலில் பித்தக் கசிவை அதிகமாக்குவதால் அரிப்பையும் பின் நீர் கசிவையும் அதிகமாக்கும். அதனால் கரப்பான் சொறி அதிகமாகும். கரப்பான் பண்டம் எனக் குறிப்பிடப்பெறும். கத்தரி, கரணை முதலியவைகளுடன் இதற்கும் இடம் உண்டு. இதையே உணவுப் பொருளாக வழக்கமாக்கிக் கொள்பவர்கள் கூட இந்தச் சமயங்களில் அதனை நிறுத்தி விடுவதே சிறந்தது.

மக்காச்சோளம் அதிகச் சத்துடையது. இதனை முளைகட்டி லேசாக வறுத்து மாவாக்கி அதனைச் சாப்பிட நல்ல பலம் தரும். க்ஷய நோயாளிகளுக்கு கபத்தை உலர்த்தி இருமல் முதலியவைகளைக் குறைத்து தெம்பையும் அளிக்கக்கூடிய சிறந்த உணவாகும். மக்காச்சோளக் கதிரில் தொங்கும் குஞ்சத்தை வென்னீர் இட்டு தேநீர் போல் தயாரித்துச் சாப்பிட நீரடைப்பும் நீர்சுருக்கும் குணமாகும். மணிகளை எடுத்தபின் உள்ள சோளக் கதிர் பகுதியை அப்படியே சுட்டு அந்தச் சாம்பலை கக்குவான் போன்ற வரட்டுத் தொடர் இருமல்களில் தேனில் குழைத்துக் கொடுப்பது கிராமத்தினரின் கைவைத்தியம்.

பார்லி

இரைப்பை – குடல் அழற்சியைப் போக்கும். வலிவு தரும். சிறுநீரை அதிக அளவில் பெருக்கி வெளியேற்றும். தாகத்தை அடக்கும். ஜீர்ணசக்தியை வலிவுடையதாக்கும். இதன் அரிசியைக் கஞ்சியாக்கி அதன் தெளிவை ஜ்வரம், தொண்டைப் புண், சிறுநீர் எரிவு, நாவறட்சி உள்ள நோய்களில் பருகலாம். பால், பழரஸம், மோர், உப்பு, சர்க்கரை இவைகளை அவசியத்திற் கேற்பச் சேர்த்துக் கொடுக்கலாம். விதையுடன் கூடிய அத்திப் பழம், திராக்ஷை சேர்த்துக் கஞ்சி தயாரித்துக் கொடுக்க மலத்தை இளக்கி வெளியேற்றும். இதனை அரைத்து மாவாக்கியும் கஞ்சி செய்யலாம். உடல் வலிவூட்டும். தொடர்ந்து உணவாக்கிக் கொள்ள உடல் இளைக்கும். இதனைச் சாதமாக வடித்துச் சாப்பிடுவதில்லை.

சமீ தானியங்கள் (பருப்பு வகைகள்)

புஞ்சை நிலத்தில் விளைபவை. பயறு, உளுந்து, கடலை, துவரை, மொச்சை முதலியவை இவற்றில் அடங்கும். பொதுவாக இவை இனிப்பாகவும், பின் சுவையாகத் துவர்ப்புள்ளதாகவும் குளிர்ச்சி தருவதாகவும் இருக்கும். தனித்து இவற்றை அரிசி – கோதுமை – அன்னம் போல் உணவாக ஏற்பதில்லை. வயிற்றில் அதிகம் வாயுவைச் சேர்க்கும் தன்மை உள்ளவை. மூலத்தையும், சிறுநீரையும் கட்டுபவை என்பதே இதற்குக் காரணம். இரப்பை –

குடலினுள் உள்ள எரிவையும் பிசுபிசுப்பு மிகுதியையும் குறைக்க வல்லவை. நல்ல புஷ்டி தருபவை. அசதியை நீக்கித் தசைகளுக்கு இறுக்கமும் வலிவும் தருபவை. அதனால் உணவின் துணைப் பொருளின் முக்கியத்துவம் இவற்றிற்கு உண்டு.

பயறு வகைகள்

புன்செய் நிலங்களில் விளையக்கூடிய தானியங்களில் சிறந்த உணவுச் சத்துள்ளது பயறு.

சிறந்த புஷ்டியும், பலமும் தரும். இது சீக்கிரம் ஜீரண மாவதும், வயிற்றில் வாயுவை அதிகமாக உண்டாக்காமல் இருப்பதும்தான் காரணம். பயறு அறுவடையாகி ஆறு மாதங்கள் வரை தானிய சுபாவத்தை ஒட்டிப் புது தானியத்தின் குணத்தைக் காட்டும். கபத்தைச் சற்று அதிகமாக உண்டாக்கக் கூடும். ஆறு மாதங்களுக்கு மேற்பட்டு, அது மிகவும் சிறந்த உணவாகிறது. ஓராண்டிற்குப் பின் அதன் வீரியம் குறைய ஆரம்பிக்கும். தோல் நீக்கி லேசாக வறுத்து, உபயோகிக்க மிக எளிதில் ஜீரணமாகக் கூடியது.

பாசிப்பயறு

இதை முத்கம், பச்சைப் பயறு, சிறுபயறு என்பர். இதனை உடைத்துத் தோல் நீக்கி பருப்பாக்கி வேகவைத்து மற்ற உணவு வகைகளில் கலந்தும் தனித்து அன்னத்துடன் பிசைந்தும் உண்ணலாம். தனியே வேகவைத்துச் சுண்டலாக்கிக் கோடை யிலும், மழைநாட்களிலும் உடல் வலிவைப் பாதுகாக்க உண்பது வழக்கம். இதனைப் பெருமளவில் கொண்ட பொங்கல், மார்கழி மாதத்துக் குளிருக்கேற்ற காலை உணவு. நோய் நீங்கியபின் வலிவுபெற, இதனை லேசாக வறுத்து இடித்துக் கஞ்சியாக்கி உப்பு அல்லது சர்க்கரை சேர்த்துச் சாப்பிடலாம். அதிக அளவில் பயறு கலந்த உணவு சாப்பிட்டால் மலமிளகிப் பேதியாகக் கூடும். இனிப்பு சுவையுடையது. லகு குணம் கொண்டது.

இதன் மாவை வெல்லப்பாகில் பிசறிச் சுக்குத் தூள் சேர்த்து உருண்டையாக்கி (பொருள் விளங்கா உருண்டை – பொருளலங்கா உருண்டை) உணவாக உண்பர். கடும் பசியை அடக்க வல்லது. வாயுவை ஏற்படுத்தும். நாவறட்சி தரும். அரிசி, கோதுமை இவற்றுடன் கலந்து இதனை கஞ்சியாக்கிச் சாப்பிட நல்லது.

இதன் மாவை கிளறி மார்பில் வைத்துக் கட்டப் பெண்களுக்குப் பால்க்கட்டு குறையும். நெறிகட்டி மறையும்.

அரிப்பு சொறி கரப்பான் உள்ளவர், தோலின் எண்ணெய்ப்பசை அகற்ற இதன் மாவைத் தேய்த்துக் குளிப்பர். பத்திய உணவாகும். கேரளீய ஆயுர்வேதத்தில் பிரசித்தம். கஞ்சியும், சிறுபயறு கறியும் ஆயுர்வேத பத்திய உணவாகும்.

உளுந்து

சிம்பீதானிய வகையில் துவரைக்கு அடுத்த இடம் உளுந்துக்கு உண்டு. உளுந்து இந்தியாவெங்கிலும் பயிராகிறது. விதை உணவுப் பொருளாகவும் மருந்துப் பொருளாகவும் பயன்படுகிறது. இனிப்புச் சுவையும் உஷ்ண வீர்யமுள்ளது. இதன் விதையில் 56 சதவிகிதம் வரை மாச்சத்தும் 26 சதவிகிதம் வரை ஆல்ப்யுமினாய்ட் (Albuminoid) என்ற புஷ்டி தரும் புரதச்சத்துமிருப்பதால் நல்ல புஷ்டி தரும் உணவுப் பொருளாகின்றது. சுவையிலும் இனிப்பு, இரப்பையிலுள்ள புளிப்பு திரவச் சேர்க்கைக்குப் பின்னரும் தன் இனிப்பு குணத்தை இழப்பதில்லை (மதுரவிபாகம்), ஜீர்ணமாவதற்குச் சற்றுத் தாமதமாகும் (குரு), நெய்ப்புள்ளது (ஸ்நிக்தம்), உடலிற்குச் சூடு தரக்கூடியது (உஷ்ணவீர்யம்). ஆகவே உடலில் நல்ல சுறுசுறுப்பும் தசைளில் நெய்ப்பும் நிறைவும் அளித்துப் புஷ்டியும் தரக்கூடியது. குரு – ஸ்நிக்த குணமுள்ளதால் ஜீரணத்தின் முதல் நிலையில் இதனால் கபம் அதிகமாகும்.

இதில் பெரும்பகுதி மலமாக மாறக்கூடியது. இதை அதிகம் உபயோகிக்கச் சிறுநீரும் மலமும் அதிக அளவில் உடலில் ஏற்படும். ஏற்கனவே மலமும் சிறுநீரும் அதிக அளவில் உற்பத்தி யாகும் நோய் நிலைகளில் உளுந்தை நீக்கிப் பத்திய உணவு அமைப்பார்கள், இதை வாயுப் பண்டம் என்று கூறுவதும் உண்டு. அதே சமயத்தில் உடலில் வாயு வேதனைகளைக் குறைக்கும் பல மருந்துகள் – உணவு – பத்தியகிரமத்தில் உளுந்து வாத சமனாக முக்கியப் பொருளாகச் சேர்க்கப்படுகின்றது. மஹாமாஷ தைலம் பிரஸலரிண்யாதி கஷாயம் முதலியவைகளில் உளுந்து வாத சமனப் பொருளாகப் பயன்படுகிறது.

பெண்களின் கருப்பைக்கு நல்ல பலமும் வளர்ச்சியும் தரக்கூடியது. கர்ப்பாசய வளர்ச்சி போதிய அளவில் ஏற்படாமல் புஷ்பவதியாகிப் பின்னர் கருத்தரிக்காமலும் மாதவிடாய் காலங்களில் கடும் வேதனையுற்றும் கஷ்டப்படுபவர்கள் உளுந்து சேர்த்த உணவை நல்லெண்ணெய் பக்குவமாகத் தயாரித்துச் சாப்பிடுவதும், உளுந்தும் எள்ளும் உணவில் அதிகமாகச் சேர்ப்பதும் நல்லது. தாய்ப்பால் பெருகவும் உளுந்து உதவுகிறது. இரவில் பயற்றங்கஞ்சிபோல உளுந்தையும் கஞ்சியாக்கிப் பால் சேர்த்துச் சாப்பிட ஆணுக்கு நல்ல வீரிய விருத்தி – போக

சக்தி பெருகும். தாய்க்கு பால் பெருகும். உடலில் இளைப்பு களைப்பு தோன்றாமல் பாதுகாக்கும்.

அதிக அளவில் உபயோகிக்க சிறுநீரும், மலமும் அதிகமாகி அடிக்கடி வெளியாகும். அதனால் விரத உபவாசமிருப்பவர்கள் இதனை அதிகம் சேர்க்கமாட்டார்கள்.

குடலில் மலப்பொருளாக மாறும் உணவுப் பொருளையே சேர்க்காமல் வெறும் சத்துப் பொருளாகவே சாப்பிட்டு வருபவருக்குக் குடல் வரண்டு மலமுமின்றி கடுப்புடன் நுரைத்து மலம் மிகக் குறைந்த அளவில் வெளியாகும். இதை புரிஷ க்ஷயம் என்பர். இந்நிலைகளில் உளுந்து சேர்ந்த உணவு அதிகமாகச் சாப்பிட குடலில் வறட்சி குறைந்து மலத்தின் அளவும் கூடி வேதனை குறையும். உளுந்து குடல் வறண்ட நிலையில் இப்படி வாயு சமனமாக உதவுகிறது. அதே உளுந்து வாயு அதிகமாகக் காரணமாகும் நிலைமையும் உண்டு. குடலில் ஏற்கனவே மலப்பொருள் அதிகமாக நிரம்பி உணவில் நெய்ப் பின்மையால் குடலில் வறட்சியும் அதிகமாகி, மலம் எளிதில் வெளியாகாமல் தேங்கியுள்ள நிலையில் உளுந்துப் பண்டம், வாயு பண்டமாகி வயிற்றில் அதிக கனத்தையும், உப்பு சத்தையும் தருகிறது.

எள்ளு

இதிலும் பல வகைகள் உண்டு. எண்ணெய் வித்துக்களில் இது மிக முக்கியமானது. இது ஒன்றே நெய் தரும் வித்தாக ஒரு காலத்தில் பயன்பட்டு வந்தது. எள் + நெய் என்பது எண்ணெய் ஆயிற்று. பின்னர் வேறு நெய் தரும் வித்துக்கள் பயன்பட்டபோது எண்ணெய் என்ற பெயர் விதை நெய்களுக்குப் பொது பெயராகிவிட்டது.

உள்ளும் வெளியிலும் நேய்ப்பு தரும் தாவர எண்ணெய் வித்துக்களில் இது மிகச் சிறந்தது. சுவையில் இனிப்பும் துணை யாக கசப்பும், துவர்ப்பும் தோலுக்கு பதமளிக்கும் எளிதில் ஊடுருவிப் பரவும். கேசம் செழிப்பாக வளர உதவும். கண்ணிற்கு ஒளிபலம் தரும் உணபுப்பொருள். வாயுவைக் கண்டிக்கும். வயிற்றின் அழற்சியைக் குறைக்கும். ரத்தக்கட்டைக் கரைக்கும். தொண்டைப்புண் ஆற்றி இனிய குரல் தரும். எள்ளை வறுத்துப் பொடி செய்து அன்னத்துடன் கலந்து சாப்பிட வயிற்று வேக்காளம் மந்தம் விலகும். உடல் வலிவு தரும். வெல்லம் சேர்த்துச் சாப்பிட இரத்தக் கட்டு கரையும். எள்ளை ஊறவைத்த ஜலத்தைச் சாப்பிட பெண்களின் உதிரச் சிக்கல் நீங்கும். இதன் தூளை வெண்ணெய்யுடன் குழப்பிச் சாப்பிட மூலத்தில்

ரத்தம் விழுவது நிற்கும். மலமிளகிப் போகும். கர்ப்பிணி எள்ளை அதிகம் சேர்க்கக் கூடாது. வயதிற்கு வந்தும் பெண்ணிற்கு பூப்பு தாமதித்தால் எள்ளுப்பொடி வெல்லம் இரண்டையும் தினமும் காலையில் சாப்பிடச் செய்வர்.

காராமணி

இனிப்பும், குளிர்ச்சியும் உள்ளது. சிறுநீர் பெருக்கி. உப்பு, வெல்லம் சேர்த்து வேகவைத்து உண்பதுண்டு. வாயுத் தொந்தரவு பேதி உள்ளவர்க்கு ஏற்றதல்ல.

காராமணி இனிப்பும் சீதவீர்யமும் கொண்டுள்ள ஒரு தானியம். சிறுநீரையும் மலத்தையும் அளவில் அதிகமாக்கக் கூடியது. சில உணவுப் பண்டங்களை அதிகம் உட்கொள்பவருக்கு மலத்தின் அளவு குறைந்து சிறுகுடலின் கடைசிப் பகுதியிலும் பெருங்குடலிலும் வறட்சி மிகுந்து தசைகள் காய்ந்து சுருங்கி மலச்சிக்கலுக்கு இடமளிக்கும். பேதி மருந்தால் மேலும் மலச் சிக்கல் அதிகமாகலாம். அப்படிப்பட்டவர்கள் காராமணியை வேகவைத்துச் சாப்பிட மலக்குடல் சுறுசுறுப்படையுமளவிற்கு வாயு சுற்றிவருவதும் மலத்தின் அளவு கணிசமாக அதிகமாவதும் அதனால் மலச்சிக்கல் குறைவதும் உண்டு. பனி கடுமையாகி வாட்டியபின் வரும் கோடையில் சிறுகுடலில் கடைசிப் பகுதியும் பெருங்குடலிலும் வறட்சிக்கும் வேக்காளத்திற்கும் இலக்காகக்கூடும். அந்த சமயத்தில் அறுவடையாகும் காராமணி அதற்கேற்ற உணவு. காரடையான் நோன்பில் இது முக்கியத்துவம் பெறுவதன் காரணம் இதுதான்.

மலம் அதிகமாகச் சேர்ந்தும் சிக்கல் உள்ளவர்கள், மலச் சிக்கலே இல்லாமல் தளர்ந்து மலம் வெளியாகக் கூடியவர்கள், குடலில் வாயு சேர்ந்து ஸ்தம்பித்து வயிறு உப்பி சிரமப்படக் கூடியவர்கள் காராமணியைத் தொடர்ந்து உபயோகித்தல் நல்லதல்ல. என்றும் நீங்காதபடி பெருமலமாக பேதியாகுமளவிற்கு வயிற்று உளைச்சலை ஏற்படுத்தும்.

கொள்ளு

நாட்டுக்கொள்ளு, காட்டுக்கொள்ளு என இருவகை உண்டு. காட்டுக்கொள்ளு மருந்தாகப் பயன்படும். நாட்டுக்கொள்ளு துவர்ப்பும், கைப்பு சுவையும் உள்ள உணவுப்பொருள். உடற் சூட்டைப் பாதுகாக்கவல்லது. எளிதில் குளிர்சுரம், சளி, மார்புச் சளி, மண்டைச் சளி இவைகளால் துன்புறுபவர்களுக்கு இது ஏற்ற உணவு. இது வயிற்றில் சூடேற்றி வாயுத்தடையை ஏற்படுத்தக் கூடுமானதால் சிலருக்கு வயிற்று வலி, பீஜகோசத்தில் வலி உண்டாகும்.

டாக்டர் எல். மகாதேவன்

கொள்ளும், அரிசியும் சேர்த்துக் காய்ச்சிய கஞ்சி நல்ல பசி, தேகபலம், வீர்யவிருத்தி, சுறுசுறுப்பு தரவல்லது. பச்சைக் கொள்ளை நீர் சேர்த்து இடித்துப் பிழிந்த சாற்றை தினம் பருகி வர வற்றிய உடல் பருக்கும். தூண்போல் உரத்து நிற்கும். வயற்றுப்போக்கு, வறட்சி, சளியுடன் இருமல், சளியால் மூச்சுத் திணறல், ஜலதோஷம் இவைகளை நீக்கும்.

100 கிராம் கொள்ளை நன்கு சுத்தப்படுத்தி, அதன் பின் அதை முளைக்கட்ட வேண்டும். ஒரு நாள் அல்லது இரண்டு நாட்களில் முளைவிடும். இது சூரிய சக்தியின் அடிப்படையில் தான் இருக்கும், குளிர் காலத்தில் மூன்று நாட்கள்கூட ஆகலாம். அதாவது போதுமான சூரிய சக்தி அதற்கு கிடைத்தால்தான் அதன் வளர்ச்சி ஊக்குவிக்கப்பட்டு முளைவிடும்.

முளைவிட்ட (1 – 1.5 செ.மீ முளைவிட்டப் பின்) சிறிது தேங்காய் துருவலையும் சேர்த்து மிக்ஸியில், ஓட விட்டு சிறிது சிறிதாக தண்ணீர் சேர்க்க வேண்டும். தேங்காய் சட்னிக்கு அரைப்பது போல் பதம் வந்ததும் அதை இறக்கி துணி அல்லது வடிகட்டி உதவியுடன் பால் பிழிந்துகொள்ளவும்.

பலன்கள்: சிறுநீர் நன்றாக வெளியேறும். (அத்துடன் தேவையில்லாத உப்புகளும் வெளியேறி உடல் எடை குறையும்). சளித்தொல்லை நீங்கும். பக்க வாதத்தால் கை, கால் விழுந்து போனவர்களுக்கு இந்தக் கொள்ளுப் பால் நல்ல முன்னேற் றத்தைக் கொடுக்கும். உடலுக்கும் நல்ல சக்தி கொடுக்கும். ஒரு நாளைக்கு ஒரு தடவைக்கு மேல் குடிக்க வேண்டாம். ஒரு நபருக்கு 100 கிராம் கொள்ளில் இருந்து வரும் பால்தான் மருந்தின் அளவு.

> கொள்ளை 10 பங்கு ஜலத்தில் நீர்த்த கஞ்சியாக்கி இந்துப்பு சேர்த்து சாப்பிட சிறுநீரகம், பித்தப்பை முதலான இடங்களில் ஏற்படும் கற்கள் கரைந்து வெளியாகும்.
>
> பிரஸவித்த மாதரின் பிரசவ அழுக்கு வெளியேற இந்த நீர்த்த கஞ்சி உதவும். பெருங்காயம் சுக்கு சேர்த்துக் கொடுக்க குன்மவலி நீங்கும்.
>
> இந்த விதையைத் தூளாக்கி உடல்மேல் பூசிவர கெட்ட மணத்துடன் வெளியாகும் வியர்வை மாறும். கொள்ளு மாவையும் புற்றுமண்ணையும் சேர்த்தரைத்து யானைக்கால் வீக்கத்தின் மேல் பற்றிட வீக்கம் வலி குறையும்.

சவ்வரிசி

ஸாகா எனப்படும் சவ்வரிசி மரத்தின் மரச்சோற்றிலிருந்து சவ்வரிசி எடுக்கின்றனர். இனிப்பும், குளிர்ச்சியும் உள்ளது.

இனிய புஷ்டிதரும் உணவுப்பொருள். கஞ்சி, கூழ், பாயஸம், வடாம் என்றவாறு பலவகைகளில் பயன்படும் நீர்த்தாரை – குடலின் அழற்சியை நீக்கும். கடுப்பு, சீதபேதி நீர்ச்சுருக்குள்ள வருக்கு ஏற்ற உணவு.

துவரை

முற்கூறியவாறு மலைச்சாரலில் (குறிஞ்சியில்) விளைகின்ற துவரை, மற்ற இடங்களில் பயிராகின்றதைவிடச் சிறந்ததாகும். இதில் வெள்ளை, சிவப்பு என இருவகைகள் உண்டு. சிவப்புத் தான் சிறந்தது. இதை ஒரு சாமம் தண்ணீரில் ஊறப்போட வேண்டும். இதிலிருந்தும் செத்தை, சொத்தை முதலியன மிதக்கும். இவைகளை நீக்கிவிட்டு அடியிலிருக்கும் நல்ல துவரையை, செம்மண் நீரைக் குழம்பாகக் கரைத்துக்கொண்டு அதில் பிசறி கொஞ்சம் ஆறவிடவும். ஒரு மணி நேரம் சென்ற பிறகு மறுபடியும் முன்மாதிரியே செம்மண் செய்து, பிறகு ஒரு மூலையில் குவியலாகக் குவித்து, நடுவில் ஓர் இரும்புக் கம்பியைத் தரைமட்டம் வரையும் குத்தி வைக்கவும். பன்னிரண்டு மணி நேரத்தில் சிறு முளைகள் தோன்றும். அப்போது அந்தக் கம்பியை எடுத்துவிட்டுத் துவரையைப் பரப்பி வெயிலில் காயப் போடவும். இதனைக் காலால் துழாவிக் காய வைக்க வேண்டும். நன்றாய் உலர்ந்த பின்பு எடுத்து வைத்துக்கொண்டு வேண்டியபோது தக்க அளவு எடுத்து, உரலிலிட்டுக் குத்தி கல் இயந்திரத்தில் இரண்டு பிளவுகளாக உடைத்து, புடைத்துப் போட்டு, நொய் முதலியவற்றை நீக்கிப் பருப்பைச் சமைக்க உபயோகிக்கலாம். இது துவர்ப்பு, இனிப்புச் சுவை, சீதவீரியம், கார்ப்பு, விபாகம் இவைகளையும் இலகு துவர்ப்பு குணங் களையும் பெற்றுள்ளது. செம்மண் கட்டி வைக்க புழு பூச்சிகள் அரிக்கா. அன்றியும், அப்பருப்பில் இனிப்புச் சுவை அதிகப்படும்.

ஓர் ஆழாக்கு (168 மி.லி.) பருப்பை ஒரு மண் சட்டியில் இட்டு, மூன்று ஆழாக்கு (500 மி.லி.) நீர் விட்டு, சிறிது கறி மஞ்சள் சூரணம், ஒரு முட்டைக் கரண்டி சிற்றாமணக் கெண்ணெய் அல்லது நல்லெண்ணெய் விட்டு மூடி வேக வைக்கவும். பொறித்த ஒரு சிறு துண்டு காயமும் போடலாம். ஒரு மணி நேரத்தில் வெந்துவிடும். தக்களவு உப்பிட்டுக் கடைந்து, அன்னத்துடன் சேர்த்து நெய் விட்டுப் பிசைந்து, ஒரு பிடி உண்ண, ஒரு பிடி சதை வளரும் எனத் தெரிகிறது. செம்மண் கட்டி இட்டு தயாரிக்காத பருப்பு, இதைப்போல் அவ்வளவு சுவையாக இராது. இதனால், சாம்பார் ரசம் முதலியவைகளும் செய்யலாம்.

துவரம் பருப்பு நன்றாக வெந்த பிறகு நீரை இறுத்துக் கொண்டு, கொஞ்சம் மிளகு, சீரகம், பூண்டு இவைகளை

நன்றாக நசுக்கி அதிலிட்டு, புளி கரைத்த நீர்விட்டு, உப்பும் தக்க அளவு சேர்த்து, மூடி அடுப்பில் வைக்கவும். நுரை கட்டும்போது (கொதிக்க விடக் கூடாது) பச்சை கொத்துமல்லியும் கருவேப்பிலையும் சேர்த்து, கடுகு, மிளகாய், எண்ணெய் விட்டுத் தாளித்து எடுத்துக்கொள்ளவும். இந்த இரசத்தை அன்னத்தில் சேர்த்து உண்ண, முப்பழங்களையும் நெய் கறிகளை யும் உண்பதனால் உண்டாகும் மந்தம் நீங்கும். இதன்பொருட்டே மோர் அன்னம் உண்பதற்கு முன் இரசம் சாதம் உண்பது தென்னாட்டு பழக்கமாகும்.

இது பஞ்சமுஷ்டிக் கஞ்சியிலும் சேரும். அன்றியும், முழுத் துவரையை வறுத்து உப்பில்லாமலிருக்கும் கடும் பத்தியத்திற்கும் உபயோகிக்கலாம்.

நல்ல வலிவு தரும் பொருள். பஞ்சணையே கிடையாக வெகுநாட்கள் நோய்வாய்பட்டிருந்தவர் மிக மெலிந்தவர் திரும்ப வலிவுபெற ஏற்றது. பட்டினி முடிவிற் சேர்க்கத்தக்கப் பத்திய உணவு. உடலுரம் கூடச்செய்யும். உள் அழற்சி ஆற்றும். அதனால் உணவு வரிசையில் இதற்கு முதல் இடம். தோல் நீக்கிய பருப்பு உணவாகிறது. மிக துர்ப்பலமானவர், வயிற்றில் காரம், புளிப்பு, உப்பு இவை இரைப்பையைப் புண்படுத்தாம லிருக்க இது நடுநின்று உதவுகின்றது.

நவரை வாழைக் கனி பலவின் கனி
நல்ல மாங்கனி பாலொடு நெய்க்கறி
கவரிலப்பொழுதே மந்தமாம் பரி
காரம் கேட்கும் பயித்தியக்காரரே
எவருங்காண்க வறுகுதுமன்னத்தில்
இட்டுணும் கறி தன்னுடன் கூடவே
துவரைநீர் மிளகுள்ளி யிட்டுக்கொளீர்
துட்டவாதமுந் துஞ்சிடு முண்மையே

என்பார் தேரையர். வாழை மா பலா என்ற கனத்த பழங்களையும் பாலும் நெய்யும் கறியும் அதிகமாகச் சேர்ந்தவற்றையும் மித மிஞ்சியும் புசித்து வயிறு மந்தித்துத் திணறி அதிலிருந்து மீள வழியறியாதவர்களுக்கு துவரம்பருப்பை வேகவைத்து அதன் கட்டை (ஜலத்தை) இறுத்து அதில் மிளகு, பூண்டு சேர்த்து ரஸம் வைத்துச் சாப்பிட வழி கூறுகிறார்.

பருப்பு குடலில் வாயு அழுத்தத்தை அதிகப்படுத்தவல்லது. ஆனால் ரஸமாக பருப்பு வெந்த ஜலம் கலந்து சாப்பிடும்போதும், பருப்பை வறுத்து அரைத்துத் துவையலாகச் சாப்பிடும்போதும் இந்த வாயு அழுத்தம் குறையும். கறிகாய்களுடன் புளி உப்பு அரிசிமா முதலியவற்றின் கூட்டால் குழம்பானது பருப்பின் சேர்க்கையால் குருவாகி வாயு அழுத்தத்தை அதிகப்படுத்தும்.

பருப்பை வேகவைத்து எண்ணெய் சேர்த்து உசிலித்தது மேலும் குருவாகும்.

துவரம் பருப்பு

துவரம்பருப்பு என்றதுமே நம் மனக்கண் முன் நிற்பது ரஸமும் ஸாம்பாருமே. சாம்பாரப் பொருள்களானது சாம்பாரம் – சாம்பார். தெளிந்த நீராக தயாரிப்பது ரஸம். ரஸத்தில்தான் (அஹங்காரம்) கிடையாது. தெளிவுடனிருக்கும் தடிப்பும் (மதமும்) தானும் (அஹங்காரம்) உள்ளது குழம்பு (ஸம்ஸாரபந்தம்) என்பர் வேதாந்திகள்.

பத்தியத்திற்கென ஒரு கஞ்சி முறை உண்டு. பஞ்சமுஷ்டி கயூஷம் என்பர். துவரை, உளுந்து, கொத்துக்கடலை, சிறுபயறு, பச்சரிசி இவ்வைந்தையும் வகைக்கு ஒரு பிடியளவு எடுத்துத் தனித்தனியே நல்ல வெள்ளைத்துணியில் முடிந்து ஒரு பாத்திரத்தில் போட்டு அதில் சுத்த ஜலம் 3 லிட்டர் போட்டு அரை லிட்டர் மீதமாகும் வரை காய்ச்சி அந்த முடிகளை அகற்றி ஜலத்தை மட்டும் சாப்பிடுவதுதான் முறை. நீடித்த உபவாசங்களுக்குப் பின் கனத்த உணவு ஏற்க முடியாது. அந்நிலையில் பசியின் களைப்பு, பலக்குறைவு இவைகளைச் சமாளிக்க மிகச் சிறந்த உணவு இது. உப்பில்லாப் பத்திய நிலையிலும் இது நல்லது. கடும் ஜ்வரம் முதலிய நோய்களுக்குப் பின், பல நாட்கள் தொடர்ந்து பால் அரிசிக்கஞ்சி போன்ற ஆகாரங்களையே கொண்ட பின் படுக்கையிலே கிடையாக எழுந்திருக்கச் சக்தியில்லாமல் இருப்பவர்களுக்கு இயற்கையான புரதச்சத்து மிக்க உணவாக இது ஏற்றுக்கொள்ளத்தக்கது. பருப்பு வகை அதிகமாகச் சேர்ந்திருந்தாலும் வெந்த பருப்புகளின் திரவம் மட்டுமே சேர்வதால் குடலில் வாயு கொள்வதில்லை.

நிலக்கடலை

இது வட்டார வழக்குகளில் வேர்க்கடலை, மணிலாக் கடலை, மல்லாட்டை எனப் பலவாறாக வழங்கப்படுகிறது.

நிலக்கடலை அவித்தோ அல்லது வறுத்தோ உண்ணப் படுகிறது. வெல்லப்பாகுடன் கலந்து கடலை மிட்டாயாக உண்ணப்படுகிறது. பொடித்து இனிப்புருண்டைகளாக தயாரிக்கப் படுகிறது. கடலை காந்தியடிகளுக்குப் பிடித்த உணவாகும்

பட்டாணிக் கடலை

இதுவும் கடலை இனத்தைச் சார்ந்ததே. கடலையின் குணங்களும் இதற்கு உண்டு. பச்சைப் பட்டாணி நல்ல ருசி தரும். காய்ந்த பட்டாணியை இரவில் ஊற வைத்து மறுநாள்

பயன்படுத்துவதுண்டு. இதனை வறுத்துப் பருப்பாகவும் உபயோகிப்பர். தனித்து இதனை அதிக அளவில் உபயோகிக்க கால்களை முடக்கும் வாத நோய் ஏற்படும்.

கடலையைத் துணைப்பொருளாகச் சிறிதளவு சேர்ப்பது தான் நல்லது. கடலைப்பருப்பு, கடலை, பட்டாணி முதலிய வற்றைச் சுண்டலாக்கி அதிகமாகச் சாப்பிடுவது நல்லதல்ல. வயிற்றில் புளிப்பு, குடல் வறட்சி, மலத் தேக்கம், நீர்வேட்கை, தாமதித்த ஜீர்ணம், வாயுத் தடை இவை இவற்றின் தனி இயல்பு.

மொச்சை

ராஜமாஷம். மலத்தின் அளவைப் பெருக்கும். வாயுவை அதிகமாக்கும். குடலில் வறட்சியை அதிகப்படுத்தும். நல்ல ருசி தரும். ஆண்மையைக் குறைக்கும். ஜீர்ணமாகத் தாமதமாகும். உடல் உழைப்பு மிக்கவர்களுக்கு ஏற்ற உணவுப் பொருள்.

வயிற்றில் புளிப்பு மிகுதியால் ஏற்படும் வேதனையைத் தணிக்கும். இதனை ஜலம் விட்டு உரைத்து மேல்பூச பாலுண்ணி மறையும்.

மொச்சை – துவர்ப்புச் சுவையைக் கொண்டதால் மலத்தை இளகிப்போகச் செய்வதில்லை. மூத்திரத்தை அதிகப்படுத்துவ தில்லை. கபத்தையும் உண்டாக்குவதில்லை. இனிப்பானது. ஜீர்ணமான பின்பும் இனிப்புச் சுவையையுடையது. வலுவை உண்டாக்குகிறது. முலைப்பாலையும், உணவில் ருசியையும் உண்டாக்குகிறது.

வாதுமைப் பருப்பு

காஷ்மீர், பஞ்சாப், ஆப்கானிஸ்தான், ஈரான் முதலிய பிரதேசங்களில் அதிக அளவில் உற்பத்தியாகும் நடுத்தர உயரமுள்ள வாதுமை மரத்தின் பழத்தின் விதை வாதுமைப் பருப்பு. பச்சைக் காய் புளிப்புடனிருக்கும். அதைச் சட்டினியாக அரைத்துச் சாப்பிடுவது உண்டு. காய்ந்த பழத்தின் கொட்டையின் மேலுள்ள கடினமான தோலை உடைத்து உள்ளிருக்கும் பருப்பையே உபயோகிக்கிறோம். உள் பருப்பு கசப்புடனிருப்பதை மேற்பூச்சுக்காக உபயோகிப்பர். அது விஷமுள்ளதாகையால் சாப்பிடுவதற்கேற்றதல்ல. தித்திப்புடனுள்ளதையே சாப்பிடுவர்.

இனிப்புச் சுவையுள்ள வாதாம் பருப்பை ஊறவைத்து மேல்தோல் நீக்கி நெய்விட்டு லேசாக மணக்க வறுத்து மற்ற பக்ஷணங்களில் கலந்தும், தனித்துச் சர்க்கரைத்தூள் சேர்த்தும் சாப்பிடுவர். பருப்பை ஊறவைத்தும், அம்மியிலிட்டு நன்கு

அரைத்தோ கல்லுரலிலிட்டு ஆட்டியோ சிறிது ஜலம் அல்லது பால் கலந்து குழப்பிச் சிறிது சுட வைத்துச் சர்க்கரை சேர்த்து வாதுமைப் பாலாக்கிச் சாப்பிடுவதும் உண்டு.

நல்ல புஷ்டிதரும் உணவுப்பண்டம். உடல் காங்கையாலும், வெட்டைச் சூட்டாலும் உடல் மெலிந்து வருபவர்களுக்கு உடல் புஷ்டியடைந்து பருக்க ஏற்றது. இதைச் சாப்பிட உடல் தளதள வெனும் வளர்ச்சியடையும். உடல் உழைப்பு மிக்கவர்கள் குஸ்தி மல்யுத்தம் முதலிய தேக அப்பியாசங்களில் ஈடுபடுபவர் களுக்கேற்றது.

வாதுமைப் பருப்பை வறுத்து சர்க்கரை சேர்த்துச் சாப்பிடு வதைவிட வாதுமைப்பாலாக்கிச் சாப்பிடுவது நல்லது. முதல் நாளிரவு பருப்புகளை அலம்பி வென்னீரில் ஊறவைத்து மறுநாள் காலை தோல் நீக்கி அதை மைய அரைத்து ஜலத்தில் அல்லது பாலில் குழப்பி ஒருகொதி வரும்வரை காய்ச்சிச் சர்க்கரை சேர்த்து ஆறவைத்துச் சாப்பிடவேண்டும்.

வாதுமையில் மாச்சத்து கிடையாது. ஆகையால் நீரில் சர்க்கரை இருப்பவர்கள் கூட இதை சாப்பிடலாம். ஊறவைத்த வாதுமைப்பருப்புடன் (3 பருப்பு) அமுக்காரக் கிழங்குத்தூள் 1 கிராம், அரிசித்திப்பிலி ஒன்று, இரண்டையும் சேர்த்தரைத்துப் பாலில் குழப்பி ஒரு கொதி வரும்வரை சுடவைத்துச் சர்க்கரையும் நெய்யும் விட்டுச் சாப்பிடுவது உண்டு. மாதருக்கு அதிகம் வெட்டைப்படுவதை நிறுத்த இது சிறந்த உணவு. வெட்டைவிழும் மாதருக்கு ஏற்படும் இடுப்பு விட்டுப்போவது போன்று வலியும் நிற்கும். தாய்ப்பால் நன்கு ஊறும். தாய்ப்பால் கொடுப்பதால் ஏற்படும் களைப்பு நீங்கும். சுவாஸாயம், ஜனன உறுப்புகள், சிறுநீர் உறுப்புகள், மூளை நரம்பு இவைகளில் பலவீனத்தால் ஏற்படும் நோய்கள் அனைத்திலும் இந்த உணவு நல்ல பலத்தைத் தரும். நாட்பட்ட மலபந்தமுள்ளவர்களும், குடல் வாயு மிகுந்த வர்களும், பசியின்மையால் துன்புறுபவர்களும், புணர்ச்சி சக்தி குன்றியவர்களும், தாய்பாலில்லாத மாதரும், மாதவிடாய் காலத்தில் இடுப்புவலி, கர்ப்பாசயவலி உள்ளவர்களும் வறண்ட இருமல் உள்ளவர்களும் இதைச் சாப்பிடுவது நல்லது.

❁ ❁ ❁

காய் வகைகள்

கத்தரி

(பிஞ்சு, காய்) கரப்பான் படை, சொரி, சிரங்கு நோய்கள் தவிர மற்றவற்றிற்கு ஏற்ற பத்தியமானது. ஜ்வரம் நீங்கியதும்

சேர்க்கத்தக்கது. கோழை சளி கட்டாமல் தடுக்கும். கரப்பான், சொரி, சிரங்கு முதலியவற்றில் அரிப்பையும் நீர்கசிவையும் அதிகப்படுத்தும். மேக ஊரலை அதிகப்படுத்தும்.

இது பித்தத்தால் வரும் கபத்தை நீக்கும். கிரந்தியை அதிகப்படுத்தும்.

கடாரங்காய்

இது நார்த்தை இனத்தைச் சேர்ந்தது. கைப்பும், புளிப்பு முள்ளது. இதன் பழச்சாறு சர்க்கரையுடன் சாப்பிட தேகச் சூட்டைத் தணிக்கும். தாகத்தையும், பித்த வாந்தியையும் அடக்கும். பழத்தின் மேல்தோலைச் சிறு துண்டாக்கிச் சர்க்கரைப் பாகில் அல்லது தேனில் ஊறவைத்து நாட்பட்ட சீதபேதி வாந்தி உள்ளவர்க்குக் கொடுக்கலாம். காய் ஊறுகாய்க்கு உதவுகின்றது.

களாக்காய்

இனிப்புப் புளிப்புள்ள களாக்காயால், காதடைப்பு, தாகம், பித்த தோஷம் வாந்தி, அருசி, இரத்தபித்தம் இவை போம். மிகுபசி உண்டாம்.

சுண்டை

(காய் வற்றல்) இரைப்பை, குடல், கல்லீரல், நுரையீரல் முதலியவற்றில் தடித்த கபப்பூச்சு, இருந்தால். கோழை இருந்தால் இதனைச் சமைத்துச் சாப்பிட மிக நல்லது. கைப்புள்ளது வெப்பத்தை அதிகமாக்கும். நெஞ்சில் தங்கிய கபம். குடலில் தங்கிய கிருமி, பூட்டுகளில் தங்கிய வாயு இவை நீங்கும். தான் கைப்பால் சுவையற்றிருந்தாலும் மற்றவற்றின் சுவையை நன்கு உணரச் செய்யும். நன்றாகப் புளித்த மோரில் உப்புடன் இதனை ஊறவைத்து உலர்த்தி வைத்துக்கொண்டு பொரித்துப் பொடியாக, பச்சடி, வறுவல் முதலிய வகையில் பலவிதமாக இதனை உபயோகிப்பர். சுண்டைவற்றல், கருவேப்பிலை, மாங்கொட்டையினுள் பருப்பு, ஓமம், நெல்லிவற்றல், மாதுளை ஓடு, வெந்தயம் இவற்றைச் சம அளவு வறுத்துப் பொடித்து மோரில் கலக்கிச் சாப்பிடுவதும் முதல் விடி அன்னத்துடன் நெய் அல்லது நல்லெண்ணெய் விட்டுச் சாப்பிடுவதும் குடல் பலவீனத்தில் மிகவும் உதவும்.

சுரை

இனிப்புச் சுரை கறிகாயாகும். பேய்ச்சுரை மருந்தாகும். இனிப்புள்ள காய் சூட்டைத் தணிக்கும். சிறுநீரை அதிகமாக

வெளியேற்றும். உடலிற்கு வலிவு தரும். மலத்தை இளக்கும். பசி மந்தமுள்ளவருக்கு ஏற்றதல்ல.

இதனால் மார்பு நோய், பீலிகம், வாய் அருசி முதலிய நோய்கள் உண்டாம்.

சௌசௌ

பெங்களூர் கத்தரி என்றொரு பெயருமுண்டு. பூசணிக் கொட்டையின் குணம் கொண்டது. இது எளிதில் செரித்து விடும். குடற்புண்ணை ஆற்றும். கரப்பான் நீர்போன்று நீர்க்கசிவு மிக்க நிலைகளில் ஏற்றதல்ல.

பறங்கிக்காய்

இனிப்பும், குளிர்ச்சியும் உள்ளது. அழற்சி, பித்தப்பெருக்கு, இவற்றைத் தடுக்கும். குழிப்பறங்கி பசியைக் குறைக்கும். உடல்வலி, கடுப்பு அதிகமாக்கும். மற்ற பறங்கி வகை அத்தனை வாயுப் பண்டமல்ல. பறங்கியின் பிஞ்சு (பறங்கிக் கொட்டை) மிக இனியது. பத்திய உணவு. இரத்தக் கோழை, காரினால் ரத்தம் வருவதைத் தடுக்கும். பழச்சதையை உலர்த்தி லேகியம் செய்வர். கோடை வெப்பத்தைத் தணிக்கவல்லது. சில்விஷங்களுக்கு பழுத்த காயின் காம்பை உலர்த்தி ஜலத்தில் கரைத்துக் கொடுப்பர். விதையை வறுத்துச் சர்க்கரை கலந்து சாப்பிட்டு மறுநாள் சிற்றாமணக்கெண்ணெய் சாப்பிடத் தட்டைப் புழுக்கள் மலத்துடன் வெளியாகும். 4 – 6 விதையைக் கஷாயமிட்டுச் சாப்பிட சிறுநீரக அழற்சி தணியும்.

பாகல்

இதில் பலவகை. மிதிப்பாகல், கொம்புப்பாகல், இவ் விரண்டும் உணவுப்பொருள். இரண்டும் பத்தியத்திற்கேற்றதல்ல. மருந்தின் சக்தியை முறிப்பவை. மலமிளக்கி, பசியைத் தூண்டுவது, ருசி தருவது என்ற அளவில் ஏற்றது. இளைப்பு, மூலம், மலக் கிருமி இவற்றில் நல்லது. ரத்தத்தைச் சுத்தி செய்யும். பாக இலையை நீரிழிவிலும், மலக்கிருமியிலும் சாறாகப் பிழிந்தோ, கசக்கியோ சாப்பிடுவர். பேதி ஆகும். அதிக அளவில் சாப்பிட வாந்தியுமாகும். பேதி – வாந்தி நிற்கச் சூடான சாதத்தில் நெய் சோத்து உண்ணலாம்.

பீர்க்கு

இது உள் அழற்சியை ஆற்றவல்லது. சிறுநீரை அதிகமாக வெளியேற்றும். உடலுக்கு வலிவு தரும். காயை வதக்கிப் பல வகைகளில் சமைப்பர். அதிக அளவில் சாப்பிடச் சளியும் பித்தமும் அதிகமாகும்.

புடல்

(காய்) பத்தியக் காய் வகைகளில் சேர்ந்தது. கசப்பும், குளிர்ச்சியும் உள்ளது. பித்தத்தை நீக்கவல்லது. ருசியூட்ட வல்லது.

மிளகாய்

காரம் மிக்க ஊசி மிளகாய், குடம்போல் வயிறு பருத்த காரமற்ற குடமிளகாய், பச்சை மிளகாய், மிளகாய் வற்றல் எனப் பலவகையில் தினமும் உணவில் காரச்சுவை தரும் பண்டமாகப் பயன்படுவது. காரமும், சூடும் இதன் தனித்தன்மை. சுறுசுறுப்பு, ருசி, பசி, ஜீர்ணசக்தி, எதிர்க்கும் மனப்பான்மை, எளிதில் சோம்பல் இவற்றைத் தரவல்லது. அதிகம் ஏற்றாலும் ஒத்துக்கொள்ளாவிட்டாலும் இரைப்பை, குடல், ஆசனவாய் முதலியவற்றில் அழற்சி, ஆசனக்கடுப்பு, வயிற்றுநோய், ரத்தபேதி, முதலியவற்றைத் தரலாம். காரிலவம், பிசின் அல்லது வெள்வேலம் பிசின், அதிமதுரம் இவற்றுடன் அரைத்துச் சிறு மாத்திரை களாக்கி வாயிலிட்டுச் சுவைக்கத் தொண்டைக்கம்மல் நீங்கும், உமட்டல், பிரட்டல், வாந்தி, அன்னத்து வேஷம் இவை நீங்க உப்புடன் மோரில் ஊறவைத்து உலர்த்தி நெய் அல்லது எண்ணெய்யில் பொரித்து வியஞ்சனமாகக் கொள்வர். அளவுடன் இருக்க இது உணவிற்குப் பெரும் துணை. வற்றலைப் போட்டுக் காய்ச்சிய எண்ணெய்யைத் தேய்த்துக் குளிக்கத் தலைச்சளி, பீனஸம், தலைவலி நீங்கும். முதுகு, பிடரி முதலிய இடங்களில் வலியுடன் காணும் வீக்கங்களில் பூண்டு சேர்த்து அரைத்து இதனை மெல்லிய பற்றாகப் போடுவர்.

ஊசிமிளகாயும், மிளகாய்க்கு ஒத்த குணமுள்ளதே. காரமும், சூடும் அதிகம். அஜீர்ணம், அஜீர்ணபேதி, மார்புவலி, கீல்வாயு, பிரசவித்தவர்களுக்கு ஏற்படும் கடும் ஜ்வரம் முதலியவற்றில் வற்றலாக்கிப் பொரித்தது உணவிற்கு துணையாக இருக்கும்.

முள்ளங்கி

உணவுப்பொருள் அனைத்தையும் ஸாத்துவிகம், ராஜஸம், தாமஸம் எனப் பிரித்து ஸாத்துவிக உணவையே ஏற்பதை விரதமாகக் கொண்ட பல பெரியோர்களை இன்றும் காணலாம். இந்த சாத்துவிக உணவுப் பட்டியலில் சேராதவை சில. அவை களில் சில மனம், புத்தி, மேதை, தாரண சக்தி முதலியவை தெளிவற்றுக் கலக்கமடையச் செய்யக் கூடியவை. சில சமைக்கும் போதும் உண்ணும்போதும் அதில் புலாலுடையது போன்ற ஒருவித நெடியுடன், ஜீர்ணமாகும் நிலையில் பிராணவாயு அபானவாயு, வியர்வை முதலியவைகளுடன் ஒரு அருவருக்கத் தக்க மணமும் வெளியிடக் கூடியதாக இருக்கும். வெங்காயமும்

முள்ளங்கியும் இந்த இரண்டாவது இனத்தைச் சேர்ந்தவை. முள்ளங்கியிலுள்ள கந்தகமும் பாஸ்பரமும் இந்த துர்வாஸனை யைத் தருகின்றன. இந்த துர்வாஸனை ஏற்படுத்தும் உணவு ஸாத்துவிக உணவாவதில்லை. ஆசார சீலர்களுக்குப் புலால் உணவில் ஏற்படும் அருவருப்பு இதிலும் ஏற்படுகிறது. ஆகவே அவர்கள் இதை நிஷித்தம் என்கின்றனர். வைத்தியர் இதில் உள்ள சில விசேஷ குணங்களையொட்டி இதை நல்ல உணவுப் பொருளாக மதிக்கிறார்.

முள்ளங்கி இந்தியாவில் எங்கு பயிராகின்றது. சிகப்பு முள்ளங்கி, வெள்ளை முள்ளங்கி என இரண்டு உண்டு. வெள்ளை வகையில் அதிகக் காரமும் மணமும் உண்டு. சிகப்பினம் சற்றுச் சப்பென்றிருக்கும். வெள்ளையினம்தான் அதிக குண முள்ளது. வெள்ளையிலும் யானைத் தந்தம் போலத் தடித்துப் பருத்திருக்கும் முள்ளங்கி நேபாளம் முதலிய மலைப்பிரதேசங் களில் கிடைக்கிறது. சிறிய முள்ளங்கியே நமது தேசத்தில் உபயோகப்படுகிறது.

முள்ளங்கியின் கீரையைச் சமைத்துத் தின்பது நாட்டுப் பழக்கம். அது ஆரோக்கிய உணவாகாது. வயிற்றில் பொறுமல், எரிவு, எதுக்களிப்பு, மலக்கிருமி முதலியவைகளை உண்டாக்கக் கூடும். ஆகவே தினசரி உபயோகத்திற்கு ஏற்றதல்ல.

முள்ளங்கியின் கிழங்கில் சுவைபிடிக்காமல் மிகவும் பிஞ்சாக இருப்பது சற்று கசப்பு மிகுந்து துவர் உணர்ச்சியுடன் (க்ஷாரம்) காணப்படும். இது சீக்கிரம் ஜீர்ணமாகும். குடலில் தங்கி நிற்காது. வாயுவைக் கலைத்து வெளியேற்றக் கூடியது. குடலுக்கும் சுறுசுறுப்பளிக்கும். மலமாக தேங்கும் வாயு பித்த கபங்களை வெளியேற்றக்கூடியதால் அதிக அளவில் ஹிதமானது. குல்மம், காஸம், க்ஷயம், தொண்டைநோய், அக்னி மந்தம், வயிற்றெரிவு, குடல்வீக்கம், மலமூத்திரக் கட்டு, தலைச்சளி முதலிய நோய்களில் மலங்களை வெளியேற்றி நோயைச் சீக்கிரம் அடங்கச் செய்யக்கூடியது. சிசுக்களுக்கு வயிற்றில் சளி, மலம், மண் பித்தம் முதலியவை தங்கி ஏற்படும் அக்னி மந்தத்தில் முள்ளங்கிப் பிஞ்சின் சாற்றைக் குடிப்பது வழக்கம். மண் சளி முதலியவைகளை வெளியாக்கக் கூடியது. குழந்தைகளுக்கு ஈரல் குலைக்கட்டி நோய் வராதிருக்க வாரம் ஒருமுறை இப்படி **முள்ளங்கிச்சாறு (பிஞ்சினுடையது) கொடுப்பது வழக்கம்**. முள்ளங்கியை அனலில் வாட்டியோ அல்லது ஆவியில் லேசாக வேகவைத்தோ எடுத்துச் சாறு பிழிந்து கொடுப்பார்கள். சாறு பிழிந்தபின் அதைச் சுடவைத்துக் கொடுப்பது அவ்வளவு நல்லதல்ல. தேவையாயின் சிறிது சர்க்கரை அல்லது தேன் சேர்த்துக் கொடுக்கலாம். பச்சையாகவே இளம் முள்ளங்கியைத்

தின்பதைவிட வேகவைத்து சாப்பிடுவதே நல்லது. லேசாக வெந்தாலும் போதும்.

முற்றிய முள்ளங்கியில் காரம் மிகுந்து காணப்படும். அதிக உஷ்ணம். ஆனால் குடலை வெகு தாமதமாக இயங்கச் செய்யும். அந்நேரத்தில் இதிலுள்ள கந்தகமும், பாஸ்பரமும் நன்கு வெளியாகி மலத்தை மிகுந்த நெடியுள்ளதாக்கி விடும். அபான வாயுவும் எரிவுடனும் நெடியுடனும் வெளியாகும். மலத்தேங்கலுக்கு இடமளிக்குமாதலால் கப பித்தவாயு மலங்கள் குடலில் அதிக நேரம் தங்கி வியாதி ஏற்படுத்துமளவிற்குக் கொண்டுவிடக்கூடும். பச்சையாகத் தின்றால் இந்தக் கெடுதி அதிகம். வேகவைத்தால் இந்தக் கெடுதிக் குறைந்து வாயுவைப் பிரித்துவிடும். எண்ணெய் விட்டு வதக்கி சாப்பிட மேலும் கெடுதி குறையும். **ஆகவே இளம் முள்ளங்கியே சாப்பிட நல்லது**. முற்றியதாயின் வேகவைத்து எண்ணெய் விட்டு வதக்கிச் சாப்பிட நல்லது. இதைக் காய வைத்து உலர்த்தித் தூளாக்கி உப்பு சேர்த்துச் சாப்பிட வாத கபக்கட்டைப் போக்கும்.

வாழை

மங்களப் பொருள்களின் வரிசையில் வாழை மரத்திற்கு இடமுண்டு. இலை, பூ, பிஞ்சு, காய், பழம், தண்டு, நீர் என்று அத்தனையும் உணவாகக் கூடியது. பூவும், பிஞ்சும், காயும் துவர்ப்புள்ளவை. பழம் இனிக்கும். ஆனால் இவை அனைத்தும் சீதளமானவை. தண்டும் துவர்ப்புதான் எனினும் சூடு தருவது. பழம் பித்தத்தைச் சமனப்படுத்தி மலமிளக்கும் உள்ளழற்சியை நீக்கும். புஷ்டி தரும். தண்டு சிறுநீரை அதிகம் வெளியேற்றும். குடலில் சிக்கிக்கொண்டு ஜீர்ணமாகாத பொருளை வெளியேற்றும். பூ பெண்களின் மாதவிடாய் பெருக்கு மிகுதியிலும், நீரிழிவிலும் ஏற்றது. பிஞ்சு மூலக்கடுப்பை நீக்கும். முற்றிய காய் உடலைப் பருக்கச் செய்யும். வயிற்றில் வாயு சேரச் செய்யும். வாழையிலை உணவேற்க ஏற்ற பாத்திரம். தொடர்ந்து இதில் உண்பவர் மேனிப்பொலிவையும் தோல் மென்மையும் பெறுவர். பசி மந்தம் அருசி பித்தக் கொதிப்பு நீக்கப் பெறுவர்.

பழங்களில் ஒவ்வொன்றும் ஒவ்வொரு சிறப்பைத் தருபவை. பேயன் பழம் வயிற்றுச் சூட்டைக் குறைத்து மலமிளக்கும். அம்மை முதலியவற்றிற்கு பின் ஏற்படும் கொதிப்பை அடக்க ஏற்றது. மொந்தன் பழம் மன உறுதி தரும். காமாலை வயிற்றில் கொதிப்பு, கொழுப்பு காய்ந்து தசைகள் வறண்டு ஏற்படும் வாதநோய்களில் ஏற்றது. மொந்தனின் மற்றொரு வகையான

நேந்திரன் கடும் பசிக்கு ஏற்றது. உடலை வளர்க்கும். மலைப் பழம் எளிதில் ஜீர்ணமாகும். களைப்பை போக்கும். ரஸ்தாளி உடலைப் பெருக்கச் செய்யும். ஜீர்ணமாகாத் தாமதமாகும். கற்பூர வாழை மிக இனியது. வலிவூட்டும். (சர்க்கரைநோயின்றி வரும் நீரழிவு கிராணி போன்ற உடற்சத்தைப் பெருமளவில் வெளியேற்றும் நோய்களில் உணவுடன் இவற்றை அளவுடன் ஏற்கலாம். நல்ல ஜீர்ணசக்தி உள்ள சிறுவர்களுக்கும், வயதானவர் களுக்கும் ஏற்ற உணவு. சர்க்கரை நோய், மூட்டுகளில் வலி வீக்கம் மிகுந்துள்ள கீழ்வாயு, பசி மந்தம் உள்ள இவர்களுக்கு ஏற்றதல்ல. தேனும், சர்க்கரையும் சேர்த்து உண்ண எளிதில் செரிக்கும். செவ்வாழை, வெள்வாழை, ரஸ்தாளி, மொந்தன், நேந்திரன் இவை உடல் உழைப்பும் நல்ல ஜீர்ணசக்தியும் உள்ளவர்களுக்கு ஏற்றது. மலைவாழை, பூவன், பேயன், பச்சை லாடன், கருவாழை இவை பொதுவாக எல்லோருக்கும் ஒத்துக்கொள்ளும்.

மங்கள காரியங்கள் நடைபெறுவதன் அடையாளமாக வாயிலில் குலைதாங்கிக் தழைந்த மரத்தைக் கட்டுவர். ஆண்டவன் வழிபாட்டில் பழங்களுக்கு முக்கிய இடமுண்டு. பஞ்சாமிருதம் என்ற இனிய தயாரிப்பு இறைவனின் அபிஷேகத்தில் முக்கிய மானது. முருகனுக்கு மிகப் பிடித்தமானது. முதிர்ந்த பழம் 12, சுமார் (1 கிலோ) ஈரமற்ற ஈயம் பூசியப் பாத்திரத்தில் இதனைத் தோல் நீக்கி அரிந்து மத்தால் கடைந்து ஒரு கிலோ நல்ல வெல்லம் சேர்த்துக் கிளறவும். உப்புக் கரிக்காததும் குழைவுள்ளதும் தூசி அழுக்கில்லாததும் இனியதுமான வெல்லம் தேவை. திராக்ஷை 50 கிராம், பேரீச்சம் பழம் விதை நீக்கி அரிந்தது 50 கிராம், கற்கண்டு சிறு தூளாக்கியது 50 கிராம், நெய் 50 கிராம், காயை அப்பொழுதே தோல் உரித்து நசுக்கிய ஏலரிசி 3 கிராம், தேன் 50 கிராம், இவற்றைக் கலந்துகொள்ளவும். கைபடாமல் ஈரமின்றி இதனைத் தயாரித்தால் நாட்பட இருக்கும் (ஈரப்பசை கொசகொசக்கச் செய்யும்). இறை வழிபாட்டில் ஏற்றது. நன்கு புஷ்டி பலம் தரும். அடை, உப்புமா முதலிய எளிதில் ஜீர்ணமாகாத கன உணவுடன் ஏற்கச் சிறந்தது. மாப்பண்டங்கள் சாப்பிடும்போது பின்விளையும் நாவறட்சியால் அடிக்கடி நீர்பருக நேர்வது இதனைச் சேர்ப்பதால் குறையும். பித்த எரிச்சல். புளிப்பு, உட்கொதிப்பு இவற்றில் ஏற்றது. மார்பில் சளியும், வயிறு மந்தமும் உள்ளவர்களுக்கு முக்கியமாக சிசுக்களுக்கு ஏற்றதல்ல. அதிக அளவில் யாருக்குமே ஏற்றதல்ல.

வாழைக் கிழங்கிலும் தண்டிலும் உள்ள நீரைப் பருக நீர்ச் சுருக்கு, நீர்க்கல்லடைப்பு, சிறுநீரக அழற்சி, எலும்புருக்கி இவற்றில் குணம் கிட்டும்.

வாழைப்பிஞ்சு

துவர்க்கின்ற வாழைப்பிஞ்சால், இரத்தக் கடுப்பு, உள்வலய இரத்தமூலம், அதிமூத்திரம், வயிற்று விரணம் இவை போம்.

வாழைத் தண்டு

கிழங்குகளுள் சூடுள்ள நறும் வாழைத்தண்டு, தோல் விஷம் இவைகளை விடுவிக்கும்.

வாழைப்பழம்

செவ்வாழை, வெள்வாழை, இரசதாளி, மொந்தன் வாழை, இடுக்கு வாழை, மலை வாழை, பச்சை வாழை, கருவாழை என்னும் எட்டு வகை வாழைப்பழங்களுள் முதலில் கூறிய நான்கும் நோயாளிகளுக்கும் ஆகும். கருவாழை நன்மை தரும். இவ்வெட்டுமே வாத ரோகிகட்கு உதவா. ஆயினும், உண்ணின் குற்றமில்லை. பித்த பணிகள் போகும்.

இதை எந்த நேரத்திலும் கொள்ளக்கூடாதெனப் பொதுவான விதியுண்டு. ஆனால் விதிவிலக்குமுண்டு. வாழையில் பல வகைகள் உண்டு. செவ்வாழை, வெள்வாழை, இரசதாளி (ரஸ்தாளி), பொந்தன் வாழை (மொந்தன்) இந்த நான்கும் நல்ல ஜீர்ண சக்தியும் உடல் உழைப்புமுள்ளவர்கள் நோயற்றிருந்தால், ஏற்க வேண்டியவை. மலை வாழை, பூவன் வாழை, பேயன்வாழை, கருவாழை யாவருக்கும் ஜீர்ணமாகக் கூடியவை. பிரதான உணவுடன் சேர்த்து உணவின் நடுவில் இவைகளைக் கொள்வது மிகவும் நல்லது. தேனும் சர்க்கரையும் சேர்த்துண்ண எளிதில் ஜீர்ணமாகும். வாழை அனைத்துமே வாதரோகிகட்கு உதவாது. நேந்திரன் வாழைப்பழத்தை ஆவியில் வேகவைத்துச் சாப்பிடுவது கேரளத்தில் வழக்கம், இதை அவர்கள் தனி உணவாகக் கொள்வர்.

வெள்ளரி

(காய் – பழம் – விதை)

பிஞ்சு கோடைக்கேற்ற இனிய சுவையுள்ள உணவு. காய் சிறுநீரக அழற்சியையும், நீர்த்தாரை எரிவையும் போக்கும். கடுங்காரமுள்ள மருந்துகள் சாப்பிடும்போது இதனைத் தவிர்ப்பர். உண்ட பின் ஏற்க நல்லது. நல்ல பசியுள்ள வேளையில் தனித்துச் சாப்பிடப் பசி மந்திக்கும். பழம் வறட்சியைப் போக்கும். இதன் விதை வாய்ப்புண், சிறுநீர், கல்லடைப்பு, நீர்த்துவார வெடிப்பு, சதை அடைப்பு, நீர்ச்சுருக்கு இவற்றைப் போக்கிப் பலம் தரும்.

வெங்காயம்

சிறிது, பெரிதென இருவகை. சிறிதில் காரம் அதிகம். உடற்சூடு மூலம் சிரங்கு, பித்தத்தால் வரும் வாய்ப்புண் உஷ்ணபேதி முதலியவற்றில் நல்லது. ஜீர்ணசக்தி குறைந்தவர்க்கு வயிற்றுப்புசம் தரும். சிறுநீரை அதிகம் பெருக்கும். இதயத்திற்குப் பலம் தரும். அதனால் இதனைத் பச்சையாக அரிந்து தனித்தோ தேனில் சேர்த்தோ, தயிருடன் கலந்தோ, வதக்கியோ சாப்பிடுவது நல்லது. பருப்பும், புளியும் சேர்த்துச் சாம்பாராக்கியது வயிற்றில் கனத்தைத் தரும். புஷ்டி தரும். நெய்யில் வதக்கிச் சாப்பிட மூலம் சுருங்கும். வயிற்றழற்சி குணமாகும்.

அடிக்கடி சீதபேதி மலக்கட்டு முதலியவற்றில் முக்கி முக்கி குதம் வெளியாகிவிடுபவர்களுக்கு இதனை அரைத்துக் கட்டுவர். மூலத்தில் வலி, கடுப்பு அதிகமிருந்தால் வதக்கிக் கட்டுவர். தோலின் மேலுள்ள வலியுடன் உள்ள கட்டியில் இதனை அரைத்துக் கட்டுவர். வெங்காயத்தைச் சிறிய துண் டாக்கிக் காதில் செருகி வைத்திருக்க வறட்சியாலும், நீர்க் கோர்வாலும் ஏற்பட்ட காதுவலி நீங்கும். இதனைப் பாதியாக வெட்டித் தோலின்மேல் தேய்க்க தேள், பூரான் முதலியவை கொட்டிய இடத்தில் கடுப்பு நீங்கும். கொடுக்கு போன்றவை வெளியாகும். படை சொறி குணமாகும். கடுகெண்ணெய் சேர்த்தரைத்து மூட்டுகளில் பூச வீக்கம், வலி, கீல்வாயு குறையும்.

மாதவிடாய் சரியே வெளியாகாமல் வலி உள்ளவர் இதனை வதக்கிச் சாப்பிடலாம். எண்ணெய் தேய்த்துக்கொண்ட தினத் தன்று ஏற்படும் குளிர் ஜ்வரத்தில் வெங்காயத்துடன் 2, 3 மிளகு சேர்த்து உண்ண கடுப்பு வலி வேகம் குறையும். கும்பிச் சாம்பலில் வேக விட்டரைத்துக் கரையாத கட்டிகள் மீது வைத்துக் கட்டக் கட்டியைப் பழுக்க வைத்து உடைக்கும்.

இதன் சாற்றை முகர மூர்ச்சை தெளியும். கடுங்கோடை வெயிலில் செல்பவர்கள் ஒன்றிரண்டு கிழங்குகளை எடுத்துச் செல்வது நாகப்பூர் போன்ற கடுங்கோடை ஸ்தலங்களில் வழக்கம். ஸூரிய தாபித சன்னி ஏற்படாதிருக்க அடிக்கடி இதை முகர்வார்கள். பிரஸவித்தவர்களுக்கு ஏற்படும் கடும் ஜூரத்திலும் வெங்காயத்தைக் கசக்கி முகரச் செய்வது வழக்கம். இதன் சாறு காதில் 2, 3 துளிகள் விட வலி நீங்கும்.

காடியுடன் கலந்து சாப்பிட தொண்டை வேதனை குறையும். காடியுடன் இதன் சாற்றையும் சம அளவு சேர்த்துக் கொதிக்க வைத்துச் சாப்பிட காமாலை, அஜீர்ண வயிற்றுவலி, மண்ணீரல் பருத்தல் இவை குறையும். இதன் சாற்றை

உட்கொள்ள புகையிலை போட்டதால் ஏற்பட்ட நஞ்சு வேகம் தணியும். சர்க்கரையுடன் சாப்பிட குல்மவலி நீங்கும். தாதுபுஷ்டி தரும். சிறுவெங்காயமே மருத்துவகுணச் சிறப்புள்ளது.

ஒன்று சிகப்பு, மற்றொன்று வெள்ளை நிறம். இவை இரண்டு வகையாகக் காணப்படுகிறது. இவ்விரண்டு வகைகளிலும் சிகப்பு நிறமுள்ள வெங்காயத்தில்தான் இரும்புச் சத்து அதிகமாகக் காணப்படுவதால் மருந்து முறைக்கு சிறிய செந்நிறமுள்ள வெங்காயத்தையே உபயோகிக்கிறோம். இதில் உக்கிரமான வாசனையுடனும் காற்றில் பறந்து மறையக்கூடிய ஒருவித எண்ணெய்ச் சத்தும், சிறிது கந்தகமும் இருக்கிறது.

சுவையில் உரைப்பு, மதுர விபாகம், உஷ்ண வீரியம், பலம் தருபவை, வாயுவைக் கண்டிப்பது, ரத்த பித்தத்தைக் குறைப்பது, கப தாதுவை போஷணம் செய்வது, பசி, ருசி, வீர்ய விருத்தி இவைகளை உண்டுபண்ணுவது, காம இச்சையைத் தூண்டி விடுவது, நல்ல தூக்கத்தைக் கொடுப்பது ஆகிய குணங்கள் பெற்றது வெங்காயம்.

மூளைக்கு பலம் தரும். க்ஷயம், ஹிருதய பலஹீனம், வாந்தி, வாத வியாதிகள், அதிக வியர்வை, கை கால் வீக்கம், ரத்த சம்பந்தப்பட்ட வியாதிகள் இவைகளைக் கண்டிக்கக் கூடிய குணங்களும் உண்டு.

இதன் உபயோகத்தால் குடலின் இயற்கையான விரிந்து சுருங்கும் சக்தி அதிகமாகி, மலச்சிக்கல் நீக்கப்படுகிறது. இவ்விதம் மூலம், ஆசனம் வெளித்தள்ளல், அதிகாரம், காமாலை இவைகளையும் கண்டிப்பதில் நிகரற்றது. சேர்ந்துள்ள கெட்ட பித்தத்தை மலத்துடன் வெளித்தள்ளி நல்ல புதிய பித்தம் சுரக்கவும் உதவி செய்கிறது. இயற்கையாகவே அனுலோமன சக்தி – வாயுவையோ மற்ற தோஷங்களையோ கீழ்நோக்கி வெளிச் செலுத்தும் குணம் – இதற்கு அதிகம் உண்டு. ஆதலால் கப சம்பந்தமான வியாதிகளில் இதை உபயோகித்தால் கெட்டியாக உறைந்துள்ள மலமானது இளகி வெளிப்படுவதுடன் கப அடைப்பால் உண்டான திணறல் குறைந்து புதிதாக கபம் உண்டாவதும் தடை செய்யப்படுகிறது. இருமல், இளைப்பு (காச சுவாசம்) இவைகளில் வெங்காயம் உபயோகிக்கும்போது இதில் உள்ள எண்ணெய் சத்தானது புப்புசம் (Lungs) வழியாக வெளிவரும்போது, புப்புசங்களில் உள்ள கபமானது இளக்கப் பட்டு வெளித்தள்ளப்படுகிறது. க்ஷயம் என்ற நோயில் காய்ச்சல் அதிகம் இல்லாவிடில் வெங்காயம் மருந்து முறையில் பயமில் லாமல் கொடுக்கலாம்.

சிறுநீரைப் பிரிக்கும் சக்தி இதற்கு உண்டு. ஆதலால் சாதாரண ஜுரம், மகோதரம், ஜலதோசம், நாட்பட்ட கப சம்பந்தமான இருமல், வயிற்று வலி இவைகளில் உபயோகப் படுத்தப்படும். தோல் சம்பந்தப்பட்ட வியாதிகளிலும் இதன் உபயோகம் நன்கு பயன்தரக்கூடியதாகக் காணப்படுகிறது. ரத்தக்கட்டி, முகப்பரு, கண்டமாலை இவைகளில் நெய்யில் வெங்காயத்தை வதக்கி அரைத்து வைத்துக் கட்டினால் சீக்கிரத் தில் உடைந்து ஆறிவிடும். தேள், எட்டுக்கால் பூச்சி, பூரான் போன்ற விஷப்பூச்சிகளின் கடிவாயில் வெங்காயத்தின் சாறைத் தடவி சிறிது நேரம் தேய்த்துவிட்டால், கடுகடுப்பு குறைந்து விஷம் இறங்க ஆரம்பிக்கும்.

தூக்கமில்லாமல் கஷ்டப்படும் குழந்தைகளுக்கு மருந்துகள் கொடுத்தும், தூக்கம் வராமல் போனால் அப்பொழுது சிறிய வெங்காயத்தை தண்ணீரில் கொதிக்க வைத்து எடுத்த ஜலம் 2 ஸ்பூன் சர்க்கரை சேர்த்துக் கொடுக்க நல்ல தூக்கம் வரும்.

மூலம் : தோல் நீக்கிய வெங்காயத்தை நறுக்கி சிறு சிறு துண்டுகளாக செய்து, தயிரில் போதிய உப்பும் கலந்து ஊற வைத்துப் பிறகு காலை மாலை இரு வேளையும் உட்கொண்டு வந்தால் மூலத்திலிருந்து வெளிப்படும் ரத்தம், கடுகடுப்பு குறைந்து குணம் ஏற்படும். இம்முறையைத் தினமும் புதியதாக அவ்வப் போது தயார் செய்துகொள்ள வேண்டும். வெயிலில் சுற்றுபவர் களுக்கும், பஸ், ரயில் பிரயாணம் விடாமல் செய்யும் தொழில் உள்ளவர்களுக்கும் இம்முறை மிகவும் நன்மை தரக்கூடியது; எளியதும்கூட.

இளநீர்

தென்னை மரம் தெற்கில் இருந்து வருவதால், அதன் பழம் (காய்), தெங்கம் + காய் = தேங்காய் என அழைக்கப் படுகின்றது.

கொப்பரை பிடிக்காத வழுக்கையாக உள்ள நிலையில் காயின் வழுக்கையும், இளநீரும் கோடைக்கேற்றது. காமாலை, பித்தக் குடல், அழற்சியுடன் ஏற்படும் கடுப்பு பேதி, சிறுநீரக நோய்கள் இவற்றில் மிகவும் உதவும் பானம், நாவறட்சி – காங்கையைக் குறைக்கும். சிறுநீர்ப் பாதையில் உள்ள அழற்சியைக் குறைத்துச் சிறுநீரைக் கலங்கலும் சூடுமின்றி நிறைய வெளி யேற்றும். உணவிற்குப்பின் ஏற்க நல்லது. வெறும் வயிற்றில் பசி முற்றிய நிலையில் இதனைப் பருக வயிற்றல் கனம், மந்தம், தலைசுற்றுதல் ஏற்படலாம். முற்றிய தேங்காயின் இளநீர் கெடுதல் தரும். ஜீர்ணமாகத் தாமதமாகும்.

கொப்பரை பிடித்து அதிகம் முற்றாத தேங்காய் காய்கறிகளுடன் துணை சேர்கிறது. புஷ்டி பலம் தரும். வாய் – வயிற்றுப் புண்ணை ஆற்றும். இதன் பாலை வாயிலிட்டுக் கொப்புளிக்கத் தொண்டை, மேலண்ணம், நாக்கு, கன்னத்துச்சதை இவற்றில் ஏற்படும் அழற்சி குறையும். ஜீர்ணிக்கத் தாமதமாகும் பசி மந்தமுள்ளவர்க்கு நல்லதல்ல. இந்தப் பாலுடன் கசகசா சேர்த்து அரைத்து பாயஸம் செய்து சாப்பிடலாம். புஷ்டி வீர்யம் தரும்.

நன்கு முற்றிய தேங்காய், சிறந்த பலகாரி, பூர்ண உணவு, எளிதில் செரிக்காது. புளி உப்பு மிளகு முதலியவற்றின் துணை நன்கு அமைந்தால் செரிக்கும். அதிகம் முற்றியதைச் சாப்பிட எண்ணெய் பிசுபிசுப்பை நாக்கில் உணரலாம். நாக்கில் அழட்டல், தலைசுற்றுதல், வயிற்றுப் பிரட்டல், அஜீர்ண பேதி, வாந்தி எனத் தொடர்ந்து தொந்தரவு தரக்கூடும்.

தேங்காயுடன் சர்க்கரை அல்லது வெல்லம் சேர்த்துச் சாப்பிட எளிதில் ஜீர்ணமாகும். கொழுக்கட்டை, பர்பி, பாயஸம் போன்ற பக்ஷண வகை புஷ்டி தருபவை. ருசிகரமானவை. ஏளிதில் ஜீர்ணமாகாதவை.

❋ ❋ ❋

கீரை வகைகள்

சாகவர்க்கம்

இலை, பூ, காய், பழம், தண்டு, கிழங்கு, வேர், விதை, பருப்பு என்ற பல பகுதிகள் பயன்படத்தக்கதாய் அமைந்த காய் கறிகளையும், பழவகைகளையும் இதனுள் காண்போம். இவற்றில் பெரும்பாலானவை நெருப்பில் வேகவைத்தோ எண்ணெய் விட்டு வதக்கியோ பயன்படுத்தப்படுபவை. மிகச் சில பச்சையாகவே பயன்படுத்தப்படுபவை. இவை அனைத்தும் உணவிற்கு ருசியூட்டுபவை. உணவை அதிக அளவில் ஏற்கத் தக்கப் பசி ஊட்டுபவை. இவை உணவின் முக்கிய பொருள்களான தானியம் – பருப்பு என்ற இரண்டுக்கும் துணைப் பொருளல்ல உணவில் இவை வ்யஞ்சனம் (உணவின் ருசியை அதிகமாக்கி நமது நாவிற்கு புலப்படுத்துபவை) தொட்டுக் கொள்வது (சிறிதளவே ஏற்கத்தக்கது) என்ற தலைப்பிற்படுபவை.

சாப்பிடும் முறை

கீரை வகைகளை அதிக அளவில் உணவில் சேர்ப்பது, இரவில் அதிக அளவில் சாப்பிடுவது இரண்டும் நல்லதல்ல.

நன்கு அலம்பி அரித்து நன்கு வேகவைத்துக் கடைந்த, வெந்த நீரை இறுத்துக் வடிகட்டி எண்ணெய் இட்டு வதக்கி (எண்ணெய் சேர்க்கக் கூடாத நிலையில் இதனை விட்டுவிடலாம்.) மிளகு, உப்பு, சுக்கு, பெருங்காயம், இஞ்சி இவற்றில் சிலவற்றையாவது சேர்த்துத் தாளித்துப் பின்னர் உட்கொள்வதே நல்லது. எண்ணெய் சேர்க்கத்தகாத நிலைகளில் பயற்றம் பருப்பு, துவரம் பருப்பு இவற்றின் வெந்த நீரையோ வெந்த பருப்பைக் கடைந்தோ சேர்த்துக்கொள்ளலாம். கீரையை அதிக அளவில் இரவில் சாப்பிட்டால் இரவின் குளிர்ச்சியாலும், தூக்கத்தாலும் மந்தித்துள்ள ஜீர்ணசக்தியில் இவை சரியாகச் செரிக்காமல் கீரைப்பூச்சிகளுக்கு இடமளிக்கும். பெருமலப்போக்கு, வயிற்று உப்புசம், வயிற்றிரைச்சல் முதலியவற்றிற்கு இடம் தரும்.

அகத்திக் கீரை

செடி இனத்தைச் சேர்ந்த அகத்தி, தோட்டங்களில் குறிப்பாக நீர் தேங்கிய நிலங்களிலும், வெற்றிலைக் கொடிக் கால்களிலும் விளையும். இதில் சாழை அகத்தி, சிற்றகத்தி, சீமை அகத்தி என்ற சில வகைகள் உண்டு. பொதுவாக அகத்தி வெள்ளை நிறத்தில் பூக்கும். சிவப்பு நிறத்தில் பூக்கும் அகத்தி சிவப்பகத்தி என்று அழைக்கப்படுகிறது. சிறிது உப்பு சுவையும், குளிர்ச்சித் தன்மையும் கொண்ட இக்கீரையை வேறு மருந்துகள் உண்ணும் காலங்களில் உண்ணக் கூடாது. ஏனெனில் மருந்துகளின் வீரியத்தை அகத்திக் கீரை குறைக்கவும் அழித்துவிடவும் செய்யும்.

இக்கீரையை அடிக்கடி உணவில் சேர்த்துக் கொண்டால் இரத்தம் கெட்டுப் போகும் வாய்ப்புண்டு. சொறி, சிரங்கும் தோன்றலாம். இரத்தம் குறைந்து இரத்த சோகை ஏற்படலாம். வயிற்று வலியும் பேதியும் உண்டாகலாம். காய்ச்சல் நேரத்தில் இக்கீரையைப் பிழிந்து அதன் சாற்றில் இரு துளி மூக்கில் விட்டால் காய்ச்சல் நீங்கும். அகத்தி இலைச் சாற்றை நெற்றியில் தடவி நெற்றியை இலேசாக அனலில் காண்பிக்க கடுமையான தலைவலி நீங்கும். சுண்ணாம்புச் சத்து, வைட்டமின் ஏ நிறைய உள்ளது. போதுமான பால் சுரக்காத தாய்மார்கள் தொடர்ந்து அகத்திக் கீரையைச் சாப்பிட நன்கு பால் சுரக்கும். இக்கீரை சமைக்கும்போது நன்றாக வேக வைத்து உண்ண வேண்டும். வயிற்றில் உள்ள புழுக்களை வெளியேற்றும் சக்தி இக்கீரைக்கு உண்டு. மலச்சிக்கல் நீங்கும். குழந்தைகளுக்கு நீர் கோர்த்துக் கொண்டால், இக்கீரையின் சாற்றை ஐந்துக்கு ஒரு பங்கு தேன் கலந்து தலை உச்சியில் தடவினால் நீர்க்கோவை மறையும். இது வாயுவை உண்டாக்கும் இயல்புடையது. எனவே வாயுக் கோளாறு உள்ளவர்கள் இக்கீரையை தவிர்க்கவும்.

டாக்டர் எல். மகாதேவன்

அகத்தியின் கீரை மாட்டுத்தீவனமாக விசேஷமாய் உபயோகப்படுகிறது. இக்கீரை தின்னும் கறவை மாட்டின் பாலில் உடலுக்கு நன்மை தரும் அநேக நற்குணங்கள் நிறைந் திருக்கின்றன. அகத்திக்கீரை ஏகாதசி விரதத்திற்கு மறுநாள் துவாதசியன்று உணவு விதியில் நிச்சயமாய் சேர்க்கப்படுகிறது. இதற்கு முக்கிய காரணம் ஏகாதசி உபவாஸத்தினால் குடலில் பித்தச்சூடு அதிகரிக்கின்றது. அகத்தியிலையின் கைப்புச்சுவை பித்தச் சூட்டை நன்றாய் தணிக்கவல்லது. இக்கீரைக்கு மேலும் பல நற்குணங்கள் உண்டு.

---

15 நாட்களுக்கு ஒரு தரம் வரும் துவாதசியன்று மட்டும் சாப்பிடுவதுடன் நிறுத்தாமல் வாரம் 2 அல்லது ஒருமுறை யாவது வழக்கமாய் அகத்திக்கீரை உண்பது உடலுக்கு மிக நல்லது.

கரிசலாங்கண்ணி

கரிசலாங்கண்ணி முக்கியமாக மருந்துக்குத்தான் அதிகப் பயன்படுத்தப்படுகிறது. கீரையாகவும் அதைப் பயன்படுத்தலாம். கரிப்பான், கரிசாலை, பொற்றிழைக்கரிப்பான் என்னும் வேறு பல பெயர்களும் இதற்கு உண்டு. கரிசல் என்றால் தங்கம் என்று ஒரு பொருள் உண்டு. இது உடலைத் தங்கம்போல ஆக்கும் என்னும் கருத்தில் இந்தக் கீரைக்கு கரிசலாங்கண்ணி என்று பெயர் ஏற்பட்டிருக்கலாம் என்று தெரிகிறது.

நெல் வயல்களிலும், வாய்க்கால் வரப்புகளிலும், ஏரிக் கரைகளிலும், ஈரப்பிடியுள்ள வேறு இடங்களிலும் கரிசலாங் கண்ணிக் கீரை வளர்ந்து கிடப்பதைக் காணலாம்.

கரிசலாங்கண்ணிக் கீரை இரத்தத்தைச் சுத்தம் செய்கிறது. கண் பார்வையைத் தெளிவுபடுத்துகிறது. கூந்தல் எண்ணெய் காய்ச்சுவதில் இது முதன்மை பெறுகிறது.

கரிசலாங்கண்ணிக் கீரை உடலுக்கு உரமூட்டுகிறது. மண்ணீரலில் ஏற்படும் வீக்கம் முதலியவற்றைக் குணப் படுத்துகிறது.

கருவேப்பிலை

இது சங்க காலத்தில் 'கஞ்சக நறுமுறி' என்ற பெயரால் அழைக்கப்பட்டது. மணந்தருகின்ற இலைகளில் கறிவேப்பிலை யும் ஒன்று. உணவிற்கு சுவையும், மணமும் சேர்க்கும் பொருளாக

இதனைத் தாளிதம் செய்து பயன்படுத்துகின்றனர். இதன் அருமை கருதி 'கருவேப்பிலைக் கொழுந்துபோல' என்று சிறப்புத் தன்மையைக் கூறும்போது குறிப்பிடுவர். கருவேம்பின் இலையும் கருவேப்பிலையும் ஒன்று எனத் தமிழ்ப் பேரகராதி குறிப்பிடுகிறது. எடுத்துக்காட்டாக மாங்காய் ஊறுகாய் இடும்போது கறிவேப்பிலையைக் கலந்து ஆக்கினர் என்பதை,

கஞ்சக நறுமுறி அளைஇப் பைந்துணர்
நெடுமரக் கொக்கின் நறுவடி விதிர்த்த
தகைமாண் காடி

எனப் பெரும்பாணாற்றுப்படை கூறுகிறது.

காஷ்மீர் முதல் கன்னியாகுமரி வரை எல்லா வகை உணவிலும் தவறாமல் இடம் பிடிப்பது கருவேப்பிலை ஆகும். இது காடுகளிலும், மலைகளிலும், வீட்டுத் தோட்டங்களிலும் பயிராகக்கூடிய ஒரு பெருஞ் செடியின் வகையைச் சார்ந்தது. எனினும் நாம் இதனைப் பொதுவாக சிறுமரம் என்றே கூறலாம்.

கருவெப்பிலையில் 60 சதவீதம் நீர் சத்தும், 6.9 சதவீதம் புரதச்சத்தும், 5 சதவீதம் தாது உப்புக்களும், 6.3 சதவீதம் நார்ச்சத்தும் உள்ளன. இதிலுள்ள 'கோயினிகள்' என்ற வேதிப் பொருள்தான் மணம் ஏற்படுவதற்கு காரணம். தயாமின், நிகோடினிக் அமிலம் போன்ற வைட்டமின்களும் கருவேப்பிலை யில் உள்ளன.

உயிர்சத்து மிகுதியாக உள்ள இந்தக் கீரையில் வைட்டமின் சி 12.600 அனைத்து வகை அலகு கொண்டதாகும். உடலுக்கு பலம் உண்டாக்கக்கூடியது. பசியைத் தூண்டும் சக்தி வாய்ந்தது. பித்தத்தைத் தணித்து உடல் சூட்டை ஆற்றும் குணம் உடையது. இந்த கீரை மனதிற்கு உற்சாகத்தைக் கொடுக்கவல்லது.

கருவேம்பின் இலைகள், வேர், வேர்ப்பட்டை என அதன் அனைத்துப் பகுதிகளுமே மருத்துவ குணம் உடையவை. இதனுடைய மருத்துவப் பயன்கள் நம்மை வியக்க வைக்கின்றன. கருவேப்பிலையை எடுத்து அதனுடன் தேங்காய் துண்டுகள், உப்பு, புளி சேர்த்து அரைத்து துவையல் செய்து சாப்பிட்டால் வயிற்றிலுள்ள வாயுவை வெளியேற்றும். பசியைத் தூண்டும் தன்மையும் இதற்குண்டு.

டாக்டர் எல். மகாதேவன்

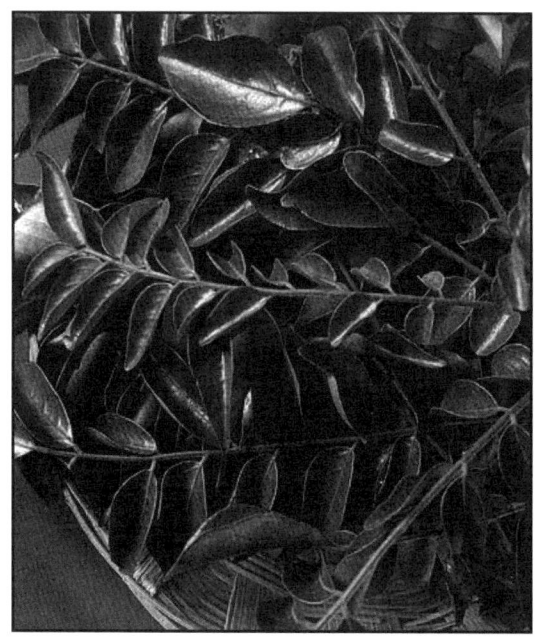

கறிவேப்பிலை

> இது கருவேப்பிலை என்று அழைக்கப்பட்டாலும் இதன் உண்மையான பெயர் கறிவேப்பிலைதான்.

கறிவேப்பிலை வேம்பு இலைப் போன்ற தோற்றமளிக்கும். ஆனால் கறிவேப்பிலை வேப்பம் இலையைப் போல பச்சையாக இல்லாமல் சற்று கரும்பச்சை நிறமாக இருக்கும். மரத்தின் பட்டையும் சிறிது கறுப்பாக இருக்கும். இதனாலேயே இதனைக் கறுவேம்பு என்பர். இதை ஒட்டியே வடமொழியில் 'காலசாகம்' என்ற பெயர் கருவேப்பிலைக்கு ஏற்பட்டுள்ளது. கால்க்ஸ் என்றால் செம்பு என்னும் பொருள்படக்கூடியது. இந்த மரம் செம்புநிறச் சாயல் உள்ள காரணத்தினால் இப்பெயர் சூட்டப் பட்டிருக்கலாம்.

நாட்டுக் கறிவேப்பிலை உணவாகவும், காட்டுக் கறிவேப் பிலை மருந்தாகவும் பயன்படுகிறது. காட்டுக் கறிவேப்பிலையின் இலை சற்றுப் பெரிதாகவும் கசப்பு அதிகம் உள்ளதாகவும் இருக்கும். நாட்டுக் கருவேப்பிலை இலை அதனைவிடச் சிறிதாகவும், இனிப்பும், துவர்ப்பும் நறுமணமும் உள்ளதாக இருக்கும்.

கறிவேப்பிலை சாப்பிட்டால் கண் பார்வைக்கோளாறு அணுகாது. எலும்புகள் பலப்படும் சோகை நோய் வரப் பயப்படும். புண்கள் விரைவில் ஆற கறிவேப்பிலை உதவுகிறது.

வாய்ப்புண் உள்ளவர்கள் கறிவேப்பிலை சாப்பிட்டால் வாய்ப்புண் ஆறிவிடும். வயிறு சம்பந்தப்பட்ட வியாதிகளைப் போக்கும் குணம் கறிவேப்பிலைக்குண்டு. மலச்சிக்கலைப் போக்கும், ஜீரணசக்தியைக் கூட்டும், பேதியைக் கட்டுப்படுத்தும். பித்தத்தைக் கட்டுப்படுத்தி வாந்தியைத் தடுத்து வயிற்றில் ஏற்படும் இரைச்சலைத் தடுக்கும்.

இதன் இலைச்சாறு சர்க்கரை வியாதிக்கு நல்ல மருந்து எனக் கண்டறியப்பட்டுள்ளது.

கல்யாண முருங்கை

தாவரப்பெயர்	: Erythrina Indica
தாவரக்குடும்பம்	: Fabaceae
பயன் தரும் பாகங்கள்	: இலை, பூ, விதை, பட்டை ஆகியன.

மிளகுக்கொடிகளைப் படரவிட இதை வளர்ப்பார்கள். காப்பிப் பயிர்களுக்கு இடையில் நிழலுக்காக வளர்ப்பார்கள். இது சுமார் 85 அடி உயரம் வரை வளரக்கூடியது. இதன் இலைகள் அகன்றும் பெரிதாகவும் இருக்கும். இதன் மலர்கள் அதிக சிவப்பாக இருக்கும். இதன் இதழ்களை பெண்களின் உதடுகளுக்கு அக்காலத்தில் உவமையாக ஒப்பிடுவார்கள். **முருக்கிதழ் புரையும் செவ்விதழ்** என வரும். உருட்டு விதை களையும் முட்களையும் கொண்ட மென்மையான கட்டை களையும் உடைய மரம். விதைகள் கறுப்பாக இருக்கும். முருக்க மரம் என்றும் வழங்கப்பெறும். கட்டைகளை வெட்டி ஈரத்தில் நட்டால் உயிர் பிடித்து வளரும். விதை மூலமும் இனப்பெருக்கம் செய்யப்படும்.

- கல்யாண முருங்கை இலை, சீரகம் இரண்டையும் நெல்லிச் சாறு விட்டு அரைத்து தினமும் அதிகாலையில் சாப்பிட்டால் பித்தம், பித்த மயக்கம், இரத்த அழுத்தம் போன்ற பிரச்னைகள் சரியாகும்.

- கல்யாண முருங்கை இலையுடன் மூன்று மிளகு சேர்த்து அரைத்து அதிகாலையில் சாப்பிட்டால் சளி மற்றும் கப நோய்கள் குணமாகும்.

- கல்யாண முருங்கை இலையுடன் ஓமம், வாய்விளங்கம் இரண்டையும் சேர்த்து அரைத்து இரவில் சாப்பிட்டு வந்தால், அதிகாலையில் மலம் தாராளமாகக் கழியும்.

- கல்யாண முருங்கை இலையை கறுப்பு எள் ஊற வைத்த தண்ணீரில் அரைத்து, காலை மாலை இரு வேளையும் சாப்பிட்டால் தாமதித்த மாதவிலக்கு சீராகும்.
- கல்யாண முருங்கை இலையுடன் கசகசா, உளுந்து இரண்டையும் மாதுளம் பழச்சாறு சேர்த்து அரைத்து தினமும் சாப்பிட்டால் ஆண்மை பெருகும். காமம் அதிகரிக்கும்.
- கல்யாண முருங்கை இலையுடன் கருஞ்சீரகம் சேர்த்து அரைத்துப் பூசினால், படை, சொறி, சிரங்கு போன்ற தோல் நோய்கள் குணமாகும்.

குப்பைமேனி

தாவரப்பெயர் : *Acalypha Indica*
குடும்பம் : *Euphorbiaceae*

குப்பை போல் ஆகிவிட்ட மேனியை குணப்படுத்துவதால் இந்தப்பெயர் பெற்றது போலும்.

வேறு பெயர்கள் : அரிமஞ்சிரி, அண்டகம், அக்கினிச் சிவன், பூனை வணங்கி, அனந்தம், கொழிப் பூண்டு, சங்கரபுஷ்பி மேனி.

இது தோட்டங்களிலும், சாலையோரங்களிலும் காடு மேட்டில் பொதுவாக இந்தியாவில் எங்கும் காணப்படுகிறது.

இதை யாரும் வளர்ப்பதில்லை, காடுமேட்டில் தானே வளரும் தன்மை உடையது. சிறு செடியாக வளரும். இதன் இலை பச்சைபசேலென முக்கோண வடிவமாக ஓரங்கள் அரும்பு அரும்பாக இருக்கும். இலையில் ஒரு சில இடங்களில் மஞ்சள் நிறப் புள்ளிகள் இருக்கும். பூக்கள் வெண்மையாக, சிறியதாக இருக்கும். காய்கள் முக்கோண வடிவில் மிளகளவில் பச்சையாகக் காணப்படும். காய்களைச் சுற்றிப் பச்சை நிறத்தில் செதில்கள் இருக்கும். மாற்றடுக்கில் அமைந்த பல அளவுகளில் உள்ள இலைகளையும் இலைக்காம்பு இடுக்கிலமைந்த பூக்களைக் கொண்ட குறுஞ்செடி. இது சுமார் 50 செ.மீ. உயரம் வரை வளர வல்லது. குப்பை மேனியை மார் ஜாலமோகினி என்பர். வசீகரப்படுத்தும் இயல்புடையது. இது ஒரு வசீகர சாதனம். மாந்திரீக மூலிகையாகும்.

நெஞ்சுக்கோழையை நீக்கும். இருமலைக் கட்டுப்படுத்தும். விஷக்கடி, ரத்தமூலம், வாதநோய், நமச்சல், ஆஸ்துமா, குடற் புழுக்கள், மூட்டுவலி மற்றும் தலைவலி போன்ற நோய்களைக்

குணப்படுத்தப் பயன்படுகிறது. இலை வாந்தி உண்டாக்கிக் கோழையகற்றியாகவும், வேர் மலமிளக்கியாகவும் பயன்படுகிறது.

கொத்தமல்லி கீரை

பணியாரம், ஊறுகாய், காய்கறி இவற்றின் மணம் கூடச் சேர்க்கப்பெறுவது. பச்சைக் கொத்துமல்லி இலை ருசி மணம் தரும். ஏற்கும் உணவை மனத்திற்கு உவப்பாக்கும். காய்ந்த விதை ஜீர்ணகாலத்தில் இனிப்பானதாகி இரைப்பையில் எரிவைத் தணிக்கும். நெய்ப்பைத் தந்து நாவறட்சி, குடல் வறட்சியைப் போக்கும். இனிப்பு, உரைப்பு, கசப்பு, துவர்ப்பு உள்ளதாகையால் பசியைத் தூண்டி செரிக்கச் செய்து அன்ன ரஸத்தை எடுத்துச் செல்லும் நுண்ணிய குழாய்களின் அடைப்பை நீக்கி உணவுச்சத்தை உடலில் சேரச்செய்யும். அதனால் பச்சை இலை துவையலாகவும், மணமூட்டும் பொருளாகவும், விதை ரசப்பொடி, சாம்பார் பொடி முதலியவற்றிலும் அதிகம் சேர்கிறது.

விதையைப் பொடித்துக் கொதிக்கும் வென்னீரிலிட்டு ஊறவைத்து ஒருமணிநேரம் கழித்துச் சாப்பிட ஜ்வரவேகம் தணியும். அஜீர்ணம், வாந்தி நீங்கும். லேசாக வறுத்துத் தூளாக்கி நெய், தேன் சேர்த்துச் சாப்பிட வயிற்றுக்கடுப்பு அடங்கும். சூடான சாதத்துடன் நெய் சேர்த்துச் சாப்பிட வயிற்றுக்கனம், அஜீர்ணம், உணவுத் தேங்கிப் பேதியாவது நிற்கும். விதையை வறுத்துத் தூளாக்கி காடியில் கலந்து சாப்பிடச் சாராய வெறி அடங்கும். வறுக்காமல் ஜலத்தில் கரைத்துச் சாப்பிடுவ தாலும் வாயிலிட்டு மெல்லுவதாலும் நரம்புக் கோளாறினால் காரணமின்றி ஏற்படும் காமவெறியும் அடங்கும்.

மல்லியையும், சோம்பையும் சேர்த்து இடித்து வைத்துக் கொண்டு ஒரு ஸ்பூன் அளவு தினம் 1 – 2 வேளை வாயிலிட்டு மென்று சாப்பிட வாய் நாற்றம், அருசி, ஏப்பம் நீங்கும். மல்லியை ஓமம் சேர்த்தும் தனித்தும் ஜலம் விட்டரைத்துத் தேன் அல்லது சர்க்கரை சேர்த்துக் குழந்தைகளுக்குக் கொடுக்க வயிறு உப்பி ஜீர்ணமாகாமல் வாந்தியாவதும் பேதியாவதும் குழந்தை இளைத்துச் சிடுசிடுப்பதும் தணியும்.

செம்பருத்தி

செம்பருத்தி பூ பார்ப்பதற்கு மிகவும் அழகானது. பூஜைக்கு வீடுகளில் பெருவாரியாக பயன்படுகிறது. சித்தர்கள் செம்பருத்தியை தங்க பஸ்பத்திற்கு ஈடாக கூறுகின்றனர். இதனால் இதை தங்க புஷ்பம் என்று அழைக்கின்றனர். வைத்தியத்துக்கும் ரொம்ப சிறப்பானது.

இது பருத்தி வகையைச் சேர்ந்த ஒரு செடி.

இதன் வேர், இலை, மொட்டு, பூ எல்லாமே மருத்துவக் குணம் நிறைந்ததுதான்.

இதன் பூக்கள் இரண்டு வகையாக இருக்கும். ஒரு வகை பூக்கள் அடுக்கடுக்காக காட்சியளிக்கும். இன்னொரு வகை, தனித்தனியாக அகலமாக காட்சியளிக்கும். இதுதான் மருத்துவ ரீதியில் சிறந்தது.

இலைகள் தசை வலியைப் போக்குவதோடு தசையை மிருதுவாக்கும் தன்மையும் கொண்டவை. இலையின் சாறு தலைவழுக்கை மற்றும் கூந்தலைக் கறுப்பாக்கவும் உதவுகிறது. மலர்கள் குளிர்ச்சி பொருந்தியவை. சருமத்திற்கு இதமும், சுகமும் அளிப்பவை.

மாதவிடாயைத் தூண்டக் கூடியது. இலைகளை அரைத்து குளிக்கும் பொது ஷாம்பூ மாதிரி உபயோகிக்கலாம். உடலுக்கு குளிர்ச்சி. முடிக்கு நல்லது. இதழ்களின் வடிசாறு சிறுநீர்ப் போக்கும் வலியை நீக்கும். இனப்பெருக்க உறுப்பு நோய்களுக்கும் மருந்தாகிறது.

கூந்தல் வளர்ச்சிக்கான தைல தயாரிப்பில் இலைகளும், பூக்களும் பெரும் பங்கு வகிக்கிறது.

காலை எழுந்ததும் 5 முதல் 6 பூக்களின் இதழ்களை மென்று தின்று சிறிது நீர் அருந்தி வர வயிற்றுப்புண் ஆறும். வெள்ளைப்படுதல் நிற்கும். இரத்தம் சுத்தமாகும். இதயம் வலுப்பெறும்.

400 மி.லி. நல்ல எண்ணெயில் 100 கிராம் செம்பருத்தி இதழ்களைப் போட்டு கலந்த பாத்திரத்தை மெல்லிய துணியால் மூடிக் கட்டி பத்து நாட்கள் வெயிலில் வைத்து காலை மாலை எண்ணெயை கலக்கிவிட்டு மூடவும். பிறகு எண்ணெயை வடிகட்டி சம அளவு தேங்காய் எண்ணெய் கலந்து பத்திரப் படுத்திக்கொண்டு தைலத்தை தினமும் தலையில் தேய்த்து தலை வாரி வரவும். இது ஒரு சிறந்த கூந்தல் தைலம்.

இப்பூக்கள் இதயக் கோளாறையும், கர்ப்பக் கோளாறையும் நீக்க வல்லது. செம்பருத்திச் செடி இருப்பது வீட்டில் மருத்துவர் இருப்பதற்குச் சமம். பெண்கள் வீட்டுக்கு விலக்காகும் காலத்தில் அதிக உதிரப் போக்கு இருந்தால் இரண்டு மூன்று மலர்களை நெய்யில் வதக்கிக் தின்பது குணப்படுத்தும்.

ஐந்து செம்பருத்திப் பூவைக் கொண்டு வந்து ஒரு லிட்டர் நீர் விட்டுப் பாதியாகச் சுண்டக் காய்ச்சி எடுத்து வைத்துக் கொண்டு குடிநீருக்குப் பதிலாக, இதனைப் பயன்படுத்தலாம். இதனால் உடல் உஷ்ணம் குறையும். சாதாரண காய்ச்சலுக்கும் இந்த நீரைக் குடித்து நிவாரணம் பெறலாம்.

செம்பருத்திப் பூவை 250 கிராம் கொண்டு வந்து துண்டு துண்டாக நறுக்கி, ஒரு கண்ணாடிப் பாத்திரத்தில் போட்டு 50 கிராம் எலுமிச்சம் பழத்தின் சாறை அதில் பிழிந்துவிட்டு கலக்கி, காலையில் வெயிலில் வைக்கவும். பின்னர் மாலையில் எடுத்துப் பிசையவும். அப்போது சிவப்பான சாறு வரும். அந்தச் சாறை ஒரு சட்டியில் ஊற்றி தேவையான அளவு சர்க்கரையைச் சேர்த்துக் காய்ச்சி சர்பத் செய்து வடிகட்டி ஒரு பாட்டிலில் பத்திரப்படுத்திக்கொள்ளவும்.

இதிலிருந்து காலை மாலை இரு வேளைகளிலும் ஒரு ஸ்பூன் எடுத்து 2 அவுன்ஸ் நீரில் கலந்து குடிக்கவும். இதுபோன்று தொடர்ந்து குடித்து வந்தால் இரத்தம் சீரான முறையில் பரவும். இருதயமும் பலம் பெறும்.

தாமரை

தாமரை ஒரு நீண்ட நாள் வாழும் நீர்வாழ் தாவரம். தாமரை பண்டைய எகிப்து நாட்டில் நைல் நதிக்கரையோரங்களில் பரவலாகக் காணப்பட்டதாகவும் எகிப்தியர்களால் புனித மானதாகப் போற்றப்பட்டு வழிபாட்டுக்கும் பயன்பட்டதாகவும் கூறப்படுகிறது. ஆனால் இந்தியாவில் வேதத்திலேயே தாமரை குறிப்பிடப்படுவதாகத் தெரிகிறது.

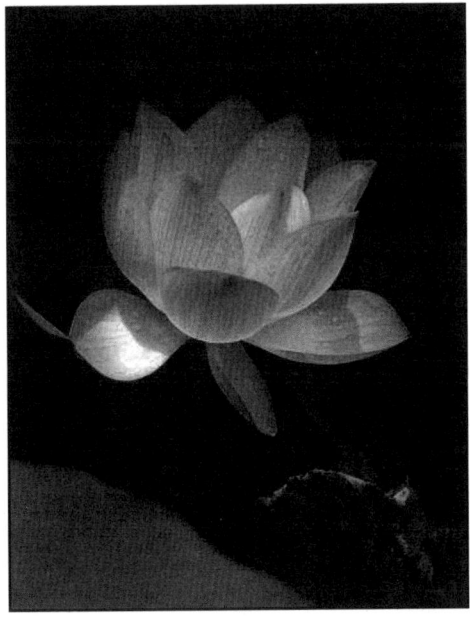

தாமரை

சோம என்பது தாமரையை குறிக்கும் என நிறுவப்பட்டிருக்கிறது. டெக்ஸாஸ் பல்கலைக்கழகத்தைச் சார்ந்த ஆண்ட்ரூ மெக்டொனால்ட் என்ற தாவரவியலாளர் சோம தேவதையின் மேற்கூறிய வேத விவரணத் தரவுகளின் அடிப்படையில் சோம தாவரத்தைக் கண்டடைய முயற்சி செய்தார். வேதம் சொல்லும் தாவரம் நிச்சயமாக இந்திய பண்பாட்டு மண்டலத்தில் ஒரு மிக முக்கியமான, மையமான இடம் கொண்டதாக இருக்க வேண்டும் என்பது அவரது முக்கியமான முடிவுகளில் ஒன்றாகும். இதன் அடிப்படையில் அவர் சிந்து சமவெளி பண்பாட்டிலிருந்து பிற்காலத்திய சைவ, வைணவ, பௌத்த பண்பாடுகள் வரை ஆராய்ச்சி செய்யலானார். இத்தகைய முழுமையான பண்பாட்டு ஆராய்ச்சியின் விளைவாக அவர் சோம தாவரம் என்பது வேறெதுவும் அல்ல தாமரைதான் என முடிவு செய்தார். இந்த வேத ஆன்மிகத்தின் மைய உருவகத்துக்கும் சிந்து – சரஸ்வதி பண்பாட்டின் முத்திரைகளில் காணப்படும் சித்திரங்களுக்கும் இருக்கும் ஒற்றுமையை அவர் சுட்டிக்காட்டுகிறார்.

சிந்து வெளி பண்பாட்டு முத்திரைகளில் காணப்படும் இலச்சினை சித்திரத்தில் புனிதத் தாமரை மிக அழகான முறையில் காட்டப்பட்டுள்ளது. தாமரைப்பூவின் தூண் போன்ற பீடம் முக்கியப்படுத்தப்பட்டுள்ளது. இதன் இருபுறமும் காட்டப்பட்டுள்ள கொம்புள்ள பூதநாகங்கள் போன்ற விலங்குகள் ரிக் வேத தொன்மத்தை ஒத்துச் செல்கின்றன.

- திருமகள் அமரும் ஆசனமாகவும் செல்வ வளத்தைக் குறிக்க இரு கரங்களிலும் தாமரை ஏந்திருப்பதும் வெள்ளை தாமரையில் வீற்றிருப்பதாக சரஸ்வதி கூறப்படுவது.
- இவைபோல் அதிக தேவதைகள் கடவுளர் கரங்களில் தாமரை இடம் பெற்றிருப்பதும் நோக்கத்தக்கது. மேலும் புத்தர் உருவில் தாமரையுடன் நெருங்கிய தொடர்பு உண்டு.
- பொதுவாக தாமரை ஒரு ஆன்மீக மலராக விளங்குகிறது.
- தாமரை வெள்ளை சிவப்பு என இரண்டு வகைப்படும் ஆனால் அல்லியில் பல நிற வண்ணங்கள் உண்டு.
- விஷ்ணுவை பத்மநாபா என்று அழைக்கிறோம். அதாவது நாபியில் இருந்து வரும் தாமரையை உடையவர். அதில் பிரம்மா வீற்றிருப்பார்.
- விஷ்ணுவின் கண்கள் தாமரையுடன் ஒப்பிட்டுப் பேசப்படும். (கமலக் கண்ணன்)

- தாமரையின் வேர்கள் தரையில் சேற்றில் இருந்தாலும் அதன் மலர்கள் நீரின் மட்டத்தில் காணப்படும்.

- இலையும் மலரும் நீரின் மட்டத்தில் அமையும். எப்படி நீரின் மட்டத்திற்கு தகுந்தபடி தாமரை தண்டின் உயரம் மாறுமோ அப்படியே மாந்தர்களின் உள்ளத்தின் அளவே அவர்களின் உயர்வு என்கிறார் திருவள்ளுவர். பகவத்கீதையிலும் தாமரை சேற்றில் இருந்து கிளம்பி னாலும் எவ்வாறு அதன் மலர் மாசுபடாமல் இருக் கிறதோ அவ்வாறே. பற்றின்றி காரியங்கள் செய்பவனை பாபங்கள் ஏறுவதில்லை என கண்ணன் கூறுகிறார். இவ்வை எல்லாம் தாமரை இந்தியர் வாழ்வில் நீண்ட காலமாக இடம்பெற்றுள்ளன என்பதை சுட்டும் சில சான்றுகள்.

- **வேறு பெயர்கள்:** கமலம், பத்மம், அம்பாள், சூரியா, அம்புஜா, கணவால் முதலியன.

- பூ, தண்டு, இலை, விதை அனைத்தும் பலனுள்ளது.

- மூலிகைகளின் பலனை அறிய ஒரு சின்ன சுருக்கு வழி கூட இறைவன் காட்டியிருக்கிறான். ஒரு ரகசியம் – ஒரு மூலிகை வடிவில் மனித உறுப்பில் எதை ஒத்து இருக்கிறதோ அந்த உறுப்புக்கு அந்த மூலிகை நிவாரண மாக பயன்படும். இது பெருவாரியாக ஒத்துவரும். அதேப்போல் மூடிய தாமரை ஒத்திருக்கும் இதயத்தை தாமரை வலுவாக்கும் தாமரை தண்டுகள் நார்சத்து நிரம்பியவை விட்டமின் சி, பொட்டசியம், பாஸ்பரஸ், விட்டமின் B6, தாமிரச் சத்து, மாங்கனீஸ் இவை அடங்கியது. இதில் மிக முக்கியமானது இதில் சர்க்கரை யும் கொழுப்பும் சிறிது கூட இல்லை.

- இதன் மேல் தோலை சீவிவிட்டு மெல்லிய வட்டங்களாக நறுக்கி கழுவி பயன்படுத்தவும். தண்டு இளசாகவோ அல்லது முற்றியதாகவோ எப்படிருந்தாலும் சமைத்தால் ஒரே மாதிரி நறுக் நறுக் என்றுதான் இருக்கும். இதன் தண்டை பச்சையாக சாப்பிட்டால்கூட நன்றாக இருக்கும்.

- உப்பு எப்படிதான் போட்டாலும் தண்டில் ஏறாது, உப்பில்லாமல் சப்பென்று இருக்கும். எந்த தாமரை எந்த தண்ணீரில் இருந்தாலும் மாசுபடுவதில்லை. அதேப் போல் சமைக்கும்போதும் அதில் உப்பு ஏறுவதில்லை.

- தாமரைத் தண்டை தோல் சீவி மெல்லிய வட்டங்களாக நறுக்கிக் கழுவவும். அதனுடன் உப்பு, மிளகாய்த்தூள் ½ டேபிள்ஸ்பூன், கார்ன்மாவு 1 டீஸ்பூன், கடலைமாவு ½ டீஸ்பூன், பெருங்காயத்தூள் அனைத்துப் பொருட்களும் சேர்த்து பிசிறி ½ மணிநேரம் அப்படியே விட்டு விடவும். பின் எண்ணெய் விட்டு வறுக்கவும். இது வாழைக்காய் வறுவல் மாதிரி இருக்கும்.

- தாமரை மலர்களின் இதழ்களை நிழலில் காய வைத்து கஷாயம் செய்து சாப்பிட்டால் இதய நோய்கள் கட்டுப்படும்.

- தாமரை மலரின் நடுவில் இருக்கும் மகரந்தப் பகுதியை உடைத்துப் பார்த்தால் அதனுள் விதைகள் காணப்படும். இவை மிகக் கடினமாக இருக்கும். இந்த விதைகளை உடைத்து அதில் இருக்கும் பருப்பை சாப்பிட இதய நோய் தீரும். இதயம் பலப்படும்.

- சிறுநீரகங்களை வலுப்படுத்தும்.

- தாமரைத் தண்டை விளக்கில் திரியாக உபயோகிப் பார்கள். அது செல்வ வளம் பெருக்கும். இதன் இலை பண்டைய நாள் முதல் உணவருந்த பயன்பட்டு வருகிறது. தாமரை இலையில் சாப்பிட்டாலே பல வியாதிகள் தீரும். முக்கியமாக நரை விரைவில் வராது.

> நமது நாட்டைப் பொறுத்தவரை தாமரை ஒரு மூலிகை என்பதைவிட ஒரு மங்கலப் பொருளாகவே மதிக்கப்படுகிறது. இந்திய அரசு வழங்கும் உயர் விருதுகள் எல்லாம் பத்மஸ்ரீ, பத்மபூஷன் எனத் தாமரையுடன் ஒன்றியே வரும்.

துளசி

வேறு பெயர்கள் : துழாய், திவ்யா, பிரியா, துளவம், மாலலங்கல், விஷ்ணுபிரியா, பிருந்தா, கிருஷ்ணதுளசி, ஸ்ரீதுளசி, ராமதுளசி.

பயன்கள் : தெய்வீக மூலிகையும், கல்ப மூலிகையும் ஆகும். வீட்டு உபயோகம், மருந்து, வாசமுடைய பூச்சி மருந்துகள், வாசனைப் பொருட்கள் துளசியின் கசாயம் இட்டும், சூரணம் செய்தும் சாப்பிடலாம். இருமல், சளி, ஜலதோசம் மற்றும் தொற்று நீக்கி, கிருமி நாசினி, பல்வேறு வியாதிகளையும், பூச்சிகளையும் கட்டுப்படுத்தித் தடுக்கும் ஆற்றல் படைத்தது. துளசி நம் உடலில் வெப்பத்தை உண்டாக்கி கோழையை அகற்றி உடலின் உள்ளே இருக்கின்ற வெப்பத்தை ஆற்றக்கூடிய

தன்மை உடையது. வியர்வையை அதிகமாகப் பெருக்கக்கூடிய குணமும் இதற்கு உண்டு. குழந்தைகளுக்கு ஏற்படும் சளி, இருமல் போக துளசி சாற்றுடன் சிறிது தேன் கலந்து கொடுத்தால் குணமாகும். சரும நோய்களுக்கு துளசி சாறு ஒரு சிறந்த நிவாரணி.

இலைகளைப் பிட்டவியலாய் அவித்துப் பிழிந்து சாறு எடுத்து 5 மி.லி. காலை மாலை சாப்பிட்டு வர பசியை அதிகரிக்கும். இதயம் கல்லீரல் ஆகியவற்றைப் பலப்படுத்தும். சளியை அகற்றும், இலை கதிர்களுடன் வாட்டி பிழிந்த சாறு காலை மாலை 2 துளி வீதம் காதில் விட்டு வர 10 நாட்களில் காது மந்தம் தீரும். விதைச் சூரணம் 5 அரிசி எடை தாம்பூலத் துடன் கொள்ள தாது கட்டும். மழைக் காலத்தில் துளசி இலையை தேநீர் போலக் காய்ச்சி குடித்து வந்தால் விஷக் காய்ச்சல் போன்ற நோய்கள் வராது. தொண்டையில் புண் ஏற்பட்டு துன்பப்படுகிறவர்கள் துளசி இலைக் கசாயத்தை குடித்து வந்தால் நல்ல பலன் கிடைக்கும்.

பேன் தொல்லை நீங்க துளசியை இடித்து சாறு எடுத்து அத்துடன் சமஅளவு எலுமிச்சை சாறு கலந்து வாரம் ஒருமுறை தலையில் தேய்த்து ஒரு மணி நேரம் கழித்து குளித்து வர பேன், பொடுகு தொல்லை நீங்கும்.

துளசி இலையை இடித்துப் பிழிந்த சாற்றுடன் சிறிதளவு கற்பூரம் கலந்து பல் வலியுள்ள இடத்தில் பூசி வர வலி குறையும்.

துளசி இலை நல்ல நரம்பு உரமாக்கியாகச் செயல்படுவ தோடு, ஞாபக சக்தியையும் வளர்க்கிறது. துளசி மணி மாலை அணிவதால் அதிலிருந்து மின் அதிர்வுகள் ஏற்பட்டு நம்மை பல நோய்களிலிருந்து காக்கிறது. எளிமையான கருத்தடைச் சாதனமாகக்கொள்ளவும் ஏற்றது. தினமும் காலையில் வெறும் வயிற்றில் 15 கிராம் அளவு ஆண், பெண் இருவரும் துளசியைச் சாப்பிட்டு வந்தால் ஆறு மாதத்திற்கு கருத்தரிக்காது.

தூதுவளை

சோமாசிமாறன் எனும் நாயன்மார்களில் ஒருவர் தான் செய்யும் யாகத்திற்கு சிவனையே அழைக்க விரும்பினார். சிபாரிசு செய்ய அவர் தோழரான சுந்தரரை நாட தீர்மானித்தார். ஆனால் சுந்தரரை இவருக்கு தெரியாது, எனவே சுந்தரர் வீட்டில் தினமும் தூதுவளை கீரை கொடுத்து நண்பரானார். தூது போய் நண்பரை வளைத்ததால் தூதுவளை என பெயர் வந்ததாம். இது கதைதான்.

ஆதி முதல் இதே பெயர் இருந்துள்ளது.

வேறு பெயர்கள்: தூதுவளை, தூதுளம், தூதுளை.

தாவரப் பெயர்: *Solanum TrI.L.ubatum*

இது வெப்பம் உண்டாக்கி, கபம் நீக்கி தமிழகம் எங்கும் தன்னிச்சையாக வளர்கிறது.

வீட்டுத் தோட்டத்திலும் வளர்ப்பதுண்டு.

இது ஊதாநிறப் பூக்களையும், உருண்டையான பச்சை நிறக் காய்கள் சுண்டைக்காய் மாதிரி இருக்கும். சிவப்புப் பழங்களையும் வளைந்த முட்கள் நிறைந்த தண்டினையும் உடைய ஏறு கொடி. வேர் முதல் பழம் வரை எல்லா பாகமும் பயன் உள்ளது.

வள்ளலார் இதை மிகச் சிறப்பாக கூறுகிறார். "அறிவை விளக்குவதற்கும் கவன சக்தி உண்டுபண்ணுவதற்கும் கரணம் ஓய்வதற்கும் கபத்தை எரிப்பதற்கும் யோக்யதையுடைய ஒளஷதி தூதுவளை என்கிறார். தேகக் கெடுதியாகிய அசுத்தம் நீக்கி தேகம் வலிவுள்ளதாக நெடு நாளைக்கு இருக்கும். முக்தி அடைவதற்குச் சகாயமாயிருக்கும். மகான்களிடத்தில் அனந்த காலம் காத்திருந்தாலும் மேற்குறித்த மூலிகையின் பிரயோ ஜனத்தையும் உண்மையையும் அனுபவத்தையும் அவர்கள் வெளியிடமாட்டார்கள்" என்கிறார்.

இலை கோழையகற்றும், உடல் தேற்றிக் காமம் பெருக்கும். பூ உடலுரமூட்டும் காமம் பெருக்கும். காய் கோழையகற்றிப் பசியைத் தூண்டி மலச்சிக்கல் அறுக்கும். பழம் கோழையகற்றும்.

இலையை நெய்யில் வதக்கி துவையலாகவோ குழம்பாகக் கடைந்தோ சாப்பிட கபக்கட்டு நீக்கி உடல் பலமும் அறிவுத் தெளிவும் உண்டாகும்.

பசலைக் கீரை *(Portulaca Quadrifida)*

சாயலும் நாணும் அவர்கொண்டார் கைம்மாறா
நோயும் பசலையும் தந்து

காதல் நோயையும், பசலை நிறத்தையும் கைம்மாறாகக் கொடுத்து விட்டு அவர் என் அழகையும், நாணத்தையும் எடுத்துக்கொண்டு பிரிந்து சென்று விட்டார் என்பது வள்ளுவர் கூறும் காமத்துப் பால் வர்ணனை. ஆனால் இதற்கும் பசலை கீரைக்கும் எந்த சம்பந்தமும் இல்லை. இதில் பச்சையம் மிகுதியாக இருப்பதால் பசலை என பெயர் வந்திருக்கலாம்.

மாறாக இதை போகம் கொடுக்கும் மூலிகை என சித்தர்கள் கூறுகின்றனர்.

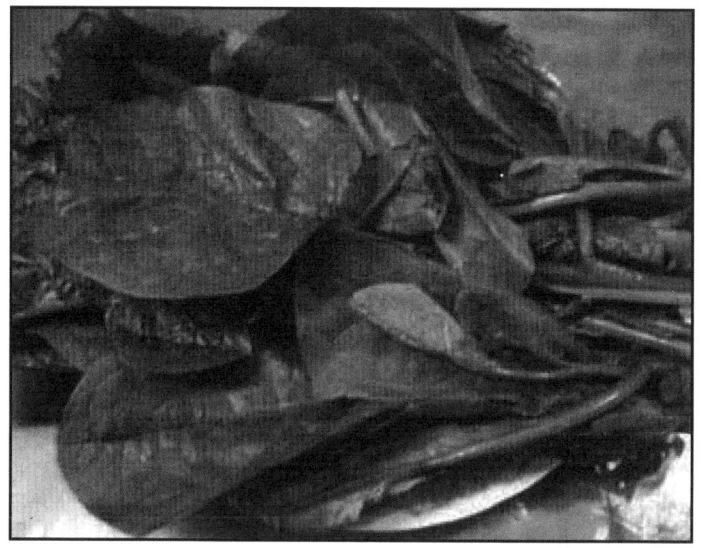

பசலைக்கீரை

பசலைக்கீரை போல் உடலுக்கு நன்மை செய்யும் சத்து உள்ள எளிய உணவு வேறு இல்லை எனலாம்.

பசலைக் கீரை பொதுவாக மூன்று வகைப்படும். சிறு வெற்றிலை அளவில் செந்நிறமுடையதாக இருக்கும் இலை களுடன் கொடியாகப் படரும் பசலை கொடிப்பசலை எனப் படுகிறது. இதை வீட்டுத் தோட்டத்திலும் தொட்டிகளிலும் எளிதாக வளர்க்கலாம்.

பருப்புக் கீரை

நல்ல சத்துள்ள கீரைகளுள் பருப்புக் கீரையும் ஒன்று. நீண்ட காலமாக இந்தக் கீரையைப் பருப்புடன் சமைத்து உண்ணும் வழக்கம் இருந்து வருவதால் இதற்குப் பருப்புக் கீரை என்னும் பெயர் ஏற்பட்டுள்ளது. பருப்புக் கீரையின் இலைகள் நீளவட்ட வடிவத்தில் பசுமை நிறமுடையதாகவும், தடிப்பாகவும் இருக்கும். இந்தக் கீரைச் செடி சுமார் 15 செ.மீ. உயரம் வரை வளரும். இந்தச் செடி நன்கு வளரத் தண்ணீர் அதிகம் தேவைப்படும். விதைகள் மூலமும், தண்டுகளை நட்டும் இந்தக் கீரையை இனவிருத்தி செய்யலாம்.

டாக்டர் எல். மகாதேவன்

பிரண்டை

இதிலும் சில பிரிவுகள் உண்டு. கொடி இனம், கணு நிரம்ப உள்ளது. கார்ப்பும், வெப்பமும் மிக்கது. நல்ல பசி தூண்டி. அப்பளத் தயாரிப்பில் அப்பளத்தால் பசி மந்தம் ஏற்படாமல் இருக்கச் சேர்ப்பர். நெய்விட்டு வதக்கித் தனித்துத் துவையலாக்கிச் சாப்பிடுவர். வயிற்றில் கீரிப்பூச்சி, ஆசனத்தினவு, இரத்தமூலம், பசியின்மை, வயிற்றுவலி, மூலமுளை, ரத்தபேதி, ரத்த மூலத்தில் ரத்தப் பெருக்கை உடன் குறைக்கும். இதன் சாற்றுடன் கோபி சந்தனம் அல்லது பூங்காவி அல்லது கயோலின் சேர்த்துச் சாப்பிடலாம். மூக்கில் நிறைய ரத்தம் வரும்போது 2 முதல் 3 சொட்டு இதன் சாற்றைவிட உடன் ரத்தம் நிற்கும்.

எலும்பு முறிவில் இதன் சாற்றையோ, கணு நீக்கி வதக்கியோ சாப்பிடலாம். வயிற்றில் அடிக்கடி வாயு நிறைந்து ஸ்தம்பித்து மூச்சுவிடத் திணறலும், வலியும் உள்ளவர் கணுவும் தோலும் நீக்கிய பிரண்டையை உளுந்துடன் ஊறவைத்து வடைபோல் தயார் செய்து சாப்பிடலாம். குடல்வாயு, கிருமி, வறண்ட மூலம் இவற்றிலும் நல்லது.

கடுமையான வயிற்றுவலியில் கணுவையும், பட்டை ஓரத்தையும் கத்தியால் சீவி அகற்றி அனலில் வாட்டிப் பிழிந்த சாற்றுடன் உப்பு சேர்த்துச் சாப்பிடலாம். இதனைச் சுட்டுச் சாம்பலாக்கியும் 1 முதல் 3 சிட்டிகை ஜலத்தில் கரைத்துச் சாப்பிடலாம்.

எலும்பின் முறிவு ஏற்பட்ட இடத்தில் இதன் சாற்றைத் தடவுவது, இதன் சாற்றுடன் நல்லெண்ணெய் சேர்த்துத் துணியை நனைத்துப் பட்டி கட்டிவிடுவது வேதனையைக் குறைக்கும். கத்திவெட்டு முதலியவற்றில் ரத்தக் கசிவை நிறுத்த இதன் சாற்றைத் தடவலாம். வெட்டுக்காயப் பச்சிலைகளில் இதுவும் ஒன்று. காதுகளில் சீழ்வரும்போது காதைத் துடைத்துப் பின் இதன் சாற்றை விடலாம்.

புதினா

புதினா நமது நாட்டிற்கு புதியது. அது ஐரோப்பியாவில் இருந்து வந்ததாகக் கூறப்படுகிறது. இது உடலுக்கு நோய் எதிர்ப்புச் சக்தி அளிக்கக்கூடியது. உணவை செரிமானம் செய்யவும் உணவு செரிமானம் சம்பந்தமாக வரும் வெப்பத்தையும் சுரத்தையும் நீக்கவல்லது. இதை பற்றி பழைய மருத்துவ நூல்களில் எதுவும் குறிப்பு இருப்பதாகத் தெரியவில்லை.

ஆனால் நமது தமிழர் உணவு பதப்படுத்துதலில் சமையலில் நீங்காத இடம் பிடித்துவிட்டது.

புளியாரை

புளிப்பது, பசியைத் தூண்டும், மலத்தைக் கட்டுப்படுத்தும், ஜீர்ணசக்தியை வளர்க்கும், மூலம், ரத்தமூலம், கிராணி, அஜீர்ணம் இவற்றில் ஏற்றது. ஊமத்தை விஷத்தை அகற்றும். இதனை அரைத்து பரு, கொப்புளம், கட்டிகளில் பூச வேதனை குறையும்.

பொன்னாங்கண்ணி கீரை

இனிப்பும், கசப்பும், கைப்புமுள்ளது. உடலைத் தேற வைக்கும். கண் நோய்கள், மூலம், உடற்காங்கை, கல்லீரல், மண்ணீரல் நோய்கள் முதலியவற்றில் இதனைச் சுண்டியோ துவையலாக்கியோ சாப்பிடுவர். தேககாந்தி அதிகமாக இதனை ரஸாயனமாக உண்பதுண்டு உப்பில்லாமல் வேகவைத்து வெண்ணெய் சேர்த்துத் தொடர்ந்து சாப்பிடக் கண் பார்வை சீராகும். கண்ணோய்கள் தீரும்.

இந்தக் கீரையில் ஊட்டச் சத்து, நீர்ச் சத்து, கொழுப்புச் சத்து, மினரல் சத்துக்கள், கார்போஹைட்ரேட், கால்ஷியம், பாஸ்பரஸ், புரதம் ஆகிய சத்துக்கள் அடங்கியிருக்கின்றன.

கால்ஷியம் அதிக அளவில் கலந்திருப்பதால் எலும்புகளின் உறுதிக்கும், பற்களின் ஆரோக்கியத்துக்கும் இந்தக் கீரை ரொம்பவே உதவும்.

இதில் வைட்டமின் ஏ மிகுந்து இருப்பதால், அந்த அளவுக்குக் கண் பார்வையைக் கூர்மையாக்கும்.

இதை வெவ்வேறு விதமாக உட்கொள்வதன் மூலம், நமது உடம்பின் எடையைக் குறைக்கவோ, அதிகரிக்கவோ முடியும்.

இந்தக் கீரையுடன் மிளகும், உப்பும் சேர்த்துச் சமைத்து, சாதத்துடன் தொடர்ந்து சாப்பிட்டு வந்தால் எடை குறையும்.

மாறாக, துவரம் பருப்பும் நெய்யும் கலந்து சமைத்துச் சாப்பிட்டு வந்தால் எடை கூடும்.

- இதன் சாற்றுடன் சம அளவு கீழாநெல்லிச் சாற்றைக் கலந்து நல்லெண்ணெய் இட்டுக் காய்ச்சி, தலைக்குத் தேய்த்துக் குளித்தால், கண் சம்பந்தமான நோய்கள் விலகும்.

- உடல் உஷ்ணம் குறையும்.
- ரத்தம் விருத்தியாகும்.

இதன் பெயருக்கேற்றாற் போல, நமது தோலின் மினு மினுப்புத் தன்மையை அதிகரிக்கக் கூடிய சக்தியும் இந்தக் கீரைக்கு உண்டு.

மணத்தக்காளி

மணத்தக்காளி மிகச் சிறிய காய். மணத்தக்காளியின் இலையைக் கீரையாகச் சமைத்து உண்பர். வாய்ப்புண்ணுக் கேற்றது. பச்சையாகவே வாயிலிட்டு மென்று குதப்பித் துப்ப வாயினுள் புண்ணும் வெடிப்பும் வேக்காளமும் நீங்கும். கீரையை இளம் தேங்காய் துருவல் சேர்த்தும் சுண்டிச் சாப்பிடுவதும் உண்டு.

காயை பச்சையாகவும், உலர்த்தியும் உபயோகிப்பர். உடல் வலியை அகற்றவும் சிறுநீரைப் பெருக்கவும் வியர்வைக் கோளங் களைத் தூண்டி வியர்வையை வெளியிட்டு உடல் பார உணர்வை நீக்கவும் நெஞ்சில் கட்டிய கோழையை அகற்றவும் பச்சைக்காய் பெரிதும் பயன்படும். மலத்தை இளக்கும்.

காயை அப்படியே வற்றலாக்குவர். உப்பு சேர்த்தும் வற்றலாக்குவது உண்டு. பத்தியத்திற்கென தயிரில் உப்புடன் இதை ஊறவைத்து உலர்த்தி எண்ணெய் அல்லது நெய்யில் பொறித்து வைத்துக்கொள்வர். விதையை அதிக அளவில் சாப்பிட நீர்பேதி ஆகும். தலைசுற்றும். இலைக்கு இந்த கெட்ட குணம் கிடையாது.

குடல் புண்ணை ஆற்றுவதில் முதன்மையானது, குடலுக்கு பலமளிப்பது, பெண்மையை வளர்ப்பது, மங்கையருக்கு மார்பை வளரச்செய்வது, கருப்பை குறைப்பாட்டை நீக்குவது, குடற் புழுவை அகற்றுவது.

இதில் வைட்டமின் ஏ, பி அதிக அளவில் உள்ளது. பி காம்ப்ளெக்ஸ் அதிக அளவில் இருப்பதால் வாய்ப்புண், வயிற்றுப்புண் குணமாகும். வயிற்றில் புண், வாயில் புண் உள்ளவர்கள் தொடர்ந்து 2 நாட்கள் சாப்பிட்டால் சீக்கிரம் குணம் தெரியும்.

முடக்கத்தான் (முடக்கறுத்தான்)

முடக்கறுத்தான் (*Cardiospermum Halicacabum*) எனும் மருத்துவ மூலிகை உயரப் படரும் ஏறுகொடி ஆகும்; இலைகள்

மாற்றடுக்கில் அமைந்திருக்கும். மலர்கள் சிறிய வெள்ளை நிற இதழ்கள் கொண்டவை. இதன் காய் மூன்று பிரிவாகப் பிரிந்து உப்பலான மூன்று தனித்தனி காற்று அறைகளைக் கொண்டதாக இருக்கும். ஒவ்வோர் அறையிலும் ஒரு விதை வீதம் ஒரு காயில் மூன்று விதைகள் இருக்கும். காயின் தோலை உரித்தால் உள்ளே மிளகளவு பச்சை நிறமான விதைகள் இருக்கும். அதன் ஒரு பகுதியில் நிலாப்பிறைபோல் ஒரு வெண்ணிறக் குறி தோன்றும். இக்கொடியின் வேர், இலை, விதை ஆகிய அனைத்தும் மருத்துவக் குணம் கொண்டவை.

முடக்கு, அத்துடன் அறுத்தான் என்பது சேர்ந்தால் முடக் கறுத்தான் ஆகும். இது மூட்டுக்களை முடக்கி வைக்கும் மூட்டு வாத நோயை அகற்றுவதால் "முடக்கற்றான்" எனப் பெயர் பெற்றது. இதைப் பொதுவாக தோசைமாவில் கலந்து தோசை வார்த்து உண்பர்.

தூலைப்பிடிப்பு சொறிசிரங்கு வன்கரப்பான்
காலைத் தொடுவலியுங் கண்மலமும் – சாலக்
கடக்கத்தா னோடிவிடுங் காசினியை விட்டு
முடக்கற்றான் தனை மொழி

(குணபாடம்)

கீல்பிடிப்பு, கிரந்தி, கரப்பான், பாதத்தைப் பிடித்த வாதம், மலக்கட்டு அத்தனையும் முடக்கற்றான் உபயோகித்தால் இந்த உலகை விட்டே ஓடிவிடுமாம்.

ரசம் தயாரிக்க ஒரு சின்ன டிப்ஸ்: கைப்பிடியளவு முடக் கற்றான் இலை, காம்பு, தண்டு இவைகளை ஒரு டம்ளரளவு தண்ணீர் விட்டு, நன்றாகக் கொதிக்க வைத்து அந்த நீரை மட்டும் வடித்து, சாதாரண புளி ரசம் வைப்பது போல் அந்த நீரில் புளி கரைத்து, மிளகு, பூண்டு, சீரகம் சேர்த்து ரசம் தயாரிக்க வேண்டும்.

முருங்கை (இலை – காய்)

உணவுப் பண்டங்களில் ருசி மிக்கது. நிலத்தைக்கொண்டும், பயிராகும் இடத்தைக் கொண்டும் பல வகைகளாகப் பிரிக்கப் படுகின்றது. காட்டு முருங்கை, தவசி முருங்கை, கொடி முருங்கை இம்மூன்றும் மருந்துச் சரக்குகள். உணவுக்கான முருங்கையிலும் நல்ல வெண்ணிறமுள்ளதில் காரம் அதிகம். இனிப்பு குறைவு. சிகப்பு கலந்த பசுமை நிறமுள்ளதில் இனிப்பு அதிகம். மதுசிக்ரு என்று வங்காளத்திலும், ஸிந்துவிலும், ஒரு ஜாதி உண்டு. மிகவும் இனிப்பானது.

முருங்கை இலையும் முருங்கைப் பட்டையும் நாய்கடி விஷத்தைப் போக்குவதில் சிறந்தவை. இதைப் பச்சிலை முறையில் பால் விட்டரைத்துச் சாப்பிட்டுப் பாலன்னம் மாத்திரம் சாப்பிட்டு வர நாய்க்கடி விஷம் முறிந்துவிடும். புண் சீக்கிரம் ஆறும். இதன் பிஞ்சும், காயும் பத்தியக் காய்கறிகளில் சிறந்தவை. காயை வேகவைத்துச் சாப்பிட நாட்பட்ட காங்கை நீங்கும். வாயில் ருசி மணமறியாத அரோசகம் நீங்கும். தாது நீர்த்துத் தானே இளகி வெளியாதலும் ஸ்வப்னத்தில் வெளியாதலும் நின்று, விந்து நிறைந்து தடித்து ஸ்தம்பனம் பெறும். சிறந்த தாது புஷ்டி தரும். நாட்பட்ட நோய்களில் கஞ்சி போன்ற திரவ ஆகாரம் மட்டும் ஏற்கும் நிலையிலிருந்து மாறி கன ஆகாரம் ஏற்கும்போது ஆரோக்கியத்தைச் சட்டெனச் சீராக்கவும் பலம் தரவும் உணவுக்கு ருசி தந்து சீர்ணம் செய்யவும் இதைப் புளி சேர்க்காமல் பாசிப்பருப்பு சேர்த்து உண்பது வழக்கம். தாது புஷ்டியில் இதன் விதையும் பிசினும் அதிகம் உதவக்கூடியது.

முருங்கை இலையைச் சாறு பிழிந்து கண்ணில் விட கண்வலி நீங்கும். இலையும், மிளகையும் சேர்த்தரைத்து நெற்றியில் பற்றிடத் தலைவலி போகும். இலையை அரைத்து வைத்துக் கட்ட வீக்கம் வாடும். முருங்கை இலை ஈர்க்கையும் கருவேப்பிலை ஈர்க்கையும் சேர்த்துக் கஷாயமிட்டுச் சாப்பிட வயிற்றிலுள்ள கிருமிகள் நீங்கி வயிற்றுவலி போகும். பூவை எடுத்துக் கண்களின் மேல் வைத்துக் கட்டிக்கொண்டு படுத் திருக்கக் கண்களின் எரிவு அடங்கும்.

இதன் விதையிலிருந்து எடுத்த எண்ணெய் வாயு வலியைப் போக்கும். முருங்கை விதை, கடுகு, சணல் விதை, பார்லி இவைகளை அரைத்துக் கழுத்தில் ஏற்படும் கிரந்திகளின் மேல் பூசிவரச் சுருங்கி வீக்கம் குறையும். விதையின் தூளை நஸ்யமிடத் தலைவலி நீங்கும். இதன் பிசினை எண்ணெய்யில் கரைத்துக் காதில்விட காதுப்புண் ஆறும். பாலில் கரைத்து நெற்றியில் பூச விண் விண்ணெனத் தெறிக்கும் தலைவலி நீங்கும்.

ஹிருதய துர்பலம், சுக்கில துர்பலம், நரம்பு துர்பலம் இவைகளில் முருங்கைக்காய் ஏற்ற உணவாகிறது. பலம் புஷ்டி ருசி அளித்து மலத்தைக் குடலில் தங்கவிடாமல் லேசாக இளக்கி வெளியேற்றுகிறது. ஆனால் பித்தம் மிகுந்து புளிப்பு அஜீர்ணம் அடிக்கடி ஏற்படுபவர்களுக்கு முருங்கைக்காய் ஒத்துக்கொள்வதில்லை புளிப்பை அதிகப்படுத்தி வயிற்றுப்புசம்

வலி எரிச்சல் உண்டாகக் கூடும். அம்மாதிரியே விருக்கங்களில் வேக்காளம் எற்பட்டு வயிற்றில் நீர் வைத்திருக்கும் மஹோதர நிலைகளிலும் இது ஒத்துக்கொள்வதில்லை. இதனால் கபம் நீங்கும். விந்து ஊறும்.

முளைக்கீரை

ருசியும், பசியும் தரும். எல்லோருக்கும் உதவும் காங்கையைத் தணிக்கும். கீரைத் தண்டாக வளரும் தண்டுக்கீரையின் இளஞ் செடியே முளைக்கீரையாகும்.

முளைக்கீரை எங்கும் தாராளமாக வருடம் முழுவதும் தடையின்றி கிடைக்கும். முளைக்கீரையை விதைத்த பின்னர் 45 நாட்களில் அறுவடை செய்ய வேண்டும். அதற்கு மேல் வளர விட்டால் கீரை முதிர்ந்து தண்டு நார் பாய்ந்துவிடும். உண்ணுவதற்கு அதிகமாகப் பயன்படுத்தப்படும் கீரைகளில் முளைக்கீரையும் ஒன்று நல்ல மலமிளக்கியாகவும் இது விளங்கு கிறது மலச்சிக்கல் உள்ளவர்கள் இந்தக் கீரையைத் தொடர்ந்து பயன்படுத்தினால் நல்ல பலன் கிடைக்கும். முளைக்கீரையைப் பருப்புடன் நன்கு வேக வைத்து மசித்துக் குழந்தைகளுக்குக் கொடுக்கலாம்.

வல்லாரை

செயலில் 'வல்லாரை'
அறிவில் 'வல்லாரை'
ஆற்றலில் 'வல்லாரை'
அதுவே மூலிகையில்
ஒரு 'வல்லாரை'

'வல்லாரை உண்டோரிடம் மல்லாடாதே' என்பது பழமொழி.

சரஸ்வதியின் சாராம்சம் பொருந்திய மூலிகை.

பிரம்மி என்று அழைக்கப்படும் இத்தாவரம் தரையில் படர்ந்து பரவும். படரும் தண்டிலுள்ள கணுக்களிலிருந்து வேர்கள் புறப்படுகின்றன. இந்தியா முழுவதும் ஈரப்பசை நிறைந்த இடங்களிலும், பெரும்பாலும் ஆறுகள், ஓடைகள் போன்ற நீர்ப்பாசனம் மிகுந்த வயல் வெளிகளிலும் காணப் படுகின்றன. இலைகள் வட்ட வடிவமாக தவளையின் பாதம் போன்ற அமைப்பில் உள்ள கீரை வகையைச் சேர்ந்தது.

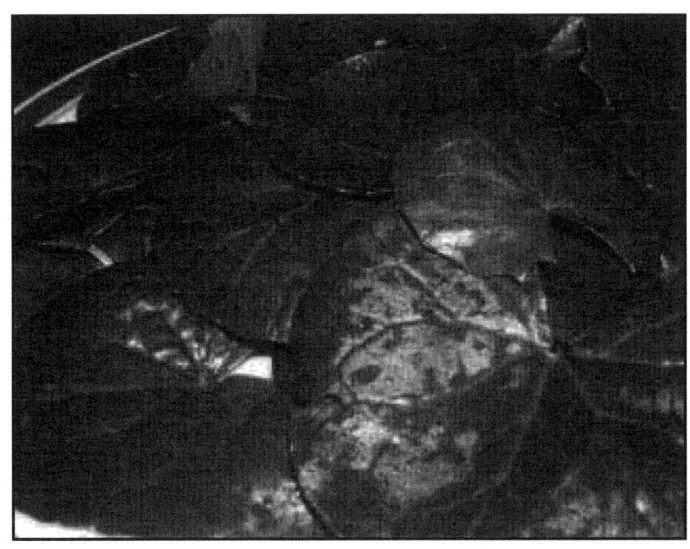

வல்லாரை

இதில் இலை பெரிதாக உள்ள இனம், இலை சிறிதாகவும் வேர் மிகுதியாக உள்ள இனம் என இருவகை உண்டு. வேர் மிகுந்து இலை சிறியதாக உள்ள இனம் மருத்துவ குணம் அதிகம் பெற்றிருக்கிறது. மலேசியர்களும், சீனர்களும் வல்லாரையை விரும்பி உணவுடன் உட்கொள்கிறார்கள். இதிலுள்ள ஆவியாகும் எண்ணெய் தோல் பகுதியில் செயல் பட்டு நன்கு வேலை செய்கிறது. உடலைத் தேற்றும் பலம் தரும். தோல் வியாதியிலும் பயன் தரும். வீட்டுச் சமையலில் இக்கீரையை வாரம் இருமுறை பயமின்றி உபயோகிக்கலாம்.

வல்லாரைக்கு சரஸ்வதி, பிண்டீரி, யோகவல்லி, நயனவல்லி, குணசாலி, குளத்து குளத்தி, அசுர சாந்தினி போன்ற வேறு பெயர்களும் உண்டு. வல்லாரையில் அதன் இலைதான் மருத்துவ பயன் மிகுதியாக கொண்டது.

வள்ளலார் கூறும் ஞான மூலிகையில் வல்லாரைக்கு சிறப்பிடம் உண்டு.

அன்னை சரஸ்வதி மென்மையின் இருப்பிடம். மென்மை உள்ள இடத்தில்தான் அறிதல் இருக்கும். வன்மை உள்ள இடத்தில் ஆணவம் மட்டுமே நிலைக்கும். வன்மை உள்ள மானிடருக்கு அன்னையின் அருள் கிட்டுவதில்லை.

வன்மை கொண்ட மானுடர்கள் எல்லாம் மென்மை கொண்ட மூலிகையாம் – நடமாடும் சரஸ்வதியாம் வல்லாரை யைச் சரணடைந்து வளம் பல பெறலாம். தேவ மருத்துவராகிய தன்வந்திரி சித்தர் தன் சீடர்களின் நினைவாற்றலும் அறிவுக் கூர்மையும் மேம்படும் பொருட்டு, அவர்களுக்கு வல்லாரை தொடர்பான மருந்துகளைக் கொடுத்து வந்ததாய் பண்டைய சித்தர் நூல்கள் குறிப்பிடுகின்றன.

அதிகாலை சூரிய உதயத்திற்கு முன்பாக எழுந்து, மூன்று வல்லாரை இலைகளைப் பச்சையாக வாயிலிட்டு மென்று தின்னவும். நான்கு மணி நேரம் எதுவும் சாப்பிடாமல் இருந்து, நன்கு பசியெடுத்தபின் அரை லிட்டர் பசும்பால் அருந்தவும். கூடியவரையில் உப்பு, புளி குறைத்த உணவினை உண்டு வர, மனநோய்களில் உண்டாகும் வன்மை மறைந்து, மென்மை உணர்வு மேலோங்கும். இதனால் சகல பைத்திய நோய்களும் தீரும்.

வல்லாரைக் கற்பம்

வல்லாரை கற்ப மூலிகைகளில் ஒன்றாகவே கருதப்படுகிறது. உடலை அழியா நிலைக்கு எடுத்துச் செல்லும் சித்தர்கள் அருளிய வல்லாரையைக் கற்ப மருந்தாய்க் கொள்ளும் முறையை அறிவோம்.

வல்லாரைக் கற்பத்தைப் பயன்படுத்துவதற்கு முன்பாக, பேதி மற்றும் வாந்தி செய்விக்கும் மருந்துகளால் உடல் சுத்தி செய்துகொள்ள வேண்டும். வேது பிடித்தல் போன்ற ஆவிக் குளியல் முறைகளால் உடலில் வியர்வையை உண்டாக்கி கழிவுகளை நீக்கிக்கொள்ள வேண்டும்.

பின்னர் ஐந்து வல்லாரை இலைகளை எடுத்து அரைத்துப் பிழிந்து சாறெடுத்து உட்கொள்ள வேண்டும். நான்கு மணி நேரம் எதுவும் சாப்பிடாமல் இருந்து, அதன்பின் உப்பில்லாக் கஞ்சியைத் தேவையான அளவில் பருக வேண்டும்.

நாள்தோறும் ஒவ்வொரு இலை அதிகம் சேர்த்து 21 நாட்கள் சாப்பிட்டு, உப்பில்லாக் கஞ்சியைப் பருகி வர, மூளை பலப்படும். அறிவுக் கூர்மை, அற்புத நினைவாற்றல், சுறுசுறுப்பு போன்றவை உண்டாகும்.

வெந்தயக் கீரை

இந்தியாவில் எல்லா பிரதேசங்களிலும் உணவில் இந்தக் கீரை தனியாகவும் குழம்பு ரஸ வ்யஞ்ஜனங்களில் ருசிக்காக சேர்த்தும் சாப்பிடப்படுகின்றது. இது நாக்கிற்கு ருசி கொடுப்பது

மட்டுமல்ல. வயிற்றுப்புசம், அக்கினி மாந்தங்களைப் போக்கும். திரிதோஷங்களும் சீராகும். (பித்தாதிக்கத்தை விசேஷமாய் சீராக்கும்). பொதுவாய் நல்ல பத்தியமான ஸத்துள்ள உணவுப் பண்டம் வெந்தயக்கீரை.

இக்கீரையின் உள் – வெளி பிரயோகங்களினால் சில நோய்கள் குணப்படும்.

கீரையை அரைத்து நெய் சேர்த்துக் கிளறி உணவில் ஆரம்பத்தில் சாப்பிட தொண்டை வாய்ப்புண்கள் ஆறும். வெளியில் விரணங்களில் உண்டாகும் எரிச்சலைப் போக்கும். சுட்ட புண்களும் ஆறும்.

கீரை வகைகளில் மிகவும் குளுமையான வெந்தயக்கீரை, தாராளமாக சூரிய வெளிச்சமும், தண்ணீரும் கிடைக்குமிடத்தில் செழித்து வளரும். வருடா வருடம் விதைத்து வளர்க்கும் இந்த மூலிகைக் கீரை அதிக பட்சம் ஒரு மீட்டர் உயரத்திற்கு வளரும்.

வெந்தயக்கீரையோடு, பாசிப்பருப்பைச் சேர்த்து உண்பதால் கல்லீரல் பலப்படுகிறது. வாய் வேக்காடு வராமல் காப்பாற்றுகிறது. பருப்பு சேர்த்து சுவையாகத் தயாரிக்கப்படும் வெந்தயக் கீரையை நெய்சேர்த்து சோற்றோடு பிசைந்து சாப்பிடுவது பலருக்கும் பிடித்தமானது. உப்பு, புளி, காரம் சேர்த்து வெந்தயக்கீரையை தொக்காக்கி பல நாட்களுக்கு பயன்படுத்தலாம். பருவத்துக்கு வரக்கூடிய பெண்களின் ரத்த விருத்திக்கு அவசியமானது.

கீரையை வேகவைத்து வெந்த துவரம்பருப்புடன் சேர்த்துக் கடைந்து உப்பு தாளிதம் சேர்த்து உபயோகிப்பர். புளி சேர்த்து வேகவைத்துக் கூட்டாக்கிக்கொள்வர். குழம்பிலும் சேர்த்துக் கொள்வதுண்டு. கசப்பைக் குறைக்க புளியும், பருப்பும் உதவும். வயிற்றில் ஏற்படும் அழற்சி காரணமாக மலம் இறுகி சிறு வலியுடன் கொஞ்சம் கொஞ்சமாக வெளியேறுவதும், உளைச்ச லும், எரிச்சலும் இருக்கும்போது நல்லது. மலத்தை இளக்கி வெளியேற்றும். புண்ணை ஆற்றும். குழகுழப்பு காரணமாக வெந்த குடலில் ஏற்படும் கடுப்பு வலியைக் குறைக்கும். இடுப்பிற்கு வலிவைத் தரும். அதிக நேரம் இடுப்புத்தரித்து உட்கார்ந்து வேலை செய்ய முடியாதவர்கள் இதனைத் தேங்காய்த் துருவலுடன் சேர்த்து வேகவைத்துச் சாப்பிடுவதுண்டு. இவைகளை நெய்யில் வதக்கிச் சாப்பிடுவது மிக நல்லது.

வெற்றிலை

வெற்றிலை வெறும் இலை மட்டுமன்று; மூலிகை மட்டு மன்று; அது மிகுந்த சமூக மதிப்பு வாய்ந்தது. தமிழர் வாழ்வுடன்

பின்னிப் பிணைந்தது. அந்தக்காலத்தில் மன்னர்கள் தொடர்ந்து வெற்றிலையைத் தாம்பூலமாகப் பயன்படுத்தினர். அந்த வெற்றி லையை மடித்துக் கொடுப்பதற்காக அமைச்சர் மதிப்பில் ஓர் அதிகாரியும் அருகில் இருப்பார். அவருக்குச் சில சமயம் அமைச்சரை விட மதிப்பு அதிகம் உண்டு; அவருக்கு பெயரே அடைப்பக்காரர். அரியநாயகம் என புகழ் பெற்ற மதுரை நாயக்கர் முதலில் கிருஷ்ணதேவராயரிடம் அடைப்பக்காரராக இருந்ததாகக் கூறப்படுகிறது. எந்த ஒரு செயலுக்கும் அச்சாரம் போடுவதற்கு வெற்றிலை பாக்குக் கொடுத்துவிட்டால் போதும்; அதுவே ஒப்பந்தம் ஆன மாதிரிதான். இன்றும் கூட திருமண நிச்சயத்தை வெற்றிலை பாக்கு (தாம்பூலம்) மாற்றிக்கொள்வது என்றுதானே கூறுகிறோம். நமது சமூக வாழ்வில் அத்தனை மதிப்பு வெற்றிலைக்கு உண்டு. தமிழர்களிடையே எந்த முக்கிய மான வைபவமாக இருந்தாலும் வெற்றிலைக்கு அதிக முக்கியத் துவம் கொடுக்கப்படுகிறது. வெற்றிலை இல்லாமல் எந்த சுபகாரியமும் தமிழர் வாழ்வில் இல்லை; வெற்றிலை இல்லாத கடவுள் வழிபாடும் தமிழர் வாழ்வில் இல்லை. ஏன் என்றே தெரியாமல் தொடர்ந்து வழக்கமாக நாம் வெற்றிலையை நமது வாழ்வின் அத்தனை செயல்களிலும் உபயோகித்து வருகிறோம்.

கடவுளை மறுப்போர் கூட இதை ஏன் என்று கேட்க வில்லை. வெற்றிலை என்பதே பன்மைதான்; வெற்றிலைகள் என்று கூறப்படுவதில்லை. அதை என்றும் ஒன்றாகவும் உபயோ கிப்பதில்லை. வெற்றிலையைப் பயிர் செய்ய விதை என்று எதுவும் இல்லை. காம்புகளை வெட்டிப் பதியன் போட்டுத்தான் பயிர் செய்கிறார்கள். வெற்றிலையில் கரும்பச்சை நிறத்திலிருப்பது ஆண் வெற்றிலை என்றும், இளம்பச்சை நிறத்திலிருப்பது பெண் வெற்றிலை என்றும் இரண்டு வகையாகப் பிரிக்கிறார்கள். சிலர் அதில் பின்புறம் இருக்கும் நரம்புகளைப் பார்த்தும் ரகம் பிரிப்பதுண்டு.

வெற்றிலையைக்கொண்டு ஆருடம், சோதிடம்கூடப் பார்ப்பதுண்டு. மாந்திரீகத்திலும் இதற்குத் தனி இடம் உண்டு. இரண்டு வெற்றிலையோடு ஒன்பது மிளகை மடித்து வாயில் போட்டு நன்றாக மென்று விழுங்கி, தேங்காய்த் துண்டுகள் சிலவற்றினையும் மென்று தின்றால் தேள் விஷம் உடனே முறியும்.

உணவிற்குப் பின் வாயின் சுத்தத்திற்கும் ஜீர்ணத்திற்கும் உதவும். உமிழ்நீர் சுரப்பைக் கட்டுப்படுத்தும். தாம்பூலத்தில் முக்கிய அங்கம். கம்மாறு வெற்றிலை, கற்பூர வெற்றிலை, சாதா வெற்றிலை எனப் பலவகை சுவையில் காரம், கசப்பு,

துவர்ப்பு, உஷ்ண வீர்யம் தனித்து உபயோகிக்க ஏற்றதல்ல. நாக்குத் தடிக்கும். கிருமிநாசினி, பசித்தூண்டி, மணமூட்டி, சூடு தரக்கூடியது, காமத்தைப் பெருக்கும், உணவிற்குப் பின் உமிழ்நீரின் தடிப்பைக் குறைத்து வாயின் சுவையை மாற்றும். காம்பு, நுனி, நடுநரம்பு இவற்றை நீக்கி முன்னும் பின்னும் துடைத்துச் சுத்தமாக்கிப் பின் உபயோகிப்பர். சிறு பூச்சி முட்டைகள் காம்பு நரம்புகளின் சுற்றுப்புறத்தில் இருக்கக்கூடும். முட்டையுள்ள இலையைத் தவிர்ப்பது அவசியம்.

வெற்றிலை இன்றி பாக்கோ, பாக்கின்றி, வெற்றிலையோ ஏற்கத்தகாது. சுண்ணந் தடவாத வெற்றிலையை முன்னர் மென்று உடன் சுண்ணம் தடவிய வெற்றிலையைப் பாக்குடன் மெல்வது இனிய பழக்கம். மூன்றையும் ஒன்றாக மெல்லும்போது உமிழ்நீர் கலந்து முதலில் வரும் கடும் சுவையுள்ள சாற்றைத் துப்பிவிட்டு பின்னர் ஊறும் நீரைச் சுவைத்தல் நல்லதெனக் கூறுவர். மேலும் சூட்சுமமறிந்தவர் முதல் நீர் நஞ்சு, இரண்டாவது நீர் பித்தச்சூட்டை அதிகமாக்கும். மூன்றாவது நீர் அமிருதம், நான்காவது மிகவும் இனிக்கும், நல்லதே என்பர். விடியற் காலையில் மலமிளகி வெளியாவதை விரும்புபவர் பாக்கை அதிகமாகச் சேர்த்து விடியற்காலையில் மெல்லுவர். தாம்பூலத் தில் காசுக்கட்டி சேர்க்க பற்கள் இறுகும். மலக்கிருமிகள் வெளியேறும். சுக்குத்தூள் கிராம்பு, ஏலம் ஜாதிக்காய் சேர்க்க நறுமணம் உண்டாகும். சுறுசுறுப்பும், மனக்களிப்பும் தரும்.

வெற்றிலையை எண்ணெய் தடவி வாட்டி மார்பில் போட கபம் இளகிக் கரையும். வெற்றிலைச் சாற்றைச் சுண்ணாம்பு சேர்த்துத் தொண்டைக் குழியின்மேல் தடவ தொண்டையில் புண்ணும் வலியும் குறையும். தலைக்கனம் இருந்தால் வெற்றிலைச் சாற்றை 2 – 3 சொட்டு மூக்கில் பிழியலாம். காது வலியில் காதில் விடலாம். பால்சுரக்க முலைகளின் மேல் வெற்றிலையை வாட்டி அடுக்காய் கட்டுவது உண்டு. பால்கட்டையும் மூலைவீக்கத்தையும் கரைக்க இப்படிக் கட்டுவ துண்டு. குழந்தைகளுக்கு மார்ச்சளி நோயில் தரும் மருந்துகளுக்கு அனுபானமாக வெற்றிலைச் சாற்றைச் சேர்க்கலாம். ரத்தக் குழாய்களின் பலவீனத்தால் தொண்டை முதலிய இடங்களில் ரத்தப் பெருக்கு இருந்தாலும் அடிபட்ட விரணம், கண்வீங்கிக் கடுப்பு, விஷச்சேர்க்கை, மயக்கம், மதுபானத்தால் ஏற்படும் விக்கல் முதலியவை, க்ஷயம் இவைகள் காணும்போது தாம்பூலம் தவிர்க்கத் தக்கது.

வேப்பம் பூ

வேம்பு தமிழர்களின் பண்பாட்டோடும், பழக்கவழக்கங்க ளோடும், வாழ்வோடும், வழிபாட்டோடும் பின்னிப் பிணைந்து

விட்ட ஒன்றாகும். சங்க இலக்கியங்களிலேயே 'தெய்வம் சார்ந்த பராரை வேம்பு' என்று வேம்பு சிறப்பிக்கப்படுகிறது.

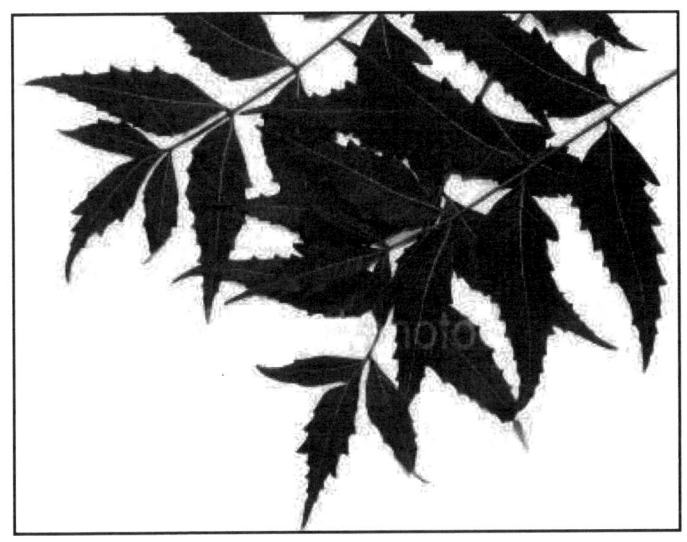

வேப்பிலை

வெயில்காலம் வந்தால் வேப்பிலை வைத்து மாரியம்மன் விழா எடுத்து குளிர்ச்சியாக கம்பங்கூழ் குடித்துக்கொண்டிருப் போம். அந்த வேப்பிலைக்கும் ஒரு வேட்டு வந்தது, ஏதோ தெய்வாதீனமாக அந்த ஆபத்தில் இருந்து தப்பினோம். நாம் பறிக்கும் ஒவ்வொரு வேப்பிலைக்கும் வெளிநாட்டிற்கு வரி செலுத்தவேண்டி வந்திருக்கும்.

ஏப்ரல், மே (பங்குனி, சித்திரை, வைகாசி) மாதங்களில் வெயிலின் தாக்கம் அதிகமாக இருப்பதால் அம்மன் கோவில் திருவிழாக்களில் வேப்பிலை ஆடை அணிந்து கோவிலைச் சுற்றி நேர்த்திக்கடன் செலுத்துகின்றனர். வேப்பிலை ஒரு கிருமிநாசினி. உடலில் வெப்பத்தை உள்வாங்கும் தன்மை கொண்டவை. இதனால் பழங்காலத்தில் வெப்ப நோயின் தாக்குதலிருந்து விடுபட்டனர்.

தமிழுக்குக் கிடைத்த இலக்கண நூல்களுள் முதன்மை யானதாகவும் தலை சிறந்ததாகவும் போற்றப் பெறுகின்ற தொல்காப்பியத்துள் வேம்பும் கடுக்காயும் மருந்தாகப் பயன் படுத்தப்பட்டதைப் பற்றிய குறிப்புகள் காணக்கிடைக்கின்றன.

டாக்டர் எல். மகாதேவன்

'வேம்பும் கடுவும் போல வெஞ்சொல்' என வரும் செய்யுளுக்கு, 'முற்பருவத்துக் கைத்துப் பிற்பருவத்து உறுதி பயக்கும் வேம்பும் கடுவும் போல வெய்யவாய சொல்லினைத் தடையின்றிப் பிற்பயக்குமெனக் கருதிப் பாதுகாத்து' எனப் பேராசிரியரும் நச்சினார்க்கினியரும் உரை வகுப்பர்.

போர்க்களத்திற்குச் செல்லும் போர்வீரர்கள், மன்னர்கள் தங்களை அடையாளம் காட்டிக்கொள்ள அடையாளப் பூக்களைத் தங்கள் தலையில் சூடிக்கொள்ளும் வழக்கம் இருந்திருக்கிறது.

பழந்தமிழ் வேந்தர்களான சேரன் பனம்பூவும், சோழன் ஆத்திப்பூவும் பாண்டியன் வேப்பம் பூவும் சூடினர். இம்மூன்று பூக்களும் பூவையர் சூடுகின்ற பூக்களல்ல. இப்பூக்கள் எல்லாக் காலங்களிலும் கிடைக்கக் கூடியனவும் அல்ல. கோடைக் காலங்களில் மட்டுமே கிடைக்கக் கூடியதும் மருந்துப் பொருளாகக் கூடியனவுமான இவற்றின் பயன் கருதியே மன்னர்கள் தங்களின் அடையாளப் பூக்களாகக் கொண்டிருக் கின்றனர். வேம்பம்பூவின் தொடர்பு வாழ்க்கை, இலக்கியம் ஆகியவற்றிலும் இடங்கொண்டிருக்கிறது எனலாம்.

மனையில் உள்ளவர்கள் நோய்வாய்ப்பட்டாலோ, ஊரில் நோய்க்குறி காணப்பட்டாலோ, நோய்த் தடுப்பு முறையால் மனையையும் மனையைச் சுற்றியுள்ள பகுதிகளையும் தூய்மைப் படுத்துவர். அதைப்போல வெளிப்புறமிருந்து நோய்க்கிருமிகள் மனைக்குள் புகாமல் மனையைப் பாதுகாக்கும் பொருட்டு, மனையின் முகப்பில் வேம்பின் இலைகளைக் கொத்துக் கொத்தாகச் செருகி வைக்கும் பழக்கம் இருந்திருக்கிறது.

தீங்கனி இரவமொடு வேம்பு மனைச் செரீஇ

இரவ மரத்தின் இலையுடன் வேம்பு மனைகளில் செருகப் பட்டதைக் குறிப்பிடக் காண்கிறோம்.

நம் நாட்டின் சாலையோரங்களில் பரவலாகக் காணப் படுகின்றன. வீடுகளிலும், கோயில்களிலும் விரும்பி வளர்க்கப் படுகின்றன. சங்ககாலத்தில் ஊர்ப் பொதுமன்றங்களில்தான் அனைத்தும் நடைபெற்றன. பொதுமன்றங்களில் பலா, வேம்பு முதலிய மரங்களின் நிழலில் பாணர், பொருநர் முதலிய இரவலர்கள் வந்து தங்குதலும், அங்குள்ள மரங்களில் தம் இசைக் கருவிகளைத் தொங்க விடுதலும் மரபாகும். இச் செய்தியினை,

மன்றப் பலவின் மாச்சினை மந்தி

இரவலர் நாற்றுய வசிகூடு முழவின் (புறம், 128 – 1, 2)

மன்றப் பலவின் மால்வரை பொருந்தியென் (புறம், 374 – 15)

மன்ற வேம்பின் மாச்சினை ஒண்டளிர் (புறம், 76 – 4)

மன்ற வேம்பின் ஒண்குழை மலைத்து (புறம், 79 – 2)

மன்ற வேம்பின் ஒண்பூ வுறைப்ப (புறம், 371 – 7)

என்னும் புறநானூற்று அடிகள் மூலம் அறியலாம். இங்ஙனம் ஊர்ப் பொது மன்றங்களில் பலர் கூடி வாதிடவும் கல்வி கற்கவும் பயன்படுத்தப் பெற்றிருந்தது என்பதை ஊகிக்க முடிகின்றது.

உணவாகப் பயன்படுவது பூ மட்டுமே. மற்றவை மருந்தாகும். வஸந்தகாலத்தில் இதன் பூ கிடைக்கும். பூவைப் பச்சையாகவும், காய்ந்ததாகவும் உபயோகிக்கலாம். காய்ந்த பூ நாட்பட வைத்திருக்கக் கூடியதே. பச்சையான பூவை வறுத்துக் காய்ந்ததை நெய்யிலும், எண்ணெயிலும் பொரித்தும் சேர்ப்பர். சுவையில் கசப்பானாலும் மற்றவற்றைச் சுவைத்து உண்ணச் செய்யும். அருசி, அன்னத்துவேஷம், எதுக்களிப்பு, வாந்தி, பித்தத்தால் தலைசுற்றுதல், எண்ணெய் அஜீர்ணத்தால் ஏற்படும் தலைசுற்றுதல், ஏப்பம் இவற்றை வேப்பம்பூ தணிக்கும். நெய் அல்லது எண்ணெயில் பொரித்துச் சாதத்துடன் பிசைந்து சாப்பிடலாம். கீரிப்பூச்சி ஆஸனவாய் அரிப்பு முதலியவற்றில் மிகவும் ஏற்றது.

காய்ந்த பூவை நெய்விட்டு வதக்கி உப்பு, சுட்ட பழம்புளி, வறுத்த மிளகாய், கறிவேப்பிலை இவைச் சேர்த்துத் துவைய லாக்கிச் சாதத்துடன் பிசைந்து சாப்பிடலாம். துவரம்பருப்பை வறுத்து வேகவைத்து வடித்த நீரில், சுட்ட புளியோ எலுமிச்சம் பழச்சாறோ சேர்த்து மிளகோ மிளகாயோ கூட்டி ரசம் வைத்துப் பொரித்த வேப்பம்பூவை அதில் கலக்கிச் சாப்பிட வாய் இலைத்துப்போதல், அருசி, வாந்தி, ஏப்பம் முதலியவை நீங்கும். கடும் நோய் நீங்கியபின் இரைப்பை சுறுசுறுப்படைய ஏற்ற பத்திய உணவு. பச்சையாக சேகரித்து லேசாக வறுத்துப் பொடித்து ஜலத்தில் வெல்லத்துடன் வேகவைத்துப் பச்சடி செய்து சாப்பிட ஜீர்ணத்திற்கும் வயிற்றுப்புண்ணை ஆற்றவும் ஏற்றது.

நிம்பவிருக்ஷஸ்ய புஷ்பாணி பித்தக்நாநி விசேஷத:
திக்தாநிச கிருமிக்நாதி ததா கபஹராணிச

சுவையில் கசப்பான வேப்பம்பூ பித்தத்தினால் வரும் கெடுதிகளை விசேஷமாய் போக்கும். வயிற்றில் ஏற்படும் கிருமிகளைக் கொல்லும். கப தோஷத்தையும் சமனம் செய்யும். வேம்பு தமிழ் வருஷப் பிறப்பு வரும் கோடை காலத்தில் பூக்கும்.

வருஷப் பிறப்பு தினத்தில் வேப்பம்பூ சாப்பிடுவது, சேர்த்து ரஸம் தயாரித்து சாப்பிடுவது தமிழகங்களில் ஸம்பிரதாயம். பூக்கும் காலத்தில் பூவை சேகரித்து வைத்துக்கொண்டு, முன் காப்பாக அடிக்கடி வேப்பம்பூ சேர்த்து ரஸம் தயாரித்து சாப்பிடுவது பழைய வழக்கம். இந்தப் பழக்கம் இருந்தால் குடலில் கிருமிதோஷம் (குடல் பூச்சி நோய்) வராமலே தடுக்கப் பட்டுவிடும். வேப்பம்பூ உலர்ந்தாலும் அதன் குணம் குறைவ தில்லை, சிறிது அதிகமாகிறது.

❋ ❋ ❋

கிழங்கு வகைகள்

கரணைக் கிழங்கு

கருணைக் கிழங்கு என்ற பெயர் இதற்கு உண்டு. கருணை உணர்ச்சிக்கும் இதற்கும் சம்பந்தமில்லை. சமைக்காதபடி இதை லேசாக விண்டு வாயிலிட்டாலோ, மேலே பூசிக் கொண்டாலோ பிடுங்கி எடுத்துவிடும். அலர்ஜி என்ற பயங்கர நிலை ஏற்படுத்துவதில் இதற்கு நிகர் இதுவே. சொறி சிரங்கு படை நமைச்சல் ஊரல் என்ற சரும நோய்கள் அனைத்திலும் இது சத்துரு. இது கருணை காட்டும் மூல நோயில் மலத் துவாரத்தின் முளைகளைச் சிறிது சிறிதாகக் கரைத்து மூலத்தை வேரோடு களைந்து குணப்படுத்தும். அதனால் அர்சோக்னம் என்ற பெயர். ஒரு மாதம் வரை வேறு உணவு ஒன்றையும் சாப்பிடாமல் கருணைக்கிழங்கை வேகவைத்து அப்படியே உணவாக ஏற்று நாவறட்சிக்கு மோர் மாத்திரம் சாப்பிட்டுவர மூலம் பூரண குணமடையும் என்று அனுபவமுள்ளவர்கள் கூறுவது உண்டு. உணவில் பெருமளவில் கருணைக் கிழங்கைப் புட்டவியலாக வேகவைத்து எண்ணெயும், உப்பும் மட்டும் சேர்த்து வதக்கிச் சாப்பிட்டு வருவது சற்றுக் கடுமை குறைந்த பத்திய முறை. கரணை கரணையாக விளைவதால் கரணைக் கிழங்கு.

நாட்டுக் கரணை, காட்டுக் கரணை என உருவத்தில் இரண்டிற்கும் வேறுபாடு உண்டு. காட்டுக்கரணையிலும் இரண்டு உண்டு. காறுக் கருணை, காறாக் கருணை என. காறாக் கரணையையே சேனைக் கிழங்கு என்கிறோம். மலையாளத்தில் காறாக் கரணை மலையாளப் பெயரான சேனைக் கிழங்கு என்ற பெயருடன் அதிகம் வழக்கிலுள்ளது. காறு கரணை மருந்துகளில் அதிகம் சேர்கிறது. காறாக் கரணையில் கார்ப்பும் நாக்கில் அரிப்பும் கிடையாது.

இதன் சுவை கார்ப்பு. உஷ்ண வீரியமுள்ளது. துவர்ப்புமுள்ளதால் ரத்தக் குழாய்களைச் சுருங்க வைப்பது. உணவாக இதன் தண்டையும் வேகவைத்துச் சாப்பிடுவது உண்டு. நன்கு வேகவைத்தால் கிழங்கிலுள்ள கார்ப்பு குறையும். மென்மையான தேகவாகுள்ளவர்களுக்கு வெந்ததுகூட காறல் தரும். ஆகவே புளி எலுமிச்சம்பழம் சேர்த்தே இதைச் சமைப்பர். புளிப்பே இதன் காறலுக்கு மாற்று. அவரை இலையையும், கொய்யா இலையையும் சேர்த்து வேகவைத்தாலும் காறல் குறையும்.

இதை வேகவைப்பதில் மூன்று முறைகள் உண்டு.

- சிறு துண்டுகளாக நறுக்கி ஜலத்திலிட்டு வேகவைப்பது,
- தோல் சீவிய முழுக் கிழங்கை அப்படியே இட்டிலி வேகவைப்பது போல ஆவியில் வேக வைப்பது,
- கிழங்கின்மேல் களிமண்ணை ஒரு விரல் கனம் பூசி லேசாக உலர்த்தி அடுப்பிலிட்டு எரித்து மண் சிவந்ததும் வெளியே எடுத்துத் தானாக ஆறியதும் மண் கவசத்தை நீக்கி எடுத்துக்கொள்வது.

மூன்றாவது முறையே மருந்துகள் தயாரிப்பதிலும், கரணை ஒத்துக்கொள்ளாதவருக்குக் கொடுப்பதற்கும். கிழங்குகளில் இது சுலபமாக ஜீர்ணமாவதுடன் வாயு கபக்கட்டுகளைப் போக்குவதுமாகும். மண் கவசத்திலிட்டுப் புட்டவியலாக வேகவைத்த கரணையைக் காடியில் ஓரிரு நாட்கள் ஊற வைத்துப் பின்னர் எண்ணெய் தாளித்து உப்பு சேர்த்து உபயோகிப்பது அதிகம் குணம் தரக்கூடியது. இப்படி காடி சேர்ப்பதற்கு பதிலாக கரணை விளையுமிடத்தில் கிழங்கைச் சுற்றி மண்ணைக் கெல்லி எடுத்துச் சுற்றி புளித்த சாதத்தைப் போட்டு மூடி விடுவதுண்டு. இவை எல்லாம் மூலத்தில் கரணையை உபயோகிக்கும் விசேஷ பத்தியமுறைக் கேற்றவை.

வீக்கத்தைக் குறைப்பதும் வலியை நிறுத்துவதும் இதன் முக்கிய குணங்கள். ருசி, பசி, ஜீரணசக்தி கீழ் வாயுவைத் தன் வழியே வெளிப்படுத்துவது, குடலில் கிருமி சேராமல் உணவு அழுகாமல் வெளியேற்றுவது, உடலில் கொழுப்பு அதிகமாகச் சேர்வதைக் குறைப்பது, கல்லீரலுக்குச் சுறுசுறுப் பூட்டுவது இவை எல்லாம் அதன் குணங்கள்.

அதே சமயத்தில் அதிக அளவில் சாப்பிடுவதால் தானும் ஜீர்ணமாகாமல் மற்றவைகளின் ஜீர்ணத்தையும் தடை செய்து வயிற்றில் உப்புசத்தை அதிகப்படுத்துவது இதன் துர்குணம். ரத்தத்தில் பித்தக் கலப்பை அதிகமாக்கித் தடிப்பு அரிப்பு இவைகளை அதிகப்படுத்தவதால் கரப்பான், சொறி, சிரங்கு

முதலிய சாதாரணத் தோல் நோய்களிலும், குஷ்டம், படை, மேக ஊரல் போன்ற கடும் நோய்களிலும் வியாதியை அதிகமாக்கி விடுகின்றது. ரத்தம் நீர்த்தும் ரத்தக் குழாய்களின் பலவீனத்தாலும், மேனோக்கியோ, கீழ்நோக்கியோ அடிக்கடி ரத்தக்கசிவு, ரத்தப்போக்கு ஏற்படுபவர்களுக்கும் இது கெடுதி தரக்கூடியது. மூலமுளைத் தடையால் ரத்தப்போக்கு உள்ளவர் களுக்கு மாத்திரம் இது அதிகம் நன்மை தருகின்றது.

புட்டவியலாக வேகவைத்த கிழங்கை உலர்த்தி இடித்த தூளைக்கொண்டு கஞ்சி வைத்துச் சீதபேதி உள்ளவர்களுக்குக் கொடுப்பதுண்டு. கூகைமா (ஆரோரூட்மா) போல வயிற்றுக் கடுப்பையும், சீதப்போக்கையும் குடல் வேக்காளத்தையும் குறைக்க வல்லது.

நாட்டுக்கருணையை விட சேனைக் கிழங்கு அதிகம் உணவாகப் பயன்படகிறது. அரிப்பு, கார்ப்பு முதலியவை அதில் குறைவாக இருப்பதே அதற்குக் காரணம். மூலவியாதிக்கு இதுவும் ஏற்ற உணவே. இதையும் நசுக்கி கட்டிகளுக்கு வைத்துக் கட்டுவது உண்டு. கட்டிகளைக் கரைப்பதில் சிறந்தது. இதை வேகவைத்து உலர்த்திப் பொடித்துக் கஞ்சியாக்கி சீதபேதியில் கொடுக்கக் கடுப்புக் குறையும்.

கூவைக்கிழங்கு – அரோரூட்

தென் கன்னடம், மலையாளம், இமாசலப்பிரதேசம், பீஹார் பகுதிகளில் அதிகம் பயிராகிறது. இந்தக் கிழங்கின் மாச்சத்தும், கோந்தும் வயிற்றுப்போக்குள்ள நிலையில் இரைப் பையிலும் குடலிலும் ஏற்படும் அழற்சியைப் போக்கி மலத்தைக் கட்டுபடுத்துகின்றன. உடலுக்கு வலிவுதரும் உணவும்கூட. கிழங்கைக் கழுவித் தோல் சீவி அரைத்து நீரில் கரைத்து அடியிற்தங்கும் மாச்சத்தை 2 – 3 தடவை நீர்விட்டுக் கலக்கி தெளிவிறுத்துக் கீழ்படியும் மாவை உலர்த்தி எடுக்கின்றனர். இதனைக் கஞ்சியாக்கிக் குழந்தைகளுக்குக் கொடுக்கலாம் சிறுநீரகம் – குடலழற்சியைப் போக்கும். பேதியை நிறுத்தும்.

சேம்பு

(கிழங்கு) பத்திய உணவல்ல, மருந்தின் வீரியத்தைக் கெடுக்கும் என்பர். உடல் தடிப்பு கரப்பான் நீர் அதிகமாகுதல், வாயுப்பிடிப்பு இவற்றை அதிகப்படுத்தும். இலையையும் தண்டையும் புளி சேர்த்துச் சமைத்துண்ண மூல வேதனை குறையும். புளிசேர்த்துச் சமைப்பதால் கிழங்கின் வாயு அதிக மாக்கும். சக்தி குறையும்.

பனங்கிழங்கு

நாரை எனும் பறவையின் நீண்ட கூரிய அலகு, இளம் மஞ்சள் நிறமான, நீண்ட கூம்பு வடிவம் கொண்ட பனங்கிழங்கு போலிருப்பதால், சத்திமுற்றப்புலவர் எனப்படும் சங்ககாலப் புலவர் ஒருவர் நாரையின் அலகுக்கு உவமையாகப் பனங் கிழங்கைப் பின்வருமாறு எடுத்தாண்டுள்ளார்.

> நாராய் நாராய் செங்கால் நாராய்
> பனம்படு பனையின் கிழங்கு பிளந்தன்ன
> பவளக் கூர்வாய் செங்கால் நாராய்...

பனம் விதைகள் முளைக்கும்போது, நிலத்துட் செல்லும் வேரில் மாப்பொருள் சேமிக்கப்பட்டுக் கிழங்காக உருவாகின்றது. இதுவே பனங்கிழங்கு ஆகும். ஒரு முனை கூராகவும், மறு முனை சுமார் ஒரு அங்குலம் விட்டம் கொண்டதாகவும் உள்ள ஒடுங்கிய கூம்பு வடிவான இக்கிழங்கு ஒரு அடி வரை நீளமானது.

பனம் பழங்கள் கிடைக்கும் காலங்களில் விதைகளைச் சேமித்து வைக்கும் மக்கள், உரிய காலத்தில் மண்ணைக் குவித்து மேடை போல அமைத்து, அதன்மேல் பனம் விதைகளைப் பரவி விடுவர். விதை முளைத்துக் கிழங்கு உருவானதும் அதனைக் கிண்டி எடுத்துப் பயன்படுத்துவர்.

பனங்கிழங்கைப் பச்சையாக உண்பதில்லை. உடனடியாக உண்பவர்கள் அதனை நீரில் இட்டு அவித்து உண்பர். கிழங்கை அவிக்காமல் நெடுக்கு வாட்டில் இரண்டாகக் கிழித்து, வெயிலில் காய விடும்போது, சிலநாட்களில் அது நீரை இழந்து, கடினமான ஒன்றாக ஆகும். இது 'ஒடியல்' என அழைக்கப்படுகின்றது. இதை அப்படியே உண்பதில்லை. இதனை மாவாக்கிப் 'பிட்டு, கூழ்' முதலிய உணவு வகை களைச் செய்யப் பயன்படுத்துவது வழக்கம். அவித்த கிழங்கை வெயிலில் காயவிட்டுப் பெறப்படும் பொருள் 'புழுக்கொடியல்' (புழுக்கிய ஒடியல்) எனப்படும். புழுக்கொடியலை நேரடி யாகவே உண்ணலாம். ஒடியல், புழுக்கொடியல் இரண்டுமே நீண்டகாலம் கெட்டுப்போகாமல் இருக்கக் கூடியன.

வள்ளிக் கிழங்கு

சிறு வள்ளி, சர்க்கரை வள்ளி என இருவகை. சிறுவள்ளி இனியது. பசி, மந்தம், கரப்பான், கபமிகுதி, மூல அழுத்தம் இவற்றைத் தரும். அதனால் நல்ல உணவுப்பொருள் அல்ல சர்க்கரை வள்ளி இருவகை. வெண்ணிறமுள்ளது, செந்நிறமுள்ளது குணம் ஒன்றே. இதுவும் மூலமுளையை அதிகப்படுத்தும்.

டாக்டர் எல். மகாதேவன்

வயிற்றிரைச்சல், வலி, வயிற்றுக்கடுப்பு, பசிமந்தம் தரக்கூடியதே. பத்திய உணவில் இனிய கிழங்கை ஆவியில் வேகவைத்து அல்லது சுட்டுத் தின்பர். பசி ஆற்றும்.

❋ ❋ ❋

பழ வகைகள்

அத்தி

இதில் சீமை அத்தி (தேன் அத்தி) என்றொரு வகை உண்டு. இதன் உலர்ந்த பழங்களே அதிகம் கடைகளில் கிடைக்கின்றன. இக்கனிகள் எளிதில் ஜீரணமாவதுடன் கல்லீரல், மண்ணீரல் முதலிய ஜீர்ண உறுப்புகளை நல்ல முறையில் சுறுசுறுப்புடன் இயங்கச் செய்யும். ஈரல் குலைகளில் கட்டி ஏற்பட்டுள்ள பெரியவர்களுக்கும், சிறுவர்களுக்கும் இக்கனிகள் ஏற்றவை. கல்லடைப்பு போன்ற தடங்கல்களை அகற்றி சிறுநீரை எளிதில் வெளிப்படுத்தும். ஆங்காங்குள்ள இறுகிய மலப்பொருள்களை இளக்கி மலமாகவும், வியர்வையாகவும் சிறுநீராகவும் வெளியேற்றி குடலை மெதுவாக்கிச் சுறுசுறுப்படையச் செய்யும். சிறுநீரில் சர்க்கரை நோய் உள்ளவர்கூட இதனைச் சாப்பிடலாம்.

உபயோகிக்கும் விதம்

1. பழங்களைப் பிரித்து விதை நீக்கித் தேனில் தோய்த்தோ கற்கண்டுத் தூளில் துவைத்தோ சாப்பிடலாம்.

2. பிரித்த பழத்தினுள் கற்கண்டுத் தூளை செலுத்தி இரவு பனியில் வைத்திருந்து காலையில் உண்டுவர உடல் உஷ்ணம் தணியும்.

3. அத்திப்பழம், பாதாம் பருப்பு, அக்ரோடு, பிஸ்தா, சாரப் பருப்பு, பூனைக்காலி விதைப் பருப்பு, ஆப்பிள் விதை, ஏலக்காய், கல்கண்டு இவற்றை 100 கிராம் வீதம் எடுத்துக்கொள்ளவும். பொடிக்கத்தக்கதை பொடித்தும், அரைக்க வேண்டியதை அரைத்தும் கலந்து, பசுநெய் (எருமை நெய்யும் நல்லதே) விட்டுப் பிசறி குங்குமப்பூ 2 கிராம் சேர்த்து ஒருவாரம் வைத்திருந்து பின்னர் 10 கிராம் அளவு தினம் காலையில் சாப்பிட்டு வர புஷ்டி பலம் வீர்யம் அதிகமாகும்.

4. பசுமையான பழங்களை 2 பங்கு ஜலம் விட்டுப் பிசைந்து கசக்கி பிழிந்து வடிகட்டிய சாற்றுடன் சர்க்கரை

சேர்த்துப் பானகமாக்கிச் சாப்பிடலாம். கோடை காலத்திற்கேற்ற பானகம். இந்த பானகத்தைச் சற்று தடிப்புள்ளதாக்கினால் ஜாம்.

5. பழங்களை இரவில் வென்னீரில் ஊறப்போட்டுக் காலையில் பிழிந்து வடிகட்டிச் சாப்பிடலாம். காங்கை குறையும். மலமிளகி வெளியாகும்.

இலந்தை

நாட்டு இலந்தை, சீமை இலந்தை என இது இரு வகைப் படும். இனிப்பும், புளிப்பும் உள்ள பழம். உடல் அசதியைப் போக்கும். பசியை உண்டாக்கும். அருசி, வாந்தி, மலக்கட்டு இவைகளைப் போக்கும். மலத்தை இளக்கும். காய்ந்து வறண்ட சளியை நெகிழச் செய்து வெளியேற்றும். இதனைக் கொட்டை நீக்கி உப்பு சேர்த்து உலர்த்தி வைத்துக்கொண்டு இலந்தை வடாமாக்கி அவ்வப்போது காலையில் சாப்பிட அருசி நீங்கி நல்ல பசி உண்டாகும்.

எலுமிச்சை

மந்திரம் செய்ய பில்லி, சூனியம் எடுக்க, பேய் விரட்ட, இறையருள் கூட்ட எலுமிச்சை ஏற்றது. எலுமிச்சை வெறும் சாதாரண கனியல்ல. மாம்பழம், வாழைப்பழம் போல் உண் பதற்காக மட்டும் உருவானதல்ல. அது ஒரு ஜீவனுள்ள கனி. கனிகளில் பறித்த பின்னும் ஜீவனுடன் இருப்பது எலுமிச்சை தான். அது மங்களகரமானது. மஞ்சள் நிறமே நேர்மறையான எண்ணங்களைத் தூண்டக்கூடியது. அந்த நிறத்தில்தான் எலுமிச்சை உள்ளது.

வேதங்களில் அதர்வண வேதத்தில் முதலில் தேவதைகள், அதிதேவதைகள் ஆகியவற்றிற்கு பரிகாரப் பூஜைகள் செய்யும் போது எலுமிச்சைப் பழத்தை பலியிடுவது வழக்கம். அதற்குக் காரணம், அந்தப் பழம் ஜீவனுள்ளதாக கருதப்படுகிறது. அதன் சக்திகள் அளப்பரியது. இன்னும் முழுமையாக புரிந்து கொள்ளப்படாது. மேலும் முன்பு வேறு ஜீவன்களை காவு கொடுத்து வந்த இடங்களில் அவைகளுக்கு பதிலாக எலுமிச்சையை பலி கொடுப்பதை பார்க்கலாம். அதேசமயம் யாராவது பெரியவர்களை பார்க்கப்போனாலும் அவர்கள் கையில் ஒரு எலுமிச்சையை கொடுத்து ஆசி பெறுவது இன்னும் வழக்கத்தில் உள்ளது. வீடுகட்டி குடிபோகும்போது நிச்சயம் எலுமிச்சை பழத்தை நான்கு திசைகளுக்கும் காவு கொடுப்பர். இது வாஸ்து தோஷத்தையும் போக்கும்.

டாக்டர் எல். மகாதேவன்

எலுமிச்சையில் வைட்டமின் சி, கால்சியம், பாஸ்பரஸ், மெக்னீஷியம், புரோட்டீன்கள், கார்போஹைட்ரேட் என உடலுக்குத் தேவையான பல்வேறு மூலக்கூறுகள் உள்ளன. ஒரு எலுமிச்சைப் பழச்சாறில் 5 விழுக்காடு சிட்ரிக் அமிலம் உண்டு. அடிக்கடி எலுமிச்சைப் பழச்சாறை அருந்துவதன் மூலம் உடலிலுள்ள தேவையற்ற நச்சுப் பொருட்கள் வெளியாவ துடன் குருதியும் தூய்மையாகிறது. எலுமிச்சையில் சிட்ரஸ் அதிக அளவில் உள்ளது. இதில் அதிகம் உள்ள வைட்டமின் சி உடலுக்கு பல்வேறு வகைகளில் பயனளிக்கிறது.

உடல் எடை இளைக்கவும் எலுமிச்சைப் பழச்சாறு துணை செய்கிறது. தினமும் காலையில் இளம் சூடான தண்ணீரில் எலுமிச்சைச் சாறையும், தேனையும் கலந்து அருந்தி வாருங்கள். மாற்றத்தை நீங்களே உணர்வீர்கள். உயர் குருதி அழுத்தம், தலை சுற்றல் போன்றவை நீங்க இதிலுள்ள பொட்டாசியம் சத்து உத்தரவாதம் அளிக்கிறது.

இலையைப் புளித்த மோருடன் ஊறவைத்து பழைய சோற்றில் ஊற்றி உப்பிட்டு காலையில் உண்டுவர உடல் வெப்பம் குறையும். பித்த சூடு தீரும். தழும்புகள் குணமாகும். எலுமிச்சம் பழச்சாறு அளவோடு மருந்தாகத்தான் பயன்படுத்த வேண்டும். இது சமையலில், உணவுகளுக்குச் சுவை சேர்ப்பதற் காகப் பயன்படுகிறது. ரத்த அழுத்தம் குறைந்து தலைச் சுற்றல் இருக்கும்போது எலுமிச்சை சாறைக் குடித்தால் உடனடியாக உங்களது ரத்த அழுத்தம் சமநிலையை அடையும்.

மேலும், எலுமிச்சை சாறு உடல் நோய் எதிர்ப்புச் சக்திக்கும் மிகுந்த பயன்தரும் ஒரு பானமாகும்.

வயிற்றில் புண் இருப்பவர்கள் எலுமிச்சை சாறை அதிகம் சேர்த்துக்கொள்ள கூடாது. எலுமிச்சம் பழத்தின் தோல், சாறு, விதை எல்லாமே பல வகைகளில் பயன்படுத்தப்படுகிறது. இதில் வைட்டமின் சி, ஏ, பி, சுண்ணாம்புச் சத்து, உலோகச் சத்து, சர்க்கரை, பாஸ்பரஸ், சிட்ரிக் அமிலம், மாலிக் அமிலம், புரோட்டீன், உப்பு, கொழுப்பு முதலியன அடங்கியுள்ளன.

நார்த்தை

நார்த்தை என்றவுடனே நம் மனத்தில் தோன்றுவது முதலில் ஊறுகாய்க்காகப் பயன்படும் புளிப்புள்ள காய்தான்.

புளிப்பு, தித்திப்பு, கசப்பு என்ற சுவை மாறுபாட்டாலும், தடித்த தோல், மெல்லியதோல் என்று வெளியமைப்பு மாறு பாட்டாலும், விதை இல்லாதது, விதை உள்ளது என்ற வகையிலும் சுளைகளின் அமைப்பாலும் இத்தனை மாறுபாடுகள் காண

கின்றன. இனிப்பிலும்கூட பழுக்காத காய் நிலையில் புளிப்பாகத் தான் இருக்கும். நன்கு பழுத்த பிறகும் குளிர்காலத்திலும் மழைக் காலத்திலும் சில புளித்துக்கொண்டு தானிருக்கும். இனிப்புடன் கலந்த புளிப்பு, கசப்புடன் கலந்த புளிப்பு, தனிப் புளிப்பு என மூன்றாகவும் பிரிக்கலாம். இனிப்புடன் கலந்த புளிப்புப்பழத்தையும் கால மாறுபாட்டால் புளிப்புத் தூக்கலாக உள்ளதையும் புளிப்பின் கடுமையைக் குறைத்து இனிப்பைக் கூட்டச் சிறிதுநேரம் வெந்நீரிலோ நீராவி படவோ வைத்திருப்பது வழக்கம்.

நார்த்தையுடன் உட்கொண்ட உணவு விரைவில் செரிமான மாகிவிடும். ஆனால் இது செரிமானமாக (மேல் வயிற்றை விட்டுக் கீழிறங்க) வெகுநேரமாகும். சாப்பிட்டு வெகுநேரமாகி மேல் வயிறு லேசான உணர்ச்சி வந்தபிறகும் இந்த ஊறுகாயின் மணமுள்ள ஏப்பம் வந்துகொண்டிருக்கும்.

கமலாப்பழம் பற்றற்ற ஞானியைப் போன்றது. தோலுடன் ஒட்டாது. சுளைகளும் உரித்தவுடன் தானே கட்டவிழ்ந்து நிற்கும். சாத்துக்குடிப்பழம் இதற்கு நேர் மாறுபட்டது. நன்கு இணைந்துள்ள தோலும் பிணைக்கப்பட்ட சுளைகளும் அதன் தனி அமைப்பு. இவ்விரு வகையும் நன்கு பழுத்த பிறகே நல்ல இனிப்பான நிலையில் சாப்பிடத்தக்கவை. அதேபோல் மெத்தென்ற தடித்த தோலினுள் பாதுகாக்கப்பட்ட மனங் கவரும் வண்ணத்தில் விளங்கும் பம்பிளிமாசின் சுளைகளும் நல்ல உணவே. இதில் இனிப்புக் குறைவான நிலையில் நேரிடையாகச் சர்க்கரை சேர்த்தே சாப்பிடுவது நல்லது.

கடும் நோய்வாய்ப்பட்டு நோயின் கடுமை தணிந்த பிறகு உடலில் தளர்ச்சியும் களைப்பும் நீங்க இவை நன்கு பயன் படுகின்றன. நாக்குத் தடித்தோ மறத்தோ சுவை உணர முடியாத படி இருத்தல், அதனால் சுவை உணராதபடி மனமுவந்து உணவேற்க முடியாத நிலையில் வாந்தி ஏற்படும். சுவையின்மை, உணவில் வெறுப்பு இவைகளை இது மாற்றிவிடுகிறது. உணவு உட்கொண்டதும் மேல் வயிறு இரைப்பை உள்ள இடம் கனத்து அசதி, உணவு சரிவர செரியாமல் உடல் பலவீனப்படுவது இவைகளைத் தடுக்கிறது. உணவு ஜீரணமாகும் நிலையில் ஜீர்ணத் திரவக் கலவை சீர்கெடுவதால் ஏற்படும் வயிற்று உப்புசத்தையும் அஜீர்ணமாக இளகலாகவோ குழம்பலாகவோ மலம் வெளியாவதையும் தடுக்கின்றது. முக்கியமாக இரைப்பை குடல் கல்லீரம் மணணீரல் நாக்கு இவைகளைச் சுறுசுறுப் படையச் செய்து சுத்தமாக்குவதில் இது பெரிதும் உதவுகின்றது.

துறிஞ்சிப்பழம் கர்ப்பிணிகளின் காலை உமட்டல், வாந்தி, தலை சுற்றுதல், அசதி முதலியவைகளைக் குறைப்பதில் நிகரற்றது.

இதன் சாறும் சர்க்கரையும் (இஞ்சியும் சிலர் சேர்ப்பர்) சேர்த்துப் பானகமாக்கி 1 – 2 ஸ்பூன் தினம் 5 – 6 வேளை சாப்பிடலாம். மாதீபல ரஸாயனம் என்று பிரசித்தமான பானகம் இந்தப் பழத்தாலானதே.

ஆரஞ்சு

தோலுடன் ஒட்டாத சுளை தனித்தனியே தானே பிரியும் கமலாப்பழம் (ஸந்தரா) சற்று புளிப்பும் குளிர்ச்சியும் மிக்கது. தோல் சுளை இணைந்து காணும் சாத்துக்குடிப் பழம் (மொசும்பி) கமலாப்பழத்தை விட நோய் நிலைகளிலும் ஆரோக்கிய நிலைகளிலும் அதிகம் ஏற்றது. மனக்களைப்பு சரீரக் களைப்பு இரண்டையும் போக்கவல்லது. நல்ல ஜீர்ணசக்தி ருசி தரும். உமட்டல், பிரட்டல், மயக்கம் நீக்கும். கொழுப்பு மிக்கவர்கள் இதை அதிக அளவில் பழமாகவோ பழரசமாகவோ சாப்பிடலாம். உடலின் திடம் காட்டும் எலும்பின் சக்தியும் தோலின் சக்தியும் அதிக அளவில் இந்தப் பழரசங்களைச் சாப்பிடுவதால் குறையும்.

கொய்யாப்பழம்

இனிப்புள்ளது. பலம் வீர்யம் தரும். மலத்தைக் கழிக்கும். தலைச்சுற்றுதல், மயக்கம், அருசி, மந்தம், வாந்தி, வயிற்றுப்புசம், கரப்பான் ஏற்படுத்துமாதலால் இந்நோய்களால் பாதிக்கப் பட்டவர்களுக்கு ஏற்றதல்ல. சர்க்கரை சேர்த்துச் சாப்பிட பாதிப்பு குறையும். இதனால் ஏற்படும் வாந்தியை இதன் இலைக் கஷாயம் போக்கும். கரணைக் கிழங்கின் காரல் நீக்க இதன் இலையைச் சேர்த்து வேகவைப்பது உண்டு.

கோவை

பழங்கள் செந்நிறமாக இருக்கும். பெண்களின் உதடுகளை இந்தப் பழத்திற்கு ஒப்பிடுவர் புலவர்கள்.

இளங்காயை வாயிலிட்டு மென்று துப்பினால் வாய்ப்புண் ஆறும். காயைச் சமைத்துச்சாப்பிட அருசி, கொதிப்பு நீங்கும். கரப்பானில் ஏற்றது. இதன் வற்றலை எண்ணெய் அல்லது நெய்யில் பொரித்துச் சாப்பிடலாம்.

இதன் இலையையோ இலையின் சாற்றையோ சேர்த்துக் காய்ச்சிய எண்ணெய்யை உடலில் பூசலாம். படை சொரி, சிரங்கு புண் ஆறும்.

திராக்ஷைப்பழம்

அங்கூர் என்பர். சிறிதாக விதையின்றி இருப்பது கிஸ்மிஸ். புளிப்பும் தித்திப்பும் கொண்டதாக இருவகை உண்டு. கருஞ்

சிகப்பு, சிகப்பு, வெளிர்பச்சை நிறங்களில் காணும். இவற்றில் புளிக்காதவையும் காய்ந்த பழங்களும் எல்லோருக்கும் ஏற்றவை. புளிப்பவையும் காய்ந்ததும் தலைச்சளி, மார்ச்சளி பிடிப்பவர்க்கு ஏற்றதல்ல. புளிக்காத காய்ந்த பழங்கள் உணவிற்கு முன் பின்னும் உணவுடனும் சாப்பிட ஏற்றவை. சூகாழை சளி பிடிக்க விடாது. சளி இறுகியுள்ள வறட்டு இருமல்களில் சளியை இளக்கி வெளிக்கொணரும். மலத்தை இளக்கி வெளிக் கொணரும். கல்லீரல் – மண்ணீரல் – ஜீர்ண உறுப்புகள் இதயத்திற்கு வலிவைத் தரும். காங்கையைத் தணிக்கும். நோயால் நலிந்தவர், களைத்தவர், உடல் வற்றியவர், ரத்தக் குறைவுள்ளவர், குடலில் அழற்சியுள்ளவர்க்கு இது ஏற்றது.

காய்ந்த திராக்ஷையை நெய்யில் பொரித்துச் சாப்பிடப் பசி அடங்கும். பட்டினியால் ஏற்படும் வயிற்றுக் கொதிப்பு அடங்கும். கபம் இறுகி வரண்டு வரும் இருமல் குணமாகும். பன்னீரில் ஊறவைத்துப் பிழிந்து வடிகட்டிச் சாப்பிட பலவீனத் தால் ஏற்படும் இதயப்படபடப்பு, அதிக இதயத்துடிப்பு அடங்கும்.

உலர்ந்த திராக்ஷையைப் பயன்படுத்துவது மிகவும் நல்லது. திராக்ஷயில் சுண்ணாம்புச் சத்து, இரும்புச் சத்து ஆகியவை இருப்பதாக மேல்நாட்டு மருத்துவ விஞ்ஞானிகள் கூறுகின்றனர்.

நாவற்பழம்

இதுவும் ஆக்னி மந்தம் ஏற்படுத்தக்கூடியதே. வாயு தேகிகளுக்கு உடல் நோவும் அதிகமாகக் கூடும். இதனால் அதிக அளவில் சிறுநீர் வெளியாகும்போது அதைக் குறைக்கவும் அதனால் ஏற்படும் நாவறட்சியைப் போக்கவும் இது பயன் படுகிறது. சர்க்கரை நோய்க்கு இது மருந்து, ரத்தத் தாதுவையும் சுக்கிலத் தாதுவையும் அதிகமாக்கும் தன்மை படைத்தது.

பப்பாளிப் பழம்

35 கிராம் இறைச்சியைச் செரிப்பதற்கு ஒரு கிராம் பப்பாயின் போதும் என்கிறார்கள் ஆராய்ச்சியாளர்கள். அதனால்தான் மாமிச உணவுத் தயாரிப்புக்களை மென்மைப்படுத்த பப்பாயின் பயன்படுத்தப்படுகின்றது. இந்த பப்பாயின் நொதிமம் பழுக்காத பப்பாளிக் காயில் நிறைய இருக்கிறது. பப்பாளி இலை, தண்டு போன்றவற்றில் கொஞ்சம் இருக்கிறது. குடல் புண், அஜீர்ணம் போன்ற வயிற்றுக் கோளாறு உள்ளவர்கள் பப்பாளிக்காய் சாப்பிடலாம். மேலும் உணவுச் சத்துக்களை உறிஞ்சக்கூடிய ஒரு வகையான ஒட்டுயிரிகள் நமது குடலில் சிலசமயம் வளர்கின்றன. அவற்றை இந்தப் பப்பாயின் நொதிமம் கட்டுப் படுத்துகின்றது.

இனிய பழம். மலமிளக்கி, வலியூட்டி சிறுநீரை அதிகம் வெளியாக்கும். மூலத்திற்கு இது நல்லது. இதனை உலர்த்திச் சாப்பிட ஈரல்குலை வீக்கம் தணியும். பிஞ்சுக்காயைக் கீறிவிடப் பால் வடியும். தொண்டைப்புண், நாக்குப்புண் இவைகளில் தடவலாம். புண் ஆறும். உள்ளுக்குச் சாப்பிடப் புழுக்கள் வெளியாகும். வியர்வைக்குருவில் தடவ அது தணியும். காயைத் தோலைச் சீவி நீக்கிச் சமைத்து உண்பதுண்டு. தாய்ப்பாலைப் பெருக்கும். மாதவிடாய் தாமதத்தைப் போக்கும். கர்ப்பிணி களுக்கு ஏற்றதல்ல.

சர்க்கரை நோய் உள்ளவர்களுக்கு கூட மருத்துவர்களால் பரிந்துரைக்கப்படுகிறது.

பப்பாளியில் பீட்டா கரோட்டின் என்ற சத்தும் ஏராளமாக காணப்படுகின்றது. இது சில வகையான புற்றுநோய்கள் ஏற்படுவதைத் தடுக்கிறது. பப்பாளியில் பல்வேறுவிதமான என்சைம்கள் காணப்படுகின்றன. இதிலுள்ள 'பப்பாயின்' என்ற என்சைம் மிகச்சிறந்த செரிமான ஊக்கியாக செயலாற்று கிறது. இது உணவிலுள்ள புரதச் சத்தானது எளிதில் செரிக்க உதவுகிறது. எனவேதான் இறைச்சியை மென்மையாக வேக வைப்பதற்கு பப்பாளிக்காய் துண்டுகளையும் உடன் சேர்த்து சமைக்கும் பழக்கம் நமது நாட்டில் உள்ளது.

பலா

காய் – பழம் – கொட்டை

மா, பலா, வாழை மூன்றும் முக்கனிகள். பலாவில் பல இனங்கள் உண்டு.

பலாக்காய்

சிறுகாய் பலாமுசு எனப்படும். பலாமுசு எளிதில் ஜீர்ண மாகாது. காய்கறியாகச் சமைத்து உண்பர். எரிச்சல் அடங்கும். ஆண்மை வளரும். வயிற்றுவலி ஏற்படும். பழம் மிகச்சிறந்த உணவு. நெய் தேனுடன் சாப்பிட எளிதில் செரிக்கும். மாந்தப் பண்டம் என ஜீர்ணசக்தி இல்லாதவர் இதனைத் தவிர்ப்பர். உணவுடன் சேர்த்து உண்டாலும், அளவுடன் வேளையில் ஜீர்ணசக்தி அறிந்து உண்டாலும் நல்ல புஷ்டி தரும் உணவு. நெய்ப்பு, குளிர்ச்சி, வீர்யக்கட்டு தரக்கூடியது. கக்குவானில் இருமலைக் குறைக்கத் தேனில் துவைத்துக் கொடுப்பர். பலாப் பழம் தின்பதால் ஏற்படும் அஜீர்ணத்திற்குப் பலாக்கொட்டையே மருந்து. கொட்டையை வறுத்துப் பொடித்து உப்பு, ஓமம் சேர்த்துச் சாப்பிட பலாப்பழ அஜீர்ணம் விலகும்.

பலாக்கொட்டையை வறுத்தோ, சுட்டோ தின்னலாம். வயிற்றில் விரைப்பு – கடுமையான வலி, விலாப்புறங்களில் பள்ளத்துடன் ஏற்படும் இழுப்பு முதலியவை ஏற்படக்கூடும். மிகக் குறைந்த அளவில் உணவுடன் கூட்டிச் சாப்பிடலாம்.

பலாப்பழம்

இனிப்புள்ள இப்பழம் பல பிணிகளை உண்டாக்கும்.

வாழையைவிடப் பலமடங்கு மந்தம் ஏற்படுத்தக் கூடியது. வாழையும் பலாவும் மாந்தப் பண்டங்கள் என சிசுக்களுக்கு ஏற்றவையல்ல என்பர். இதனால் விளையும் மந்தத்தை மாற்றத் தேனும் நெய்யும் சேர்த்து உண்பதுண்டு. வேர்க்கடலைக்கு வெல்லத்தைப் போலப் பலாவின் மந்த விஷத்தைத் தேனும் நெய்யும் ஓரளவு மாற்றக்கூடும். உணவுடன் சேர்த்து உண்பது, அளவறிந்து உண்பது, வேளையறிந்து உண்பது, ஜீர்ண சக்தி அறிந்து உண்பது என்ற முறையுடன் ஏற்க இது நல்ல புஷ்டி தரும் உணவு. கரப்பான் உள்ளவர்க்கு ஏற்றதல்ல.

பனம்பழம்

நுங்கு – கற்கண்டு – வெல்லம் – கிழங்கு.

நுங்கின் உள்ளே உள்ள ஜலம் வியர்வைக் குரவையும் தோல் வரண்டு அரிப்பதையும் போக்கும். தோலுடன் இளம் நுங்கைச் சாப்பிட வயிற்றுக்கடுப்பு நீங்கும். உணவிற்குப் பின் ஏற்க நல்லது. நல்ல பசியுள்ளபோது சாப்பிட வயிற்றுவலி, கடுப்பு, தலைசுற்றுதல் ஏற்படலாம். அதிக அளவில் தொடர்ந்து சாப்பிட கரப்பான், சொரி, சிரங்கு, மலக்கட்டு ஏற்படலாம். நுங்கு இனியது, சிறுநீர் பெருக்கும். உள் அழற்சியை ஆற்றிவிடும், புஷ்டி தரும்.

நொங்கு

தினந்தோறும் சாப்பிட ஏற்றதல்ல, குளிர்நாட்களிலோ பனி நாட்களிலோ சாப்பிட ஏற்றதல்ல. பசியுள்ளபோது சாப்பிட ஏற்றதல்ல. நல்ல கோடையில் பிற்பகலில் ஊணவிற்குப்பின் நாவறட்சியும் காங்கையும் நீங்குவதற்குச் சாப்பிடுவது நல்லது. கரப்பான், மலபந்தம், பித்தவாயு உபரத்திரவமுள்ளவர்களுக்கு ஏற்றதல்ல. தோலுடன் உள்ள இளம் நொங்கைச் சாப்பிட சீதபேதி நிற்கும்.

பேரீச்சம்பழம்

இது காயாகவும் பழமாகவும் பாடம் பண்ணி நமக்குக் கிடைக்கின்றது. உடலிலுள்ள கபதாது தீர்த்து வெளியாவதைத்

தடுத்துப் பலத்தைத் தரக்கூடியது. பசி தீர்க்கும் மலத்தை இளக்கும். வாயில் ஜலம் ஏறுதலையும் அதிக அளவில் சிறுநீர் வெளியாவதையும் தடுக்கும். புஷ்டி தரும். வெயில் மிக்க பிரதேசங்களில் ஏற்ற உணவு. இதனால் பித்தரோகம், நீரிழிவு, மலபந்தம் போகும்.

புளி

புளிய மரத்திலிருந்து விளைபவைகளில் காயும் பழமும் உணவாகப் பயன்படுவது. கொட்டை முதிராத பிஞ்சுக்காய், விதை நீக்கிய பழம் இரண்டும்தான். இலை, பூ, கொட்டை, பட்டை இவை மருந்தாகப் பயன்படுபவை. விதை நீக்கிய புதிய புளி ஆரோக்கியத்தைக் கெடுத்துவிடும். ஆகவே பழுத்து விதை நீக்கி 3 – 6 மாதம் பானைகளில் வைத்திருந்த பின்னரே உபயோகிப்பதுண்டு. பிரசவித்த மாதருக்கும் கடும் நோயிலிருந்து விடுபட்டவர்க்கும் பத்திய உணவிற்காக ஓராண்டுக்கு மேல் பழையதாக ஆக அதிலுள்ள கடும் புளிப்பு மாறி இனிப்புடன் கூடிய புளிப்பு தோன்றும். நிறமும் கொஞ்சம் கொஞ்சமாகக் கறுத்துவிடும். பொதுவாய் காயும், பழமும் புளிப்புச் சுவையுள்ளது. நல்ல உஷ்ண வீர்யம்.

கொட்டை முதிராத புளியம் பிஞ்சு சற்றுத் துவர்ப்புடன் கூடிய புளிப்புடனிருக்கும். துவையலாக அரைத்து உபயோகிக்க நல்லது. கர்ப்பிணிகள் இதை விரும்பிச் சாப்பிடுவர். அவர்களுக்கு ஏற்படும் மசக்கை உபத்திரவங்களைக் குறைக்கும். ருசி, பசி, உற்சாகமளிக்கவல்லது. பித்த கோபத்தைக் குறைக்கும். வயிற்றில் வாயு சேரும்.

புதுப்புளிக்குப் பலவிதத்திலும் மாறுபட்டுள்ள குணமுள்ளது பழையபுளி. விதை கோது நீக்கி மூன்று மாதத்திற்குக் குறையாமல் பானைகளிலிட்டு மூடி வேடுகட்டிவைப்பதும் அடிக்கடி வெயிலில் வைப்பதும் பழமை சீக்கிரம் உண்டாக உதவும்.

தகர டின், அலுமினிய டின் முதலிய உலோக பாத்திரங்கள் புளி வைக்க ஏற்றவை அல்ல. மரம், மண், பீங்கான் இவை களாலான பாத்திரங்கள் நன்கு மூடி பொருந்துபவையாக அமையப்பெற்றவையே நல்லது. வாந்தி, சூலம், கபரோகம், வறட்சி முதலியவைகளில் மிகவும் உதவுகின்றது. வாதபித்த கபநோய் எல்லாவற்றிலும் சிற்சில குறிப்பிட்ட நிலைகளில் தவிர மற்றவைகளில் பத்தியமாகக் கூடியதே. ஆகவே உணவில் புளிப்பு அம்சம் சேர்ந்து ஜீர்ணத்திரவங்கள் சக்திபெற்று நல்ல ஜீர்ணம் ஏற்பட பழைய புளி தினசரி உணவுப் பொருள்களில் முக்கியத்துவம் பெறுகிறது.

புளிச் சேரக்கூடாத நிலைகள்

புளிப்பு மிகுதியால் ஜீர்ணம் கெட்டு வலி வேக்காளம் புண் ஏற்பட்ட நிலை, தசைகளிலுள்ள கொழுப்பு நீர்த்து வறண்டு உடலில் சூடு குறைந்து வாதரோகங்கள் ஏற்பட்ட நிலை, குடலில் வேக்காளம் மிகுந்தோ, பரபரப்பு மிகுந்தோ, குடல் ஓட்டம் ஏற்பட்டோ, கிரஹணி போன்ற மல இளக்கம் அதிகமாக இருக்கும் நிலை, ரத்தமும் ஊன் நீரும் கெட்டு அரிப்பு, சினப்பு, எரிச்சல், அதிகமாகும் நிலை, அக்கி, கரப்பான், ஊரல் முதலிய தோல் நோய்கள் உள்ள நிலை. பொதுவாக புளிப்பு தவிர்க்க வேண்டிய நோய்கள். இவைகளில் புளி தவிர்க்க வேண்டி வரும்.

மா

வடு – காய் – பழம் – வித்து

பிஞ்சு துவர்ப்புமிக்கது. காயில் இனிப்புத் துணையுடன் பழத்தில் தித்திப்பு காரல் துணையுடன், பருப்பு துவர்ப்பு மிக்கது. எல்லாமே சூடு தரக்கூடியது. மாம்பருப்பு மட்டும் குளிர்ச்சி தரும்.

பிஞ்சு (மாவடு) அருசி, வாந்தி, பசிமந்தம் இவைகளை நீக்கும். தாய் தன் பரிவால் ஊட்ட இயலாத உணவை மாவடு தன் சுவையால் ஊட்டும் என்பர். காய் இதற்கு எதிரிடை எனலாம். வயிற்றில் உஷ்ணத்துடன் வாயு, சிரங்கு, ஆறாத விரணம், சருமவெடிப்பு, பற்கூச்சம், பசிமந்தம், கடைவாய்ப்புண் இவற்றை அதிகமாக்கும் நல்ல இனிய காய் மலமிளக்கும், ருசி தரும். தூள் சேர்ந்து மணக்கும். நல்லபசி ருசி தரவல்லது. பழம் மிகச்சிறந்த பசி உணவு. முப்பழங்களில் ஒன்று. நல்ல புஷ்டியும் பலமும் தரும். உடலில் நமைச்சல், மார்பு எரிவு, கண்ணோய், கரப்பான் உள்ளவர்க்கு ஏற்றதல்ல. அளவில் அதிகமாகச் சாப்பிடப் பசி மந்திப்பதுடன், குடலில் அதிக நேரம் தங்கிப் புளித்து வேக்காளத்தை உண்டாக்கி உஷ்ணவாயு, சீதபேதி, குடல் அழற்சியால் ஏற்படும் பேதி இவற்றை உண்டாக்கும். மாம்பழம் ஒத்துக்கொள்ளாத குடல்வாகுள்ளவர் கூட அளவுடன் உணவோடு ஏற்றல் சிரமம் தருவதில்லை. பாலுடன் சாப்பிட இதன் சூடு தணியும் என்பது அனுபவம். காய்ச்சிய பசுவின் பாலை முன் சாப்பிட்டுப் பின் பழத்தைச் சாப்பிடுவது முதியவர்களின் அனுபவம். ஒரே சாதிப் பழத்தைக் குறிப்பிட்ட வேளையில் பாலுடன் தொடர்ந்து சாப்பிட சிறந்த ரஸாயனமாகி இதயநோய், மலச்சிக்கல், இளைப்பு மறையும். ரத்தவிருத்தி, உற்சாகம், தெம்பு அதிகமாகும். முழுவதும்

செயற்கையாகப் பழுக்கவைத்த பழத்தைவிடச் சிறிது தானே பழுத்தவற்றைச் செயற்கையாகப் பழுக்க வைத்தால் ருசி கூடும்.

மாம்பருப்பை பச்சையாகவோ, உலர்த்தியோ கருவேப் பிலை சேர்த்தரைத்து குழம்பு வைப்பர். துவையலாக்குவர். மோரில் கரைத்துச் சாப்பிடுவர். வாந்தி, குடல், பலவீனம், விட்டு விட்டுப் பேதிக்கு ஆளாவது. நெஞ்செறிவு முதலியவற்றில் இது மிகவும் ஏற்ற பத்திய உணவு. மாம்பருப்பை தூள் செய்து லேசாக வறுத்துத் தேனுடன் சாப்பிட வயிற்றுக் கடுப்பு, சீதபேதி, ரத்தபேதி நிற்கும். குடல் வலிவின்மையால் அடிக்கடி பேதி ஆகிக்கொண்டிருப்பவர் மாம்பருப்பு 100 கிராம், கசகசா லேசாக வறுத்தது 50 கிராம், சுக்கு 20 கிராம், ஓமம் 20 கிராம் சேர்த்துத் தூளாக்கி மோரில் கரைத்துச் சாப்பிடக் குடல் வலிவு பெற்றுப் பேதி நிற்கும்.

மாம்பழம்

நல்ல தாதுபுஷ்டியும் பலமும் தரும் சிறந்த பழம். பசி நீக்கிப் புஷ்டி தருவதிலே நிகரற்றது. உடலில் நமைச்சல், மார்பு எரிவு, கண்ணோய், கரப்பான், கிரந்தி உள்ளவர்கள் இதைத் தவிர்ப்பதும் அதிக அளவில் உண்ணாமல் இருப்பதும் நல்லது. அதிக அளவில் ஏற்க பசி மந்திக்கும். குடலில் தங்கி வேக்காளத்திற்கு இடமளித்து உஷ்ணவாயு, சீதபேதி, பித்தாதி ஸாரம் இவைகளுக்கு இடமளிக்கும். மாம்பழம் ஒத்துக் கொள்ளாதவர்கூட அளவுடன் உணவின் நடுவில் ஏற்கச் சிரமம் ஏற்படுத்துவதில்லை.

பால் சேராதவர்கள் மாம்பழத்தின் ரசத்துடன் பாலை சாப்பிட்டால் சீக்கிரம் ஜீரணமாவதுடன், பாலின் நல்ல குணங்களும் அவர்களுக்கு கிடைக்கின்றன. க்ஷயம், வயிற்றுக் கோளாறு உள்ளவர்கள் முறைப்படி மாம்பழத்தை உபயோகித்தால் நல்ல ஆரோக்கியத்தை அவர்கள் நிச்சயம் பெறுவார்கள்.

மாம்பழத்தை ஊபயோகிக்கும் முறை: மாம்பழத்தை சாப்பிடும் சமயம் மாம்பழம், பால் இரண்டைத் தவிர மற்ற எந்த ஆகாரத்தையும் உட்கொள்ளக் கூடாது. மாம்பழத்துடன் காய்ச்சிய பசும்பால் தான் சேர்த்து உட்கொள்ள வேண்டும். க்ஷய நோய் கண்டவர்கள் வெள்ளாட்டு பாலுடன் சேர்த்து மாம்பழத்தை சாப்பிட வேண்டும்.

- பால் காய்ச்சசப்பட்டு வெதுவெதுப்பான நிலையில் இருக்க வேண்டும். மாம்பழம் அதிகம் பழுத்து கொழ கொழப்பாகவும் சிறிது பழுத்தும் பழுக்காமலும் இருக்கக் கூடாது.

- உயர்ந்த ஜாதியான மல்கோவா, நடுச்சாலை போன்ற மாம்பழங்களையே உபயோகிக்க வேண்டும். இவை களிலும் மாறி மாறி உட்கொள்ளாமல் ஏதாவது ஒரே ஜாதியான மாம்பழத்தைத் தொடர்ந்து உபயோகித்தால் தான் அவைகளின் நல்ல குணங்களை நாம் அடைய முடியும்.
- முதலில் காய்ச்சிய பசும்பாலை அருந்தி விட்டு, குளிர்ந்த தண்ணீரில் கழுவி வைத்துள்ள மாம்பழத்தின் காம்பை நறுக்கி எடுத்து, அவ்விடத்தில் வெளிக்கிளம்பும் பாலுடன் கூடிய ரசத்தை வெளித் தள்ளி பிறகு ரசத்தை உறிஞ்சி உட்கொள்ள வேண்டும்.
- ஜீரண சக்தியை அனுசரித்து காய்ச்சிய பசும் பாலையும் மாம்பழ ரசத்தையும் குறைத்தும் கூட்டியும் சாப்பிடலாம்.
- எக்காரணத்தை முன்னிட்டும் மாம்பழம் சாப்பிட்டு விட்டு பால் சாப்பிடுவது கூடாது. ஆரோக்கியத்திற்கு உகந்தது அல்ல என்று சில அனுபவமுள்ளவர்கள் கூறுகிறார்கள்.
- இவ்விதம் ஒரு மாதமோ அல்லது இரண்டு மாதமோ தொடர்ந்து சாப்பிட்டு வந்தால் ஜீரண சக்தி அதிக மாவதுடன், மலச்சிக்கல், க்ஷயம், இளைப்பு, ஹிருதய ரோகங்கள் யாவும் மறைந்து ரத்தவிருத்தி, சுக்கில விருத்தி, உற்சாகம், புதுத்தெம்பு உண்டாகும்.

மாம்பழத்தையே அளவுக்கு அதிகமாக முறை தவறி உட்கொண்டால் ஜீரண சக்தி குறைவு, விஷம ஜ்வரம், ரக்த தோஷங்கள், மலச்சிக்கல், கண்பார்வை மங்கல் உண்டாகும். இந்த குணங்கள், புளிப்பு மாம்பழங்களால் உண்டாகக் கூடியது என்றும், நல்ல இனிப்புள்ள மாம்பழங்களால் இவ்வித கெடுதல்கள் வராது என்றும் சிலர் கருதுகின்றனர்.

மாதுளை பழம்

இனிப்பும், புளிப்பும், புளிப்பும் இனிப்புமாக மூன்று வகை. புளிப்புள்ளவைகளில் பத்திய உணவாக ஏற்கத்தக்கது மாதுளையும் நெல்லிக்கனியும். புளிப்பு மாதுளை ஜீர்ண சக்தியைக் கொடுத்துக் குடல் அழற்சியைப் போக்கும். குடலின் இயற்கை அசைதலைச் சீராக்கும். இனிப்பு மாதுளை சரீரத்தின் காங்கையைப் போக்கும். நல்ல ரத்தவிருத்தி தரும். காதடைப்பு, மயக்கம், தலைசுற்றுதல், வாந்தி, நாவறட்சி, வாயில் அதிக நீர்ச்சுரப்பு, கசப்பு, விக்கல் முதலிய நிலைகளில் பலவீனத்தை உடன் மாற்றி உபாதைகளைக் குறைக்கும், மலட்டை நீக்கும்

என்பதும் இதன் சிறப்பு. தானே வெடித்த பழத்தைச் சாறு பிழிந்து கற்கண்டு சேர்த்துச் சுவைத்துச் சாப்பிட உடல் காங்கை நீங்கும். உடலில் புத்துணர்ச்சி நிரம்பும். பழச்சாற்றுடன் சர்க்கரை சேர்த்துப் பானகமாக்கிச் சாப்பிடலாம். அழற்சி எரிச்சல் நீங்கும். மணிகளின் சாற்றை உறிஞ்சிவிட்டு விதையையும் மென்று சாப்பிட வயிற்றுக்கிருமி வாயுத்தடை, ஜீர்ணத்தில் தாமதம், எதுக்களிப்பு முதலியன நீங்கும். குடல் வலிவுபெற விதை பெரிதும் உதவுகிறது. சுக்கிலம் நீர்க்காதிருக்கச் செய்யும். நீர்க்கடுப்பைக் குறைக்கும். பழத்தோலை உலர்த்தித் தூளாக்கி மோருடன் சாப்பிடலாம். அல்லது துவையலாக்கிச் சாப்பிடலாம். குடல் வலிவு பெறும். கிருமி நீங்கும். பசி ருசி சீராகும். பேதி நிற்கும். பழத்தோலை உலர்த்திச் சாக்கட்டியுடன் தூளாக்கிப் பற்பொடியாக்கிக் கொள்ளலாம். பற்களில் சீழ், எகிறு அழற்சி நீங்கும். ருசி தரும்.

❋ ❋ ❋

தாளிதம் செய்யப் பயன்படுத்தும் பொருட்கள்

கடுகு

கடுகு சிறுத்தாலும் காரம் குறையாது. உணவிற்கு மணம் ஊட்டும் பொருள்களில் இது முன் நிற்கிறது. தமிழ்நாட்டில் விதைதான் அதிகம் உபயோகிக்கப் பெறுகிறது. கீரையை ஆந்திரத்தில் அதிகம் பயன்படுத்துகிறார்கள். கீரை விதை, அதன் எண்ணெய் இந்த மூன்றையும் வங்காளிகளும் ஒரிஸாவில் சிலரும் அதிகம் உபயோகிக்கின்றனர். தமிழர் நல்லெண்ணெய், தேங்காய் எண்ணெய், கடலை எண்ணெய் இவைகளை உபயோகிப்பதைப் போல, வங்காளிகள் தேய்த்துக் குளிப்பதற்கும் உணவுப்பொருளாகவும் கடுகெண்ணெயை உபயோகிக்கின்றனர். தமிழ்நாட்டின் வெப்ப தட்ப நிலைக்கு கடுகெண்ணெய் பொதுவாக ஒத்துக்கொள்வதில்லை. சில வாத நோய்களிலும் சரும நோய்களிலும் மேல் உபயோகத்திற்கு மட்டும் இதை வைத்தியர்கள் உபயோகிக்கின்றனர்.

கடுகை கிருமி முதலியவைகளை ஓட்ட தூபப் பொருளாகவும் ஹோமப் பொருளாகவும் உபயோகிப்பர். இதற்குப் பெருங்கடுகு தான் அதிகம் ஏற்றது. ஹோமம் செய்யும் போது வெடித்து சிதறுமளவிற்கு கிருமி பாதை விலகும் என்பர்.

சுவையில் முதலில் உணரப்படுவது கைப்பு. பின் உணரப் படுவது காரம். நல்ல சூடான பொருள். அது பட்ட இடத்தில் சூடு அதிகமாகும். உணவில் தாளிதப் பொருளாகவோ, வாசனைப் பொருளாகவோ சேர்க்கப்பட வயிற்றில் சேர்ந்தவுடன் நன்கு

பசியைத் தூண்டி ஜீர்ணம் செய்ய வல்லது. வயிற்றில் வாயு, சேராமல் சுறுசுறுப்புடன் குடலை இயங்கச் செய்யும். இதைப் பச்சையாகச் சேர்த்தரைத்த உணவுப் பொருளை அடிக்கடி சாப்பிட வயிற்றில் வேக்காளம் ஏற்படும். அதிகமாக மணமூட்டும் பொருளாகவும் வாயில் சுவைகாட்டிப் பசி தூண்டியுமாகவே இதை அதிகம் உபயோகிப்பர். அதன் தீக்ஷ்ண – உஷ்ண குணத்தைக் குறைத்து இரைப்பைக்கேற்றதாக்க இதை எண்ணெய் அல்லது நெய்விட்டுப் பொரித்துச் சேர்ப்பது வழக்கம்.

பத்திய உணவு கூறும்போது வைத்தியர் கடுகு எண்ணெய் நீக்கச் சொல்வார். அவர் கொடுக்கும் மருந்து கடுகைப் போன்றோ கடுகைவிட அதிகமாகவோ காரமாகவும், உஷ்ணமாகவும் தீக்ஷ்ணமாகவும் இருக்கக்கூடும். அப்போது கடுகும் சேர்ந்தால் அதிகம் உஷ்ணம் ஏற்பட்டு வாய், வயிறு வெந்து போகக்கூடும். அல்லது குடல், வாய், வயிறு சிறுநீர்ப்பை முதலியவைகளில் ஏற்கனவே வேக்காளம் அதிகமாயிருக்கும். அந்த வேக்காளத்தைக் குறைப்பதற்காக மருந்து கொடுக்கும்போது வேக்காளத்தை அதிகப்படுத்தும் கடுகைத் தவிர்க்கச் சொல்வார்.

கடும் தொத்துநோய் வாய்ப்பட்டவர்கள் உள்ள அறைகளில் சூழ்நிலையைச் சுத்தமாக்க இதனைப் புகைப்பர்.

வாந்தியை ஏற்படுத்த சிறு கடுகை உபயோகிப்பதுண்டு. இரைப்பை சோம்பியிருந்தாலும், மார்பில் கபக்கட்டிருந்தாலும், இரைப்பையில் பித்தசேர்க்கை அதிகமாக இருந்தாலும் ஏதேனும் விஷப்பொருளை உண்டிருந்தாலும் உடன் வாந்திக்குக் கொடுப்பது ஏற்ற சிகிச்சையாகும். அதற்கு எளிதான உபாயம் பின்வருமாறு: 5 – 6 கிராம் அளவு கடுகையும், 10 கிராம் இந்துப்பையும் தூளாக்கி ½ லிட்டர் சூடான வெந்நீரில் கலக்கிச் சிறிது சிறிதாகச் சாப்பிட சிறிது நேரத்தில் வாந்தி ஏற்படும். மறுபடியும் சிறிது சாப்பிட மறுபடியும் வாந்தியாகும்.

கடுகுத் தூளையும், அரிசி மாவையும் சம அளவில் சேர்த்துக் களியாகக் கிளறித் துணியில் தடவி வயிற்றுவலி, குடைச்சல், வாயு சூலம் ஏற்பட்டுள்ள இடங்களில் மேல் போடுவது உண்டு. உடன் வலி குறையும். மார்பில் கபம் கட்டிச் சிரமப்படும்போது அதை வெளியாக்க இதை மார்பில் போடலாம். தலையில் நீர்க்கோவை மிகுந்து இசிவு வலியும் விரைப்பும் உள்ளபோது இதைப் பிடரியில் போடலாம். கடுமை யான பேதி, ஜ்வரம் முதலியவைகளில் சிலருக்குக் கொண்டைக் கால் சதை பிரண்டு இசிவு வலி ஏற்படும். அதற்கும் இதைப் போடலாம்.

கடுகைத் தூள் செய்து 1 ஸ்பூன் அளவு பொடி செய்து ¼ லிட்டர் ஜலத்தில் ஊறவைத்து வடிகட்டி அதைச் சிறிது சிறிதாகச் சாப்பிட விக்கல் குறையும்.

கடுகை அப்படியே அரைத்துப் பத்துப் போடுவதுமுண்டு. கடுகை ஜலம் விட்டரைத்துத் துணியில் தடவி வேதனை மிகுந்துள்ள இடங்களில் மேல் பற்றுப் போட உடன் வலி குறையும். பற்றுப்போட்ட இடத்தில் எரிவு உண்டானவுடன் பற்றை அகற்றித் துடைத்துவிடவேண்டும். இல்லாவிடில் அவ்விடம் கொப்பளித்துவிடும். பல்வலி, வாய்ப்புண் இவைகளில் கடுகை அரைத்து வென்னீரில் கரைத்து வாய் கொப்பளிக்கலாம். கடுகின் எண்ணெய்யைச் சில்லிட்ட இடங்களில் சூடேற்றவும், வலி வீக்கம் அகற்றவும் தேய்த்து விடலாம். அதிகமாக உபயோகிக்க இதனால் கொப்பளம் ஏற்படும்.

சீரகம்

சீர் + அகம் = சீரகம் என்று கூறப்படுகிறது.

தமிழர்கள் இதை நெடுங்காலமாக உபயோகித்து வந்தனர் என்பது தெரிகிறது. திருவண்ணாமலையில் கிடைத்த ஒரு கல்வெட்டில் நெல்லுக்கு பதிலாக சீரகம், அடைக்காய் முதலிய வாங்கிய செய்தி கிடைத்துள்ளது.

எட்டுத்திப்பிலி ஈரைந்து சீரகம்
கட்டுத்தேனில் கலந்துண்ண
விக்கலும் விட்டுப்போகுமே
விடாவிடில் நான் தேரனும் அல்லவே

என தேரையர் என்ற சித்தர் சவால் விட்டுக் கூறுவதாக பாடல் ஒன்று உண்டு.

மோருடன் சீரகம், இஞ்சி, சிறிது உப்பு சேர்த்துப் பருகினால் வாயுத் தொல்லை நீங்கும்.

சீரகத்தை இஞ்சி, எலுமிச்சம் பழச்சாறில் கலந்து ஒருநாள் ஊறவைத்துக் கொள்ளவும். இதை, தினம் இருவேளை வீதம் மூன்று நாட்கள் சாப்பிட்டு வர, பித்தம் மொத்தமாகக் குணமாகும்.

அகத்தைச் சீராக்குகின்றது. உட்கொண்ட உணவு செரித்து விட்டால் அகம் மலர்கிறது. செரிப்பைத் தூண்டுவதாலேயே ஜீரகம். உணவிற்கு மணமூட்டும். ருசியையும், பசியையும் ஜீர்ண சக்தியையும் தூண்டும், நற்சீரகம் (சீரகம்), கருஞ்சீரகம், பெருஞ்சீரகம் (சோம்பு) காட்டு ஜீரகம், பளப்பு ஜீரகம் என ஐந்து வகை. கருஞ்ஜீரகமும், காட்டுஜீரகமும் மருந்துச் சரக்கு.

பளப்பு ஜீரகம் வெளிநாட்டுப் பொருள் காரம் மிக்கது. மண நெடியுள்ளது. இதனைச் சிலர் உபயோகிப்பர்.

வறுத்தும் வறுக்காமலும் ஜீரகத்தை உபயோகிப்பர். வெகுட்டல், உமட்டல், வயிற்று உப்புசம், உளைச்சல், வயிற்றுக் கனம் முதலிய ஜீர்ணாதி உபாதைகள் நீங்க உணவு மணப் பொருள்கள் அனைத்திலும் இதைச் சேர்ப்பர்.

தலைச் சுற்றுதல், மயக்கம், நீரடைப்பு, பித்த அடைப்பால் ஏற்படும் நோய்கள் இவற்றில் இதனைக் கஷாயமாக்கி தேன் அல்லது நெய் சேர்த்துச் சாப்பிடுவர். கடுங்குளிருடன் ஜ்வரம் தொடங்கினால் வெற்றிலையில் ஜீரகத்தைச் சுருட்டி வாயிலடக்கி மென்று சாப்பிடக் குளிர் நிற்கும்.

பசி உணர்ச்சி ஏற்படாதவர் ஜீரகத்தையும், உப்பையும் மென்று சாப்பிடுவர். சிறுநீர் எரிச்சல் உள்ளவர் ஜீரகத்தையும், கற்கண்டையும் சுவைத்துத் தின்பர். பிரஸவித்தவருக்கு ஜீரக கஷாயம், ஜீரகமும், கருஞ்சீரகமும் சேர்த்துக் கஷாயம் கர்ப்பா சயத்தைச் சுருங்கவைப்பதற்கும் தாய்ப்பால் பெருகவும், வயிற்றில் வாயு தங்காமலிருக்கவும், வயிற்றோட்டம் ஏற்படாதிருக்கவும் கொடுப்பர்.

வீக்கம் வலி உள்ள இடத்தில் இதனை அரைத்துப் பத்துப் போடுவர். இதன் கஷாயத்தால் ஒத்தடமிடலாம். தேள் கடியின் கடுப்பு குறைய இதனை அரைத்து ஈரம் காயாமல் பற்று போட்டுக்கொண்டிருக்கலாம். நல்லெண்ணெயில் இதனைப் போட்டுக் காய்ச்சித் தேய்த்து ஸ்னானம் செய்ய வாந்தியுடன் ஏற்படும் பித்தத் தலைவலி, தலைசுற்றுதல், கண்பார்வை மங்குதல் குறையும். சீரகத்தைக் கரிசலாங்கண்ணி சாற்றில் ஊறவைத்து உலர்த்தி எடுத்ததைச் சூர்ணம் செய்து சர்க்கரையும் சிறிது இஞ்சித்தூளும் சேர்த்துச் சாப்பிடக் காமாலையின் பின் விளைவுகள் நீங்கி ஆரோக்கியம் விரைவில் உண்டாகும்.

சீரகத்தை எலுமிச்சம்பழச்சாறு அல்லது கசப்பு நார்த்தைச் சாறு விட்டு ஊறவைத்து உலர்த்திப் பொடித்துச் சர்க்கரை சேர்த்துச் சாப்பிட நல்ல பசி உண்டாகும்.

பூண்டு

அறுசுவைகளில் புளிப்பு என்ற ஒரு சுவை தவிர மற்றவைகள் இருப்பதால் ஒரு சுவைக் குறைவுள்ளது என்ற பொருள்படும் படியாக இதை ரஸோனம் – ரஸ ஊனம் என்று குறிப்பிடுகிறார்கள்.

சுவையில் காரமும் இனிப்பும் மேம்பட்டது. உப்பு, துவர்ப்பு, கசப்பு சுவையும் உண்டு. தனித்துச் சாப்பிடும்போது

காரம் அதிகம் தெரியும். வெந்தால் இனிப்பு அதிகம் தெரியும். பாலில் வெந்தால் கடுமணமும் குறையும். நெய்ப்பும் சூடும் உள்ளது. மற்றவைகளை எளிதில் ஜீர்ணமாக்கும். இதுதான் ஜீர்ணமாகத் தாமதமாகும். பலம் புஷ்டி மேதை தொண்டையின் இனிமை, கண்பார்வைக் கூர்மை தரவல்லது. எலும்புகள் ஒடிந்தால் சீக்கிரம் சேர்க்கும். எலும்புகளுக்கு வலிவு தரும். தொண்டை, மேல்வயிறு, குடல் முதலிய இடங்களில் வாயு, கபம் சேராமல் தடுக்கும். நாட்பட்ட ஜ்வரம், உட்காங்கை, வயிற்றுவலி, வயிற்றில் வாயு, மல மூத்திரங்கள் சரியே வெளி யாகாமல் தடைபட்டு ஏற்படும் இறுக்கம், அன்னத் துவேஷம், பசியின்மை, மூலம், வயிற்றில் பலதரப்பட்ட கிருமிகள், கடுமை யான தோல் நோய்கள், மார்புவலி இவைகளில் நல்ல குணம் தரும்.

சுவாச கோசங்களில் அடைந்து கிடக்கும் கபத்தை இளக்கி வெளிக்கொணர்வதிலும் கபத்தின் நாற்றத்தைப் போக்குவதிலும் அங்குள்ள கிருமிகளைப் போக்குவதிலும் இது நிகரற்றது. இந்த குணங்கள் இருப்பதால்தான் பூண்டைப்போட்டு ஆமணக்கு எண்ணெய், வேப்பெண்ணெய் காய்ச்சி அள்ளுமாந்தம் முதலிய சுவாஸாசய கப நோய்களில் சிசுக்களுக்கு கொடுப்பது வழக்கம்.

நரம்பு மண்டலத்தில் இதன் சக்தி சீக்கிரமாகப் பரவும். நரம்பு மண்டலத்தைத் தூண்டி வலுப்படுத்தும். ஆகையால் இடுப்புப் பிடிப்பு, கிருத்ரஸீ (ஸ்யாடிகா) முகபக்ஷவாதம், பக்ஷவாதம், தொண்டைத் திமிர், கீல்வாயு முதலிய ரோகங்களில் பூண்டைப் பாலில் வேகவைத்துச் சாப்பிடுவதையே முக்கிய சிகித்ஸையாக குறிப்பிடுவதுண்டு. வலி அதிகமாக உள்ள இடங்களில் இதையே அரைத்துப் பூசுவதுண்டு. தோலின் மென்மை அதிகம் உள்ளவர்கள் இதன் பூச்சை 1, 2, 3 மணி நேரத்திற்குபின் அகற்றிவிட வேண்டும். அதிக நேரம் இருந்தால் சிலருக்கு கொப்பளித்துவிடும்.

அடிவயிற்றில் வாயு அடைத்து மலமூத்திரக் கட்டுடன் எதிர்த்து ஹிருதயத்தில் அழுத்துவதால் மார்புவலி அதிகமாக இருக்கும்போது இதன் சாற்றைச் சாப்பிட்டு மேலுக்கும் பூசுவதால், வயிற்று உப்புசம் குறைந்து மலமூத்திரத்தடை விடுபட்டு ஹிருதய அழுத்தம் குறைந்து வலி குறையும். ஹிருதயம் வலுப்பெறும்.

மண்டைச்சளி கண்டு, சளி பழுக்காமல் வெளியேறாமல் இருக்கும் நிலையில் ஏற்படும் தலைவலியில் இதை அரைத்து நெற்றியிலும் காதின் மேற்புறத்திலும் பற்றுப்போட சளி பழுத்து

வெளியாகித் தலைவலி குறையும். அடிக்கடி இந்த வகைத் தலைவலியால் சிரமப்படுபவர் இதனைப் போட்டுக் காய்ச்சிய நல்லெண்ணெயைத் தேய்த்து ஸ்நானம் செய்வர். நீரேற்றம், காது மந்தம், மென்னியில் தசை இறக்கம் ஏற்பட்டு வரும் நரம்புத் தலைவலி முதலியன குணமாகும். இதை அரைத்துச் சிறிய கட்டிகளின் மேல் போட அவை கரைந்து மறையும். இதன் சாற்றைப் பிழிந்து காதில் விட காதுவலி குறையும். செவிடு நீங்கும். காது நரம்பு வலுப்படும். பூண்டின் ஒரு பருப்பை ஊசியில் குத்திக்கொண்டு நல்லெண்ணெயில் நனைத்து அனலில் வாட்டி இளஞ்சூடாக இருக்கும்போதே காதில் அதை அழுத்திப் பிழிய எண்ணெய் கலந்த இதன் சாறு காதில் விழும். வலி உடன் குறையும். இதைக் கசக்கிச் சாறு பிழிந்து மிளகுத்தூளுடன் சேர்த்தோ சேர்க்காமலோ உள் நாக்கில் படும்படி தடவ உள் நாக்கு அழற்சி வீக்கம், தொங்குதல் குணமாகும். உள்ளிப் பூண்டின் சாறு 1 அவுன்ஸ், தேன் ½ அவுன்ஸ் சேர்த்து ஒரு பாட்டிலில் வைத்துக்கொண்டு தினம் 3, 4 வேளை தடவி வரலாம். ஒரு வாரம் வைத்திருக்கக் கெடாது. பாலில் வேகவைத்தோ கஷாயமாக்கியோ சாறு பிழிந்தோ தினமும் சாப்பிட்டுவர நாட்பட்ட இருமல், சளி, மலக்கிருமி, ஈஸினோபில்ஸில் வரும் வறட்டிருமல், காங்கை, இழுப்பு குணமாகும்.

கடுகு எண்ணெய் அல்லது தேங்காய் எண்ணெயில் பூண்டைப் போட்டுக் காய்ச்சி அந்த எண்ணெயை நரம்புவலி உள்ள இடங்களில் தடவிப் பிடித்துவிட வலி குறையும். சொறி, சிரங்கு, காதுவலி இவைகளிலும் உபயோகிக்கலாம்.

பூண்டை உப்புடன் நசுக்கிச் சாறுபிழிந்து தடவ சுளுக்கு மேல்தோல் சரிந்து பிடிப்பு இவை குணமாகும். கடுமையான சீதபேதியில் குடல் வறட்சி மிகுந்திருந்தால் இதை வேகவைத்து நெய், சர்க்கரை சேர்த்துப் பிசைந்து சாப்பிட கடுப்பு உடன் குறையும். பித்த தேகவாகுள்ளவர் சிலருக்கும் பச்சையாகவோ வேகவைத்தோ சாப்பிடும்போது ஒத்துக்கொள்ளாமல் வயிற்றுச் சங்கடங்கள் ஏற்படலாம். அவர்கள் பாலில் வேகவைத்துச் சேர்த்துச் சாப்பிடுவது நல்லது.

வெந்தயம்

வெந்தயத்தின் தாவர பெயர் ட்ரைகோ நெல்லாஃபீனம் கிரேக்கம் *(Trigonella Foerum Graecum)* என்பதாகும். ஃபீனம் கிரேக்கம் என்றால் கிரேக்க நாட்டு வைக்கோல் என்றும் ட்ரைகோனல் என்றால் முக்கோணம் என்றும் பொருள். காய்ந்த வைக்கோலைப் போன்ற வாசனையும் கால்நடை

களுக்கும் உணவாகப் போட கிரேக்க நாட்டிலிருந்து தருவித்துக் கொண்டிருந்தார்கள்.

வெந்தயம் பிரசித்தமான உணவுப்பொருள். கீரை இனத்தைச் சேர்ந்தது. இதன் இலை கீரையாகச் சுண்டியும், கடைந்தும் உணவாகிறது.

வெந்தயம், கடுகு, பெருங்காயம், கறிமஞ்சள் இவைகளை சம பாகம் சேர்த்து நெய்விட்டு வறுத்துப் பொடி செய்து கொள்ளவும். இதை உணவு வேளையில் அன்னத்துடன் கலந்து சிறிது நெய் சேர்த்துச் சாப்பிடவும். வயிற்றுவலி, பொறுமல், கல்லீரல் மண்ணீரல் வீக்கம் வலி இவைகள் போகும். மாதவிடாய் வலி, உதரச்சிக்கல் நீங்கும்.

கர்ப்பிணி பெண்கள் வெந்தயத்தை எந்தவிதத்திலும் உள்ளுக்கு சாப்பிடக்கூடாது. பித்தப் பிரகிருதி உடையவர் வெந்தயத்தை மிகவும் மிதமாய் சாப்பிட வேண்டும். வாதப் பிரகிருதிக்காரர்களுக்கு நல்லது.

தனியாகச் சாப்பிடக்கூடாது. இனிப்பு சுவை சீதவீர்யம் கொண்டுள்ள வாதுமை, பூனைக்காலி விதை, திராஷை இனிப்பு முதலிய சரக்குகள் சேர்த்து லேஹியம் முறைப்படி தயாரித்துச் சாப்பிடுவது நல்ல குணம் தரும்.

விதை பொதுவாக உடலுக்கும், தனித்து நரம்புகளுக்கும் நல்ல பலனளிக்கக் கூடியது. தாதுபுஷ்டி, பசி உண்டாக்கவல்லது. தினசரி சமையலில் கடுகு போன்று தாளிதத்தில் சேரக்கூடியது. சிலர் சாம்பார் பொடிக்கான மிளகு, மஞ்சள், பருப்பு, மல்லி இவைகளுடன் இதையும் சேர்த்துக்கொள்வர். ஆனால் இதன் குழகுழப்பும், கசப்பும் காரணமாக இதை சாம்பார் பொடி சாமான்களுடன் சேர்க்காமல் தனித்துத் தாளிதமாகவே சேர்ப்பதுமுண்டு. இதன் குழகுழப்பும் நெய்ப்பும் குடலின் வேக்காளத்தையும் பரபரப்பையும் குறைக்க உதவுகின்றன. கீரையைப் போலல்லாமல் விதை மலத்தை இறுக்க உதவக் கூடியது. கடுப்புடன் சீதமும், ரத்தமும் மலத்துடனோ மல மில்லாமலோ போகும்போது விதையை வறுத்துக் கஷாயமாக்கித் தேனுடன் கொடுப்பதுண்டு. குடலோட்டமுள்ளவர்கள் தினமும் இரவில் தயிரில் இதை ஊறவைத்து மறுநாள் காலையில் சிறிது தேன் சேர்த்தோ சாக்கரை சேர்த்தோ அப்படியேவோ சாப்பிடுவதுண்டு. வயிற்றுப்போக்கு அழற்சியுள்ளவர்கள் அரிசியுடன் இதைச் சேர்த்து ஆட்டுக்கல்லில் ஆட்டி மறுநாள் (மாவு புளித்ததும் வெந்தயத்தின் கசப்புக் குறைந்து விடும்) தோசையாக வார்த்துச் சாப்பிடுவதுண்டு. உளுந்தும் சேர்ப்பதும் உண்டு.

வெந்தயம், கடுகு, பெருங்காயம், கறிமஞ்சள், இந்துப்பு இவைகளைச் சமபாகமாக எடுத்து நெய்விட்டு வறுத்துப் பொடி செய்து சாதத்துடன் கலந்து பிசைந்து சாப்பிட்டு வர வயிற்றுவலி, பொருமல், ஈரல்களில் வீக்கம் இவை குணப்படும்.

வெந்தயம் 1 பங்கு, கோதுமை 8 பங்கு இவைகளை லேசாக வறுத்து இடித்துச் சர்க்கரை சேர்த்து லட்டு தயாரித்துக் கொண்டு தினமும் சாப்பிட்டு வர நல்ல பசி எடுக்கும். மலசுத்தியாகும். தனித்து வெந்தயத்தை மாத்திரம் வறுத்துப் பொடி செய்து 4 பங்கு சர்க்கரை சேர்த்து லட்டு தயாரித்துச் சாப்பிட்டாலும் வெந்தயக் கஷாயத்தைச் சாப்பிட்டாலும் தாமதித்த மாதவிடாய் உரிய காலத்தில் ஏற்படும். மாதவிடாய் காலத்தில் ஏற்படும் வயிற்று வலி, இடுப்பு வலி குறையும். சிறிய சிசுக்களுக்கு பால் புளித்து வயிற்றோட்டம் ஏற்பட்டாலும், திரிதிரியாக மலம் வெளியாகும் போதும், குடல் வேக்காளத்தை உணர்த்தும் வகையில் மலம் மிகுந்த துர்கந்தத்துடனும், சீதத் துடன் போகும்போதும் வெந்தயத்தை வறுத்துக் கஷாயமாக்கிக் கொடுக்க உடன் வலி வேக்காளம் குறையும். மலமும் இறுகும்.

பித்த தேகிக்குத் தனித்து வெந்தயம் அதிக அளவில் (வேளைக்கு ½ – 1 ஸ்பூன்) உட்கொள்ள நேரிட்டால் சில சமயம் அதிக மந்தம், தலைவலி, தலை சுற்றுதல் ஏற்படக்கூடும்.

கிரஹணி நோயில் மேதீ மோதகம், பிருஹன் மேதீ மோதகம் என்று வெந்தயத்தை முக்கிய சரக்காகக் கொண்டு லேகியம் தயாரித்துக் கொடுப்பதுண்டு.

பெருங்காயம்

பஞ்சாப், பெஷாவர், ஆப்கானிஸ்தானம், காஷ்மீர், ஈரான், துருக்கி முதலிய இடங்களில் விளையும் சிறு மரத்தின் பிசின் இது. இரு ஜாதிகள் உண்டு கருப்பு, வெள்ளை என. கருநிற முள்ளதிலும், கருஞ்சிவப்பு நிறமுள்ள ஜாதி உண்டு. வெள்ளை நிற மரத்திலிருந்து கிடைப்பது ஹீராஹிங்க் என்று கூறப்படும் பால் பெருங்காயம். ஸோமனாதிகாயம், ஸோமகாயம் என்று வழங்குவதுண்டு. நல்ல மணமும், வைரப்பச்சை போல நிறமும் ஸ்படிகங்கள் அமைந்ததுமான இந்த காயமே மிகச்சிறந்தது. நல்ல கருநிறமுள்ளது வெடிப்பான வாஸனையுடனிருக்கும். அது ஏற்றதல்ல.

நமக்கு உணவுப் பொருளாகக் கிடைக்கும் டப்பா பெருங் காயத்தில் பெருங்காயமுண்டு. அதற்கு பெயரே கலப்புப் பெருங்காயம்தான். அதிலுள்ள பெருங்காய விகிதத்திற்கேற்ப மணமும், குணமுமிருக்கும். இந்தக் கலப்புப் பெருங்காயத்தை

அப்படியே ஜலத்தில் போட்டால் கரையாத பகுதிதான் அதிகமிருக்கும். கீழே வெந்த ஜவ்வரிசி போன்ற கரையாத கோந்துப்பகுதி காணும். எரித்தால் கரி நிற்கும். அசல் பெருங் காயத்தை ஜலத்தில் கரைத்தால் ஜலம் பால் நிறமடையும். முழுவதும் கரைந்துவிடும். பெருங்காயத்தின் மேல் நெருப்புக் குச்சிக் கிழித்துப் பற்றவைத்தால் முழுவதும் கற்பூரம் போல எரிந்துவிடும். நாக்கில் கடும் உறைப்பை இதில் உணர முடியும். இதில் 6 லிருந்து 17 சதவிகிதம் வரை ஆவியாகும் எண்ணெய் உண்டு.

காரச்சுவையும், உஷ்ணவீர்யமுமுள்ளது. இது எளிதில் தானும் ஜீர்ணமாகி மற்றதையும் ஜீர்ணமாகச் செய்யும். சீக்கிரம் உடலில் பரவி தீக்ஷ்ணமாக வேலை செய்யும். தோலின் மேல் தடவினாலும் உட்செல்லும். நல்ல பசியைத் தூண்டும். இதனால் வயிறும் குடலும் சுறுசுறுப்பாக வேலை செய்யும். வாய்க்கு ருசியும் உண்டாக்கும். வாயு வயிற்றில் தங்காமல் வெளியாகச் செய்யும். சூடும் தீக்ஷ்ணமுள்ளதானால், வயிற்றில் தங்குமலம் புளிப்பதாலும், வாயுத் தங்குவதாலும் ஏற்படும் கிருமிகள், வயிற்றுவலி, வயிற்று உப்புசம் இவைகளை நீக்கும்.

பால் பெருங்காயமானாலும், சிகப்புப் பெருங்காய மானாலும் இதைச் சமையலில் பொரித்துதான் சேர்ப்பது வழக்கம். பொரித்து உபயோகிப்பதே நல்லது. பொரிக்காத பெருங்காயம் நல்ல தீக்ஷ்ண சக்தி பெற்றிருப்பதாலும், கபம் மலம் முதலியவைகளை உடைக்கும் சக்தி பெற்றிருப்பதாலும் குடலை அதிகமாகத் தூண்டும். தனித்துத் தின்றாலும் சேர்த்துத் தின்றாலும் வாயில் உமிழ்நீரைப் பெருக்கி, வயிற்றைக் கலக்கி உமட்டலை ஏற்படுத்தும். ஆகவே உணவாக உபயோகப்படுத்தும் போதும் குடல் வயிற்று நோய்க்கான மருந்தாக உபயோகப் படுத்தும்போதும் இதை நெய்யில் அல்லது எண்ணெயில் பொரித்தே உபயோகிப்பது வழக்கம். ஆனால் பெருங்காயத்தின் இந்த தீக்ஷ்ண குணத்தையும் கபத்தை உடைக்கும் குணத்தையும் மார்பில் கபம் கட்டியுள்ள நோய்களில் பயன்படுத்திக்கொள்ள இதைப் பச்சையாகவே உபயோகிப்பது வழக்கம். தொண்டை மார்பில் உள்ள சளிக்கட்டை இளக்கி வெளிக்கொணர்வதில் பெருங்காயம் நன்கு உதவுகிறது.

சிறு குழந்தைகளுக்கும், பெரியோர்களுக்கும் வயிற்றில் மப்பு வாயு சேர்ந்து வயிற்றுவலி, உப்புசம், நீர்மலம் தங்கி குத்துவலி, ஏற்படும்போது இதை ஜலம் விட்டரைத்து லேசாக சுடவைத்து வயிற்றில் சந்தனம் போல் மெல்லிய பூச்சாகத் தடவி விடுவதுண்டு. அதே மாதிரி சளி நிறைய மார்பில் கட்டியிருக்கும்போது விலாப்பிடிப்பு, மென்னிப்பிடிப்பு

இவைகளிலும் இதை ஆங்காங்கு பத்துப்போடுவதுண்டு. கர்ப்பாசயத்திற்குச் சுறுசுறுப்பூட்டி அதைத் தூண்டி விடுமானதால், பிரசவித்தவுடன் தாய்க்கு இதைப் பொரித்துப் பூண்டு, பனைவெல்லம் தசமூலாரிஷ்டம், இஞ்சிஸ்வரஸம், இவைகளுடன் கொடுப்பது உண்டு. இதைப் பொரித்து வைத்துக் கொண்டு தசமூலாரிஷ்டம், வில்வாதி லேகியம், ஜீரகவில்வாதி லேகியம் இவைகளில் ஏதாவது ஒன்றுடன் ½ – 1 குந்துமணியளவு சேர்த்து உணவிற்குபின் சாப்பிட, வயிற்றில் அஜீர்ணம், அஜீர்ண பேத, குடலோட்டம், பசியின்மை, ஜீர்ணசக்திக் குறைவு இவை நீங்கும்.

மஞ்சள்

மஞ்சள் என்றால் மங்களம் என்பது தமிழர் மரபு. மஞ்சள் இல்லாமல் எந்த சுப நிகழ்வும் தமிழர் வாழ்வில் இல்லை. எந்த ஒரு காரியம் துவங்கும்போதும் மஞ்சள் அல்லது சாணத்தில் பிள்ளையார் பிடித்து உடனடியாக விநாயகரை வரவழைத்து விடுவர். வண்ணத்திலும் மஞ்சள் முதலிடம்தான்.

வெயில்கண்ட மஞ்சள் போன்ற மாதரழகை
விரும்பியே மேல்விழுந்து மேவு மாந்தர்
ஓயில்கண்டே இலவுகாத் தோடுங் கிளிபோல்
உடல் போனால் ஓடுவாரென்று ஆடாய் பாம்பே

என பாம்பாட்டி சித்தர் பாடல் வேறு பாடி வைத்துப் போயிருக்கிறார்.

பெண்கள் பூப்படைவதை, அதற்கு கொண்டாடும் சடங்கை மஞ்சள் நீர் விழா என்று கூறுவார். மஞ்சள் சிறந்த கிருமி நாசினியாதலால், மஞ்சள் கலந்து குளிக்கச் செய்தால் இந்த பெயர் போலும். மஞ்சள் பூசி குளிக்காத தமிழ்ப் பெண்ணை பார்க்க முடியாது.

அவர்கள் நெற்றியில் தினசரி இடும் உண்மையான குங்குமம், மஞ்சளில் இருந்து செய்யப்படுவதே. மஞ்சள் ஆசியாவின் இப்பகுதிக்கே உரியது. உலகின் 80% சதவிகித மஞ்சள் இந்தியாவில் விளைகிறது.

மஞ்சள் (Curcuma Longa) ஒரு மருத்துவ மூலிகையாகும். இது ஒரு மீட்டர் உயரம் வரை வளரும் ஒரு பூண்டு வகைச் செடி. இதன் இலைகள் கொத்தாக இருக்கும். மண்ணுக்குள் செல்லும் நீண்ட வேர்தான் மஞ்சள் கிழங்கு.

மஞ்சளில், மஞ்சள் நிறத்தை தருவது, அதில் உள்ள, 'கர்குமின்' (விதையில் உள்ள ரசாயன பொருள்) எனும் ஒரு கலவை . . . உணவில் சேர்த்து சாப்பிடும்போது, மஞ்சளில்

உள்ள சத்து, உடலில் எதிர்ப்பு சக்தியை ஏற்படுத்துகிறது; புற்றுநோய் கட்டி ஏற்படாமல் தடுக்கிறது; ரத்தக்குழாய்களில் அடைப்பு வராமல் தடுக்கிறது; பாக்டீரியா தாக்குதலை முறியடிக்கிறது. மஞ்சளில் உள்ள 'கர்குமின்' ரசாயனம், உடலில் உள்ள செல்களுக்கு முழு பாதுகாப்பைத் தருகிறது. இதயத்தில் ரத்தக்குழாய் சுருங்குவதற்கும், புற்றுநோய் ஏற்படுவதற்கும் அதிக அளவில் புரோட்டீன் உற்பத்தியாவதுதான் காரணம்.

'ஜீன்'களில் உள்ள குரோமோசோம்களில் கோளாறு இருந்தால்தான், இதய வால்வுகள் பாதிப்பு, புற்றுநோய் பாதிப்பு ஏற்படுகிறது. அங்கேயே அந்தக் கோளாறுகளை, மஞ்சள் சத்து தடுத்துவிடுகிறது.

பச்சை மற்றும் உலர்ந்த மஞ்சள் கிழங்கிலிருந்து எண்ணெய் வடிக்கப்படுகிறது. இந்த எண்ணெய் நச்சுத் தடை செய்யும் தன்மை கொண்டது.

சமையலில் நிறத்தையும், சுவையையும் கொடுக்கிறது. உணவுப் பொருட்கள் கெட்டுப்போகாமல் பாதுகாக்கிறது. பல நோய்களுக்கு மருந்தாகவும், நிவாரணியாகவும் பயன் படுகிறது. வயிறு தொடர்பான அனைத்து நோய்களையும் போக்குகிறது. இறைச்சியின் என்சைம் கெட்டுப் போகாமல் நீண்டநேரம் பாதுகாக்கிறது. இந்திய சமையலில் மஞ்சள் நிரந்தர இடம் பிடித்துள்ளது. மஞ்சள்தூள் உணவில் சேர்ப்பதால் வயது முதிர்ந்தவர்களுக்கு ஏற்படும் நினைவுக் குறைபாடு தரும் அல்சைமர் நோய் மூளையில் ஏற்படும் கெடுதி தரும் படிவு (Plaque) குறைக்கின்றது என்று துவக்கநிலை ஆராய்ச்சிகள் தெரிவிக்கின்றன.

மூளையில் அல்சைமர் உருவாக்கும் கெடுதிதரும் படிவு களாகக் கருதப்படுபவை அமைலாய்ட் நாறுகள். மனித மூளையில் இருக்கும் இப்படிப்பட்ட பீட்டா – அமைலோய்ட் புரதங்களைப் பரிசோதனைக்குழாயில் போட்டு அத்துடன் மிகக்குறைவான அளவு குர்க்குமின் சேர்த்தால், அது பீட்டா – அமைலோய்ட் புரதங்கள் ஒன்று சேரவிடாமல், அவை நாறுகள் ஆக்கவிடாமல் பண்ணுகிறது. பீட்டா – அமைலோய்ட் புரோட்டீன்கள் மூளையில் ஒன்று சேர்ந்து அழுக்குகளாக சேர்வதே அல்சைமர் நோயாக உருவாகிறது. ஆகவே இந்தப் புதிய கண்டுபிடிப்புகள், அல்சைமர் நோயைக் குணப்படுத்தவும், அது வராமல் தடுக்கவும் மஞ்சள்தூளில் இருக்கும் குர்க்குமின் உதவும் என்னும் கருத்துக்கு வலுவூட்டுகின்றன.

எனவே தினசரி குறைந்த அளவு மஞ்சள் தூள் உணவில் சேர்த்துக்கொள்வது வயது அதிகமானவர்களுக்கு மிகுந்த பலன் அளிக்கும்.

லுக்கேமியா (Lukemia) எனப்படும் ரத்தப் புற்றுநோய், விரைப் புற்றுநோய், சருமப் புற்று நோய், குடல் புற்றுநோய் போன்றவற்றை கட்டுப்படுத்தக் கூடிய மருத்துவ குணம் மஞ்சள் தூளுக்கு உண்டு என்பதை நிரூபிக்க அமெரிக்காவின் ஸ்வான்ஸீ பல்கலைக்கழக மருத்துவக் கல்லூரியிலும் மோரிஸ்ட்டன் மருத்துவமனையிலும் ஆராய்ச்சிகள் நடைபெறுகின்றன.

மஞ்சள் சூரணம் உட்கொண்டால் குடல் நோய் விரைவாக வும், நிரந்தரமாகவும் தீரும்.

பச்சை மஞ்சளை அரைத்து, வண்டுக்கடி, சிலந்திக்கடி ஆகியவற்றில் பூசினால், நோய் தீரும்.

மஞ்சளைச் சுட்டு எரிக்கும்போது எழும் புகையை மூக்கு வழியாக உள்ளுக்கு இழுத்தால், ஜலதோஷம், கொடிய தலைவலி, தலைக்கனம், தும்மல் போன்றவை குணமாகும். மஞ்சள் புகையை வாய் வழியாக இழுத்தால், மதுபோதை விலகும்.

மங்களத் திரவியங்களில் முதலில் குறிப்பிடப்படுவது மஞ்சள். பொன்னிறமும், நறுமணமும் அருங்குணமும் அதற்கு முதல் இடத்தைத் தந்திருக்கின்றன. எல்லா சுபக் காரியங்களிலும் முழுமுதற்கடவுளாக வணங்கப்பெறும். விநாயகப் பெருமானின் திருவுருவமாக அமைக்க இதுவே பயன்படுகிறது. ஸௌபாக்கிய தேவதையான லக்ஷ்மியின் இருப்பிடமெனப் பெண்கள் இதை எப்போதும் மங்களப் பொருளாகத் தன்னுடலில் தாங்குவர். உணவுப் பொருள்களிலும் இதற்கு முதற் தாம்பூலம் உண்டு.

கறிமஞ்சள், கப்பு மஞ்சள் என மஞ்சள் இருவகைப்படும்.

மஞ்சள் கிழங்கின் பக்கவாட்டில் விரல்கள் போன்று நீண்டிருக்கும் பகுதியைப் பிரித்துச் சாண ஜலத்தில் வேக வைத்துப் பாடம் செய்யப்படுவது கறிமஞ்சள். கிழங்கின் உருண்டையாக உள்ள பெரும் பாகத்தை எடுத்துலர்த்தி நல்லெண்ணெயில் பக்குவம் செய்வது கப்பு மஞ்சள். இந்த கப்பு மஞ்சளில் அதிக மணமும் எண்ணெய்ப் பசையுமுண்டு. (இதை வியாபாரத்திற்காகத் தயாரிப்பவர்கள் கிழங்கு உளுத்து எடை குறையாமலிருக்க நாகசத்துச் சேர்ந்த விஷ ரசாயனப் பொருளால் பாடம் செய்வதுண்டு. நிறம் நன்கு காணும். ஆனால் உடலில் நாக விஷம் அதிகம் உண்டாகக்கூடும். உணவுப் பொருளாகவோ பூச்சுப் பொருளாகவோ உபயோகிக்க கெடுதல் அதிகம்.)

இதன் காட்டினமே கஸ்தூரி மஞ்சள். இது பெரும்பாலும் மேல் பூச்சுப் பொருளாகவே பயன்படுகிறது.

சுவையில் காரமும், கசப்பும் உள்ளது. சூடும், வறட்சியும் தரக்கூடியது. தோலின் நிறத்தைப் பாதுகாக்கக் கூடியது. வியர்வை தோலில் தங்கிக் கொழுப்பைக் கரைத்து வெளியாகும்போது ஏற்படும் புலால் நாற்றத்தை இது அகற்றும். புண்ணை அழுக விடாமல் ஆற்றிப் பள்ளத்தைச் சீக்கிரம் நிரப்பிக் காய விடும். விஷத்தை முறித்துவிடும். தாய்ப்பாலைச் சுத்தி செய்து சிசுவிற்கு எளிதில் ஜீர்ணமாகச் செய்யும். ஆகவே மஞ்சளை உணவுப் பொருளாகவும் மேல் பூச்சுப் பொருளாகவும் உபயோகிக்கின்றனர்.

உணவாக ஏற்கப்படும் மஞ்சள் தொண்டையிலும், மார்பிலும், இரைப்பையிலும் ஏற்படும் கப அடைப்பை அகற்றி வலியைக் குறைக்கின்றது. கபம் சிதள் சிதளாக வலியின்றி பிரிந்து வெளியாகிறது. நாக்கின் தடிப்பைக் குறைத்துச் சுவைக் கோளங்களுக்குச் சுறுசுறுப்பளித்து நல்ல சுவை உணர்ச்சியைத் தருகிறது. வாய், நாக்கு, தொண்டை, எகிறு, அண்ணம் முதலிய இடங்களில் ஏற்படும் வேக்காளத்தையும், புண்ணையும் ஆற்றுகிறது. இரைப்பை, குடல் முதலியவைகளுக்குச் சுறுசுறுப் பூட்டி பசி ஜீர்ணசக்தியை உண்டாக்குகிறது. குடலில் புழு, கிருமி தங்க விடாமல் வெளியேற்றி விடுகிறது. ஜ்வரதாபத்தைக் குறைக்கவல்லது. உணவைப் பாகம் செய்வதிலோ செயற்கை யாகவோ ஏற்படும் விஷத்தின் தீவிரத்தை முறித்துவிடுகிறது. இத்தனை நல்ல குணமுள்ளதாகையால் உணவுப்பொருள்கள் அனைத்திலும் மஞ்சள் சேர்கிறது.

மஞ்சள் தூளைப் பாலில் போட்டுக் காய்ச்சி சாப்பிட வாய்ப்புண், தொண்டை எரிவு, வயிற்றில் எரிவு இவை நீங்கும். மஞ்சள் சேர்த்துக் கொதிக்கவைத்த வென்னீரைக் கொப்பளிக்க தொண்டைப்புண் ஆறும், சளி முறிந்து எளிதில் வெளியாகும்.

மஞ்சளை அரைத்து மேல்பூசக் கரப்பான், சொரி சிரங்கால் ஏற்படும் தோல் நிறக்கேடு மாறும். மஞ்சளை விழுதாக அரைத்துச் சுடவைத்துப் பத்துப்போட வீக்கம் குறையும். கட்டி பழுத்து உடையும். அரிசிமாவுடன் சேர்த்துக் களியாகக் கிண்டியோ சாதத்துடன் சேர்த்தரைத்தோ அதை கட்டிகளின்மேல் போடுவதுண்டு.

வேப்பிலையுடன் மஞ்சள் சேர்த்தரைத்துக் கொப்புளங்களின் மேல் பூச அவை பழுத்து நீர் வெளியாகிச் சீக்கிரம் ஆறும். அம்மைக் கொப்புளங்களுக்கேற்ற பூச்சு இது. சொரி, சிரங்கு நமைச்சல் அதிகமிருக்கும்போது மஞ்சளுடன் ஆடாதோடை இலை சேர்த்துக் கோமூத்திரம் விட்டரைத்துப் பூச நல்லது. சுளுக்கு நரம்புப்பிசகு உள்ள இடங்களில் ஏற்படும் வீக்கத்தையும், வேதனையையும் குறைக்க இத்துடன் சுண்ணாம்பும், பொட்டி

லுப்பும் சேர்த்தரைத்துப் பூசலாம். பச்சையான பசுமஞ்சளின் சாற்றைப் புதிதாக பூச்சி கடிபட்ட இடங்களில் தடவ வீக்கம், தடிப்பு, அரிப்பு, நீர்சொரிதல் முதலிய காணாக்கடி தோஷங்கள் ஏற்படாது.

மஞ்சளை தண்ணீரில் கரைத்து அதில் நனைத்த வெள்ளைத் துணியைக் கட்டிக்கொள்ள உடல் தாபம் தணியும். அரிப்பு, காங்கை, விஷதாபம் இவை குறையும். கண்வலி உள்ளவர்கள் மஞ்சள் கரைத்த ஜலத்தை மெல்லிய துணியில் வடிகட்டிக் கொண்டு அதனால் கண்களை அலம்பிவர நீர்க்கோவை, கண்ணிமை கனத்திருத்தல், அரிப்பு இவை நீங்கும். மஞ்சள் துண்டை ஒரு ஊசியில் குத்தி அனலில் காட்டி எடுத்து அதில் இருந்து வரும் புகையை மூக்கினுள் இழுக்க மார்புச்சளி, இழுப்பு, விக்கல் குறையும். இப்புகைப் பட்டால் தேள் கடி வலி குறையும்.

மஞ்சளைத் தூளாக்கிப் புண்ணில் மேல் தூவப் புண் சீக்கிரம் ஆறும். அழுகலகன்று பள்ளம் சீக்கிரம் தூர்ந்து வடு மறையும். கல்லீரல், மண்ணீரல் பகுதிகள் மேல் பற்றிடுவது உண்டு. மஞ்சள் தூளை வெண்ணெயில் குழப்பிப் பூசிக்கொள்ள பல தோல் நோய்கள் நீங்கும். காமாலை, பாண்டு, குஷ்டம், தீராத விரணம், மதுமேகம், பீனசம், கண்டமாலை முதலிய நோய்களில் மிகச் சிறந்த மருந்தாக இது பயன்படுகிறது. பிரஸவித்தவர்களுக்குக் கர்ப்பாசயம் சரியாக சுருங்கவும், வயிற்றில் ஏற்பட்ட தளர்ச்சி மாறி வயிறு இறுகவும், தாய்ப்பால் சுத்தமடையவும் மஞ்சள் உணவிலும் மருந்திலும் அதிகமாகச் சேர்க்கப்படுகிறது.

மிளகு

சுக்கு, மிளகு, திப்பிலி என்ற மூன்றும் திரிகடுகம். மூன்றும் உரைப்பு மிக்கவை. கடு உரைப்பு அனேகமாகப் பல மருந்துகளில் இந்த முக்கூட்டு சேர்ந்திருக்கும்.

மிளகு, வெள்ளை மிளகு, வால் மிளகு என மூன்று வகை. வெள்ளை மிளகு என்பது தோல் நீக்கிய மிளகு. மிளகை ஜலத்தில் ஊறவைத்துத் தேய்த்து மேல் தோலை நீக்கி உலர்த்தியதும் பால் மிளகாகத் தேய்த்து ஸ்நானம் செய்து வரவும். தோலின் அரிப்பு முதலியவைகளைப் போக்க மேல் பூசவும் இது பயன்படும்.

வால்மிளகு மைஸூரிலும், ஜாவா ஸுமத்ரா தீவுகளிலும் அதிகம் பயிராகின்றது. இதுவும் கொடி இனம். காயின் காம்பு அதனுடன் சிறிதளவு ஒட்டிக்கொண்டு வால் போல் அமைந்

துள்ளதால் வால்மிளகு என்ற பெயர் எற்பட்டது. இதற்கு மெல்லிய தோல், தைலப்பசை அதிகம். இதன் உலர்ந்த முதிராத காய் வால்மிளகாக நமக்குக் கிடைக்கிறது.

சுவையில் காரம் மிகுதி, கைப்பும் உண்டு. நல்ல உஷ்ணம் தரக்கூடியது. பச்சைக்காய் ஜீரணமாகும்போது இனிப்பாக மாறுகிறது. காய்ந்த மிளகின் காரம் அப்போதும் தூக்கி நிற்கிறது. பச்சைக்காயின் உஷ்ண குணம் குறைவு.

கடுங்காரமும், தீக்ஷ்ண, உஷ்ண குணங்களும் காரணமாக உணவில் சேரும் போது நல்ல பசியைத் தூண்டி உணவை ஜீரணிக்கச் செய்யும். உணவேற்க ருசியைத் தூண்டும். உமிழ் நீரை அதிகம் பெருக்கும். சுவை உணர்வை அதிகமாக்கும். (அதிகம் உபயோகித்தால் நாவறண்டு வேக்காளம் ஏற்படும்.) இதனால் கல்லீரல் குடல் சுறுசுறுப்புடன் இயங்கும். தொண்டையில் அடைக்கும் கபம் இளகி சுவாஸ கஷ்டம் நீங்கும். சிறுநீர் தடங்கல் இல்லாமல் பெருகும். உடலில் மப்பாலும் சுறுசுறுப் பின்மையாலும் ஏற்படும் கனம் அசதி குறைந்து லேசாக இருக்கும். ஜ்வரத்திற்கு மிக நல்லது. அதிலும் குளிர் ஜ்வரத்திலும் முறை ஜ்வரத்திலும் இதன் உபயோகம் அதிகம்.

சாம்பார்பொடி, ரஸப்பொடி போன்ற துணை உணவுப் பொருள்களின் கூட்டில் இதற்கு முக்கியப் பங்கு உண்டு. ஜீரகமும் மிளகும், உப்பும் சேர்த்து பொடித்துச் சாதத்துடன் சாப்பிடுவது வயிற்றில் அஜீர்ணம் மிக்க நிலையில் வயிற்றுக் கனம் குறையவும் ஜீர்ணசக்தி பெருகவும் நல்லது. மிளகையும், வால்மிளகையும் நெய்யில் பொரித்து நெய்யுடன் அவைகளைச் சாப்பிடத் தொண்டை வேக்காளத்தைக் குறைத்து வரண்ட இருமலையும் தாபத்தையும் குறைக்கும்.

மிளகையும் துளசியையும் கடித்து மென்று சாப்பிடக் குளிருடன் வரும் முறை ஜ்வரத்தில் குளிர் உடன் நிற்கும். காணாக்கடி போன்று உடலில் தடிப்புடன் வரும் பல அலர்ஜித் தடிப்புகளில் வேளைக்கு 5 – 7 – 9 – 11 – 13 என்று கிரமமாக எண்ணிக்கையை அதிகமாக்கி மிளகைச் சாப்பிட்டுவர பித்தம் சீரடைந்து தடிப்பு குறைந்துவிடும். காணாக்கடிக்கு மந்திரிப்பவர்களும் மிளகையே மந்திரித்துக் கொடுப்பர். எல்லா விஷங்களையும் முறிக்கும் சக்தி இதற்கு உண்டு. விஷமாற்று மருந்துகளில் முக்கியமானது. பாஷாணம் சேர்ந்த மருந்துகளில் அவை உடலைக் கெடுக்காமலிருக்கவும் அவைகளின் நல்ல சக்தி அதிகமாகவும் மிளகு கட்டாயம் சேர்க்கப்பட்டிருக்கும். வயிற்றில் ஜீரணமில்லாமல் போக்கு அதிகமாக இருக்கும்போது மிளகை நல்லெண்ணெயில் பொரித்து வெல்லம் சேர்த்துச்

சாப்பிடுவதும், சாதத்தில் போட்டுப் பிசறி நல்லெண்ணெய் கலந்து சாப்பிடுவதும் உண்டு.

தொண்டை, மூக்கு சதை வளர்ச்சியில் மிளகு நன்கு பயன்படும். மிளகைத் தூள் செய்து தேனில் நன்கு குழப்பி நடுவிரலில் தேய்த்து தொண்டையினுள் தடவ உள் நாக்குத் தொங்குதல் குறையும். அதனால் ஏற்படும் இருமல் கமறல் குறையும். டான்ஸில் சதை வளர்ச்சியில் இதைத் தடவி வரலாம். மூக்குச் சதை அடைப்பு, சட்டிச்சளி அடைப்பு, முன்மண்டை, வேக்காளம், நீர்க்கோர்வை, தலைவலி இவைகளில் ஊசி முனையில் மிளகைக் குத்தி அனலில் காட்டி அதன் புகையை மூக்கினுள் செலுத்தி உறிஞ்ச அடைப்பு நீங்கும். வலி குறையும்.

நீர்க்கோர்வை, முன் மண்டைத் தலைவலி, மூக்கின் மேற்பகுதியில் தினவு உணர்ச்சி முதலியவைகளில் மிளகைப் போட்டுக் காய்ச்சிய எண்ணெயைத் தேய்த்து வெயில் ஏறுவதற்கு முன் ஸ்நானம் செய்து புளியில்லாப் பத்தியத்துடன் வெயில் கொள்ளாமலிருக்க குணம் கிடைக்கும். பல் கூச்சம், எகிர் வேக்காளம், சீழ், வலி இவைகளில் மிளகுத்தூள் சிறந்தது. பற்பொடிகளில் இதற்கு முக்கிய பங்கு உண்டு. மிளகுத்தூள், வெங்காயம், உப்பு இம்மூன்றையும் அரைத்துத் தலையில் புழு வெட்டுள்ள இடத்தில் பூசிவர அங்கு மயிர் முளைக்கும். மிளகு 25 கிராம், சோம்பு 50 கிராம் இரண்டையும் தூள் செய்து வெல்லம் 150 கிராம் சேர்த்து இடித்து வைத்துக்கொண்டு தினம் இருவேளை சாப்பிட்டுவர வயதானவர்களுக்கும் இளைத்தவர்களுக்கும் ஏற்படும் மூலம் குணமாகும்.

வெள்ளை மிளகைப் பால் விட்டரைத்துச் சுடவைத்துத் தலையில் தேய்த்து வருவதுண்டு. எண்ணெய் தேய்த்துக்கொள்ள முடியாதவர் கடும் நோய்வாய்ப்பட்டு எழுந்தவர், எண்ணெய் ஒத்துக்கொள்ளாதவர் இவ்விதம் பால் மிளகு தேய்த்து ஸ்நானம் செய்வர். மிளகின் காரம் இவ்விதம் ஒத்துக்கொள்ளாதவர்க்கு வெள்ளை மிளகு நல்லது. குடலோட்டத்தில் இது அதிகம் உதவும்.

'பத்து மிளகு கையிலிருந்தால் பகைவன் வீட்டிலும் உண்ண லாம்' என்பது பழமொழி. மிளகு வயிற்றிலுள்ள வாயுவை அகற்றி உடலுக்கு வெப்பத்தைத் தருவதோடு வீக்கத்தைக் கரைக்கும் தன்மையும் உடையது. தவிர, உடலில் தோன்றுகின்ற வாயுவையும் நீக்கி, உடலில் உண்டாகும் சுரத்தையும் போக்கும் தன்மை உடையது. இது காரமும் மணமும் உடையது. உணவைச் செரிக்க வைப்பது. உணவில் உள்ள விடத்தைப் போக்குவது.

டாக்டர் எல். மகாதேவன்

மிளகு காபி

மிளகு, மல்லி, சுக்கு, சீரகம் இவற்றை லேசாகத் தட்டி துளசியிலையும், பனைவெல்லமும் சேர்த்துத் தண்ணீர்விட்டு கொதித்து வடிகட்டி குடிக்கவும்.

பெருஞ்ஜீரகம் – சோம்பு

உண்ட களைப்பு நீங்க வாயில் நீரூற்று நிற்க உண்டவுடன் 5, 6 சோம்பு விதைகளை மென்று சாப்பிடுவது வழக்கம். தித்திப்பு மிகுந்த உணவிற்குப் பின் கடைசியில் மோர் கலந்த உணவு சாப்பிடாத இடத்தில் இதன் உபயோகம் சிறந்தது. வாசனையுடன் கூடிய கார்ப்பும், இனிப்பும் உள்ள விதை ஜீரகத்திற்கு ஒப்பானதே. வயிற்றுவலி, வயிற்று உப்புசம், நுரைத்த கபத்துடன் காணும் இருமல் முதலியவற்றில் இது நன்கு உதவும். இதனை வறுத்தும் வறுக்காமலும் உபயோகிக்கலாம். கர்ப்பம் தரித்தவர்களுக்கு 4 – 5 மாதங்களுக்குப் பின் வறுத்த பெருஞ் சீரகத்தை வென்னீரிலிட்டு ஊற வைத்துச் சாப்பிட சிறுநீர் தாரளமாகப் பெருகும். உடம்பு லேசாக இருக்கும். அசதி தோன்றாது. வெகுட்டல் உமட்டல் இராது. குரு நன்கு வளரும்.

❋ ❋ ❋

இதர மருந்துப் பொருட்கள்

இஞ்சி – சுக்கு (கிழங்கு)

இஞ்சி சூழ்வன எந்திரப் பந்திசூழ் ஞாயில்
மஞ்சு சூழ்வன வரையென வுயர்மணி மாடம்

இது பெரியபுராணம் ஏயர்கோன்கலிக்காம நாயனார் பகுதியில் வரும் ஒரு பாடல். இது கூறுவது காஞ்சி கோட்டயைப் பற்றிதான்.

இதன் பொருள் அந்நகரின் உட்புற மதில்களில், பகைவரைத் தாக்குவதற்கு என நாட்டப்பெற்ற எந்திரங்கள் நிரல்படச் சூழ்ந்து இருக்கும். மேகங்கள் வந்து படிந்து சூழ்ந்த வண்ணம் இருப்பன மலை என உயர்ந்த அழகிய மாடங்கள் என்பதாகும்.

இஞ்சி – மதில். ஞாயில் – மதில் உறுப்பு.

இஞ்சி என்பது மதில் எனப் புரிகிறது. நம் உடம்பையும் அனைத்து வகை பிணியில் இருந்து அரணாக கோட்டை மதில் போல் இருந்து காப்பதால் இதற்கும் இஞ்சி என பெயர் வந்ததா ?

இஞ்சி காய்ந்தால் சுக்கு ஆகும்.

இதில் உள்ள சத்துக்கள் 100 கிராம் உண்பதில் உள்ளது.

சக்தி (Energy) 67 கலோரிகள்.

புரதம் (Protein) 2.3 கிராம்.

கொழுப்பு (Fat) 0.9 கிராம்.

நார்ச்சத்து (Fiber) 2.4 கிராம்.

கார்போஹைட்ரேட்கள் (Carbohydrates) 12.3 கிராம்.

கால்சியம் (Calcium) 20 மி.கி.

பாஸ்பரஸ் (Phosporous) 60 மி.கி.

இரும்பு (Iron) 3.5 மி.கி.

குரோமியம் (Chromium) 0.057 மி.கி.

கரோட்டீன் (Carotene) 40 மி.கி.

ரைப்போஃப்ளேவின் (Riboflavin) 0.03 மி.கி.

வைட்டமின் சி (Vitamin C) 6 மி.கி.

(Source: National Institute of Nutrition - Hyderabad)

இது மஞ்சள் போலவே இருக்கும் ஒரு விவசாயப் பயிராகும். வேரில் மஞ்சள் போலவே இருக்கும். பொங்கலின்போது இஞ்சி கொத்தும் மஞ்சள் கொத்தையுமே புது பொங்கல் பானையில் கட்டுவார்கள். இது பல நோய்களுக்கு அருமருந்தாக உள்ளது.

இஞ்சிக்கு பூர்வீக நாடு இந்தியா. இந்தியாவில் பழங்காலம் முதலே உள்நாட்டு மருந்து தயாரிப்பில் பெரிய அளவில் பயன்படுத்தப்பட்டு வருவது இஞ்சியைத்தான். இயற்கையின் சிறந்த கிருமி நாசினியாக இஞ்சி கருதப்படுவதால் மக்களிடம் இஞ்சிக்கு அமோக வரவேற்பு இருந்து வருகிறது.

கேரளம், மேகாலயா, ஆந்திரபிரதேசம், மேற்கு வங்காளம் போன்ற இடங்களில் பயிரிடப்படும் இஞ்சி ஒரு சர்வ ரோக நிவாரணியாக கருதப்படுகிறது. ஆண்டு முழுவதும் எல்லாக் கால நிலைகளிலும் விளையக்கூடிய இஞ்சி கேரளாவில்தான் அதிக அளவு பயிரிடப்பட்டு வருகிறது. இரும்பு, விட்டமின் சி, கரோட்டின், கால்சியம், பாஸ்பரஸ் போன்ற சத்துக்களைக் கொண்ட இஞ்சியை பச்சையாக அல்லது உலர வைத்து சாப்பிட்டால் தலைவலி, ஜலதோஷம், மூச்சு அடைப்பு, தலைசுற்று போன்ற நோய்களுக்கு ஒரு இணையற்ற மருந்தாக அமையும். குறிப்பாக விளையாட்டு வீரர்களுக்கு புத்துணர்வையும் உடலுக்கு ஆரோக்கியத்தையும் அளிக்கும் இயற்கையின் மருந்தாக இஞ்சி விளங்குகிறது.

டாக்டர் எல். மகாதேவன்

இஞ்சியைத் தவிர மற்ற கிழங்குகள் பெரும்பாலும் குரு குணமுள்ளவை. இஞ்சி தானும் எளிதாகச் செரிக்கும், மற்றவை குரு குணமுள்ளதாயினும் செரிக்கச் செய்யும். பாடமிட்டு நன்குக் காய்ந்த இஞ்சி சுக்கு ஆகும். நாறு மிக்கதும் நாறே இல்லாமல் சதைப்பிடிப்புள்ளதுமாக இஞ்சி இருவகைப்படும். நார் சுக்கு, மாச் சுக்கு என்பர். மஹௌஷதம், விச்வபேஷஜம் என்ற பெயர்களுடன் சிறந்த மருந்துப் பொருளாயினும் உணவுத் துணையாக இருப்பதில் முக்கிய இடமுண்டு. சுவையில் காரம் மிக்கது. ஜீர்ணமாகும்போது இரைப்பையில் தித்திப்பாகும். சூடு வறட்சி தரும். உமிழ்நீரைப் பெருக்கிச் சுவையைத் தூண்டும். இரைப்பையைத் தூண்டிப் பசியைப் பெருக்கும். எந்தக் கடின உணவையும் செரிக்கச் செய்யும். தோலின்மேல் தடவ ரத்த ஓட்டத்தை அங்கு அதிகமாக்கி வீக்கம், கட்டி முதலானவற்றைக் குறைக்கும். தொண்டையில் கபக்கட்டைப் பிரித்துச் சூடு உண்டாக்கும். வாயுவோ, கபமோ தடையாக நின்று ஏற்படும் மூச்சுத் திணறல், வயிற்று உப்புசத்துடன் வலி, வாயு மேலோ, கீழோ நகராமல் தடை ஏற்பட்டு அடைப்பு, தலைச் சுற்றுதல், பூட்டுகளில் வாயுக்கட்டு இவற்றில் நல்லது.

இஞ்சியைச் சாறாக்கித் தேன், சர்க்கரை, வெல்லம், பழரஸம் முதலியவற்றுடன் கொடுக்கலாம். துண்டமாக்கி எலுமிச்சம் பழச்சாறு, இந்துப்பு சேர்த்துப் பத்திய ஊறுகாயாக்கலாம். வறுத்த பருப்பு சேர்த்து துவையலாக்கலாம்.

இஞ்சியைச் சாறு பிழிந்து 200 மி.லி. அளவு எடுத்துச் சிறிது நேரம் வைக்கச் சாறு தெளியும். அடியில் படிந்துள்ள சுண்ணாம்பு போன்ற மாச்சத்தை அகற்றித் தெளிந்த சாற்றை 200 மி.லி. தேனுடன் கலந்து இளந்தீயில் காய்ச்சிப் பானகமாக்கி வடிகட்டி குங்குமப்பூ, ஏலம், ஜாதிக்காய், கிராம்பு வகைக்கு 1 கிராம், பச்சைக் கற்பூரம் ½ கிராம் கலந்து வைத்திருந்து ஆகாரத்திற்கு முன் சாப்பிட்டுவர பசி ஜீரணசக்தி அதிகமாகும். வயிற்றுக்கனம், உண்டவுடன் அசதி, தலைசுற்றுதல் நீங்கும்.

வெல்லம் அல்லது சர்க்கரை சேர்த்து முரப்பாவாக்கிக் கொள்வது உண்டு. ஜ்வரம், குளிர் ஜ்வரம் முதலியவை ஜீரணத் துடனும் தலைக்கனத்துடனும் ஏற்பட்டிருந்தால் இஞ்சிச் சாறையும், தேனையும் சேர்த்துச் சாப்பிடுவது உண்டு. இடுப்புப் பிடிப்புள்ளவர்கள் இஞ்சியையும் நெரிஞ்சி முள்ளையும் 5 – 5 கிராம் எடுத்துக் கஷாயமிட்டுச் சாப்பிடுவர்.

துண்டாக நறுக்கிய இஞ்சி 500 கிராம், ஜீரகம் 250 கிராம், கொத்துமல்லி விதை 250 கிராம், இந்துப்பு 125 கிராம் இவற்றை எலுமிச்சம் பழச்சாறு 1 லிட்டர் ஊற்றி ஊறவைத்து வெயிலில்

வைத்து உலர்த்தித் தூளாக்கியது சிருங்கபேராதி சூர்ணம், பீங்கான் அல்லது மாக்கல் சட்டியிலோ ஊறவைப்பது நல்லது. ½ ஸ்பூன் அளவு சப்பிசாப்பிட அரோசகம், உமிழ்நீர் சுரப்பு, அஜீர்ணம், வாய்க்கசப்பு நீங்கும். தொடர்ந்து சாப்பிட்டு வந்தால் சாப்பிட்டவுடன் மலக்கழிவிற்கு ஓடுவது நிற்கும்.

இஞ்சிலேகியம், ஸௌபாக்யசுண்டி எனும் பிரஸவித்தவர் சாப்பிடும் லேகியம், தீபாவளி லேகியம் முதலியவற்றில் இஞ்சி முக்கிய பொருள்.

தலையிடி நீர்க்கோர்வையுள்ளவர் இஞ்சி போட்டுக் காய்ச்சிய எண்ணெய் தேய்த்துக் குளிப்பர். இஞ்சிச் சாற்றையும், பசுவின் பாலையும் கலந்து துணியில் நனைத்து நெற்றியில் போடத் தலைக்கனம், பித்த உளறல், மயக்கம் நீங்கும். இஞ்சித் துண்டைப் பற்களிடையே சிறிதுநேரம் வைத்திருக்கப் பல் வலி குறையும்.

இஞ்சி நல்ல ஜீர்ணகாரி. நாக்கில் சுவை உணர்ச்சியைத் தூண்டி அரோசத்தைப் போக்கும். வயிற்றில், கனத்த ஆகாரத்தை யும் எளிதில் ஜீர்ணமாகச் செய்து மப்புத் தட்டாமல் வாயு கட்டாமல் குடலை சுறுசுறுப்புடன் இயங்கச் செய்யும். உடல் உறுப்புகளுக்குத் தேவையான சூட்டைக் கொடுத்து சீதளத்தால் ஏற்படும் கெடுதிகளை அகற்றும். ரத்த ஓட்டத்தை அதிகப் படுத்திச் சோர்வை நீக்கும்.

சுவையில் காரமுள்ளாதாயினும் அது ஜீர்ணமடையும் போது இனிப்புச் சுவையுள்ளதாக மாறுகிறது. தொண்டையில் சிக்கிய கபக்கட்டைக் கரைத்து தொனி எழும்பச் செய்யும். மார்பில் கபக்கட்டு, வயிற்றில் மப்பு இவைகளுடன் ஏற்படும் ஜ்வரங்களில் முதலுதவியாகத் தேனும் இஞ்சிச் சாறும் சேர்த்துக் கொடுப்பார்கள். ஜீர்ணமாகாமல் எதுக்களிப்பு, உமட்டல், அன்னத்துவேஷம், வாந்தி, வயிற்றுப் பொருமல், இரைப்பு இருக்கும்போது இஞ்சித் துண்டத்தை உப்பிலிட்டோ, எலுமிச்சம்பழச்சாறும் உப்பும் சேர்த்தோ சர்க்கரை கலந்தோ சாப்பிட, அவை உடன் மறைகின்றன. கூட்டு விருந்து பலமாக இருக்கும்போது இஞ்சியைத் துவையலாகவோ நறுக்கித் துண்டங்களாகவோ ஊறுகாயாக்கிப் போடுவது அவசியம். குடலில் பித்தம் மிகுந்து தலை சுற்றலும் உடலில் அயர்வும் காணும்போது இஞ்சி, கொத்துமல்லி விதை, ஜீரகம் இம் மூன்றையும் அரைத்து ஜலத்தில் கரைத்து வடிகட்டி அந்தச் சாற்றுடன் தேன் அல்லது சர்க்கரை சேர்த்துச் சாப்பிட நல்லது.

இஞ்சிச் சாறு 100 மி.லி., பசுவின் பால் 100 மி.லி., கல்கண்டு 200 கிராம் இவைகளை இளந்தீயிலிட்டுக் காய்ச்சி மைசூர்ப் பாகு பதத்தில் வந்தவுடன் இறக்கித் துண்டங்களாக்கி வைத்துக் கொள்ளலாம். பித்த மிகுதி, மயக்கம் உள்ள நேரங்களில் இதைச் சாப்பிடலாம்.

நல்ல முற்றிய இஞ்சி 200 கிராம் எடுத்துத் தோல் சீவி, அதைப் பசுவின் பால் அரை லிட்டரில் போட்டு வேகவைத்து அடி பிடிக்காமல் கிளறிக்கொண்டே பால் முழுவதும் சுண்டியதும் வெயிலில் உலர்த்தித் தூளாக்கிச் சம அளவு கல்கண்டுத் தூள் சேர்த்து வைத்துக்கொள்ளலாம். சிறுவர்களுக்கு ஏற்படும் உட்காங்கை, பசியின்மை, அசதி முதலியவைகளுக்கும் பித்த மயக்கத்திற்கும் ஏற்ற மருந்து இது.

இஞ்சிச் சாறு 200 மி.லி., சர்க்கரை 200 கிராம் இரண்டையும் அடுப்பிலேற்றித் தேன் பதத்தில் பாகாக்கி இறக்கி, ஆறியதும் குங்குமப்பூ, ஏலம், ஜாதிக்காய், கிராம்பு இவற்றை வகைக்கு 1 கிராம் அளவு தூள் செய்து அதன் மேல் தூவிக் கலந்து வைத்துக்கொள்ளலாம். நல்ல மணமும் சுவையுமுள்ள இந்தப் பானகம் நல்ல ஜீர்ணகாரி.

இஞ்சியைத் தோல் நீக்கி 10 நிமிஷம் வெயிலில் உலர்த்திச் சிறு துண்டுகளாக நறுக்கி 200 கிராம் அளவுள்ளதை 200 கிராம் தேனில் போட்டு ஒரு கண்ணாடி ஜாடியிலிட்டு வைத்துக் கொள்ளலாம். அடிக்கடி அதைக் கிளறி விடுவதும் 10 – 15 நிமிஷங்கள் வாரம் இருமுறை வெயிலில் வைப்பதும் அவசியம். இவ்விதம் தேனில் ஊறிய இஞ்சி நெடுநாட்களுக்கு இருக்கும். முன் சொன்ன நோய்கள் அனைத்திலும் உபயோகிக்கத்தக்கது. ½ – 2 டீ ஸ்பூன் அளவு துண்டமும் தேனுமாகச் சாப்பிடலாம்.

இஞ்சியைப் பால் விட்டு அரைத்து மேல் பூச ரத்தக் கட்டுள்ள வீக்கங்கள் குறையும். வலி நிற்கும். சிறிய இஞ்சித் துண்டத்தை உப்பில் தோய்த்துப் பல்வலி இருக்கும்போது வலியுள்ள பல்லின் பக்கத்தில் அடக்கிக்கொண்டு உமிழ்நீரைத் துப்ப எதிர் வீக்கம் கரைந்துப் பல்வலி குறையும்.

முன் சொன்ன இஞ்சித் தேன் ஊறலை கல்ப முறைப்படி ரஸாயனமாக உபயோகிப்பதும் உண்டு. நெல் பொறி மாவைப் பசுவின் நெய் சேர்த்துப் பிசைந்து உணவாக உட்கொண்டு அந்தத் தேன் ஊறலைச் சாப்பிட்டு வர தேகம் வலிவும் அழகும் புஷ்டியும் பெற்று மனோ பலத்துடன் ஆரோக்கியமுடன் விளங்கும் என்பது முனிவர்களின் வாக்கு.

இஞ்சி சேர்க்கக் கூடாத நிலைகள்

ரத்தத்திலும், தசைகளிலும் பாகம் ஏற்பட்டு அழுகத் தொடங்கிய தோல் நோய்கள், காரம் தாங்காத பாண்டுநோய், வாய்ப்புண், சூடு தாங்காத நீர்ச்சுருக்கு, ரத்த வாந்தி, ரத்தபேதி, எரிச்சல், இவைகளிலும் கடுங்கோடையிலும், வாய்ப்புண்ணை அதிகப்படுத்தும் மழைக்காலத்திலும், சிசுக்களுக்கும் கஞ்சி ஏற்றதல்ல. இந்த நிலையிலும் இஞ்சியை உபயோகப்படுத்துவது அவசியம் எனத் தோன்றினால் இஞ்சியை தோல் சீவி 200 கிராம் எடுத்துப் பசுவின்பால் 500 மி.லி. லிட்டரில் போட்டு வேகவைத்து அடிப்பிடிக்காமல் கிளறிக்கொண்டே வர பால் சுண்டி இஞ்சியுடன் சேர்ந்து விடும். அதனை இறக்கிக் காய வைத்துத் தூளாக்கிச் சம அளவு கல்கண்டுத்தூள் சேர்த்துக் கொடுக்கலாம்.

சுக்கு

இஞ்சியின் குணமனைத்தும் சுக்குக்கும் உண்டு. இஞ்சியை விட சுக்கில் வறட்சி குறைவு. சிறப்புமிக்க கூட்டு மருந்து சரக்கு முறைகளில் 'திரிகடுகு' ஒன்று. இதனை அறியாத தமிழர் பழந்தமிழ் நாட்டில் இலர். திரிகடுகம் ஏன்ற பெயரில் நீதி நூல் ஒன்று உருவானது மற்றொரு முக்கிய காரணம். அளவில் குறைந்து பயனில் மிகுந்தவற்றை திரிகடுகம் போன்ற தென்று கூறும் வழக்கம் தமிழகத்தில் உண்டு. திரிகடுகத்துக்கு சுக்கு, மிளகு, திப்பிலி இகிய மூன்றும் சம ஆளவில் சேருகின்றன. திரிகடுகம் தனியாகவும், துணை மருந்தாகவும், கூட்டு மருந்து களில் கலந்தும் நிறைந்தும் விளங்கும்.

திரிகடுகு தெரியாதோர் இருக்கலாம். சுக்கைத் தெரியாதோர் இலர். 'சுக்கு வசிக்காத வீடும், வளர்க்காத குழந்தையும் இல்லை' என்பது பழமொழி. 'கடப்பாரையை விழுங்க சுக்கு கசாயமா', 'சுக்கு போல வத்திப் போச்சு' போன்ற முதுமொழிகளும் சுக்கின் குணங்களை வெளிப்படுத்தும் வகையில் அமைந்துள்ளன. **சக்கைக்கு சுக்கு** என்ற மலையாளப் பழமொழி பலாப்பழம், பலாமுசு போன்ற சக்கைப் பொருட்களை சீரணிக்க சுக்கு உதவும் என்பதைத் தெரிவிக்கின்றது.

மாந்தரின் முக்கியப் பிணிகளில் வயிற்றுப் பிணியும் ஒன்று. அளவறிந்து உண்ணவும், வயதறிந்து உண்ணவும் இயலுவதில்லை. அவர்களை இரட்சிக்க அவதரித்த மூலிகை சுக்கு. இஞ்சியின் காய்ந்த நிலையே சுக்கு என்பர். இஞ்சியின் குணமும், சுக்கின் குணமும் சற்று மாறுபட்டிருக்கும். இஞ்சியை பதப்படுத்தி சுக்காக்கும் முறைகள் சூரத்திலும், கேரளத்திலும் நடை

பெறுகின்றன. அங்கிருந்து வரும் சுக்கின் தரம், பதப்படுத்தும் திறன் இவற்றால் விற்பனை சந்தையில் முதலிடம் பெறுகின்றது.

சுக்கு குழந்தைகளின் மருந்து. பாட்டிமார்கள் கடுக்காய், மாசிக்காய், ஜாதிக்காய் இவற்றில் ஒன்றிரண்டுடன் சுக்கை உரைத்து மருந்தாக புகட்டுவார்கள். பழங்கால கிரைப் சிரப் தயாரிக்க பாட்டிகளுக்கு சுக்கு பயன்பட்டது.

சுக்கு பிரசவ மருந்து. மசக்கை நேரத்தில் இஞ்சியும், சுக்கும் குமட்டல் போக்கும் மருந்தாகப் பயன்படுகின்றன. பிரசவ கால மருந்தாக சுக்கு பிரதான இடத்தை வகிக்கிறது. அதனால் சுக்கு கண்ட இடத்தில் பிரசவிப்பது என்ற பழமொழியும் உருவாகி உள்ளது. பிரசவ வேதனையை சுக்கு குறைக்கும்.

சுக்கை மேல்தோல் நீக்கியே மருந்து தயாரிக்க உபயோகிக்க வேண்டும். 'சுக்குக்கு புறனி நஞ்சு' என்ற பழமொழி இருப்பது உபயோக முறையை நினைவில் வைக்க வகை செய்கின்றது. வடமொழியில் சுக்கை நாகரம் என்று அழைப்பர். சௌபாக்கிய சுண்டி, தயிர் சுண்டி சூரணம் முதலியவற்றில் சுக்கு முக்கிய இடம் வகிக்கிறது.

சுக்கு குளிர் ஜுரங்களிலும் நாட்பட்ட ஜ்வரங்களிலும் மிகவும் ஏற்றது. இஞ்சி அஜீர்ண ஜ்வரங்களிலும் மிக நல்லது. சுக்கு ஜீர்ணகாரிகளில் மிகச் சிறந்தது. சுக்குத் தூளை அரிசி மாவுடன் சேர்த்துக் களியாக்கி நெற்றியிலிடத் தலைவலியும், கழுத்திலிடத் தொண்டை வலியும் நீங்கும். சுக்கு சேர்த்துக் காய்ச்சிய நல்லெண்ணெயைத் தேய்த்துக் குளிக்க முன் மண்டையில் நீர்க்கோர்த்து ஏற்படும் தலைவலி நீங்கும். எகிறுகள் கொழுத்து ஏற்படும் பல்வலியிலும் சுக்கை மென்று வைக்கலாம். வலி வீக்கமுள்ள இடங்களில் இதை அரைத்துப் பற்றுப் போடலாம்.

உபயோக முறைகள்

பற்று: சுக்கைத் தூள் செய்து, சிறிது அரிசிமாவில் சேர்த்து களி செய்து நெற்றியில் பற்றிட தலைவலி தீரும். சுக்கை தனியாக அரைத்து வீக்கம் உள்ள இடத்தில் பற்றிட வீக்கம் கரையும். கால் குடைச்சல், மூச்சுப் பிடிப்பு, வலி உள்ள இடத்திலும் சுக்கை அரைத்துப் பூசி குணம் பெறலாம்.

குளிக்க: சுக்கைத் தட்டிப் போட்டு வெந்நீர் தயார் செய்து குளிக்க நீர் ஏற்றம், தலைவலி, முகநரம்பு வேக்காளம் தீரும்.

பல்வலிக்கு: சுக்கு துண்டு ஒன்றை வாயிலிட்டு கடித்து மென்று வர பல்வலி, எகிர்வலி குறையும்.

குடிநீர்: 10 கிராம் சுக்கை அரை லிட்டர் நீரிலிட்டு கால் லிட்டராக கசாயம் ஆனதும் 30 மி.லி. மூன்று வேளை தர வயிற்றுவலி, பொருமல், பேதி, குன்மம், குமட்டல், அரோசகம் நீங்கும்.

கெடாமல் இருக்க: கட்டுச் சோற்றில் சுக்கைச் சேர்க்க சில தினங்கள் உணவு கெடாது. மோரில் உப்புடன் சுக்கு சேர்க்க, மோர் கெடாது.

களி: 10 கிராம் சுக்கை அரைத்து, புளித்த மோரில் களி கிளறி மூன்று பாகம் ஆக்கி மூன்று வேளை வீதம் மூன்று நாட்கள் உட்கொள்ள வயிற்றுப் போக்கு கட்டுப்படும்.

குடிநீர் தூய்மை: சுக்கு, ஜீரகம், கொத்துமல்லி மூன்றையும் சம அளவு எடுத்து இடித்து, வேண்டுமளவு நீரில் நீரின் அளவிற்கேற்ப சேர்த்து ஒரு கொதி வந்ததும் இறக்கி வைத்து நாள் முழுமையும் நீர் தேவைப்படும்போதெல்லாம் அருந்தலாம். எந்த குடிநீரையும் வீட்டில் தூய்மை செய்யும் முறை இது. மலையாளக் குடும்பங்களின் அனுபவ முறை; நீரைப் பருகும் ஆரோக்கிய வழிகளில் ஒன்று.

வயிற்றுப் பிணிக்கு: சுக்கின் மேல் சுண்ணாம்பு அல்லது உப்பை தழும்பப் பூசி சிறிது உலர்ந்த பின், கும்பி சாம்பலுக்குள் செருகி வைத்து வாசனை வரும் நிலையில் எடுத்து விடவும். அதனை எடுத்து சூரணம் செய்து வைத்துக்கொண்டு வேளைக்கு கால் முதல் அரை கிராம் வரை உணவின் முன் இரண்டு வேளை புளித்த மோரில் போட்டு சாப்பிடவும். சாப்பிட உஷ்ண பேதி, வயிற்றுப் பொருமல், வயிற்றிரைச்சல், மந்தாக்கினி தீரும்.

இலவங்கம் – கிராம்பு

நல்ல மணம், காரம் விறுவிறுப்பு சுவை தரும் துணைப் பண்டம். வயிற்று வாயுவைப் போக்கக் கூடியது. பேதி, வாந்தி, இரத்தக் கடுப்பு, கிராணி முதலியவற்றில் மலத்தைக் கட்டி வாயுவைச் சீராக வெளியேற்றி குடல் அழற்சியைப் போக்க வல்லது. சுண்டிச்சுண்டி ஏற்படும் வலியை அகற்றும். லேசாக வதக்கி வாயிலிட்டுச் சுவைக்கத் தொண்டைப்புண் ஆறும். பற்களில் எகிறு கெட்டிப்படும். எகிறுகளில் அழற்சி குறைந்து பல்வலி நிற்கும். காரமுள்ளதானால் இதன் சாரம் மேல் படும்போது வலி குறையும். கடும் தலைவலியில் கிராம்பைப் பாலிலோ, ஜலத்திலோ அரைத்துப் பத்துப்போடலாம். இதன் எண்ணெய் பல்வலிக்கு நல்லது.

ஏலம்

காய் – விதை

உணவிற்கு மணமூட்டுவதில் சிறந்தது. பேரேலம், சிற்றேலம், காட்டு ஏலம் என இதில் மூன்று வகைகளுண்டு. முதலிரண்டும் மணமூட்டுபவை. ருசி, பசி, ஜீர்ணசக்தி தரும். உடற்சூட்டைப் பாதுகாக்கும். வாயில் நீர் ஊறுதல், நாவறட்சி, வியர்வையுடன் கூடிய தலைவலி, வயிற்றில் கொதிப்பு, மலத்தடை, காற்றுத்தடை, வாந்தி, உமட்டல், சிறு நீர்ச்சுருக்கு, உஷ்ணபேதி, நெஞ்சில் கபக்கட்டு உள்ளபோது ஏலத்தின் விதையைச் சுவைக்கலாம். ஏலக்காயை (5 – 6) கஷாயமிட்டுப் பனைவெல்லம் சேர்த்துச் சாப்பிடத் தலைசுற்றுதல் மயக்கம் நீங்கும். அதிக அளவில் தனித்து ஏற்கத்தக்கதல்ல. பரபரப்பு, தடுமாற்றம் தரக் கூடியது.

ஓமம்

இதில் நாட்டு ஓமம், அசமதா ஓமம் இரண்டும் உணவிற்கு மணமூட்டுபவை. குராசாணி ஓமம் மருந்தாகப் பயன்படுவது. ஓமம் நல்ல பசி தூண்டி. வயிற்றில் வாயு சேரவிடாது. சூட்டைப் பாதுகாக்கும். நரம்புகளுக்கு வலிவு தரும். உமிழ்நீரைப் பெருக்கிச் சுவையூட்டும் ஜீர்ணமின்றி பெருமலப் போக்கைத் தடுக்கும். குடல் இரைச்சல், வயிற்றுக் கடுப்பு, வயிற்றுப் பொருமல் இவற்றை நீக்கும். குளிர் ஜ்வரத்தில் நடுக்கத்தைப் போக்கும். தூளாக்கிப் பற்களுக்கிடையே வைத்துக்கொள்ள எகிறு கொழுத்து வீக்கம் வலி ஏற்படுவதைப் போக்கும். லேசாக வறுத்த ஓமத்தைத் தூளாக்கிப் பனங்கற்கண்டு அல்லது பனவெல்லம் சேர்த்துச் சாப்பிட குடற்புழு வெளியாகி ஜீர்ண உறுப்புகள் சுறுசுறுப்புடன் இயங்கும். ஓமத்தைப் பொடித்து வெந்நீரில் போட்டு மூடிவைத்துச் சிறிது இந்துப்புடன் சாப்பிட வயிற்று வாயுத்தடை வலி நீங்கும். ஓமத்தை ஜலத்துடன் வாலையில் வைத்திறக்கிய ஓமத்தீ நீர் (அஜமோதார்க்கம்) குடல் வாயுவை அகற்றும். சிறுவர்க்கும், பெரியவர்களுக்கும் ஜீர்ணகாரி. பெருமலப்போக்கைத் தடுக்கும். ஓமத்தையயும், மிளகையும் லேசாக ஜலம் விட்டு வெதுப்பி வெல்லம் சேர்த்து அரைத்து 1 – 2 கிராம் அளவு காலை மாலை சாப்பிட நாட்பட்ட வயிற்றுக் கடுப்பு, பொருமல், பெருமலப்போக்கு நீங்கும். தனித்து ஓமத்தை ஜலம் விட்டு அரைத்துச் சாப்பிடக் குடலில் தேக்கம் ஏற்படாமல் அழுகலை அகற்றி அழற்சியைப் போக்கும். உடல்வலியை நீக்கும்.

சீதளமான மோர் தயிர் முதலியவைகளை அப்படியே உபயோகிக்க முடியாதபோது, அவற்றால் சளி ஜலதோஷம்

முதலியவை வரலாம் என எதிர்பார்த்தால், அந்தக் கேட்டை மாற்ற அவைகளில் ஓமத்தைத் தாளித்து அதன் சீதளத் தன்மையை மாற்றுவர். நாட்பட்ட வயிற்றோட்டமுள்ளவர் ஐங்காயப் பொடி மற்ற உணவுப்பொடி தயாரிக்க இதனைச் சேர்ப்பர். மோர்குழம்பு, மோர் ரஸம் தயாரிக்கும்போது இதனை வெடிக்கவிட்டுச் சேர்ப்பர்.

பிரசவித்த மாதருக்கு ஓமம் கருப்பைக்குப் பலம் தரும். ஓமத்தைத் தூளாக்கித் துணியில் மடித்து கர்ப்பாசய வாயில் செருகிவைப்பதும், அங்கு ஓமப்புகை காட்டுவதும், ஓம கஷாயத் தால் அலம்பி விடுவதும் பெரியோர்களின் அனுபவ முறை. மங்குத்துவலி, அழற்சி, ஜ்வரம் ஏற்படாதிருக்க இந்தப் பாதுகாப்பு.

கசகசா

போஸ்தக்காயின் உள்ளே உள்ள விதை இது. குடற் புண்ணை ஆற்றும். உடலுக்கு வலிவு தரும். இதனைப் பசுவின் பால் விட்டு அரைத்துப் பிழிந்து பனங்கற்கண்டு சேர்த்துச் சாப்பிடலாம். கஞ்சியாக்கிப் பருகலாம். தூக்கமின்மை, வயிற்றில் கிருமி, தினவு, சீதமும், ரத்தமும் கலந்த கடுப்பு, ஜலதோஷம் இவற்றில் கஞ்சியாக்கிச் சாப்பிடலாம். கசகசா வால் மிளகு, வாதுமைப் பருப்பு, கற்கண்டு இவற்றைச் சமஅளவு சேர்த்து இடித்துத் தேன் நெய் போதுமான அளவு சேர்த்துச் சாப்பிட உடல் மழமழப்புடன் வலிவு பெறும். சுக்கில விருத்தி ஏற்படும். மாதவிடாய் காலத்தில் வலிமிக்க உள்ளவர், மாதவிடாய் காலத்திற்குமுன் ஒரு வாரம் இதனைப் பாலில் அரைத்துக் கலக்கிச் சாப்பிடலாம்.

வாதுமைப் பருப்பையும் (3 – 5) கசகசாவையும் (½ ஸ்பூன்) அனைத்தும் பசுவின் பாலில் அரைத்துக் காய்ச்சிச் சாப்பிடப் பிரசவித்த பெண்களுக்குத் தாய்ப்பால் பெருகும். பொதுவாக உடல் வலிவடையவும், பருக்கவும், காங்கை தணியவும் ஏற்ற பானம். துனித்துக் கசகசாவை ஊறவைத்து அம்மியில் அரைத்து ஜலம்விட்டுக் குழப்பிப் பால் பிழிந்து அடுப்பிலேற்றிக் காய்ச்சிக் கொதி வந்ததும் இறக்கிப் பால் சர்க்கரை சேர்த்துச் சாப்பிடலாம். பருவத்திற்கு வரும் சிறு பெண்களின் வளர்ச்சிக்கும் உடல் புஷ்டி வலிவு பெறவும் ஏற்ற காலை உணவு இது.

கசகசாவை முதல் நாளிரவு ஊறவைத்துக் காலையில் அரைத்துத் தேங்காய்ப்பால், மோர், தயிர், வடித்த கஞ்சி, காய்ச்சிய பால் இவற்றில் ஏதேனும் ஒன்றுடன் கலக்கி உடலில் பூசிக் குளிப்பதால் அரிப்பு குறையும். பொலிவு, மழமழப்பு அதிகமாகும். இத்துடன் பாசிப்பருப்பும் சேர்த்து உபயோகிக்கலாம்.

காய்ச்சுக்கட்டி

கருங்காலி மரத்தின் சத்து. மரத்துண்டைப் பெருந்தூளாக்கி நீரில் நன்றாக வேகவைத்துக் கஷாயமானதும் வடிகட்டி இளந்தீயில் சுண்டவைத்துக் குழம்பானதும் வெயிலிலிட்டுக் காயவைத்து எடுப்பர். துவர்ப்பு மிக்கது. தாம்பூலம் தரிக்கும் போது சுண்ணாம்பு மிகுதியால் ஏற்படும் வாய் வேக்காளத்தை அகற்றுவதில் நல்லது.

சாதிக்காய் – சாதிப்பத்திரி

தாம்பூலம், பணியாரம், பட்சணம் முதலியவற்றிற்கு மணம் ருசியூட்டச் சேர்க்கப்படுகிறது. கார்ப்பும், துவர்ப்பும், வெப்பமும் உள்ளது. உடற்சூட்டை அதிகரிக்கும். வயிற்றில் வாயு தங்க விடாமல் வெளியேற்றும். குடலில் உணவோட்டத்தைச் சீராக்கும். காமத்தைப் பெருக்கும். நரம்புகளுக்கு வலிவு தரும். நரம்புகளின் அழற்சியைப் போக்கும். நீர்த்த விந்து அதிக அளவில் வெளியாவதைத் தடுக்கும். அதிக அளவில் தூக்கம், மயக்கம் தரும். வயிற்றுவலி, வயிற்றுப்பொருமல், பசிமந்தம், மலமிளகிச் சீரின்றி வெளியாதல், உடல்வலி, தலைவலி, வறண்ட தொடர்ந்த இருமல், இவற்றில் உதவும். சாதிக்காயை மூடிநிற்கும் தோல் சாதிப்பத்திரி. இரண்டிற்கும் குணம் ஒன்றே.

ஜாதிக்காயை நீராவியில் சிறிது வேகவைத்து உலர்த்திக் குழந்தைகளின் உரை மருந்தில் சேர்ப்பர். நெல் வேகவிடும்போது துணியில் முடித்து இதனையும், கடுக்காய், வசம்பு, மாசிக்காய், சுக்கு, சித்தரத்தை முதலிய உரை மருந்தாகப் பயன்படுபவற்றையும் வேகவைப்பது வழக்கம். இப்படி வெந்துலர்ந்த ஜாதிக்காய் சிசுக்களுக்கு ஜீர்ணசக்தி தரும். சிடுசிடுப்பைக் குறைத்து அயர்ந்து தூங்கச் செய்யும் உடலில் உள்ள நீர்க்கசிவை வளரச் செய்யு மாதலால் உமட்டல், நீர்கசியும் ஜலதோஷம், மண்டைக்கனம், இருமல், மூச்சுத்திணறல் இவற்றைக் குறைக்கும்.

கடுக்காய்

காலை இஞ்சி கடும்பகல் சுக்கு
மாலை கடுக்காய் மண்டலம் உண்டால்
விருத்தனும் பாலனாமே

இது கோல் ஊன்றி நின்ற விருத்தன், குமரன் ஆக நம் சித்தர்கள் கூறும் வழி.

பழனி தண்டாயுத பாணியைப் பற்றி கூட அப்படி ஒரு கருத்து உண்டு. அவர் தண்டாயுதபாணி. குமரனுக்கு ஏன் தண்டம்?

நவபாஷாணத்தின் மகிமையைக் காட்ட விருத்தன் குமர னானதால் கோலுடன் அப்படி சிலை வடித்ததாக ஒரு கருத்து சித்தர் மரபில் உண்டு.

காலை வெறும் வயிற்றில் இஞ்சி – நண்பகலில் சுக்கு – இரவில் கடுக்காய் என தொடர்ந்து ஒரு மண்டலம் (48 நாட்கள்) சாப்பிட்டுவர, கிழவனும் குமரனாகலாம் என்பதே இந்தப் பாடலின் கருத்தாம்.

கடுக்காயின் தாயகம் இந்தியாதான். ஆனால் அது சீன தாய்லாந்து முதலிய பகுதிகளிலும் கிடைக்கிறது.

இது மிகவும் புராதன மரம்.

புராணங்களில் இம்மரத்தைப் பற்றிய குறிப்புகள் உள்ளன. தேவலோகத்தில் இந்திரன் அமிர்தத்தை அருந்தும்பொழுது ஒரு துளி அமிர்தம் சிந்தியதாம். அத்துளி பூமியில் விழுந்து கடுக்காய் மரமாக உருவெடுத்தது என புராணம் உரைக்கிறது. சுமார் 4000 ஆண்டுகட்கு முற்பட்ட சித்த மருத்துவ நூல்களில் கடுக்காய் பற்றிக் குறிப்பிடப்பட்டுள்ளது.

கடுக்காய் மரம் ஓங்கி உயரமாக வளரும் தன்மை கொண்டது. சுமார் 20 முதல் 25 மீட்டர் உயரத்தில், அரை மீட்டர் விட்டமுடைய அடிமரத்துடன் காணப்படுகிறது. இது குளிர் காலத்தில் இலையுதிர்த்து, மார்ச் மாத வாக்கில் துளிர்க்கிறது. இலைகள் சிறுகாம்புடன் முட்டை வடிவத்துடன் இருக்கும். பூக்கள் பச்சை நிறம் கலந்த வெண்மை நிறமாக, சிறிது மணத்துடன் காணப்படும். காய்கள் பச்சை நிறமுடைய தாகவும், முதிரும்போது கரும்பழுப்பு நிறமாக நீண்ட பள்ளங் களுடைய தடித்த ஓட்டோடு காணப்படும். ஓட்டினுள் கொட்டை காணப்படும்.

கடுக்காயானது முட்டை வடிவிலோ அல்லது நீண்ட முட்டை வடிவத்துடனோ காணப்படும். கடுக்காயில் ஏழு வகைகள் உள்ளதென நமது சித்த மருத்துவ நூல்கள் குறிப்பிடு கின்றன. அவை முறையே அபயன், விசயன், பிரிதிவி, சிவந்தி, அமுர்தம், ரோகினி, திருவிருதுதம் என்பதாகும். மேலும் மரங்கள், இடம், காயின் வடிவம், தன்மை இவற்றைப் பொறுத்து கருங்கடுக்காய், செங்கடுக்காய், வரிக்கடுக்காய், பால் கடுக்காய் எனப் பல வகைகள் உள்ளன.

ஆனால் உபயோகிக்கும் போது அதை உடைத்து அதில் உள்ளே உட்கொட்டையில் இருக்கும் ஒரு நரம்பை நீக்க வேண்டும்.

உடலை அழியாத் தன்மைக்குக் கொண்டுசெல்ல, திருமூலர் அறுபதுக்கும் மேற்பட்ட காயகற்ப முறைகளைக் குறிப்பிட்டுள்ளார். உடல் நலம் பெற எவர் முனைந்தாலும், முதலில் உடலில் உள்ள அழுக்குகளை அகற்றிக்கொள்ள வேண்டும். ஒருவனுடைய உடல், மனம், ஆன்மா ஆகிய மூன்றையும் தூய்மை செய்யும் வல்லமை கடுக்காய்க்கு உண்டு என்று திருமூலர் குறிப்பிடுகிறார். கடுக்காய்க்கு அமுதம் என்றொரு பெயரும் உண்டு. தேவர்கள் பாற்கடலைக் கடைந்தபோது தோன்றிய அமிர்தத்திற்கு ஒப்பானது கடுக்காயாகும். "பெற்ற தாயைவிட கடுக்காயை ஒருபடி மேலாய் கருது" என்று சித்தர்கள் கூறுகிறார்கள்.

பெற்ற தாயானவள் தன் பிள்ளைமேல் உள்ள பாச மிகுதியால், கண்ட உணவுகளையும் வகை வகையாய் செய்து கொடுத்து அவன் வயிற்றைக் கெடுத்துவிடுவாள். ஆனால் கடுக்காயோ வயிற்றில் உள்ள கழிவுகளையெல்லாம் வெளித் தள்ளி, அவனுடைய பிறவிப் பயனை நீட்டித்து வருகிறது.

நெல்லிக்காய்

தேவருலகில் இந்திரன் அமிர்தம் அருந்தியபோது சிறிது பூமியில் சிந்தி அது நெல்லி மரமாக ஆனது என்று கூறுவார்கள். உண்மையில் நெல்லி ஒரு அமிர்தம்தான். இல்லாவிடில் தனக்குக் கிடைத்த கரு நெல்லியை அதியமான், தமிழ் வாழ அவ்வையாருக்கு அளித்து மகிழ்ந்திருப்பாரா?

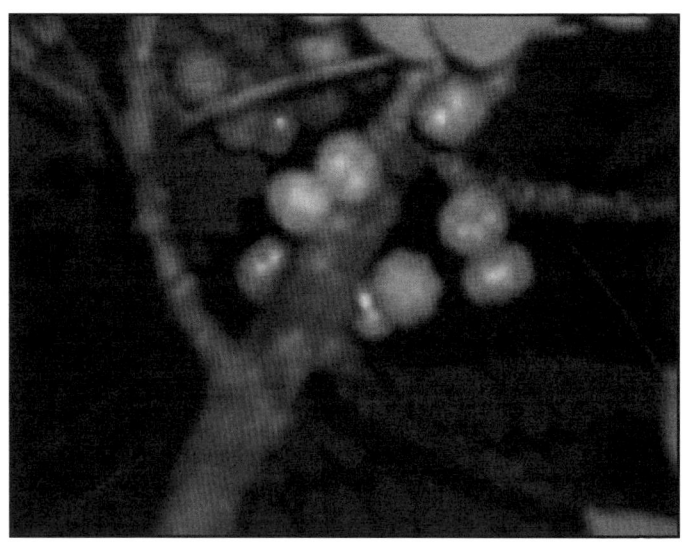

நெல்லிக்காய்

நெல்லி ஒரு காயகல்ப்ப மூலிகை. அதன் காய் ஒரு காயகல்ப்பம், சந்தேகமே இல்லை.

நெல்லி காயாகத்தான் இருக்குமே தவிர அது பழம் ஆவதில்லை. அதுவே காயகல்ப்பத்தன்மை. நெல்லியின் மேன்மையை தமிழர் சங்ககாலத்தில் இருந்து அறிந்து வந்திருந்தனர் என்பது அதியமான் அவ்வையார் கதையால் மட்டுமல்ல, கீழ்வரும் ஐங்குறுநூறு பாடலாலும் அறியலாம்.

அம்ம வாழி தோழி சிறியிலை
நெல்லி நீடிய கல்காய் கடத்திடைப்
பேதை நெஞ்சம் பின்செலச் சென்றோ

சுவாமிமலைக்கு அருகே பூமிதேவியானவள் பார்வதியின் சாபத்தால் பலகாலம் இருந்து, ஷண்முகனை வணங்கி சாப விமோசனம் பெற்றாள். முருகனை விட்டுப் பிரிய மனமில்லாது அங்கேயே நெல்லிமரமாக நின்றாள் – இவ்வாறு சுவாமிமலை மகாத்மியம் கூறுகிறது. பூமியின் மிகச்சிறந்த மரம் நெல்லி என்று கூறலாம்.

கோவில்களில் நெல்லி தல விருட்சமாய் வணங்கப்பட்டு வருகிறது. திருநெல்வாயிலில் உள்ள உச்சிவனேஸ்வரர் சிவாலயத்திலும்; தஞ்சாவூர் – பழையாறை சோமநாதர் சிவாலயத்திலும்; பெரம்பலூர் – ஜெயங்கொண்டம் கழுமலைநாதர் சிவாலயத்திலும்; திருவாரூரிலிருந்து 16 கிலோமீட்டர் தொலைவிலுள்ள திருநெல்லிக்கா என்னும் ஊரில் உள்ள நெல்லிவனநாதர் ஆலயத்திலும் தெய்வங்களுக்கு நிகராய் நெல்லி மரத்தினையும் பக்தர்கள் வணங்கி வலம் வருகின்றனர்.

சிவகாசிக்கு அருகில் உள்ள திருத்தங்கல் என்னும் ஊரில் சிறிய குன்றில் சிவன் கருநெல்லி நாதர் என்ற பெயரில் இருக்கிறார்.

வேறு எந்த காய்கனியிலும் இதிலுள்ள வைட்டமின் சி அளவைப் போல் பெற இயலாது. ஒரு நெல்லிக்காயில் இருபத்து – முப்பது ஆரஞ்சுப் பழங்களில் உள்ள வைட்டமின் சி சத்து உள்ளது.

நெல்லியின் உள்ளிருக்கும் கொட்டைகளை நன்கு பொடி செய்து அதை தேங்காய் எண்ணெயில் கலந்து, நன்றாக கொதிக்க வைத்து, பின் குளிர வைத்து தலைக்குத் தடவி வந்தால் தலை பளபளப்பாகவும் கருமையாகவும், அடர்த்தியாகவும் இருக்க உதவும்.

அமலா கூந்தல் தைலம் கேசத்திற்கு நல்லது. உடலுக்கு குளிர்ச்சி தரும்.

டாக்டர் எல். மகாதேவன்

ஆயுளை நீட்டிக்கும் அற்புதமான மூலிகை நெல்லியாகும்.

கிணறுகளில் நெல்லிக் கட்டையைக் கீழே கட்டிடத்திற்கு ஆதாரமாக வைப்பர். கிணற்று நீர் இனித்திருக்கவே இந்த அமைப்பு. நீரின் கெடுதியைப் போக்கும். நெல்லிக்காயைச் சுவைத்தபின் நீர் பருக இனியாத நீரும் இனிக்கும். ஆனால் நெல்லிக்காயைத் தின்று உடன் நீர் பருகப் பலருக்கும் தொண்டைக்கட்டு வாய்வேக்காளம் ஏற்படும்.

செவிலித்தாய் இன்று ஏட்டளவில் பிரசித்தமானவள். சென்ற நூற்றாண்டின் இறுதிவரை வாழ்ந்தவள். இளஞ் சிசுவிற்குப் பால் கொடுக்கும் தாய், பால் கொடுக்க முடியாதபடி நோய் வாய்ப்பட நேர்ந்தாலோ, அவளது பால் சிசுவிற்கு ஒத்துக்கொள்ளாவிடிலோ, அத்தாயின் குலம், அறிவு முதலியவை களில் பொருந்தும் ஒருத்தியை தாயாக அமர்த்திப் பால் கொடுக்கச் செய்வதுண்டு. தாத்ரீ (செவிலித்தாய்) என்று அவளை அழைப்பர். செவிலித்தாயாகும் வாய்ப்பு நெல்லிக்காய்க்கு உண்டு. கடுக்காயை தசமாதா ஹரீதகீ என்றும் நெல்லிக்காயை தாத்ரீ என்றும் அழைப்பர். இரண்டிற்கும் பல வகைகளில் ஒற்றுமை உண்டு. இரண்டும் உப்புச்சுவை தவிர மற்ற ஐந்து சுவைகள் உள்ளவை. கடுக்காய் கிடைக்காவிடத்திலும் கடுக் காயைப் பயன்படுத்த முடியாமல் ஆனால் அதே குணமுள்ள பொருள் ஒன்றைப் பயன்படுத்த வேண்டியவிடத்திலும் நெல்லிக் காயை உபயோகிக்கலாம்.

ஹரீதகீம் பஞ்சரஸா மலவணும் சிவாம்
தோஷானுலோமனீம் லக்வீம் வித்யாத்தீபன பாசநீம்
ஆயுஷ்யாம் பௌஷ்டிகாம் தந்யாம் வயஸஸ்தாபனீம் பராம்
தாந்குணாந் தானி கர்மாணி வித்யாதாமல கிஷ்வபி
யாந்யுக்தானி ஹரீதக்யா வீர்யஸ்யது வியர்யய:

என்கிறார் சரகர். தாய் உதவமுடியாத நிலையில் செவிலித்தாய் உதவுவதுபோல கடுக்காய் (மாதா) உதவமுடியாத நிலையில் உணவாகவும் மருந்தாகவும் நெல்லிக்காய் (தாத்ரீ) பயன்படுகிறது. திரிபலை என்ற முக்கனிக் கூட்டில் இவ்விரண்டிற்குமே இடமுண்டு. மூன்றாவது தான்றிக்காய். கடுக்காய் உஷ்ண வீரியமுள்ளது. நெல்லிக்காய் சீத வீரியமுள்ளது. இது ஒன்றே மாறுதல். இறைவன் ஒரே குணமுள்ள இரு பொருட்களைத்தான் படைப்பதில்லையே.

கடுக்காயையும் நெல்லிக்காயையும் மற்றோர் ஒற்றுமை பெயரளவிலும் செயலளவிலும் தொடர்கிறது. வயஸ் ஸ்தா என்ற பெயர் இரண்டுக்கும் பொது. வயதை நிலைநிறுத்தும் பொருள் எனப்படும். வயதை நிலைநிறுத்துபவையாக வயஸ் ஸ்தாபனங்களாகக் கடுக்காயும் நெல்லிக்காயும் புகழப்படுகின்றன.

மழை நாட்களின் ஆரம்பத்தில் பூக்க ஆரம்பித்துப் பனி நாட்களில் பழம் தரும் இம்மரம் இந்தியாவெங்கிலும் பயிராகிறது. இதில் மற்ற இரு வகைகள் அரிநெல்லியும் கரு நெல்லியாயுமாகும். கருநெல்லியின் காய் கருமை கலந்திருக்கும். மிக அரிது. ரஸாயன மாகச் சித்தர்கள் சாப்பிடுவர். விதை பெருத்து நார் மிகுந்து கடும் புளிப்புடன் காணும் மற்றோர் வகை நெல்லி காட்டு நெல்லி எனப்படும். தமிழில் ஆமலகம், ஆலகம், தாத்ரீ என்று பல பெயர்களில் வழங்கப் பெறுகிறது.

புளிப்பு தூக்கலாகவும் இனிப்பு கசப்பு துவர்ப்பு உரைப்பு சற்றுத் தாழ்ந்தும் உள்ளது. எளிதில் ஜீர்ணமாகக் கூடியது (லகு) வரட்சி தரக்கூடியது (ரூக்ஷம்) குளிர்ச்சி தரக்கூடியது (சீதம்).

தண்ணீரின் இயற்கைச்சுவை இனிப்பு. சுவையறியும் புலனாகிய நாக்கில் இந்த இயற்கைச் சுவையை அறியும் தன்மை போதாதென்பர். ஆகவே அவ்யக்த மதுரம் என்று புலப்படாத இனிப்பென தண்ணீரின் சுவையை ஆயுர்வேதம் குறிப்பிடுகிறது. இந்தப் புலப்படாத இனிப்பையும் அறியும் திறமையை நெல்லிக்காய் தருகிறது. நெல்லிக்காயை வாயிலிட்டுச் சுவைத்தவுடன் மேல் தண்ணீர் பருகக் கற்கண்டாக இனிக்கும். சிறுவர்கள் இதை சோதிக்க அடிக்கடி நெல்லிக்காயைச் சுவைப் பதும் தண்ணீர் பருகுவதுமாக இருந்து பின் தொண்டைக்கட்டு, சளி, வேக்காளம் முதலியவைகளுக்கு உள்ளாவது உண்டு. நெல்லிக்காயின் சீதள குணமும் குளிர்ந்து இனிக்கும் தண்ணீரின் கபத்தை வளர்க்கும் சக்தியும் இந்நிலையை பலவீனமானவர் களிடம் ஏற்படுத்திவிடுகிறது.

ஆரோக்யமுள்ளவன் தினமும் உணவில் நெல்லிக் காயையோ நெல்லிமுள்ளியையோ ஏதேனும் ஒருவகையில் சேர்த்துவர ஆரோக்யம் நன்கு ஸ்திரப்பட்டு நிற்கும் அதில் உள்ள புளிப்பு வாயுவைக் கண்டித்து அளவுக்கு மீறவிடாது அதன் இனிப்பும் சீத வீர்யமும் பித்தத்தைத் தன்னிலையில் வைக்கும். அதன் வறட்சியும் துவர்ப்பும் கபத்தை அளவிற்கு மீறி வளரவிடாமல் பாதுகாக்கும். ஆகவே முத்தோடங்களையும் தன்னிலையில் பாதுகாப்பதால் ஆரோக்யம் கெடாமல் பாதுகாக்க முடிகிறது. கடுக்காயிலும் இதே சிறப்புக் குணங் களுண்டு. கடுக்காய் வீர்யத்தில் உஷ்ணம். இது சீதம் என்பதே மாறுதல். இதிலுள்ள சீதம் இரவில் தனித்து உபயோகிப்பதற்கு இடையூறாகிறது. ஆகவே நெல்லிக்காயை உணவுப் பொருளாக இரவில் (ஊறுகாயாகவோ, துவையலாகவோ, பச்சடியாகவோ) உபயோகிப்பதில்லை. பகற்போதில் மாத்திரம் உபயோகிக்கத் தக்கதென்பதுதான் இதைக் கடுக்காய்க்குச் செவிலியாக்கக்

காரணம். உபவாஸமிருந்த மறுநாள் காலையில் உணவிற்கு இதைச் சேர்ப்பது, உபவாஸத்தால் ஏற்படும் இரைப்பைக் குடலழற்சியை மாற்றவும் பித்தச் சேர்க்கையை அகற்றவும் பயன்படுகிறது.

தயிரைத் தனித்து நெடுங்காலம் உண்பதால் சில கெடுதல்கள் ஏற்படும். ஆனால் அவை நெல்லிக்காயுடன் சேர்த்து உண்ணும் போது ஏற்படுவதில்லை என்கிறது ஆயுர்வேதம். சுவாசகோசத் திற்கும் ஹிருதயத்திற்கும் மூளைக்கும் பலம் தரும். ஞாபக சக்தி, கடும் உழைப்பிலும் களைக்காத திடம், மென்மையான தொண்டை, தோலின் மென்மை, புஷ்டி இவைகளைத் தரவல்லது.

துவையல், ஊறுகாய், பச்சடி, முரப்பா, தேன் ஊறல் ஆகத் தயாரித்து உபயோகிக்கலாம். இயற்கையில் வருஷத்தில் 2 – 3 மாத காலமே கிடைக்கக்கூடிய நெல்லிக்காய்களை வருஷம் முழுவதும் உபயோகிக்கத்தக்கதாக அதை வெயிலிலுலர்த்தி வற்றலாக்கிக் கொள்வதும், முரப்பா, தேன் ஊரலாக்கிக் கொள்வதும்தான் வழி. அப்படியே காயவைத்து வற்றலாக்கிக் கொள்வதை விட முற்றிய நெல்லிக்காய்களைப் பொறுக்கி நல்ல ஈயம் பூசிய பாத்திரத்தில் போட்டு நெல்லிக்காய் முழுகுமளவிற்கு ஜலம் சேர்த்து அடுப்பில் ஏற்றி நன்கு ஒரு கொதி வந்ததும் இறக்கி ஆறியதும் உருகுலையாமல் சுளை சுளையாக அவைகளைப் பிரித்து விதைகளை அகற்றி மூங்கில் தட்டுகளில் பரப்பி உலர்த்தி எடுத்து வைத்துக்கொள்ளலாம். பால் மூள்ளி என்று இதற்கு பெயர்; வெண்மையாயிருப்பதால் ருசி, நிறம், மணம், குணம் இவைகளில் பெருமளவில் பச்சை நெல்லிக்காயை ஒத்திருக்கும்.

நெல்லிக்கனி: பகலில் சாப்பிடக்கூடியது. இரவில் சாப்பிட ஏற்றதல்ல. பகலிலும் முதல் உணவுடன் முதலில் சேர்வது நல்லது. இரவு உணவிற்குப் பின் வெகுநேரம் ஜீர்ண உறுப்புகள் சுத்தமாகி உணவிற்காகக் காத்திருக்கும் நிலையில் இது ரஸாயன மாகப் போய்ச் சேர்கிறது. ஏகாதசிப் பட்டினிக்குப் பின் துவாதசி பாரணையாக முதல் உணவு ஏற்கும் போது நெல்லிக் கனியைச் சேர்க்கும் பழக்கம் இக்கருத்தை ஆதாரமாகக் கொண்டது. பித்தத்தையும் வாயுவையும் நீக்கி உடலுக்குப் பலம் தரும்.

தேன் நெல்லிக்காய்

நல்ல முற்றிய நெல்லிக்காய்களைத் தேனில் அல்லது சர்க்கரைப் பாகில் ஊறவைத்து வெயிலில் வைத்தெடுத்துவந்து நன்கு ஊறியதும் விதைகளை ஈரம்படாமல் அகற்றி மறுபடியும் அந்தத் தேன் அல்லது சர்க்கரைப்பாகிலேயே போட்டு நாட்பட

வைத்திருக்கலாம். அடிக்கடி வெயிலிட்டு வரலாம். நல்லபசி, பலம், புஷ்டி, மனத்தெளிவு, சுறுசுறுப்பு தரும் துணை உணவாகும். உணவுடனும் தனித்தும் இதனைச் சாப்பிடலாம். 1 – 2 நெல்லிக் காய் சாப்பிட்டால் போதும்.

நெல்லிக்காயைச் சாறுபிழிந்து சர்க்கரையோ கற்கண்டோ சேர்த்து பாகாக்கி, மைசூர்பாகுபோல் வில்லை வெட்டி வைத்திருக்கலாம். படபடப்பு, தலையிலும், மார்பிலும் வலியுடன் கொதிப்பு, பலக்குறைவு இவைகளுக்கேற்றது.

நெல்லிமுள்ளியை 200 கிராம் எடுத்து அதன்மேல் தினம் பச்சை நெல்லிக்காய் சாறு பிழிந்து ஊறவைத்துக் காய வைக்கவும். 16 அல்லது 32 நாட்கள் இவ்விதம் தொடர்ந்து செய்யக் கரும் நிறம் பெறும். இதனை உலர்த்திச் சமஅளவு சர்க்கரை சேர்த்துத் தூள்செய்து காலை, மாலை ½ ஸ்பூன் சாப்பிட்டுவர குடல் வலிவுபெறும். டானிக்குகள் நிறையச் சாப்பிட்டும் உடலில் ஒட்டாதிருப்பவர்களுக்கு இது உதவும்.

நன்கு முற்றிய நெல்லிக்காய்களை அலம்பி மேல் ஈரத்தைத் துடைத்து விட்டு ஒரு வெள்ளி அல்லது எவர்ஸில்வர் கம்பி, அல்லது நீண்ட கருவேலம் முள் அல்லது திடமான தென்னை ஈர்க்கு இவைகளில் ஒன்றால் நெல்லிக்காய்களில் 10 – 15 குத்து குத்தி ஒரு பீங்கான் ஜாடியிலிடவும். பிறகு நெல்லிக்காய்கள் நிரம்புமளவிற்குத் தேன் நிரப்பி மூடி வைக்கவும். (தேனுக்குப் பதில் நல்ல கெட்டியான சர்க்கரைப்பாகை ஊற்றி வைப்பதுண்டு)

தினமும் 3, 4 மணி நேரம் மூடியை அகற்றிச் சுத்தமான மெல்லிய துணியால் வேடுகட்டி, வெயிலில் வைத்திருக்கவும். இவ்விதம் 15 நாட்கள் செய்ததும் ஜாடியை நன்கு மூடி ஈரக்கசிவு இல்லாததும் ஈ எறும்பு தீண்டக்கூடாததுமான இடத்தில் பத்திரப்படுத்திக்கொள்ளவும். நன்கு ஊறியதும் ஈரப்பசையற்ற சுத்தமான ஸ்பூன் உதவிகொண்டு கொட்டைகளை அகற்றி விடலாம். இதைத் தினமும் காலையில் 1, 2 சாப்பிட்டுவர நல்ல பலம், புஷ்டி, பசி, மனத்தெளிவு, சுறுசுறுப்பு உண்டாகும்.

நெல்லிக்காயைச் சாறு பிழிந்து சர்க்கரையோ கற்கண்டோ சேர்த்து பாகாக்கிக்கொள்ளலாம். இதற்கு நெல்லிக்காய்ச் சாறு 1 லிட்டர், கற்கண்டு அல்லது சர்க்கரைஅல்லது குழைவு ஜீனி 1 கிலோ இரண்டையும் கலந்து மைசூர்பாகு பதத்திற்கு வரும்வரை பகாக்கி இறக்கி ஏலம் 2 கிராம் தூளாக்கி அதில் போட்டுப் கிளறி ஈயம் பூசிய தட்டிலோ பீங்கான் தட்டிலோ கொட்டி ஆறியதும் வில்லைகளாக்கிக்கொள்ளலாம். தலையிலும் மார்பிலும் வலியுடன் கொதிப்பு உணரப்படும்போது சாப்பிட மிகவும் ஏற்றது.

நன்னாரி

தாவரப்பெயர் – *Hemidesmus Indicus*

குடும்பம் – *Asclepiadaceae*

நல்ல நாற்றம் உடையதால் நன்னாரி ஆனது போலும். நன்னாரி வேர் ஒரு நறுமணம் தரும் பொருள். அதே சமயம் அதிக மருத்துவ குணங்களும் கொண்டது. இதை மருத்துவ நூல்களில் கிருஷ்ணவல்லி, அங்காரிமூலி என்றும் அழைக்கப் படுகிறது. இதன் கெட்டியான வேர் மணம் மிக்கது.

இலைகள் நீண்டு கண் அல்லது மீன் வடிவில் இருக்கும். இக்கொடியின் தண்டு மெல்லியதாகவும், குறுக்குவெட்டு வட்டமாகவும் இருக்கும். இக்கொடியின் பூக்கள் வெளிப்புறம் பசுமையாகவும், உள்புறம் கத்தரிப்பூ நிறத்திலும் (செம்மை கலந்த ஊதா நிறம்) இருக்கும்.

- மாவலி கிழங்கு என மலை பிரதேசங்களில் இருந்து ஒருவகை கிழங்கு கொண்டுவந்து விற்பார்கள்.
- அதில் ஊறுகாய் செய்து வெகுவாக பயன்படுத்துவார்கள். அதுவும் ஒருவகை பெரு நன்னாரி என்னும் வகையின் வேர் ஆகும்.
- பச்சை நன்னாரி வேர் 5 கிராம் நன்கு அரைத்து கால் லிட்டர். பாலில் சாப்பிட்டு வர மூலச்சூடு, மேகவேட்டை, நீர்கடுப்பு, நீர் சுருக்கு, வறட்டு இருமல் ஆகியவை தீரும். நீண்ட நாள் தொடர்ந்து சாப்பிட நரை மாறும்.
- பச்சை வேரை சிறிது இடித்து நீரில் ஒருநாள் ஊற வைத்து வடிகட்டி காலை மாலை குடித்து வர, நீரிழிவு, வேட்டைச்சூடு, கிரந்தி, சொறிசிரங்கு, தாகம், அதிக பசி, மேக நோய் தீரும். ஆனால் பத்தியம் மிக அவசியம்.
- மண்பானைக்கு இயற்கையிலேயே குளிர வைக்கும் சக்தி உண்டு. வேர்களுக்கு அழியாத இயற்கைச் சத்து உண்டு. எனவே வெட்டி வேர், விளாமிச்சை வேர், நன்னாரி வேர் இவற்றை நன்கு அலசி, வெள்ளைத் துணியில் கட்டி மண்பானை தண்ணீரில் போட்டு அந்நீரை குடித்துவந்தால் பலவீனப்பட்ட தலைமுடியின் வேர்கால்களுக்கு நல்ல பலம் கிடைக்கும்.
- கோடைக்காலம் வந்து விட்டால் நா வறட்சியை தணிக்க நன்னாரி குடிநீர் மிக நல்லது. இது உடலின் உள்

வெப்பத்தை தணிப்பது. ஒரு புதிய பானையில் சுத்தமான மெல்லிய துணியில் நன்னாரி வேரை கட்டிப் போட்டு விட்டு அந்த நீரைப் பருகினால் உடலுக்கும் மனதிற்கும் கேடில்லை.

❋ ❋ ❋

பால் மற்றும் பால்படு பொருட்கள்

பசும்பால்

இதில் உடலை வளர்க்கக்கூடிய சத்துகள் பூரணமாக இருப்பினும், பெரியோர்களுக்குத் தேவையான அளவிலில்லை. ஆகவே, பாலை மட்டும் குடித்துத் திடமாக வாழ அவர்களால் இயலாது. பாலின் குணம், பசுவின் நிறத்தையும், சாதியையும் அதன் தீனியையும் பொருந்தி நிற்கும். பசுக்களுக்கு, பசும்புல், அகத்திக்கீரை, அரிசி அல்லது கோதுமைத் தவிடு, பருத்திக் கொட்டை, வைக்கோல், பயறு, பொட்டு, பிண்ணாக்கு முதலியவைகளைத் தீனியாக உபயோகிக்க அதன் பால் மந்தப்படும். அப்பாலைக் குழந்தைகளுக்கு உபயோகப்படுத்துவது உசிதமன்று. பசும்புல்லைத் தீனியாகக் கொள்ளும் பசுவின் பால் விசேஷ குணமுடையது. இதனைக் குழந்தைகளுக்கு உபயோகித்தல் மிகவும் நன்று. வைக்கோல் தவிடு இவைகளையே தின்னும் பசுவின் பால் மத்திம குணத்தை உடையதாகும். குற்றம் செய்யாது. இன்னும் பசுக்களை சுத்தமாக வைத்துக் கொள்ள வேண்டும்.

பால் கறப்பவன் நோயில்லாதவனாயும், சுத்தமான கைகளை உடையவனாயுமிருக்க வேண்டும். பசு, வாலை ஆட்டி அதிலிருக்கும் தூசுகளைக் கறக்கும் பாலில் விழும்படி செய்யாமலிருக்க, அதன் பின்னங்கால்களுடன் வாலையும் சேர்த்து அணைத்துக் கட்டி, பால்கறக்க வேண்டும். பால் கறக்கும் பாத்திரம் வெகு சுத்தமாக இருக்க வேண்டும். இன்றேல், சீக்கிரத்தில் பால் கெட்டுவிடும். பாத்திரத்தை நன்றாகக் கழுவி, மத்தியான வெய்யிலில் நன்றாகக் காய வைக்க வேண்டும் அல்லது சூடு ஏறும்படி சிறிது நேரம் கரி நெருப்பின் மீது வைக்க வேண்டும். இப்படிச் சுத்தஞ் செய்த பாத்திரத்தில் பாலைக் கறந்து மூடி வைக்க, பன்னிரெண்டு மணி நேரத்திற்கு மேலும் அது கெடாதிருக்கும். இளங்கன்றுகளை உடைய பசுக்களின் பாலும், நீர் அருந்திய ஒரு மணி நேரத்திற்குள் கறக்கும் பாலும், முதல் சுரப்புப் பாலும் நீர்த்திருக்கும் என்று கூறப்படுகிறது.

பாலைக் காய்ச்சும் முறை

பாலைக் கறந்து அரை மணி முதல் ஒரு மணி நேரத்திற்குள் இதைக் காய்ச்சி உபயோகிப்பதும், உபயோகித்து மீந்ததைப் பாலாக உபயோகிக்க வேண்டுமாயின் அதை புளிப்பு வாடையற்ற இடத்தில் மூடிவைத்துப் பிறகு உபயோகிக்கும்போது லேசாகச் சூடாக்கி உபயோகிப்பதும் வழக்கம். மிக மெல்லியதாக எரியும் அடுப்பில் வைத்துக் காய்ச்சுவது நல்லது. சூடு அதிகம் உள்ள அடுப்பானால் ஒரு பாத்திரத்தில் தண்ணீர் வைத்து அதன் நடுவே பால் பாத்திரத்தை வைத்துச் சூடாக்கிக் கொள்ளுதல் நல்லது.

வெள்ளாட்டுப்பால், பசும்பால் இவைகளுக்கு எட்டிலொரு பங்கும், எருமை, செம்மறியாடு இவைகளின் பாலுக்குச் சரி பங்கும் நீர் விட்டுக் காய்ச்ச வேண்டும். எவ்விதப் பால்களுக்கும், சுக்கு, சிறுகாஞ்சோறி வேர் சேர்த்துக் காய்ச்ச அவை வெள்ளாட்டுப் பாலுக்குச் சமமாகும். இங்ஙனம் காய்ச்சிய பாலை க்ஷயரோகிகள் குடிக்க நன்மை உண்டாகும்.

இளங்குழந்தைகளுக்குச் சரிக்குச் சரி நீர் விட்டு ஏடுகட்ட விடாமல் காய்ச்சி, சர்க்கரை சேர்த்துப் புகட்ட வேண்டும். குழந்தைகள் வளர வளர நீரைக் குறைத்துக்கொண்டே வர வேண்டும்.

பாலுக்கு எட்டில் ஒரு பங்கு நீர்விட்டு, மூன்று கொதி வரும்படி காய்ச்சி உபயோகிக்க வேண்டும். அப்போது அதிலிருக்கும் விஷக் கிருமிகள் யாவும் இறந்துவிடும். பால் சுண்டி அதிசுவையடையும். செப்புப் பாத்திரத்தில் காய்ச்ச வாத சிலேத்துமத்தையும், பொன், மண் பாத்திரங்களில் காய்ச்ச பித்த தோஷத்தையும், வெள்ளி, வெண்கலம், இரும்புப் பாத்திரங்களில் காய்ச்ச காசரோகத்தையும் போக்கும்.

பாலைக் காய்ச்சும்போது சாப்பிடுபவரை ஒட்டிச் சில முறைகளைக் கையாளலாம். புஷ்டிக்காகப் பால் சாப்பிடுபவ ரானால், அவருக்குப் பால் எளிதில் ஜீர்ணமாகுமானால், பாலை அடுப்பிலேற்றியதிலிருந்து பொங்கும்வரை அதைக் கிளறிக்கொண்டே இருத்தல் அவசியம். அதனால் பாலிலிருந்து வெண்ணெய் பிரியாது. தண்ணீர் சேர்க்காமல் கரண்டியால் கிளறிக்கொண்டே சுண்டக் காய்ச்சிய பால் நல்ல புஷ்டி தரும்.

பாலைக் கிளறாமலேயே இளந்தீயிலிட்டுக் காய்ச்சினால் வெண்ணெய் பிரிந்து ஆடையாகி மேல் மிதக்கும். நல்ல ஜீர்ண சக்தி உள்ளவர் ஜீர்ண சக்திக்கேற்றவாறு ஆடை அதிகமாகச்

சேர்த்தோ குறைந்த அளவில் சேர்த்தோ சாப்பிடலாம். ஜீர்ண சக்தி குறைவானவர்கள் ஆடை நீக்கிய பாலைச் சாப்பிடலாம். இங்கு ஜீர்ணசக்தி என்று குறிப்பிடுவது குறிப்பிட்டுப் பாலை ஜீர்ணம் செய்யும் சக்தியைத்தான். வேறு கனப்பொருள்களை ஜீர்ணம் செய்யும் சக்தி உள்ளவருக்குக்கூட பால் ஜீர்ணமாகாமல் குடலில் காற்றழுத்தமும், பேதி முதலியவையும் உண்டாக்கலாம். ஆடை நீக்கிய பால் தேவைப்படுபவர்கள் மிகக் குறைந்த தீயில் பாலைக் காய்ச்சுவதும் அதை அடிபிடிக்காமல் இருக்க ஜலமுள்ள பாத்திரத்தில் வைத்துக் காய்ச்சுவதும், கரண்டியால் கிளறாமல் இருப்பதும் அவசியம்.

பால் கறந்து 4 – 5 மணி நேரத்திற்குப்பின் பாலில் ஏற்படும் இயற்கை பரிணாமத்தால் சிறிது சிறிதாகப் புளிக்க ஆரம்பிக்கும். ஒரு தடவை காய்ச்சி ஆறவைத்த பால் அத்தனை சீக்கிரம் புளிக்காது. எப்படி இருந்தாலும் கறந்து 6 – 7 மணிக்குப் பிறகு உபயோகிப்பதாயின் கறந்தவுடன் காய்ச்சுவதுடன், தேவைப்படும் போது லேசான சூட்டில் சுடவைத்து உபயோகிக்கலாம். பொங்கும் வரை காய்ச்சுவது நல்லதல்ல. புளிப்பு மணமும் வெண்ணெய் பிரிந்து உருகிய சுவையும் அதில் காணும். அது ஜீர்ணத்திற்குக் கெடுதல்.

பால்திரட்டு – திரட்டுப்பால்

பாலைக் கூழாகக் காய்ச்சி நீர் சுண்டிய நிலையில் வெல்லம் அல்லது சர்க்கரை சேர்த்துத் தயாரித்த இனிய பண்டம். மிகவும் கனத்த உணவு. புஷ்டி, பலம், நிறைவு, மென்மை, அயர்ந்த தூக்கம், சுக்கில விருத்தி, போகசக்தி தரக்கூடியது. முறைப்படி தயாரித்து 2 – 3 நாட்கள் வைத்திருக்கலாம். இதனைப் பக்குவப்படுத்தும் முறையில் பேடா முதலிய இனிய பண்டங்களும் தயாரிப்பர். குணம் சற்றேறக்குறைய இதனை ஒத்திருக்கும்.

எருமைப்பால்

பசுவின் பாலையே அருந்திப் பழக்கமுள்ளவர்கள் எருமைப் பாலை அருந்த நேரிடும்போது வேறுபாட்டை உணர்வர். இனிப்பும், குருத்தன்மையும், நெய்ப்பும், சீதளமும் பசுவின் பாலைவிட எருமைப்பாலில் பலமடங்கு அதிகம். அறிவும், தெளிவும் தருவது மட்டும் குறைவு.

எருமைப்பாலில் தமோகுணம் அதிகம். கொழுப்புச்சத்து மிக்கது அது. அதிக நெய்ப்பும், கொழுப்பும் மிக்கது. நல்ல தூக்கம் வரும். பசுவின்பாலை விட புத்தி, தெளிவு, சுறுசுறுப்பு தருவது ஸத்வகுணத்தை அதிகப்படுத்துவது முதலியவற்றில் இது தரத்தில் தாழ்ந்ததே. புஷ்டி உடல்வளர்ச்சி, உடல் மழமழப்பு,

உடல் பரபரப்பைக் குறைப்பது, உடல் உழைப்பைத் தாங்குவது முதலியவற்றில் இது பசுவின் பாலைவிட அதிகம் உதவும். பித்த மிகுதியால் அடிக்கடி பசிக்கு உட்படுபவருக்கு அந்த பித்தத்தை சமனப்படுத்திப் பசியை நேராக்க உதவுவது.

பாலை உபயோகிக்கும் விதி

பாலைக் கறந்த மூன்றே முக்கால் நாழிகைக்குள் அல்லது ஐந்து நாழிகைக்குள் குடிக்க வேண்டும். அது தேவாமிர்தத்தை ஒக்கும். அக்காலத்திற்கு மேற்பட்ட பால் சிவனுண்ட ஆலகால நஞ்சுக்கு ஒப்பாகும்.

ஆனால், அதைக் கொதிக்க வைக்க அந்த நஞ்சுத் தன்மை நீங்கும். கறந்த சூடு ஆறுவதற்கு முன், உதயகாலத்தில் பசும் பாலைப் பருக, கை கால் உடம்பு எரிச்சல், காமாலை, இரத்த பித்த நோய், பாண்டு, க்ஷணசுக்கிலம், உஷ்ணத்தால் பிறக்கும் மார்ப்புச்சளி இவை நீங்கும், குழந்தைகட்கும் உதவும். இம்மாதிரி அருந்துவது தாரோஷ்ண சிகிச்சை எனப்படுகிறது.

காய்ச்சின பாலை அருந்தும் விதி

காய்ச்சின பாலை அருந்த வேண்டுமானால், இனிப்பு கார்ப்புச் சுவைகளுள்ள பொருள்களைச் சேர்த்துக் குடிக்கலாம். நோயுற்ற போது கார்ப்புச் சுவையுள்ள மிளகு, திப்பிலி போன்ற பொருள்களைச் சூரணம் செய்து சேர்த்துப் பருகலாம். மற்றக் காலங்களில் கற்கண்டு பொடி சேர்த்துக் குடிக்கலாம். இதனால், சுக்கிலம் விருத்தியாகும். மதுரமுள்ள பழங்களுடன் கலந்தும் அருந்தலாம்.

தயிர்

தயிர் ஒரு சிறந்த உணவுப் பொருள். எல்லோரும் விரும்பக் கூடியது. அதன் நிறம் மணம் அமைப்பு எல்லாமே மனதைக் கவரக்கூடியது. உடலுக்கு வளர்ச்சி தரக்கூடிய ஐந்து அமிருதப் (பஞ்சாமிருத) பொருள்களில் இதுவும் ஒன்று. மற்ற நான்கும் பால், சர்க்கரை, தேன், நெய் என்பவை. பஞ்சகவ்வியம் என்ற உடலும் உள்ளமும் தூய்மைபெற ஸேவிக்கும் பொருள்களில் பசுவின் தயிர் இடம்பெறுகின்றது.

பசுவின் தயிரும் எருமைத் தயிருமே அதிகமாக உபயோகத்திலுள்ளவை. அதிலும் அதிகமாக வழக்கத்திலுள்ளது எருமைத் தயிரே. சில ஆண்டுகளுக்கு முன்புவரை தயிரை மண்சட்டியில்தான் வைப்பார்கள். பாலை சட்டியிலிட்டுத்தான் புரை குத்துவார்கள். இன்று மிக ஏழைகள் வீட்டிலிருந்துகூட மண்சட்டி விடைபெற்றுவிட்டது. அதன் ஸ்தானத்தை ஏழைகள்

வீட்டில் அலுமினியமும் தனவந்தர் வீட்டில் ஸ்டைன்லெஸ் ஸ்டீலும் ஏற்றுக்கொண்டுவிட்டன.

பொதுவாக பால் எந்த பிராணியுடையதோ அதே குணம் தயிரிலும் காணும். பசுவின் தயிர் சிறந்த நெய்சத்துள்ளது. வயிற்றில் புளிப்பை அதிகரிக்கச் செய்யாது. நல்ல சுவையுள்ளது. உணவேற்க சுவை ஊட்ட வல்லது. பசி, பலம், வயிற்றுவாயு, சமனம், மனத்தெளிவு, ஸத்வகுண வளர்ச்சி தர வல்லது. எருமையின் தயிரில் நெய் அதிகமாக உள்ளது. வீர்யம், பலம், கபவிருத்தி, தூக்கம் தரவல்லது. புளித்தால் வயிற்றையும், ரத்தத்தையும் கெடுக்கும். எளிதில் ஜீர்ணமாகாது. மற்றவற்றின் தயிர் பொதுவாக ஆரோக்கியத்திற்கு ஏற்றதல்ல.

தயிரின் மீது இருக்கும் ஆடையை எடுத்து, நீர் கொஞ்சங் கொஞ்சமாக விட்டு, நன்றாக வெண்ணெய் மத்தினால் கடைந்து, வெண்ணெயை எடுத்துக்கொண்டு மோரைத் தயிரில் கலந்து விடுவார்கள். இக்காலத்தில் மிஷின் பால் எனப்படும் வெண்ணெய் எடுத்த பச்சைப் பாலையும், அப்பாலைக் காய்ச்சித் தோய்த்த தயிரையும் கடைகளில் விற்கின்றார்கள். இவைகளின் குணங்கள் மாறுபடும். இவை நற்பயனை அளிக்கா. ஆகையால் இவைகளை உபயோகிப்பதில் பயனில்லை. புளித்த தயிர்தான் உடலுக்கு நன்மை பயக்கும் என்பதை 'மூத்த தயிருண்போம்' என்ற வாக்கால் அறிக.

பாலை நன்கு காய்ச்சிய பிறகே புரை குத்துவார்கள். அவ்விதம் பாலை காய்ச்சும்போதும் மிகவும் இளம் சூடளிக்கக் கூடிய வகையில் சிறு தீயுள்ள அடுப்பில் வைத்துக் காய்ச்சு வார்கள். பாலில் ஆடை பிடிக்கும்; ஆனால் பொங்காது. பெருந்தீயுள்ள அடுப்பில் பால் ஆடை பிடிக்காது; பொங்கிவிடும். ஆடை பிடிக்கும்படி இளஞ்சூட்டில் காய்ச்சிய பாலே புரைகுத்த நல்லது. இவ்விதம் காய்ச்சிய பாலை மண்சட்டி, மாக்கல் சட்டி, ஈயப்பாத்திரம், பீங்கான் பாத்திரம் இவைகளிலிட்டு ஆறிய பிறகு புரைகுத்துவது வழக்கம். புரைகுத்துவதற்கென புளிக்காததும் உப்பு சேர்க்காததுமான மோர் தனியே வைத்திருப் பார்கள். தயிரை புரைகுத்துவதற்காகப் பயன்படும் மண்சட்டி, மாக்கல் சட்டி, ஈயப்பாத்திரம் முதலியவைகளை வேறு சமையல் பணிகளில் பயன்படுத்தமாட்டார்கள். உப்பு, புளி, முதலியவை களைச் சேர்த்துச் சமைத்த பாத்திரத்தில் அவைகளின் பூச்சும் மணமும் நன்கு அகற்றப்படாவிட்டால் ருசியுள்ள தயிர் அமையாது. அதனால் அதற்கென தனியே சட்டி முதலியவைகளை வைத்துக்கொள்வார்கள். அலுமினியம் தயிரை வைக்க ஏற்ற பாத்திரமல்ல. அலுமினியம் தயிரின் புளிப்பில் மாறுதல் அடையக்கூடியது. ஈயம் பூசிய பாத்திரத்திலும் அதிக நேரம்

தயிர் வைத்திருக்கக் கூடாது. ஆக புரை குத்திவைக்க மாக்கல் சட்டிகளோ மண் சட்டிகளோதான் மிக்க நல்லவை. மண் சட்டியில் புரைகுத்தப்பட்ட தயிர் கட்டியாக இருக்கும். மற்றவை களில் வைத்த தயிர் அவ்விதம் இருக்கும் என்று சொல்வதற் கில்லை. அதற்கு முக்கிய காரணம் சட்டியில் உள்ள நுண்ணிய துவாரங்கள் வழியே பாலிலுள்ள ஜலாம்சம் உறிஞ்சப்பட்டுச் சுண்டிவிடுவதே. சட்டியில் புரை குத்திய தயிர் சீக்கிரத்தில் புளிப்பதில்லை. தயிர் புளிப்பதற்கு முக்கிய காரணம் பாலில் எல்லாப் பகுதியும் தயிராகாமல் திரவமாக ஒரு பகுதி தங்குவதே. அந்தத் தயிர் தெளிவு சீக்கிரம் புளித்துவிடும். தான் புளித்தத் தயிரையும் புளிக்கச் செய்துவிடும். இந்தத் தயிர் தெளிவாக மாறும். ஜலாம்சம் சட்டியில் வைக்கும்போது சட்டியில் பெரும்பாலும் உறிஞ்சப்பட்டு விடும். மற்றொரு காரணம் – சட்டியில் வைக்கப்பட்ட எந்த திரவமும் சூழ்நிலையிலுள்ள தாப மானத்தைவிட தாபம் குறைந்து குளிர்ந்துவிடுவதே. அவ்விதம் குளிர்ந்த திரவம் எதுவும் எளிதில் புளிப்பதில்லை. தயிர் தயாரிப்பில் ஒரே மணம் சுவை காணச் சற்று நிதானத்துடன் பாலை காய்ச்சுவதிலும், புரைகுத்தும் மோர் திரவம், புரை குத்தும் பாத்திரத்தின் சுத்தி, புரைகுத்தும் விதம் முதலியவை களிலும் கவனம் செலுத்த வேண்டும். தயிரை, புரைகுத்தியதும் நன்கு மூடி அசையாமல் வைக்க வேண்டும். பால் கறந்து வெகுநேரம் ஆனபின் காய்ச்சிய பால் தயிராக்க நல்லதல்ல. அவ்விதமே காய்ச்சி வெகு நேரமாகித் தானே புளித்துத் தயிராகக்கூடிய நிலையிலுள்ள பாலும் தயிராக்க நல்லதல்ல.

பாலிலுள்ள குணங்களே தயிரிலும் பிரதிபலிக்கும். அதனால் பசுவின் தயிரும் எருமைத் தயிரும் குணத்தில் வேறுபட்டவையே. அனேகமாகப் பசுவின்பால் தனித்துப் பாலாகவும் காபி முதலிய பானங்களாகவும் சாப்பிட வீடுகளில் பயன்பட்டுவிடுவதாலும் பசுவின் தயிர் எருமை தயிரைப்போல மோராக்கும்போது ஜலத்தை அதிக அளவில் பெறமுடியாமையாலும் சிக்கனத்தை முன்னிட்டும் எருமைப்பாலே அதிகமாகத் தயிராக்க உபயோகப் படுகின்றது. இனிப்புடன் உள்ள தயிரையே பெரும்பாலும் மக்கள் விரும்புவர். தேசப் பழக்கம் இது. அதிகம் புளித்த தயிர் தயிராகச் சாப்பிட ஏற்றதல்ல. மோராக்கியோ, மோர் குழம்பு முதலியவைகளாக மாற்றியோதான் சாப்பிட நல்லது. சில குளிர் தேசங்களிலும் குளிர் காலங்களிலும் தயிர் சீக்கிரம் புளிப்பதில்லை. அதற்கு மாறாக உஷ்ண தேசங்களில் தயிர் சீக்கிரம் புளித்துவிடுகிறது. அதிலும் கடுங்கோடையில் காலையில் தயாரான தயிர் மாலையில் புளித்துவிடுகிறது. ஆகவே இத்தகைய நிலைகளில் மண்சட்டி, மாக்கல் சட்டிகளிலே தயிரை வைத்திருப்பது நல்லது. ரிப்ரிஜிரேட்டரில் வைத்த தயிர் சீக்கிரம்

புளிப்பதில்லை. ஆனால் அதிகம் குளிர்ச்சி பெற்றுள்ளதால் மணம் ருசியற்றுப்போவதுடன் சீக்கிரத்திலும் ஜீர்ணமாகாது. ஃப்ரிஜ்ஜில் வைத்த தயிரை உபயோகிக்குமுன் சிறிது நேரமாவது வெளியே வைத்து சம சீதோஷ்ண நிலை அடைய விடுவது நல்லது.

தயிர் உணவின் ஆரம்பத்திலும் நடுவிலும் முடிவிலும் உபயோகிக்கப்படுகின்றது. தயிர்பச்சடி, அவியல், மோர்குழம்பு, மோர்க்கடி, மோர்ரஸம், மோர் என்றவாறு பற்பல உருப்பெற்று நாவிற்கு ருசியளிக்கிறது. தயிரின் குணத்தைப்பற்றிக் கூறும்போது ரோசிஷ்ணு சஸ்தமருசௌ என்கிறார் வாக்படர். சில பொருள்கள் தாம் சாப்பிட மிக ருசியாக இருக்கும் – ஹல்வா போல. சில பொருள்கள் மற்றவற்றை சாப்பிட ருசியை உண்டாக்கும் – கசப்பு நார்த்தையைப்போல. தானும் ருசியாக இருந்து மற்றவற்றைச் சாப்பிட ருசியையும் அளித்து உதவக்கூடிய பொருள் தயிர் ஒன்றுதான். தயிர் பச்சடியே அறியாத வட நாட்டினர்கூட தயிரையும் வெங்காயத் துருவல், வெள்ளரித் துருவல் முதலியவைகளையும் கலந்து உணவுடன் பரிமாறு கின்றனர். அவ்விதமே தயிரின்றி சாப்பிடும் உணவு முடிவு பெறுவதில்லை. இனிப்பு கலந்த மிதமான புளிப்பும் நிறமும் மணமும் அத்தனை வரவேற்கத்தக்கவை.

பால் ஜீர்ணமாவதுபோல தயிர் சீக்கிரம் ஜீர்ணமாகாது. சற்று தாமதித்துத்தான் ஜீர்ணமாகும். எளிதில் ஜீர்ணமாவதற்காக பாலைப் போல இதைச் சுடவைத்தும் சாப்பிட முடியாது. தயிரைக் கடைந்து மோராக்கிய பின்னர்தான் இதைக் காய்ச்சலாம். மோர்க்குழம்பு தயாராகுமே தவிர தயிர்க் குழம்பு தயாராகாது. தயிர் தயிராக இருந்தால் சீக்கிரமாக ஜீர்ணமாகாது. தயிரையே கடைந்து மோராக்கிய பின்னர் அது சீக்கிரம் ஜீர்ணமாகிவிடும். தயிராக உள்ள நிலையில் அதிலுள்ள பிசுபிசுப்பும் சில்லிப்பும் வழவழப்பும் ஓரிடத்தில் தங்கி நிற்கும் குணமும் மோராகும் நிலையில் குறைந்து மறைந்துவிடுகின்றன. தயிர் குடலில் நகரும் வேகத்தைவிட கடைந்த மோர் வேகமாக நகர்ந்துவிடும். சீக்கிரமும் ஜீர்ணமாகி விடும் ஆனால் தயிராகச் சாப்பிடும்போது அதனால் ஏற்படும் பயன் மோராகச் சாப்பிடும்போது கிடைப்பதில்லை. ஒருவனுக்கு ஜலதோஷம் பிடிக்க ஆரம்பித்துள்ளது எனக் கொள்வோம். நெற்றி மண்டையில் கனம், கண்களில் நீர் தளும்புதல், மூக்கிலிருந்து நீர் கசிதல், இத்தகைய அறிகுறிகள் கண்டபோது இரண்டொரு வேளை கட்டித் தயிர் போட்டுச் சாப்பிட சீக்கிரம் சளிநீர் முறிந்து கெட்டியாகி வெளியாகும். தலை கனம், நெற்றியில் வேதனை, மூக்கில் அரிப்பு முதலியவை

குறைந்துவிடும். இந்தக் குணம் அதே தயிரைக் கடைந்து மோராகச் சாப்பிட்டால் ஏற்படாது.

மலத்தை இறுக்கி கிரஹணி முதலிய நோய்களில் அதிக வயிற்றுப் போக்குள்ள நிலைகளில் பெரிதும் உதவுகின்றது. இந்நிலைகளில் ஆடை நீக்கிய வரட்டுத்தயிரை உபயோகிப்பர். குடலுக்குப் பலம் தருவதுடன், உணவுப் பாதையில் உணவை மெள்ளச் செல்லச் செய்தும் உஷ்ணத்தை அளித்து உணவிலுள்ள திரவச் சத்தைக் குறைத்தும் வயிற்றோட்டத்தைத் தணித்து கிரஹணி, நாட்பட்ட அதிஸாரம் முதலிய குடல் பலவீனத்தால் ஏற்படும் நோய்களைக் குணப்படுத்துகிறது. நீர் சுருக்கைப் போக்கவல்லது. முறைஜ்வரம் ஏற்படும்போது ஒருமுறை விட்டு மறுமுறை ஆரம்பிக்குமுன்னர் நடுவே இதை உணவில் கலந்து சாப்பிட ஜ்வரவேகம் தணியும், சுக்ல தாதுவைப் புஷ்டிசெய்து ஆண்மையை அளிக்கும். உடலுக்கு புஷ்டி தரும்.

ஆயினும் மோரைப்போன்று தினமும் அதிகமாகவும் சாப்பிடத்தக்கதல்ல. தினமும் சாப்பிட்டுவர வயிறு மந்தமாகும். சுறுசுறுப்பு குறையும். லேசாக அஜீர்ணமிருந்தாலும் அதை அதிகமாக்கி ஜ்வரம் முதலிய நோய்களை உண்டாக்கும். குழந்தைகள் உணவு விஷயத்தில் இந்நிலையில் ஜாக்கிரதையாக இருக்க வேண்டும். எண்ணெய் தேய்த்துக்கொண்ட நாளிலும், கடும் தேக உழைப்பு உள்ளபோதும் உடல் களைத்திருக்கும் போதும், மந்தமளிக்கக்கூடிய தயிரை உண்பது நல்லதல்ல. தயிர் சரியே ஜீர்ணமாகாவிட்டால், உடலில் பரவி அக்கி, கோடைக்கட்டி, காணைக்கடி தடிப்பு முதலியவைகளை உண்டாக்கும். கோடைகாலத்தில் தயிர் சரியாக ஜீர்ணமாகாமல் புளிப்பு மிகுந்து வேனல் கட்டி சிரங்கு முதலியவைகளை உண்டாக்குகிறது. ஆனால் அதே தயிரை வடித்த கஞ்சியுடன் சேர்த்துக் குழப்பி உடலின்மேல் பூசிக்குளிக்க வேனல்கட்டி, அரிப்பு தோல் வேக்காளம் முதலியவை குறைகின்றன. தொண்டை மார்பு முதலியவைகளில் தடித்த கபம் நிறைந்துள்ள போதும் தயிர் ஏற்ற உணவல்ல. ரத்தத்தில் புளிப்பு மிகுந்தும் நீர்த்தும் ரத்தமாக மூக்கு – வாய் வழியாகவோ ஆஸனவாய் வழியாகவோ வெளியாகும்போதும் இது ஏற்றதல்ல. குடலில் புண், புளிப்பு முதலியவை இருக்கும்போது தயிர் ஏற்றதல்ல.

பொதுவாக இரவில் தயிரைச் சாப்பிடுவதில்லை. இரவின் குளிர்ச்சியும் உடலின் அயர்வுக் காரணமாகத் தூக்கம் உள்ள வேளைகளில் பொதுவாகவே உடல்வேலைகள் மந்தமடைகின்றன. அந்த வேளைகளில் மேலும் மந்தமாக்கக்கூடிய உணவான தயிர் ஏற்றதல்ல என்பதே இதற்குக் காரணம்.

தயிருடன் சர்க்கரை அல்லது தேன் சேர்த்துச் சாப்பிட்டாலும், பச்சை நெல்லிக்காய் அல்லது நெல்லி வற்றலை அரைத்துக் குழப்பிச் சாப்பிட்டாலும் முன் சொன்ன குறைகள் அனேகமாகக் குறையும். குடலில் புண், சூடு உள்ள நிலைகளில் பயற்றம் பருப்பு, நெய் சேர்த்துச் சாப்பிடலாம். இவையே அதற்கு மாற்று. தயிரைச் சூடுபண்ணிச் சாப்பிடுவதும் ருசிக்கும் ஜீர்ணத்திற்கும் கெடுதல். பால் நிலையைவிட்டு மாறி தயிர் நிலையை அடையாத நிலையில் உள்ளதும் எந்நிலையிலும் சாப்பிடத் தக்கதல்ல.

தயிரும் தயிரின்மேல் தெளிவாக நிற்கும் திரவமும் குணத்தில் வேறுபட்டவை. தயிரின் மந்தகுணம் இதில் கிடையாது. ஆகையால் அஜீர்ணத்திலும் இதைச் சாப்பிடலாம் ஆனால் அதிஸாரம் கிரஹிணி நிலைகளில் இதைச் சாப்பிட முடியாது. கபத்தையும் வாயுவையும் கண்டிக்கும். குடலில் மலத்தாலோ வாயுவாலோ அடைப்பிருந்தால் அதைப் போக்கும். தயிரைப் போல புஷ்டியோ சுக்கில விருத்தியோ அளிக்காது. அதனால் தயிரினால் ஏற்படும் குணத்தை அனுபவிக்க இந்தத் தெளிவை அகற்றியே தயிரை ஏற்க வேண்டும்.

தயிரிலிருந்தும் தயிர் தெளிவைப் பிரித்தே தயாரிக்கும் உணவு ஒன்று உண்டு. தென்னாட்டில் இது அதிகமாகப் பழக்கத்திலில்லாதது. கோடை நாட்களில் இது அதிகமாக உபயோகிக்கக்கூடியதல்ல. எனவே கோடை மிகுந்த தென்னாட்டில் இதன் உபயோகம் பரவாதிருக்கலாம். ஸ்ரீகண்ட் என்று வடநாட்டில் இதை வழங்குவர். ரஸாலா என்று ஸமஸ்கிருதத்தில் பெயர் தயிர் சக்கையிலிருந்து இதைத் தயாரிக்கின்றனர். எருமைப்பாலைச் சுண்டக்காய்ச்சி மண்சட்டியில் புரை குத்தி இனிப்புள்ள தயிராக்கி, தெளிவை நீக்கி தயாரிக்கின்றனர். தடித்த உடலுக்கு நல்ல புஷ்டி அளிக்கக்கூடியது. நல்ல பசி, மலசுத்தி, உற்சாகம், தெம்பு, சுறுசுறுப்பு இவைகளை அளிக்கின்றது.

தயிரை இரவில் சேர்த்துச் சாப்பிடும்போது அதில் சிறிது பாலும் கலந்துகொள்வர் சிலர். மைசூர் பக்கத்தில் இந்தப் பழக்கம் அதிகம். இரவின் குளிர்ச்சியும் தேச நிலையும் இந்தப் பழக்கத்தை ஏற்படுத்தியுள்ளன. தயிர் சாதத்தில் பால் சேர்ப்பது அதன் புளிப்பைக் குறைக்கும். அதிக நாவரட்சி ஏற்படவிடாது. ஆனால் நன்கு தயிர்சாதம் சாப்பிட்டு அரைமணி நேரம் கழித்துப் பால் அல்லது பால் கலந்த பானம் எதையும் சாப்பிடுவது அவ்வளவு நல்லதல்ல. தயிர் கலந்த உணவு சற்றேறக்குறைய முதல்படி ஜீர்ணமாக 2 – 4 மணி நேரமாகலாம். இதற்குப் பின்னரே பால் சாப்பிடுவது நல்லது. அப்படியே

தயிர்வடை, இட்டிலி போன்ற புளித்த மாவாலான பண்டங்களைச் சாப்பிட்டதும் காபி போன்றவை நல்லதல்ல. இவை உடனடியாகக் கெடுதல் விளைவிக்காவிட்டாலும் நாட்பட்டுத் தீராத புளித்த ஏப்பம், இரைப்பை எரிவு, இரப்பைப் புண் முதலியவைக்குக் காரணமாகலாம்.

தயிருடன் சர்க்கரை சேர்த்துச் சாப்பிட உடற்காங்கை தணியும். பிராணசக்தி அதிகமாகும். சுறுசுறுப்பு அதிகமாகும். தயிருடன் தேன் சேர்த்துக் காலை வேளைகளில் சாப்பிடுவதுண்டு. (தயிர் 2 – 4 அவுன்ஸ், தேன் 1 அவுன்ஸ்) தேனின் கபத்தைப் போக்கும் சக்தி, தயிரின் கபத்தை அதிகரிக்கும் சக்தியை மாற்றிக் குடலுக்கும் பலம் தரும் ரஸாயனமாகும். கிரஹணி என்ற நோயில் ஒருநாள் மலம் கட்டுவதும் பிறகு சேர்த்து வைத்துப் பேதியாவதுமாக மாறிமாறி வரும் குடலோட்டம், குடல் இரைச்சல், வாயுத்தங்குதல் இவை இதனால் குணமாகும். பாவலர்களும் வயதானவர்களும் இதைச் சாப்பிடலாம்.

தயிர் உபயோகிக்கக்கூடிய – கூடாத – நிலைகள்

மண்டைச்சளி, வயிற்றுப்போக்கு, சீதபேதி, முறைக்காய்ச்சல் (காய்ச்சல் இல்லாத நாட்களிலும், வேளைகளிலும்) நாக்கில் ருசியின்மை, சிறுநீர் தடங்கல், உடல் இளைப்பு, காங்கை, சுக்கிலதாது பலவீனம் இவற்றில் தயிர் சிறந்த பத்திய உணவு.

தேகவாகில் கபம் அதிகம் உள்ளவர், கபநோய்கள், ரத்த வாந்தி, பேதி, மழை ஓய்ந்தபின் உள்ள வான மந்தநிலை, கோடையின் ஆரம்பம் இவற்றில் தயிர் நல்லதல்ல. நல்ல மழை, குளிர், பனி உள்ளபோது தயிர் ஏற்றதே.

தயிரைச் சுடவைத்துச் சூடாகச் சாப்பிடக்கூடாது. இரவில் தொடர்ந்து அதிக அளவில் சாப்பிடக்கூடாது. (இரவில் மோர்க் குழம்போ, தயிர்சாதமோ விருந்தாகக்கொள்வதில்லை.)

தயிருடன் வெல்லம், கல்கண்டு, தேன் சாப்பிடலாம். வேகவைத்த பாசிப்பயறு, நெல்லிக்காய் துவையல் சேர்த்துச் சாப்பிடுவது புஷ்டிக்கு நல்லது. புளிப்பைக் குறைக்க உப்போ, சர்க்கரையோ சேர்ப்பர்.

நன்கு உறைந்து இனிப்புச்சுவை மேலிட்டு நிற்கும் இனிப்புத் தயிர் நல்லது. பலம், புஷ்டி, வீர்ய வளர்ச்சி தரும். இளைப்பை நீக்கும். ஆனால் கபம் அதிகமாகும். கொழுப்படைப்பு மார்பில் கபம் உள்ளவர் இதனை ஏற்பது நல்லதல்ல.

இனிப்பு நீங்கி புளிப்பு மட்டும் தெரியும்படி உள்ள தயிர் நல்லபசியைத் தூண்டும் எனினும், வயிற்றில் புளிப்பு எரிவுள்ள

வரும், ரத்தக்கொதிப்பு உள்ளவரும், பித்தவாயு – வயிற்றுக் கோளாறு உள்ளவர்களும் இதனை ஏற்பது நல்லதல்ல.

மிகவும் புளித்த தயிர் பற்களில் கூச்சம், குரல் கம்முதல், உடல் எரிவு, இரைப்பை குடலில் வேக்காளம் முதலியவற்றை உண்டாக்கலாம். பசி மிகவும் மந்தித்திருப்பவர்கள் இதனைச் சில வேளைகள் தொடர்ந்து உபயோகிக்கப் பசி ஏற்படும்.

மோர்

தயிரை நீர்விட்டுக் கடைந்து, வெண்ணெய் நீக்கியோ, நீக்காமலோ எடுக்க மோராகும். எவ்வளவுக்கெவ்வளவு நீர் விட்டு மோரைப் பெருக்குகிறோமோ அவ்வளவுக்கவ்வளவு அது சிறந்ததாகும் என்று தற்கால ஆராய்ச்சியின் மூலமும் தெரிய வருகிறது. ஆகையால், முன்னோர்கள் கூறினவாறே மோரை பெருக்கி உபயோகிக்க வேண்டும். உடற்கூறுக்குத் தக்கவாறு, வெல்லம், சுக்கு, சித்திர மூலப்பட்டை இவைகளின் ஒன்றைத் தக்க அளவாகத் தயிரில் ஊற வைத்துக் கடைந்து உபயோகிக்கலாம்.

ஆடை எண்ணெய் அகற்றிக் கடைந்து ஜலம் சேர்க்காத மோர் எளிதில் ஜீரணமாகும். கோடையிலும், புரட்டாசி – ஐப்பசி கானல் காலத்திலும் ஏற்றது. அதிலேயே கால் பங்கு தண்ணீர் சேர்த்துக் கடைய தக்கிரம். இது எக்காலத்திலும் ஏற்றது. எளிதில் ஜீர்ணமாகும். முன் உண்ட கனமான உணவை யும் செரிக்கச் செய்யும். தனித்துப் பருகலாம். களைப்பை நீக்கும். திருப்தி தரும். கிரஹணி எனும் வயிற்றோட்டம், பசியின்மை, வீக்கம், சோகை, மூலம், ருசியின்மை, சிறுநீர்த் தடங்கல், மகோதரம், கொழுப்படைப்பு இவற்றில் நல்லது. இனிய பழங்களுடன் மோர் சேர்த்துச் சாப்பிடுவது நல்லதல்ல. முக்கியமாக வாழைப்பழமும் மோரும் கூடாத சேர்க்கை. எலுமிச்சம்பழமும் மோரும் இனிய இதமான சேர்க்கை. நார்த்தை மோருக்கு நல்ல உரிய துணை. புதிதாக அறுவை சிகிச்சைக்குட்பட்டவர் புண் ஆறும் வரையில் மோரைத் தவிர்ப்பதே நல்லது.

மோர் கடையும்போது பாதிக்குமேல் தண்ணீர் சேர்க்க அது உதவித் எனப்படும். நீரால் பெருத்தது எனப் பொருள். நீரைப் பெருக்கி என்ற பழமொழிக்கு இடமானது சரீரக் களைப்பைப் போக்கித் தெளிவைத் தரும். ஆனால் அதிக நாவறட்சியுடன் உள்ளவர் இந்த நீர்த்த மோரைக் குடிக்கத் தொண்டை கம்மி இருமல் சளி ஏற்படுவது உண்டு. இவர்கள் தயிரைக் கடைந்தபின் வெந்நீர் கலந்து சாப்பிடுவது நல்லது.

டாக்டர் எல். மகாதேவன்

தெளிவான நீர்மோர் என்ற கோடைபானம், தயிரில் பல மடங்கு நீர் சேர்த்து உருவானது. இதன் சில்லிப்பைத் தவிர்க்கக் கடுகு தாளிப்பும் இஞ்சித்துருவலும் கறிவேப்பிலை உப்பு கூட்டுவதும் உண்டு. வருடப்பிறப்பு, ராம நவமி முதலிய பண்டிகைகளிலும், கோடை நீர்ப்பந்தல்களிலும் இது புகழ் பெற்றது. களைப்பு நீங்கும். ஜீர்ணசக்தியைத் தூண்டும். ருசி காரணமாக அதிகம் பருக வயிற்றுக்கனமும், நெஞ்சுக் சளியும் பின் விளைவுகள்.

மோரின் வெளி உபயோகம்

கடும் நோய்வாய்ப்பட்டவன் முதலில் ஸ்நானம் செய்வதற்கு கெட்டி மோரில் ஓமத்தைத் தூளாக்கிச் சுடவைத்து உடலில் பூசி வென்னீரில் ஸ்நானம் செய்வது நல்லது. நாட்பட்ட அழுக்கு, தோலின் அழற்சி நீங்கும். காணாக்கடியால் ஏற்படும் தடிப்புகளில் புளிக்காதமோரில் சோடா உப்பு சேர்த்துச் சுடவைத்தோ அப்படியேயோ பூசிக் குளிக்க நல்லது. தோலில் அரிப்பு, சினப்பு முதலியவற்றிலும் ஏற்றதே.

பித்தமிகுதியாலும், ரத்தக் கொதிப்பாலும் சில வாயுக் கோளாறினாலும் தலை சுற்றுதல், மயக்கம், ஞாபகக் குறைவு முதலியவை ஏற்படும்போது தலையில் தாரையாகப் பக்குவப் படுத்திய மோரை ஒரே சீராக விடுவதற்கான தக்கிரதாரை எனப்படும் சிகிச்சை கேரளத்தில் புகழ் பெற்றது.

வெண்ணெய்

பாலிலிருந்து நேராக எடுக்கப்பெற்ற வெண்ணெயில் சத்து அதிகம். உடற்காங்கை ரத்தப்போக்கு குறைய இது அதிகம் நல்லது. கண்பார்வையில் தெளிவு ஏற்படவும் கண்களில் ரத்தக் கசிவால் ஏற்படும் வேதனை குறையவும் நல்லது. கடைந்த சூட்டுடன் உள்ள பால், வெண்ணெய் இனிப்பு மிக்கது, தாபம், வறட்சி, காங்கை நீக்கும். இதயத்திற்கு பலம் தரும். க்ஷயம், ரத்தமூலம், முகவாதம் இவைகளில் சிறந்த உணவு. சிசுக்களுக்குப் புதிய வெண்ணெய் வளர்ச்சி தரும். கடைந்து சூட்டுடன் உள்ள புளிக்காத தயிர் வெண்ணெய்க்கும். இதே குணம் உண்டு. மோர் சேர்க்கையால் துவர்ப்பும், புளிப்பும் சிறிது கூடியிருக்கும். பசியைத் தூண்டி ஜீர்ணகோசத்தை பலப்படுத்தும். பொதுவாக வெண்ணெய் அறிவை வளர்க்கும். பசுவின் வெண்ணெயில் அறிவை வளர்க்கும் சக்தி அதிகம்.

பசுவின் வெண்ணெயைவிட எருமை வெண்ணெய் தாமதித்து ஜீர்ணமாகும். மற்ற மிருகங்களின் வெண்ணெய் பயன்படுத்துவதில்லை. பிறந்த 30 நாட்களிலிருந்தே வெண்ணெ

யும் தேனும் கூட்டிக் கொடுப்பதுண்டு. நவனீதம் என்ற பெயர் புதிதாக எடுக்கப்பட்டதெனப் பொருள்படும். புதிய வெண்ணெயே உணவாக ஏற்க நல்லது. நாட்பட இருந்தால் புளித்துவிடும். குணச் சிறப்பை இழந்து விடும். உப்பிட்டு வைத்திருக்க அதிகம் புளிக்காது. ஆனால் நெய்யாக்க அது ருசிக்காது. பணியாரங்களில் சேர்க்கலாம். நாளாக ஆக அது எளிதில் ஜீர்ணமாகாமல் குருவாகி விடும். உமட்டல் வாந்தி ஏற்படுத்தும்.

வெண்ணெய்யின் வெளி உபயோகம்

தோலின் மேல் தடவி நீவிவிட சூடு, வறட்சி, சொரசொரப்பு, அரிப்பு அடங்கும். பழுக்காமல் கடுமையான வலியுள்ள ரத்தக் கட்டிகளின் பேரில் தனித்து வெண்ணெயையோ அல்லது வெண்ணெயையும் சுண்ணாம்பையும் கலந்தோ தடவ, கட்டி பழுத்து முகம் வைத்து உடையும்.

நெய்

பால் வெண்ணெயில் கிடைக்கும் நெய் சத்து மிக்கது. ஜீர்ணமாகத் தாமதமாகும். மலத்தைக் கட்டும், பார்வைத் தெளிவைத் தரும். தயிர் வெண்ணெயில் கிடைக்கும் நெய் எளிதில் ஜீர்ணமாகும். வலிவு எதிர்ப்பு சக்தி, திடம், தோற்ற மென்மை, அழகு, குரல்வளம், ஞாபகசக்தி, அறிவாற்றல், ஆரோக்கியம், ஆயுள் இவற்றை நெய் வளர்ப்பதால் வேதம் இதற்கு ஆயுள் என்றே பெயரிட்டுள்ளது. பயித்தியம், வலிப்பு, மயக்கம், பக்ஷவாதம் முதலிய மூளை நரம்பு சம்பந்தப்பட்ட நோய்களிலும், தோல் நோய்களிலும், வயிற்றில் புண், வலி, அடைப்பு முதலியவைகளிலும், நாட்பட்ட காங்கை, க்ஷயம் முதலியவற்றிலும் நெய்யை முக்கியமாகக் கொண்ட மருந்துகள் ஆயுர்வேதத்தில் மிகப் பிரசித்தமானவை. உணவுப் பொருளாகவும், மருந்தாகவும் தயாரிக்க பசுவின் நெய்யே சிறந்ததெனினும், எருமை நெய்யும் ஓரளவிற்குச் சமமான குணமுள்ளதே. அறிவு வளர்ச்சி, ஞாபகசக்திக் கூர்மை, நூல்களைக் கற்றறியும் மேதை இவைகளுக்குப் பசுநெய் சிறந்தது. உடலை வளர்க்கவும், சுக்கிலத்தின் தடிப்பை அதிகரிக்கச் செய்யவும் எருமை நெய் நல்லது.

நெய் வகைகள்

வெண்ணெயை நன்றாக அலம்பிச் சட்டியிலிட்டுக் காய்ச்ச வேண்டும். அது உருகும். நன்றாய் நீர் சுண்டி ஓர் விதமான கடுகு உண்டாகும் பக்குவம் பார்த்து, முருங்கையிலை, வெற்றிலை ஏதாவதொன்றை அதிலிட அது பொரியும். நல்ல வாசனை

உண்டாகும். அப்பக்குவத்தில் அதை இறக்கி, வடிகட்டி எடுத்துக் கொள்ள வேண்டும். ஆறினால் கட்டிப்போகும். வடிகட்ட முடியாது.

இந்த நெய்யைத் தக்க பாத்திரத்தில் வைக்க மூன்று மாதம் வரையும் கெடாமலும், காருதலில்லாமலுமிருக்கும். பசு நெய் சிறிது மஞ்சள் நிறமாயும் நொய் நொய்யாயும் இருக்கும். "நெய்யில்லா உண்டிபாழ்". ஆகையால் நெய்யை உணவில் கட்டாயமாகச் சேர்த்துக்கொள்ள வேண்டும். "நெய்யை உருக்கியும், மோரைப் பெருக்கியும்" உபயோகிக்க வேண்டு மென்று நம் பெரியோர்கள் கூறியிருப்பதால், நெய்யை உருக்கி உணவில் சேர்த்துக்கொள்ள வேண்டும்.

புத்துருக்கு நெய்

நேற்றுக் கறந்தபாலைத் தயிராக்கி இன்று வெண்ணெய் எடுத்துக் காய்ச்சிய நெய் – ஹய்யங்கவினம் என்ற தனிச்சிறப்பு கொண்டது. எல்லா வகைகளிலும் சிறந்தது. காங்கை, வயிற்றின் புண்வலி, நரம்புவலி முதலியவற்றில் மிகச் சிறந்தது. நாட்பட்ட புளித்த வெண்ணெயில் கிடைக்கும் நெய் தரத்தில் குறைந்ததே.

பழைய நெய்

கலப்படமற்ற வெண்ணெயில் உருக்கி எடுத்த நெய் உணவாக ஏற்க முடியாது. ஆனால் மருத்துவ குணம் மிகப் பெற்றது. மூளை, நரம்பு சம்பந்தப்பட்ட நோய்களில் மிகவும் பயன்படுகிறது. நாட்பட்ட தலைவலியில் இந்த நெய்யை அழுத்தித் தேய்த்துத் துடைத்துவிட வலி நீங்கும். உள்ளங்காலில் தேய்க்கக் கால் வறட்சி நீங்கி மென்மையடைவதுடன் கண்களின் பார்வை கூர்மை பெறும். திருச்சிவப்பேரூர் எனும் திருச்சூரில் இறைவனுக்கு அபிஷேகம் செய்யப்படும் நெய் எத்தனை பழமையடைந்தாலும் நோய் தீர்க்கும்.

❖❖❖

உப்பு வகைகள்

உப்பு

உணவிற்குச் சுவையூட்டுபவைகளில் உப்பு முதலில் இடம் பெறுகின்றது. நாவில் உமிழ்நீரை அதிகமாகப் பெருக்கி உணவுப் பொருளை நெகிழ்த்தி நீர்க்கச் செய்கிறது. இரைப்பையிலுள்ள அமில நீரை வலுப்படுத்தி உணவைச் செரிக்கச் செய்கிறது. கபத்தாலும் வாயுவாலும் வழியிலுள்ள தடைகளை அகற்றி உணவுப் பாதையில் உணவை நெகிழ்தலுடன் கடக்கச் செய்கிறது.

உப்பில்லாமல் மற்றவை செரித்துச் சத்துப் பிரிந்து உட்சேர்வது சிரமம். அதனால் உப்பில்லாத பண்டம் குப்பையில் என்பர். உப்பு இந்தியாவில் ஐந்து வகையாகக் கிடைக்கிறது. அதில் முக்கியமானவை இரண்டு, கடலுப்பு, பாறை உப்பு. கடலுப்பை லவணம் – ஸாமுத்ரலவணம் என்பர். பாறை உப்பை இந்துப்பு – ஸைந்தவம் என்பர். கடலுப்பைவிடப் பாறை உப்பே குணத்தில் சிறந்தது. கடலுப்பில் நீர்க்கும் சக்தி அதிகம்.

இந்துப்பு

பஞ்சாப்பிலும் பாகிஸ்தானிலுள்ள ஸிந்துவிலும் இது கனிப்பொருளாக வெட்டி எடுக்கப்படுகிறது. வெண்ணிற முள்ளதும் செந்நிறம் கலந்து வெண்ணிறமுள்ளதுமாக இருவகை உண்டு. ருசி, பசி தர வல்லது. கண்ணுக்கு நல்லது. வயிற்றில் புளிப்பை அதிகப்படுத்தாதாகையால் புளிப்பு ஏப்பம், எரிவுடன் உள்ள பித்தா ஜீர்ணத்தில் உதவும். அருசி, அஜீர்ணம், வயிற்று வலி, மலக்கட்டு இவற்றிற்கு நல்லது. 3 பங்கு குளிர்ந்த தண்ணீரில் முழுவதும் கரையும்.

உப்பில்லாத பத்தியம்

உப்பு உடலுக்குத் தேவையான உணவுப்பொருள். உணவு ஜீர்ணமாகிச் சத்தாக மாற உதவும் பொருள். தானே சத்தாகி நின்று உடலைத் தாங்கும் தாதுப் பொருள். மணமும் அளித்து விருப்புடன் ஏற்கச் செய்து ஜீர்ணிக்க உதவிக் களைப்பை நீக்குவதும் உப்பேதான்.

உப்பு தன் இயற்கை குணமாகக் கசிவும் கரையும் தன்மையும் பெற்றிருப்பதால், தன்னுடன் சேர்ந்துள்ளதையும் கசியச் செய்து கரைத்து விடும். உப்புடன் சேர்த்துப் புதைக்கப்பட்ட உடல் உருத்தெரியாமலாகி விடுகிறதல்லவா? கசிவும் கரைப்பும் ஓரளவு வரை உடலின் இயற்கைப் பணியில் தேவைப்படுகின்றன. கசியவும் கரையவும் ஜலம் தேவை. ஆகவே உப்பு தன் சுற்றுப் புறத்திலுள்ள ஜலாம்சத்தைத் தன்னிடம் இழுத்துக்கொள்ளுகிறது. அதனால் உப்பு வைத்த இடம் கசிகிறது. உப்பு கலந்த நீரில் இருந்த மணல் சேர்த்துக் கட்டிய சுண்ணாம்புப் பூச்சு கசிந்து உதிர்கிறது.

உடலில் சேர்ந்த உப்பு தன் பணி நிறைவேறியதும் உடலை விட்டு இரு வழிகளிலே வெளியேறுகிறது, சிறுநீருடனும் வியர்வையுடனும். மஹோதரம், உடல் பூராவும் வீங்கும், ஸர்வாங்க சோதம் முதலிய நோய்களில் அதிக அளவில் சிறுநீரை வெளியேற்ற வேண்டிய நிலையிலுள்ள விருக்கங்கள் அழற்சியுறுகின்றன. உப்பு அவ்வழற்சியை அதிகப்படுத்துகின்றது.

டாக்டர் எல். மகாதேவன்

அழற்சியுற்ற விருக்கங்கள் வேலை செய்ய முடியாததால் சிறுநீர் வெளியேற்றம் தடைப்பட்டு வீக்கம் அதிகமாகிறது. இந்த விஷச்சக்கரச் சூழ்நிலையைத் தகர்க்க உப்பு அறவே நிறுத்தப்பெறுகிறது. உப்பு குறைந்ததும் உடலில் உட்பகுதியில் ஏற்பட்டுள்ள அழற்சி எப்பகுதியிலிருந்தாலும் குறைகிறது. அழற்சி குறைந்த விருக்கங்கள் சிறுநீரை அதிக அளவில் வெளியேற்றப் பலம் பெறுகின்றன. உப்பு குறைந்ததும் உடலில் நீர்க்கும் தன்மையும் அதனால் ஏற்படும் கசிவும் குறைந்து விடுகின்றன. உப்பை நிறுத்துவதால் மாத்திரமே, வீக்க நோய்களில் பெருமளவில் எதிர்பார்த்ததை விட விரைவாகவே குணம் காண்கிறது.

நோயில்லாமலிருப்பவர்கள்கூட விரதம் என்றோ, இறைவன் திருவடிகளில் மன ஈடுபாடு நிலைத்திருக்கவோ உப்பில்லாமல் உணவு ஏற்பார்கள். அதனால் மனம் தெளிந்து குழப்பமற்று தியானத்தில் ஈடுபடவும் அமைதி பெறவும் முடிகிறது. வியர்வை இல்லாமல் அசதி இல்லாமல் தொடர்ந்து சில மணி நேரங்கள் ஒரு நிலையில் இருக்க முடிகிறது.

உப்பில்லாமல் சாப்பிடுவதென்றால் எதைச் சாப்பிடுவது? உப்பை மட்டும் நீக்கி புளி மிளகாய் முதலியவைகளைச் சேர்த்துக்கொள்ளலாமா? கூடாது. உப்பில்லை என்றால் புளி முதலியவை குப்பையில்தான். உப்பில்லாத உணவில் சிறந்தது புழுங்கலரிசி, பச்சரிசி, கோதுமை. இவைகளின் அன்னம் அல்லது கஞ்சி, பால் (மிகக் குறைந்த அளவில் அவசியமாயின் சர்க்கரை சேர்த்து) இவ்விரண்டும் மட்டுமே. அதிக அளவில் சிறுநீர் வெளியாக வேண்டிய நோய்களில் பார்லிக் (யவை) கஞ்சி, நோய்நிலை இடம் கொடுத்தால் பாசிப்பருப்புக் கஞ்சி, நன்கு கடைந்து தண்ணீர் சேர்த்த (கூழாக இல்லாத) பசுவின் மோர், இவைதான் உட்கொள்ளலாம். உடலுழைப்பிற்குப் பூர்ண ஓய்வளித்த பின்னரே இந்த பத்திய உணவு மேற்கொள்ளுவதால் வேறு சிரமம் ஏற்படாது. மனத்தின் ஏக்கத்தை விவேகத்தால் சமாளிக்கத் தெரிந்து கொள்வது நல்லது. உப்பில்லாத உணவே என்று ஏக்கமிருக்குமே தவிர உப்பின் தேவை உணரப்படுவதில்லை. ஓரிரு வேளைகளுக்குப் பின் உடலும் மனமும் கிரமமாகப் பலன் பெற்றுத் தெளிந்து சுறுசுறுப்புடனியங்கும்.

விரதம் – உபவாஸமிருப்பவர்கள், இளசான கறிகாய்களை வேகவைத்து உப்பில்லாமல் சாப்பிடுவதுண்டு. காய்கறிகளில் இயற்கையாகவே உள்ள உப்பு ஒரு சுவையைக் கொடுக்கும். ஆகவே அப்படி உப்பின்றிச் சமைத்த கறிகாய் கூட்டுகளை விரும்பிச் சாப்பிடுவதும் உண்டு. நோயின் கடுமை நீங்கி

நல்ல பசி இருப்பவர்கள் உப்பில்லா பத்தியத்திலிருந்துகொண்டே இப்படி கறிகாய்களை உப்பில்லாமல் வேக வைத்துச் சாப்பிடுவது உண்டு. அரிப்பு சொரி கசிவுள்ளவர்கள் கத்தரிக்காய், தக்காளி போன்றவைகளையும், வயிற்றில் புண், வாயு வலி உள்ளவர்கள் கொத்தவரை, வெண்டை போன்றவைகளையும், நீர் அதிகமாக ஏறி சிரமப்படுபவர்கள் வெள்ளரி, பூசணி, பரங்கி போன்றவை களையும் நீக்கிவிடுவார்கள். புடலை ஒன்றுதான் பொதுவாக எந்நிலையிலும் ஏற்கத்தக்கதாக நேரும்.

உப்பில்லாப் பத்தியமிருந்து நோயகன்றதும் திடீரென பத்தியத்தை நிறுத்தி நோய் வருமுன் உபயோகித்த அளவிற்கு உப்பைச் சேர்த்து மறுவேளை உண்பது கெடுதல். நாக்கிற்கும் அந்த அளவு உப்பு ருசிக்காது. அதிகமாகக் கரிக்கும். ஆகவே பத்தியத்தை விட்டு விலகும் போது 4 – 5 வேளைகள் உப்பை வறுத்த பிறகு சேர்ப்பது வழக்கம். உப்பை வறுத்தால் அதன் கசிவு சக்தியும் நீர்க்கும் தன்மையும் குறையும். இந்துப்பும் இந்நிலைகளில் உப்பிற்குப் பதிலாக சேர்க்கத்தக்கது.

இந்துப்பு என்பது ஒரு கனிப்பொருள். கடலுப்பைப் போல் உப்பளங்களில் காய்ச்சி எடுப்பதல்ல. பாகிஸ்தானிலுள்ள முன்னாள் சிந்து – மேற்குப் பஞ்சாப் பகுதிகளில் பாறைகளாக இருப்பவைகளை உடைத்து அனுப்புகிறார்கள். சுத்த வெண்ணிற மாகவோ, செந்நிறம் கலந்த வெண்ணிறமாகவோ இது இருக்கும். பாகிஸ்தானிலிருந்து தற்போது உப்பு வருவது தேச நெருக்கடி காரணமாக மிகவும் அரிது. ஆகவே எங்குமுள்ள கலப்படம் இதிலும் பிரசன்னமாகியுள்ளது. இந்துப்பு கசியும் தன்மை இல்லாதது – குறைந்தது என்பதற்காகவே பத்தியப் பொருளாக உள்ளது. கடலுப்பையே காய்ச்சி இந்துப்பு என சிலவிடங்களில் விற்கிறார்கள். இதில் இந்துப்பின் குணத்தைக் காண முடியாது.

வாரத்தில் ஓரிரு வேளைகள், மாதத்தில் ஒரு நாள் என்ற முறையில் உப்பை அறவே நீக்கி உணவைக் கொள்வது நல்லது. இப்பழக்கத்தில், உடலில் அதிக அளவில் உப்புச் சேரும் நிலை தவிர்க்கப்பெறும். ரத்தக் கொதிப்பு, மனக் குழப்பம், அகாலத்தில் மூப்பு, தோல் நோய்கள் இவைகளை இதனால் தவிர்க்கலாம்.

அரிப்பு, தடிப்பு, காணாக்கடி, வீக்கம், ஆண்மைக் குறைவு, வாய்ப்புண், கண் அடிக்கடி குதறிச் சிவப்பேறுதல், குஷ்டம், படை, ரத்தமாக வாந்திபேதி, புளித்த ஏப்பம், குடல் புண், இரைப்பையில் புண், வயிற்றெரிச்சல், அக்கி, கரப்பான் முதலிய நோய் நிலைகளில் உப்பைக் குறைத்துச் சாப்பிடுவது நல்லது. உப்பைக் குறைக்க கசிவு, வேக்காளம், எரிச்சல், அரிப்பு, தடிப்பு, வீக்கம் இவை குறையும்.

உப்பை அதிகமாகச் சேர்ப்பவர்களுக்கும், உப்பளங்களில் வேலை செய்பவர்களுக்கும், உடல் வளர்ச்சி குன்றும். உடற்கட்டு குலைந்து விடும். பலம் குறையும். உப்பு மிக்க பூமியில் பெரிய மரங்கள் விளையாது. முட்செடிகளும் காரைச் செடிகளும்தான் காணும். முளைக்கும் மரங்களும் கட்டை குட்டையாக இருக்கும். உவர்மண் பூமிகளிலே இந்நிலையைக் காணலாம். அதையே உப்பை அதிக அளவில் ஏற்கும் உடலிலும் காண முடியும். எதிலுமே அளவிற்கு மீறினால் அம்ருதமும் விஷம் என்பது பொருந்தும்.

தேன்

தேன் உள்புண், வெளிப்புண்ணை ஆற்றிப் புண்வாயை மேடிடாமலும் பள்ளமாகாமலும் பாதுகாக்க வல்லது. இது பல மருந்துகளுக்குப் பொதுவான அனுபானமாகத் தரப் பெறுகிறது. அந்தந்த மருந்தின் தன்மையை எளிதில் உடலில் பதிய வைப்பதில் சிறந்ததானதால் சிறந்த அனுபானம். தேன் புதிதானால் நல்ல பலம் தரும். உடலைப் பருக்கச் செய்யும். தேன் பழையதானால் உடலில் கொழுப்பைக் கரைத்து எடையைக் குறைக்க வல்லது. வாய்ப்புண்ணை ஆற்றவல்லது. கண்ணிற்கு மைபோலிட மனக் கலக்கத்தைத் தெளிவிக்கும். கண்ணிமை கனத்தையும் தலை கனத்தையும் குறைக்கும். தலைவலியைக் குறைக்கும்.

தேன் உடல் பருத்திருப்பவருக்கு ஏற்ற பானமாகும். தண்ணீரில் தேனைவிட்டுக் காலை வேளைகளில் சாப்பிட உடற்சூடு மிகுந்து கொழுப்பு கரைந்து வெளியாகும். சூடான வென்னீருடன் கலந்து சாப்பிட வாந்தியாகும்.

மதுமேகிக்குத் (நீரில் சர்க்கரை உள்ளவருக்கு) தினமும் காலையில் தேன் சேர்ப்பது நல்லது. இனியதனைத்தும் தவிர்க்க வேண்டிய நிலையிலும், தேன் இனியதாயினும் இது கெடுதல் செய்வதில்லை.

இஞ்சியைச் சிறு துண்டுகளாக்கித் தேனில் ஊறப்போட்டு வெயிலிலிட்டு வைத்திருக்கலாம். நல்ல பசி தூண்டி, கடினமான உணவையும் எளிதில் செரிக்கச் செய்யும். வயிற்று உப்புசம், வயிற்றில் கனம், பசி, மந்தம், அசதி, தலைசுற்றல், மனத் தெளிவின்மை நீங்கும். தண்ணீர் கலக்காமல் இடித்துப் பிழிந்த இஞ்சிச் சாற்றைத் தெளியவைத்துத் தேன் சம அளவு கலந்து இளந்தீயில் பக்குவம் செய்து பானமாகவோ, நீர் சுண்டிய பதத்தில் முரப்பாவாகவோ தயாரித்து வைத்துக்கொள்ளலாம். இவற்றில் குங்குமப்பூ, ஏலம், ஜாதிக்காய் முதலியவற்றால் மணம் கூட்டலாம். தேனையும் இஞ்சிச் சாற்றையும் கலந்து

பீங்கான் அல்லது கண்ணாடி ஜாடியிலிட்டு துணியால் வேடு கட்டி வெயிலில் பல நாட்கள் வைத்திருக்க இஞ்சிச் சாற்றின் நீர்ப்பகுதி சுண்டித் தேனில் இஞ்சியின் அம்சம் நன்கு கலந்து நிற்கும். இந்தத் தேன் உணவில் ருசி கூட்டவல்லது. ஜீரகம், சோம்பு, மிளகு, திப்பிலி முதலியவற்றைத் தேனில் ஊற வைத்துப் பாதுகாத்து, அவ்வப்போது ஒவ்வொன்றாக மென்று சாப்பிடலாம். மிளகு உடல் வாயு வலியைக் கண்டிக்கும். திப்பிலி சளியை அகற்றும். சோம்பு வயிற்று வாயுவை நீக்கும். ஜீரகம் செரிக்கச் செய்யும். நெல்லிக்காய் வலிமையைத் தரும்.

நெல்லிக்காய் பச்சையாகக் கிடைக்கும் நாட்களில் முதிர்ந்த காய்களை அடிபடாமல் மரத்திலிருந்து பறித்து இறக்கிக் கழுவி உலர்த்தி எடுத்து வெள்ளிக்கம்பி, எவர்சில்வர் கம்பி, கருவேலம்முள் அல்லது திடமான தென்னை ஈர்க்கால் *5 – 6* சிறு பொத்தல்கள் இட்டு ஈரமில்லாத மண்பாண்டம், பீங்கான் அல்லது கண்ணாடி ஜாடியில் இட்டு அவை மறையும் அளவு தேனை விடவும். பாத்திர வாயைத் துணியால் மூடி வெயிலில் இடவும். தேனில் நெல்லிக்காய் நன்கு ஊறியதும் ஈரமில்லாத சுத்தமான ஸ்பூன் உதவியால் கைபடாமல் அதிலுள்ள விதைகளை அகற்றி விடலாம். இதனை அடிக்கடி வெயிலில் வைத்து வெகுநாட்கள் பாதுகாக்கலாம். சிறந்த உடல் வலிவு தரும் உணவும் மருந்துமாகும்.

காங்கை மிக்க உடல் வாகுள்ள குழந்தைகள் உடல் மெலிந்து காணும், உடல் புஷ்டியடையாது, எப்போதும் சிடுசிடு என்றிருக்கும். நல்ல பசுநெய் அல்லது எருமை நெய் *50* மி.லி., தேன் *25* மி.லி. இரண்டையும் கலந்து வைத்துக்கொண்டு ட ½ ஸ்பூன் அளவு தினம் *3 – 4* வேளை இரு உணவு வேளைக்கு இடையே கொடுத்து வர உடல் புஷ்டி அடையும், வலிவுண்டாகும். காங்கை சிடுசிடுப்பு நீங்கும். *1 – 2* மாத சிசுக்களுக்குக்கூட அவ்வப்போது *3 – 4* சொட்டு நெய்யும், *1 – 2* சொட்டு தேனும் மத்தித்துக் கொடுக்கச் சிசு ஆரோக்கியமாக வளரும். தேனும் நெய்யும் சம அளவில் சேர்ப்பது தவறு. நெய்யின் அளவில் தேன் பாதி இருந்தால் போதுமானது.

சூடாக இருக்கும்போது தேனைச் சாப்பிடக் கூடாது. ஜ்வரதாபம் மிகுந்த நிலை, கடும் வெயிலில் காய்ந்திருக்கும் போது, வெயில் நேரத்தில் சாப்பிடுவது நல்லதல்ல. மணத் தக்காளிக்காய் அல்லது கீரை, தக்காளி இவற்றுடன் சாப்பிடக் கூடாது. அதிக அளவில் அடிக்கடி சாப்பிட்டால் செரிக்காது. வயிறு கனக்கும், மழைநீர் நேரிடையாகப் பிடித்துச் சாப்பிட அமிருதம் போன்றது. ஆனால் அத்துடன் தேன் சேர்த்துச்

சாப்பிடக் கூடாது. தனித்துத் தேனும் நெய்யும் சம அளவில் சாப்பிடக்கூடாது, பால் பழரஸம் தயிர் முதலியவற்றுடன் கலந்துவிடும்போது தேனும் நெய்யும் சம அளவிலிருந்தாலும் பாதகமில்லை.

பனங்கற்கண்டு

ருசி, பசி, புஷ்டி தரும். எல்லா நோய் நிலைகளுக்கும் ஏற்றது.

பனங்கிழங்கை உலர்த்தி இடித்து மாவாக்கித் தேங்காய்ப் பால் உப்பு முதலியவை சேர்த்துப் பிட்டவியலாக்கியும் மற்ற பலகாரங்களாக்கியும் சாப்பிட உடல் வலிவு பெறும்.

❋ ❋ ❋

சமையல் குறிப்புகள்

1. பழச்சாறு வகைகள்

அத்திப்பழச்சாறு

- உலர்ந்த அத்திப்பழம் – 3
- தண்ணீர் – 100 மி.லி.
- தேன் – அரை டீஸ்பூன்
- சூடான பால் – 25 மி.லி.
- ஏலக்காய் பொடி – தேவையான அளவு

உலர்ந்த அத்திப்பழத்தைத் தண்ணீரில் ஆறு மணி நேரம் ஊறவைக்கவும். பிறகு மிக்ஸியில் போட்டு அரைத்து விழுதாக்கி, அதில் தேனைச் சேர்க்கவும். பாலைச் சூடாக்கி விழுதில் சேர்த்து, தேவையான அளவு ஏலக்காய் பொடி சேர்த்துச் சாப்பிடவும்.

பெண்களுக்கு ஏற்படும் வெள்ளைப்படுதல், கருப்பைக் கோளாறுகள், குடல்புண், தோல் நோய், ஆஸ்துமா, மூலம், உடல் பலவீனம், ஆண்மைக் குறைபாடு போன்ற வற்றைத் தீர்க்கும்.

காய்கறி ஜூஸ்

- துருவிய கேரட் – 1 கப்
- முள்ளங்கி – 1 கப்
- முட்டைகோஸ் – 1 கப்
- மிளகுத்தூள் – கால் டீஸ்பூன்
- நறுக்கிய கொத்தமல்லி – சிறிதளவு
- வெண்ணெய் – ¼ டேபிள்ஸ்பூன்
- உப்பு – தேவையான அளவு

கேரட், முள்ளங்கி, முட்டைகோஸைத் துருவி, இரண்டு டம்ளர் தண்ணீரில் கொதிக்க வைக்கவும். நன்கு கொதித்த தும் வடிகட்டி, உப்பு, வெண்ணெய், மிளகுத்தூள், நறுக்கிய கொத்தமல்லி போட்டுக் கலந்து கொடுக்கவும்.

செம்பருத்திப்பூ சர்பத்

- செம்பருத்திப் பூ – 20
- எலுமிச்சைச் சாறு – 1 கப்
- இஞ்சிச் சாறு – 1 டேபிள்ஸ்பூன்
- சர்க்கரை – 250 கிராம்

செம்பருத்திப் பூவின் காம்பு மற்றும் பச்சை வண்ண வெளி இதழ்களை நீக்கி விட்டு உள் இதழ்களை மட்டும் எடுத்துச் சுத்தப்படுத்திக்கொள்ள வேண்டும். இதை எலுமிச்சைச் சாறில் முதல் நாள் இரவே ஊற வைத்து விடுங்கள். மறுநாள் இதை நன்கு இடித்து சாறு எடுத்து வைத்துக்கொள்ளுங்கள். இதனுடன் நெல்லிக்காய்ச் சாறு, இஞ்சி சாறு இரண்டையும் சேர்த்துக் கலக்குங்கள்.

அடிகனமான பாத்திரத்தில் தேவையான நீர் எடுத்து அதில் சர்க்கரையைக் கரைத்து பாகு பதம் வரும்வரை கிளறிக் கொண்டு இருக்க வேண்டும். பாகு பதம் வந்தவுடன் கலந்து வைத்துள்ள சாறு கலவையைச் சேர்த்து நன்கு கலக்கி இறக்கி வைத்து, நன்கு ஆறியதும் காற்றுப் புகாத கண்ணாடிப் பாத்திரத்தில் அடைத்து வைக்க வேண்டும்.

துளசி – சோற்றுக் கற்றாழை ஜூஸ்

- சோற்றுக் கற்றாழை ஜெல் – ½ கப்
- பனைவெல்லம் – ½ கப்
- துளசி – ½ கப்
- தயிர் – ஒரு டேபிள்ஸ்பூன்
- எலுமிச்சைச் சாறு – 4 டீஸ்பூன்

சோற்றுக் கற்றாழை ஜெல்லைக் கழுவி, சிறு துண்டுகளாக நறுக்கவும். இத்துடன் எலுமிச்சைச் சாறு, துளசி, தயிர், பனை வெல்லம், தேவையான தண்ணீர் சேர்த்து அரைத்து, வடிகட்டி குளிர விடவும்.

நுங்கு கீர்

- பால் – ½ லிட்டர்
- இளசான நுங்கு – 20
- சர்க்கரை – 200 கிராம்
- ஏலக்காய்த்தூள் – கொஞ்சம்

நுங்கைத் தோல் நீக்கி பொடியாக நறுக்கவும். பாலை சர்க்கரை சேர்த்து காய்ச்சி ஆற வைத்து, நுங்கை மிக்ஸியில் அரைத்து பாலில் கலந்து ஏலக்காய்த்தூள் சேர்த்து ஆறவைத்துக் குடிக்கலாம். இல்லையெனில் ஃப்ரிஜில் வைத்தும் குடிக்கலாம். உப்புச் சேர்த்து குடிப்பதாக இருந்தால் சீரகம் சேர்த்து ஏலக்காயைத் தவிர்க்க வேண்டும்

பானகம்

- எலுமிச்சம் பழம் – 1
- வெல்லம் – தேவையான அளவு
- சுக்கு, ஏலத்தூள் – தேவையான அளவு

சுத்தமான தண்ணீரில் வெல்லத்தைக் கரையவிடவும். இதில் சுக்கைப் பொடி செய்து போடவும். எலுமிச்சம் பழத்தின் 1 மூடியை இதில் பிழிந்து விட்டு, ஏலத்தூள் சேர்த்தால் பானகம் தயார்.

புதினா, சீரக ஜூஸ்

- புதினா – 1 சிறிய கட்டு
- சீரகம் – 3 ஸ்பூன்
- சர்க்கரை – 100 கிராம்
- சிறிய மாங்காய் நறுக்கியது – 10 துண்டுகள்
- தண்ணீர் – 2 டம்ளர்
- உப்பு – ருசிக்கு கொஞ்சம்

புதினாவில் இலைகளை மட்டும் ஆய்ந்து அதில் சீரகபொடி, தண்ணீர் சேர்த்து கொதிக்க வைக்கவும். மாங்காயை மிக்ஸியில் அரைத்து வடிகட்டி அதன் சாறையும் கலந்துகொள்ளவும். சர்க்கரையை நன்கு கலந்து அப்படியே குடிக்கலாம். இல்லையெனில் ஃப்ரிஜில் வைத்து சில்லென்றும் குடிக்கலாம். அவரவர் விருப்பம்.

மாதுளை ஜூஸ்

- மாதுளம் பழம் – மூன்று
- சர்க்கரை – 4 டீஸ்பூன்

மாதுளம் பழத்தைத் தோல் உரித்து உதிர்த்து, மிக்ஸியில் அரைத்து வடிகட்டி, சர்க்கரை சேர்த்துக் கலக்கவும்.

ஸ்ரீகண்ட்

- கெட்டித் தயிர் – 100 கிராம்
- பொடித்த சர்க்கரை – 25 கிராம்
- குங்குமப்பூ (பாலில் ஊறயது) – ¼ டீஸ்பூன்
- ஏலக்காய்த்தூள் – ¼ டீஸ்பூன்
- பொடியாக நறுக்கிய பாதாம் – 1 டீஸ்பூன்
- முந்திரி – 1 டீஸ்பூன்

தயிரை ஒரு மெல்லிய துணியில் கட்டி தண்ணீர் வடியும் வகையில் 2 மணி நேரம் வைக்கவும். தண்ணீர் முழுவதுமாக வடிந்ததும் தயிரை ஒரு பாத்திரத்தில் போடவும். இதில் பொடித்த சர்க்கரை, குங்குமப்பூ, ஏலக்காய்த்தூள், பொடியாக நறுக்கிய முந்திரி, பாதாம் சேர்த்து நன்றாகக் கலக்கவும். இந்தக் கலவையை சிறிய கப்களில் ஊற்றி, ஃப்ரிட்ஜில் வைத்து எடுத்துப் பரிமாறவும்.

❋ ❋ ❋

2. மோர் வகைகள்

மசாலா மோர்

- மோர் – தேவையான அளவு
- பூண்டு – 2 பற்கள்
- சிறிய வெங்காயம் – 5
- கறிவேப்பிலை – 10 இலை
- இஞ்சி – சிறிய துண்டு
- பச்சை மிளகாய் – 2
- உப்பு – தேவைக்கு ஏற்ப
- தாளிக்க கடுகு – ¼ ஸ்பூன்

மேலே கூறியுள்ள எல்லா பொருட்களையும் மிக்ஸியில் நன்கு அடித்து வடிகட்டி, கடுகு தாளித்துக் குடிக்கலாம். ஜில்லென்று வேண்டும் எனில் ஐஸ் கட்டிகளை மேலே மிதக்க விட்டு குடிக்கவும். கொஞ்சநேரம் ஃப்ரிஜில் வைத்தும் குடிக்கலாம். கோடைகாலத்தில் அதிகமாக குடிக்கலாம். உடலுக்கு ரொம்ப நல்லது.

வெள்ளரி மோர்

- தயிர் – 100 கிராம்
- சிறிய வெள்ளரிக்காய் – 1
- பச்சை மிளகாய் – 1
- நறுக்கிய கொத்தமல்லி – ஒரு டேபிள்ஸ்பூன்
- உப்பு – தேவையான அளவு

வெள்ளரிக்காயை நறுக்கி, பச்சை மிளகாய், கொத்தமல்லி, உப்பு சேர்த்து மிக்ஸியில் இரண்டு முறை சுற்றி தயிர், சிறிது தண்ணீர் சேர்த்து அரைக்கவும். வடிகட்டி குளிர வைத்துப் பரிமாறவும். தேவைப்பட்டால் மேலும் தண்ணீர் சேர்த்துக் கொள்ளலாம்.

❋ ❋ ❋

3. சூப் வகைகள்

இஞ்சி சூப்

- துருவிய இஞ்சி – கால் கப்
- துருவிய கேரட் – ¼
- கொத்தமல்லி – அரை கப்
- சோள மாவு – ஒரு டீஸ்பூன்
- மிளகுத்தூள் – ½ டேபிள்ஸ்பூன்
- சீரகத்தூள் – ½ டேபிள்ஸ்பூன்
- வெங்காயம் (பொடியாக நறுக்கியது) – சிறிதளவு
- எண்ணெய், உப்பு – தேவையான அளவு

குக்கரில் எண்ணெய் விட்டு, இஞ்சி, துருவிய கேரட், கொத்தமல்லி சேர்த்து நன்கு வதக்கி, தேவையான அளவு தண்ணீர் சேர்த்துக் கொதிக்கவிடவும். ஒரு விசில் வந்ததும் இறக்கி, ஆறவிடவும். சோள மாவைத் தண்ணீரில் கரைத்து அதில் கலக்கவும். மிளகுத்தூள், சீரகத்தூள், உப்பு சேர்த்துக் கலக்கி, ஒரு கொதி விட்டு இறக்கி, பொடியாக நறுக்கிய வெங்காயத்தூள் தூவி பரிமாறவும்.

> இந்திய மருந்துகளின் தாய் என்று இஞ்சியைக் குறிப்பிடலாம். எல்லா நிலைகளிலும் இது பயன்படுகிறது. நீர் நிலை உள்ள

இடங்களில் இது நன்றாகப் பயிராகும். கேரளா, கொச்சி போன்ற இடங்களில் இது பயிரிடப்படுகிறது. வாத கபத்தைத் தணிக்கும். உஷ்ணத்தைப் பெருக்கும். அக்னியை தீபனம் பண்ணும். உடலில் சேர்ந்து இருக்கின்ற மலங்களை அகற்றும். ரஸாயன குணம் உடையது. அஷ்டாங்க ஹிருதயம் சோப சிகிச்சையில் ஆர்த்தக ரஸாயனம் என்று ஒரு ரஸாயனத்தை கூறுகிறோம். திருமணமாகி குழந்தைப் பெற்ற பிறகு இஞ்சியால் செய்யப்பட்ட சௌபாக்ய சுண்டி என்ற மருந்தை நாம் கொடுப்பது உண்டு.

இஞ்சியை சிறு சிறு துண்டுகளாக நறுக்கி தேனில் போட்டு பதினான்கு நாட்கள் கழிந்தப் பிறகு அதை காயக் கல்பமாக, ரஸாயனமாக உண்ணலாம். ஒருசிலர் இதன் அளவைக் கூட்டிக் குறைப்பார்கள். இஞ்சியை ஊறுகாய் செய்யலாம். வெல்லப் பாகில் இஞ்சிமரப்பா செய்யலாம். இஞ்சிச்சாறில் தேன் சேர்த்து குங்குமப்பூ, ஏலம், ஜாதிக்காய், கிராம்பு இவை சிறிய அளவுச் சேர்த்து தூவி ஒரு கண்ணாடி பீங்கான் பாத்திரத்தில் வைத்துக் கொண்டு தினமும் 1 அல்லது 2 சுண்டைக்காய் அளவு சாப்பிடலாம்.

பித்தத்தினால் ஏற்படுகின்ற மயக்கத்துக்கு (Vertigo, Labyrinthitis Vertigo) இஞ்சி கஷாயம் மிகவும் சிறந்தது. வயிற்று வலிக்கு இஞ்சியை அரைத்து தொப்புளைச் சுற்றி தடவும் பழக்கம் கிராமங்களில் உண்டு.

இஞ்சியை தோல் நீக்கி தேனில் ஊறவைத்து கர்ப்ப முறைப்படி ரஸாயன கிரமத்துடன் உண்ணலாம். இந்த நேரத்தில் கோதுமை பால் கஞ்சியோ, நெற்பொரி மாவு கஞ்சியோ கொடுக்கலாம். திரிகடு என்று சொல்லக்கூடியதில் இஞ்சி உள்ளது. இஞ்சியும், சுக்கும் தைலம் செய்து வலியுள்ள இடத்தில் தேய்ப்பார்கள். இவ்வாறு இஞ்சிக்கு பல குணங்கள் உள்ளது.

கல்யாண முருங்கை சூப்

- கல்யாண முருங்கை இலை — 100 கிராம்
- மிளகு, சீரகம் — தலா அரை ஸ்பூன்
- மிளகாய் வற்றல் — 3
- பூண்டு — 10 பல்
- உளுந்து — ஒரு ஸ்பூன்
- தக்காளி — 2
- வெங்காயம் — ஒன்று
- கொத்தமல்லி, புதினா — தலா ஒரு கைப்பிடி

- எண்ணெய், உப்பு – தேவையான அளவு
- மஞ்சள் தூள் – 1 ஸ்பூன்

கல்யாண முருங்கை இலையைச் சுத்தம் செய்து, சிறிது சிறிதாக நறுக்கிக்கொள்ளவும். கொத்தமல்லி, புதினா, தக்காளி ஆகியவற்றை நறுக்கிக்கொள்ளவும். பிறகு, வாணலியில் எண்ணெய் ஊற்றி, மிளகு, சீரகம், ஆகியவற்றைப் பொடித்துப் போட்டு தக்காளி, வெங்காயம், மஞ்சளைச் சேர்த்து வதக்கவும். மிளகாய் வற்றலைக் கிள்ளிப்போட்டு நன்கு வதக்கவும். அடுத்து, கல்யாண முருங்கை இலை, கொத்தமல்லி, புதினா சேர்த்து லேசாக வதக்கி, தேவையான அளவு தண்ணீர் சேர்த்துக் கொதிக்கவைத்து உப்புப்போட்டு இறக்கவும். இந்த சூப் இரும்புச்சத்து நிறைந்தது.

பித்தத்தை அகற்றக் கூடியது. சிறுநீரைப் பெருக்கும். வாதத்திற்கு இந்த இலையை தண்ணீரில் விட்டு ஆவிப் பிடிப்பது உண்டு. இலைகளை சமைத்து உண்டால் பெண்களுக்கு பால் சுரக்கும். மலட்டுத்தன்மைக்கு இந்த இலையைத் தொடர்ந்து சாப்பிடச் சொல்வது வழக்கம்.

பாவபிரகாசத்தில் (15ஆம் நூற்றாண்டு) இதனைப் பற்றியக் குறிப்புகள் காணக் கிடைக்கின்றன. பலாசம், பஞ்சபுஷ்பம் என்ற பெயரில் வடமொழியில் இது அழைக்கப்படுகிறது.

காய்கறி சூப்

- காய்கறிகள் நறுக்கியது – 1 கப்
- பூண்டு – 5 பற்கள்
- பெரிய வெங்காயம் – 1
- சோள மாவு – 2 ஸ்பூன்
- மிளகுதூள் – 1 ஸ்பூன்
- வெண்ணைய் – 3 ஸ்பூன்
- உப்பு – சுவைக்கு ஏற்ப

காய்கறிகளை பொடியாக நறுக்கி உப்பு சேர்த்து கொஞ்சம் தண்ணீர் விட்டு குக்கரில் 1 விசில் விட்டு இறக்கவும். வாணலியில் வெண்ணையை உருக்கி நறுக்கிய பூண்டு, பொடியாக நறுக்கிய வெங்காயம், சேர்த்து நன்கு வதங்கியபின் வேகவைத்துள்ள காய்கறியை நன்கு மசித்தோ, மிக்ஸியில் அரைத்தோ வெங்காயத் தில் ஊற்றி கொதிக்கவிடவும். பாலில் சோளமாவை கரைத்து அதில் ஊற்றவும். நன்கு கொதித்தபின் இறக்கி வைத்து சாப்பிடும் போது வெண்ணய் மேலே போட்டு, மிளகுதூள் தூவி சாப்பிடலாம். எல்லா காய்கறிகளும் சேருவதால் உடலுக்கு நல்லது.

தக்காளி சூப்

- தக்காளி — ¼ கிலோ
- பெரிய வெங்காயம் — 1
- பூண்டு — 5 பற்கள்
- மிளகு — 2 (அ) 1 ஸ்பூன்
- சோளமாவு — 1 ஸ்பூன்
- மாவு — 1 ஸ்பூன்
- உப்பு — தேவையானது
- வெண்ணெய் — கொஞ்சம்

கெட்டியான பாத்திரத்தில் வெண்ணெயை உருகவைத்து வெங்காயத்தை பொடியாக நறுக்கி வதக்கவும். தக்காளி, பூண்டு, மிளகு சேர்த்து வதக்கவும். கார்ன் ப்ளவரில் கொஞ்சம் தண்ணீர் ஊற்றி வைக்கவும். வதங்கியதை ஆற வைத்து மிக்ஸியில் அரைத்து வடிகட்டவும். அதில் தேவையான தண்ணீர் கலந்து கொதிக்க விட்டு, சோள மாவையும் ஊற்றி நுரைத்து வந்தவுடன் தேவையானால் வெண்ணெய் சேர்த்து சூடாகப் பரிமாறவும்.

தூதுவளை சூப்

- தூதுவளை இலை — 100 கிராம்
- வெங்காயம் — 25 கிராம்
- தக்காளி — 2
- சோம்பு, சீரகம், ஓமம் — 5 கிராம்
- தேங்காய்த் துருவல் — 10 கிராம்
- துவரம் பருப்பு — 50 கிராம்
- இலவங்கப் பட்டை, இஞ்சி — ஒரு துண்டு
- பூண்டு — 5 பல்
- மஞ்சள் — ஒரு துண்டு
- தனியா — ஒரு ஸ்பூன்
- உப்பு — தேவையான அளவு

தூதுவளை இலையை ஆய்ந்து பொடிப்பொடியாக அரிந்து அத்துடன் துவரம் பருப்பு, பூண்டு சேர்த்து வேகவைத்து இறக்கவும். பிறகு தனியா, சோம்பு, சீரகம், ஓமம், தேங்காய் துருவல், இஞ்சி, மஞ்சள் ஆகியவற்றைச் சேர்ந்து வறுத்துக் கொள்ளவும்.

சிறிது எண்ணெயில் வெங்காயம், தக்காளி ஆகியவற்றை நறுக்கிப் போட்டு நன்கு வதக்கி, தூதுவளை பருப்பு மசியலை நன்கு கடைந்து இதில் சேர்க்கவும். இத்துடன், தனியா முதல் மஞ்சள் வரை வறுத்து வைத்துள்ளதைவும் சேர்த்து ஒரு கொதி வந்ததும் இறக்கிவிடவும்.

தூதுவளையை அலர்க்கம் என்றும், காஸமர்தம் என்றும், சிங்கவல்லி என்றும் அழைப்பார்கள். எங்கும் பயிராகும் சிறு கொடி. கைப்பு சுவை உடையது. உஷ்ண வீரியம் உடையது. வெப்பத்தை உண்டாக்கும். கோழையை அகற்றும். கறியாகவும் சமைத்துச் சாப்பிடலாம்.

தூதுவளை இலையை அரைத்து இருமல், போன்றவற்றிற்கு கொடுப்பார்கள். தூதுவளையை கீரை, வேர், காய், வற்றல் போன்ற ஊறுகாயாகவும் செய்வார்கள். தூதுவளை, ஆடாதொடை, சுக்கு, திப்பிலி, பற்படகம், சிறுவழுதலை வேர், கண்டகாரி இவற்றை கஷாயம் வைத்து கப ஜ்வரத்தில் கொடுப்பார்கள். சித்த மருத்துவத்தில் தூதுவளை கல்ப முறையாகக் கூறப்பட்டுள்ளது. சித்த மருத்துவத்தில் தூதுவளை பற்றி குறிப்பிட்ட அதிக அளவு பலன் வடமொழியில் குறிப்பிடவில்லை. இது ஒரு தென்னிந்திய மருத்துவ மூலிகையாகும்.

பச்சைப்பட்டாணி சூப்

- பச்சை பட்டாணி – 200 கிராம்
- பெரிய வெங்காயம் – 1
- தக்காளி – 2
- பூண்டு – 4 பற்கள்
- மிளகு – 2 ஸ்பூன்
- உப்பு – தேவையானது
- வெண்ணெய் – கொஞ்சம்

பட்டாணியுடன், தக்காளி, பூண்டு, வெங்காயம், மிளகு, உப்பு சேர்த்து வேகவைத்துக்கொள்ளவும். ஆறியபின் மிக்ஸியில் அரைத்து தேவையான தண்ணீர் சேர்த்து கொதிக்க விட்டு பரிமாறவும். பட்டாணியை வேகவைத்து அரைப்பதால் Corn flour சேர்க்க வேண்டாம். அதிலேயே மாவு பதம் இருப்பதால் சூப்பின் பதம் இருக்கும். தேவையானால் குடிக்கும் சமயம் வெண்ணெய் போட்டுக்கொள்ளவும். சூப்பை எப்பொழுதுமே சூடாகத்தான் குடிக்க வேண்டும்

பீன்ஸ் சூப்

- பீன்ஸ் – 100 கிராம்
- வெங்காயம் – 1
- தக்காளி – 1
- மிளகுத்தூள், மல்லித்தூள் – ¼ டீஸ்பூன்
- இலவங்க பட்டை, கிராம்பு – 1
- இஞ்சி, பூண்டு – 1 டீஸ்பூன்
- கொத்தமல்லி (பொடியாக நறுக்கியது) – 1 டேபிள்ஸ்பூன்
- உப்பு – தேவைக்கேற்ப

காய்கறிகளைப் பொடியாக நறுக்கி, ஒரு பாத்திரத்தில் போட்டு, 4 டம்ளர் தண்ணீர் விட்டு கொதிக்கவிடவும். மிளகுத்தூள், பட்டை, கிராம்பு, இஞ்சி, பூண்டு விழுது, மஞ்சள்தூள் சேர்த்து நன்றாகக் கொதிக்க விடவும். தண்ணீர் 2 டம்ளராக வற்றியதும் கொத்தமல்லி சேர்த்து இறக்கவும்.

பூண்டு – இஞ்சி சூப்

- பூண்டுப் பல் – 10
- இஞ்சி – ஒரு இஞ்ச்
- வெங்காயம் – 1
- நெய், சோள மாவு – தலா ஒரு டீஸ்பூன்
- மிளகுத்தூள், சீரகத்தூள் – தலா கால் டீஸ்பூன்
- மஞ்சள்தூள் – ஒரு சிட்டிகை
- நறுக்கிய வெங்காயத்தூள் – சிறிதளவு
- உப்பு – தேவையான அளவு

கடாயில் நெய் விட்டு பூண்டு, நறுக்கிய இஞ்சி, வெங்காயம் சேர்த்து நன்கு வதக்கவும். அதனுடன் 2 கப் தண்ணீர் சேர்த்து கொதிக்கவிடவும். 10 நிமிடம் கழித்து இறக்கி, ஆற வைத்து, வடிகட்டவும்.

பூண்டு, இஞ்சி, வெங்காயத்தை அரைத்து வடிகட்டிய தண்ணீருடன் மேலும் 2 கப் தண்ணீர் ஊற்றி, அரைத்த விழுதுடன் சேர்க்கவும். சோள மாவைக் கரைத்து அதில் சேர்த்துக் கொதிக்கவிடவும். மஞ்சள்தூள், மிளகுத்தூள், சீரகத்தூள், உப்பு சேர்த்து மேலும் கொதிக்கவிடவும். பிறகு இறக்கி, நறுக்கிய வெங்காயத்தூள் தூவி பரிமாறவும்.

பூண்டை லசோனம் என்று அழைப்பார்கள். இது ரஸாயனமாக (கல்ப மருந்தாக) அஷ்டாங்க ஹிருதயத்தில் (7ஆம் நூற்றாண்டு) மிகவும் விசேஷமாகக் கூறப்பட்டுள்ளது. சில இடங்களில் ரசோனம் என்ற வார்த்தையும் பயன்படுத்தப் பட்டுள்ளது. லசுனம் வாதத்தை தணிப்பதில் சிறந்தது என்ற குறிப்புக் காணக் கிடைக்கிறது. பூண்டைச் சாப்பிடும்போது மத்ய பானம், மீன், புளிப்பு, வெயிலில் உறங்குதல், அதிக உடற்பயிற்சி செய்தல், கோபம், அதிகமாக தண்ணீர் அருந்துதல், பால் அருந்துதல் போன்றவை கூடாது. இதனுடைய மூலம் கார்ப்பு சுவை உடையது. இலை கசப்பு சுவை உடையது. தண்டு துவர்ப்பு சுவை உடையது. தண்டின் நுனி உப்பு சுவை உடையது. வித்து இனிப்பு சுவை உடையது. இதில் கிரிஜம், க்ஷேத்ரஜம் என்று இரு வகைகள் குறிப்பிடப் பட்டுள்ளன. ஒன்று மலையில் வளருது. 60 செமீ வரை இது வளரும். இதற்கு இனிப்பு, உப்பு, கார்ப்பு, கசப்பு, துவர்ப்பு என ஐந்து குணங்கள் உண்டு. புளிப்பு இல்லை. உஷ்ண வீரியம் உடையது. வாத கபத்தை தணிப்பது. பித்தத்தை அதிகரிப்பது. வயிற்று நோய்கள், இரத்தக்கொதிப்பு நோய்கள், யோனி நோய்கள் போன்றவற்றிற்கெல்லாம் பயன்படுத்தப் படுகிறது. லசுனத்தைப் பாலில் காய்ச்சி குடிக்க வயிறு உப்புசத்தில் (Spastic Colon) நல்ல பலன் கிடைக்கும். இதில் நறுமண எண்ணெய் எடுப்பார்கள். இதற்கு பல மருத்துவ குணங்கள் உண்டு. உலகம் முழுவதும் பூண்டைப் பற்றி ஆராய்ச்சிகள் நடைபெற்று வருகின்றன. சல்பர் சேர்ந்த மருந்துகள் இதில் அதிகமாக உள்ளது. நோய் எதிர்ப்புத் தன்மையும் இதற்கு உண்டு. Aspirin போல இரத்தத்தை உறையாமல் வைக்கின்ற தன்மையும் பூண்டுக்கு இருப்பதாக ஆராய்ச்சிகள் தெரிவிக்கின்றன. செவியில் சீழ் இல்லாத காது வலி வந்தால் பூண்டு சாறை விடுவார்கள். கடுகு எண்ணெய் உடன் சேர்த்து பூண்டு சாறை காய்ச்சுவார்கள். பூண்டை ரஸாயனமாக சாப்பிடும்பொழுது இதை தலையில் எல்லாம் தரிக்க வேண்டும் என்ற குறிப்புகள் காணக் கிடைகின்றன.

மிளகு சூப்

- பெரியதுண்டு சுக்கு – 1
- மிளகு – 1 ஸ்பூன்
- திப்பிலி – 3 குச்சி
- பூண்டு – 5 பற்கள்
- சாதம் – 1 கப்

- பாசிபருப்பு – 1 ஸ்பூன்
- உப்பு – தேவையனது

சுக்கு, மிளகு, திப்பிலி இவற்றை மிக்ஸியில் போட்டு பொடி செய்துகொள்ளவும். பாசிபருப்பை வறுத்து அதனுடன் பொடி செய்து சுடு நீரில் ஊற வைக்கவும். 10 நிமிடம் ஊறிய பின் மிக்ஸியில் போட்டு தண்ணீர் ஊற்றி அரைக்கவும். பேஸ்ட் போல் இருக்கும். அதனுடன் சாதத்தையும் போட்டு ஒரு சுற்று சுற்றவும். அதை எடுத்து தேவையான தண்ணீர் கலந்து உப்பும் போட்டு கொதிக்கவிடவும். சிறிது நேரம் கழித்து தெளிந்த பின் சூடாகக் குடிக்கலாம்.

முளைகட்டிய சூப்

நமக்கு பிடித்தமான எந்த பயறையும் முதல் நாளே ஊற வைத்து நன்கு ஊறியபின் ஹாட் பாக்ஸில் போட்டு வைத்தால் அடுத்தநாள் ஊறி முளை கட்டி இருக்கும். அதை சமையலில் எந்த வகையிலாவது சேர்த்துக்கொள்ளலாம். அதில் நிறைய சத்து உள்ளது. வாரம் ஒரு முறையாவது சாப்பிடவும்

- பாசிபயறு முளை கட்டியது– 100 கிராம்
- பெரிய வெங்காயம் – 1
- தக்காளி – 3
- பூண்டு – 5 பற்கள்
- மிளகு தூள் – 1 ஸ்பூன்
- உப்பு – தேவையானது

தக்காளியை சுடுநீரில் போட்டு தோல் எடுத்துக்கொள்ளவும். பயறு, பொடியாக நறுக்கிய வெங்காயம், பூண்டு, உப்பு போட்டு நன்கு வேகவிடவும். ஆறியபின் தக்காளியுடன் சேர்த்து மிக்ஸியில் அரைத்து தேவையான தண்ணீர் சேர்த்து கொதிக்கவிடவும். மிளகுதூள் தூவி சாப்பிடவும். காரமும், உப்பும் அவரவருக்கு தேவையானதுபோல் போட்டுக்கொள்ளலாம்.

விருப்பபட்டால் மேலே வெண்ணெய் கொஞ்சம் போட்டுக் கொள்ளலாம்

முடக்கத்தான் சூப்

- முடக்கத்தான் கீரை – 2 கைப்பிடி
- சீரகம், மிளகு, கசகசா – தலா அரை ஸ்பூன்
- பூண்டு – 6 பல்
- இஞ்சி – ஒரு துண்டு

- தேங்காய்த் துருவல் – 50 கிராம்
- சோம்பு – அரை ஸ்பூன்
- உப்பு – தேவையான அளவு
- தனியாப் பொடி – 2 ஸ்பூன்
- பசுநெய் – 5 ஸ்பூன்
- சின்ன வெங்காயம் – ஒரு கைப்பிடி

அரிசி களைந்த நீரில் வெங்காயத்தை நறுக்கிப் போட்டு, சோம்பு, தேங்காய்த் துருவல், கசகசா ஆகியவற்றை அரைத்துச் சேர்த்து, உப்பு, கொத்தமல்லி, முடக்கத்தான் இலையைச் சேர்த்து வேகவைக்கவும். வாணலியில் எண்ணெய் விட்டு இஞ்சி, பூண்டு, சீரகம், மிளகு ஆகியவற்றைச் சேர்த்து வதக்கி, சிறிது நெய் சேர்த்து சூப்பில் கொட்டிக் கிளறவும்.

இந்த முடக்கத்தான் சூப்பை வாரம் ஒருமுறையாவது சாப்பிட்டால் வயிறு சுத்தமாகும். வாதம் தணியும்.

முடக்கு அறுத்தான் என்று சொல்வார்கள். குமரி மாவட்டத்தில் அதிகம் விளைகிறது. இது வாதத்தை சமனம் செய்யக் கூடியது. இலைகளை வதக்கி அடிவயிற்றில் கட்ட வலி குறையும். இலையை எண்ணெயில் போட்டு காய்ச்சி வலிக்கு பூசுவார்கள். உணவுப் பொருளாக பயன்படுத்துவார்கள்.

வாழைப்பழ சூப்

- நன்கு கனிந்த பூவன் வாழைப்பழம் தோலோடு – ½
- தண்ணீர் – ¾ டம்ளர்

வாழைப்பழத்தைக் கழுவி சுத்தம் செய்து, அரைப்பழம் மட்டும் எடுத்துக்கொள்ளவும். அதை துண்டுதுண்டாக வெட்டி ஒரு பாத்திரத்தில் போட்டு, முக்கால் டம்ளர் தண்ணீர் ஊற்றி நன்கு கொதிக்கவிடவும். **பின்பு வடிகட்டி குழந்தைக்குப் புகட்டவும்**.

ரம்பா என்று இதற்குப் பெயர். தமிழில் அரம்பை என்று அழைப்பார்கள். வாழையடி வாழையாக என்று ஒரு பழமொழி உண்டு. ஏனென்றால் வாழையினுடைய அனைத்துப் பகுதிகளும் பலன் உடையவை. குமரி மாவட்டத்தில் இருபதுக்கும் மேற்பட்ட வாழை வகைகள் உண்டு. செவ்வாழை, பேயன் வாழை, மலை வாழை, போன்றவை முக்கியமாக கருதப்படுகின்றன. கதலி மருந்துக்குப் பயன் படுகிறது. இலை, பூ, பிஞ்சு, காய், பழம், தண்டு அனைத்தையுமே

பயன்படுத்துகிறோம். பழம் இனிப்பு சுவை உடையது. வாழைப் பழத்தை உணவுக்கு முன்பு சாப்பிட வேண்டும் என்ற குறிப்பு அஷ்டாங்க ஹிருதயத்தில் காணக் கிடைக்கிறது. வாழைப்பூ மூலக் கடுப்புக்கு சிறந்த மருந்தாகும். வாழைப் பூவின் சாறு பெரும் கழிச்சல்களை குறைக்கும். சர்க்கரை நோயாளிகள் வாழைப்பழத்தை அதிகம் சாப்பிடக் கூடாது. வாழைத்தண்டு சாறு நீர்க்கட்டுக்கு கொடுப்பார்கள். இதில் சிறிது வெடியுப்பு, படிகாரப் பஸ்பம் சேர்த்துக் கொடுப்பது வழக்கம். கதலியே மருந்துக்குப் பயன்படுத்தப்படுகிறது. மூத்ராதி யோகத்தில் இது முக்கிய பங்கு வகிக்கிறது. சோம ரோகம் என்று சொல்லக்கூடிய மேகத்திற்கு கதலியின் சாறு முக்கிய மருந்தாகக் கருதப்படுகிறது.

வெங்காய சூப்

- *சின்ன வெங்காயம் – 10*
- *பட்டாணி – 2 பிடி*
- *இஞ்சி, பூண்டு விழுது – தலா 1 டீஸ்பூன்*
- *மிளகுப் பொடி – 1 டீஸ்பூன்*
- *சீரகப் பொடி – 1 டீஸ்பூன்*
- *உப்பு – 1 ஸ்பூன்*
- *எலுமிச்சம் பழ ஜூஸ் – 2 டீஸ்பூன்*
- *பார்லி – 4 டீஸ்பூன்*
- *கொத்தமல்லித் தழை – 1 பிடி*

பார்லியை 2 டம்ளர் தண்ணீர் விட்டு நன்றாக கொதிக்க விட்டு மூடிவைக்கவும். வெங்காயத்தை பொடிப்பொடியாக நறுக்கிக்கொண்டு, பட்டாணியுடன் நன்றாக வதக்கவும்.

பார்லியின் தண்ணீரை மட்டும் வடிகட்டி, வதக்கி வைத்துள்ள காய்களுடன் சேர்த்து உப்பு, மிளகு, சீரகப்பொடி, இஞ்சிப் பூண்டுடன் கலந்து கொதிக்கவிடவும். அடுப்பை அணைத்து, எலுமிச்சம் பழ ஜூஸ் சேர்த்து கொத்தமல்லித் தழை தூவி இளம் சூட்டில் பருகவும்.

பார்லி தண்ணீர், கெட்ட கொலஸ்ட்ராலையும், ரத்தத் திலுள்ள சர்க்கரை அளவையும் கட்டுப்படுத்தி, சிறுநீர் பிரிந்து வெளியேறவும் உதவுகிறது.

உள்ளி, ஈருள்ளி, பலான்டு என்று பல பெயர்களில் இதை அழைப்பார்கள். ஆயுர்வேதத்தில் இரத்தத்துடன் மூலம் போகும்போது வெங்காயத்தைப் பாலில் காய்ச்சி குடிக்க

வேண்டும் என்ற குறிப்பு காணக் கிடைக்கிறது. இது வெப்பத்தை உண்டாக்கக்கூடிய ஒரு மருந்தாகும். காம வர்த்தினி என்ற குணமும் இருப்பதாக நம்பப்படுகிறது. வெங்காயச் சாறை காக்காய் வலிப்பு நோய்களில் நஸ்யமாகப் பயன்படுத்துகிறார்கள். வெங்காயத்தை, கடுகு எண்ணெய் உடன் கலந்து பாகம் செய்து மூட்டில் தடவ மூட்டு வலி குறையும். புகையிலைக்கு மாற்று மருந்து வெங்காயம். ஆண்மை பெருக்கியாக இது கருதப்படுகிறது. கடு ரஸம், ஸ்நிக்த குணம், ரஸாயனம் போன்ற குணங்கள் உடையது. கொழுப்பை குறைக்கும் தன்மை உண்டு. சர்க்கரை நோயையும் ஓரளவு குறைக்கும். பாவப்ராகம் மற்றும் நிகண்டு ரத்னாகரம் எனும் நூல்களில் பலாண்டுவைப் பற்றி விளக்கங்கள் உள்ளன. இது ஒரு Perennial Herb ஆகும். சரகஸம்ஹிதை ஸுத்ர ஸ்தானத்தில் மாருத்க்னம், ஆஹார யோகி, விருஷ்யம் போன்ற குறிப்புகள் காணக் கிடைக்கின்றன. சுஸுருதர் இதை அதிக உஷ்ணம் இல்லாதது என்றும், கடு என்றும், கபத்தை குறைத்து, பித்தத்தை அதிகரிக்கும் என்றும் குறிப்பிடுகிறார். எல்லா நிகண்டுகளும் இதைப் பற்றிப் பேசுகின்றன.

❋ ❋ ❋

4. கஞ்சி வகைகள்

இஞ்சிக் கஞ்சி

- புழுங்கலரிசி நொய் – ½
- இஞ்சி – 25 கிராம்
- உப்பு – ¾ டீஸ்பூன்
- மோர் – 2 கப்

புழுங்கலரிசி நொய்யை தண்ணீர் சேர்த்து வேகவைக்கவும். இஞ்சியை, தோல் சீவி, மிக்ஸியில் அரைத்து, வடிகட்டி சாறு எடுக்கவும். வேகவைத்து ஆறவைத்த கஞ்சியுடன், இஞ்சிச்சாறு உப்பு, மோர் கலந்து உபயோகிக்கவும்.

உளுந்தங் கஞ்சி

- பச்சரிசி – 200 கிராம்
- புழுங்கலரிசி – 200 கிராம்
- உளுந்து – 50 கிராம்
- துவரம் பருப்பு – 25 கிராம்

- பனங்கற்கண்டு – ½ கிலோ
- பால் – ஒரு டம்ளர்

பால் தவிர மற்றவைகளை நன்றாக அரைத்து பொடியாக்கிக் கொள்ளவும், 2 டீஸ்பூன் பொடியை எடுத்துக்கொண்டு கஞ்சி காய்ச்சிக்கொள்ளவும். பின்னர் ஒரு டம்ளர் பால் சேர்த்து காலை, மாலை இருவேளைப் பருகக் கொடுக்கலாம்.

ஓமக் கஞ்சி

(புழுங்கலரிசி நொய்யுடன்)

- புழுங்கலரிசி நொய் – ½ கப்
- மோர் – 2 கப்
- ஓமம் – ஒரு டேபிள்ஸ்பூன்
- உப்பு – ஒரு டீஸ்பூன்

புழுங்கலரிசி நொய்யை, தண்ணீர் சேர்த்து வேகவைக்கவும். ஓமத்தை பொடித்து, தனியாக சிறிது தண்ணீரில் கொதிக்க வைக்கவும். நன்கு கொதித்ததும், வடிகட்டி எடுத்துக்கொள்ளவும். இந்தத் தண்ணீரை, வெந்த புழுங்கலரிசி நொய்யில் கலக்கவும். சிறிது ஆறினதும் மோர், உப்பு கலந்து குடிக்கவும்.

கேப்பைக் கஞ்சி

- கேழ்வரகு மாவு – 200 கிராம்
- தயிர், அரிசி நொய் – தலா 200 கிராம்
- உப்பு – தேவைக்கு

சட்டியில் தண்ணீர் ஊற்றி அரிசி நொய்யைக் கொதிக்க விடவும். வெந்த நொய்யில் சலித்த கேழ்வரகு மாவைச் சேர்த்துக் கலக்கவும். கஞ்சியை ஆறவிட்டு உப்பும், தயிரும் சேர்த்து மூடி வைக்கவும். சின்ன வெங்காயத்தைக் கடித்துக்கொண்டு கஞ்சியாகக் குடிக்கலாம்.

கூவக்கிழங்கு கஞ்சி

- கூவக்கிழங்கு – ¼ கிலோ
- பால் – ஒரு டம்ளர்
- சர்க்கரை – 3 டீஸ்பூன்

கூவக் கிழங்கை சுத்தம் செய்து, மிக்ஸியில் அரைத்து சலித்து பொடியாக்கிக்கொள்ளவும். ஒரு டீஸ்பூன் கூவக் கிழங்குப் பொடியை தண்ணீரில் கரைத்து கொதிக்க வைத்து, ஒரு டம்ளர் சூடான பாலில் கலந்து சர்க்கரை சேர்த்து

மாலையில் கொடுக்கவும். (கூவ கிழங்கு நாட்டு மருந்துக் கடைகளில் கிடைக்கும்.)

நெருஞ்சில் கஞ்சி

- நொய்யரிசி — 100 கிராம்
- சிறுநெருஞ்சில் — 5 கிராம்
- மிளகு — 5
- பூண்டு — 1 பல்
- சீரகம் — ¼ ஸ்பூன்
- மஞ்சள்தூள் — 2 சிட்டிகை

நொய்யரிசியைக் கழுவி 3 டம்ளர் தண்ணீர் சேர்த்து அடுப்பில் வைக்கவும். சிறுநெருஞ்சில், மிளகு, பூண்டு, சீரகம் போன்றவற்றை சிதைத்து, மஞ்சள் சேர்த்து சுத்தமான காட்டன் துணியில் முடிந்து நொய்யரிசியுடன் சேர்த்துக் கொதிக்க வைக்கவும். தண்ணீர் போதவில்லை என்றால் இன்னும் இரண்டு டம்ளர் நீர் சேர்த்துக் கொதிக்க வைக்கவும். சாதத்தைக் குழைய வேகவைத்து, பின்னர் நெருஞ்சில் முடிந்து போட்ட துணியை எடுத்துவிட்டுச் சிறிது உப்புச் சேர்த்துச் சாப்பிடவும்.

சோளக் கஞ்சி

- சோளம் — 50 கிராம்
- பச்சரிசி — 50 கிராம்
- பாசிப்பருப்பு — 50 கிராம்

இவைகளை கோதுமை ரவை போல் உடைத்து கஞ்சி வைத்து, சர்க்கரை, பால் சேர்த்துக் கொடுக்கலாம்.

நோன்புக் கஞ்சி

- புழுங்கலரிசி நொய் — ஒரு கப்
- பாசிப்பருப்பு — ½ கப்
- கேரட், பீன்ஸ், பட்டாணி, காலி பிளவர் (பொடியாக நறுக்கியது) — தலா ¼ கப்
- தக்காளி — ஒன்று
- வெங்காயம் — ஒன்று
- இஞ்சி, பூண்டு பேஸ்ட் — ஒரு டீஸ்பூன்
- சீரகம் — ¼ டீஸ்பூன்
- உப்பு — தேவைக்கேற்ப

டாக்டர் எல். மகாதேவன்

புழுங்கலரிசி நொய், பாசிப்பருப்பை (குக்கரில் வேக வைக்காமல்) அகன்ற பாத்திரத்தில் வேக வைக்கவும். நன்றாக வெந்தவுடன் நறுக்கிய காய்கறிகளை வேக வைத்துப் போடவும். பின்னர் சீரகம் தாளித்து, இஞ்சி பூண்டு பேஸ்ட் சேர்த்து வதக்கவும். தக்காளி, வெங்காயத்தை வதக்கி கஞ்சியில் போட்டு உப்பு சேர்த்து இறக்கவும்.

பாசிப்பயறு கஞ்சி

- பாசிப்பயறு — 100 கிராம்
- வெல்லத்தூள் — 100 கிராம்
- பால், ஏலப்பொடி — சிறிதளவு

பாசிப்பயறைத் தண்ணீர் விட்டுக் குழைய வேகவிடவும். இதனுடன் வெல்லத்தைச் சேர்த்து, கொதிக்க வைக்கவும். நன்கு கொதித்ததும் இறக்கி, பால் சேர்க்கவும். இந்தப் பாசிப் பயறு கஞ்சி மணமும் சுவையுமாக அருமையாக இருக்கும்.

புழுங்கலரிசி – பூண்டு கஞ்சி

- புழுங்கலரிசி — ½ கப்
- பூண்டு — 4 பல்
- உப்பு — ½ டீஸ்பூன்
- மோர் — 2 கப்

அரிசி நொய்யுடன், உரித்த பூண்டையும் சேர்த்து வேக வைக்கவும். ஆறினதும் உப்பு, மோர் சேர்த்துக் கலக்கவும்.

பூண்டு, பால் கஞ்சி

- புழுங்கல் அரிசி — ஒரு கப்
- பூண்டுப் பல் — 12
- வெந்தயம், சீரகம் — தலா கால் டீஸ்பூன்
- சுக்கு, சிற்றரத்தை — சிறிய துண்டுகள்
- திப்பிலி — சிறிதளவு
- உப்பு — தேவையான அளவு

அரிசியை நன்கு கழுவி குக்கரில் போடவும். ஒரு கப் அரிசிக்கு மூன்றரை கப் தண்ணீர் ஊற்றவும். சுக்கு, சிற்றரத்தை, திப்பிலியை ஒரு துணியில் கட்டி, குக்கரில் போடவும். கஞ்சி வெந்த பின்பு துணியை வெளியே எடுத்து விடவும். வெந்த கஞ்சியில் தேவைக்கேற்ப பால் சேர்த்துப் பரிமாறலாம். இது சளி, இருமலைக் கட்டுப்படுத்தும்.

தாதுபுஷ்டி கஞ்சி

- ஜவ்வரிசி – 50 கிராம்
- பார்லி – 50 கிராம்
- கேழ்வரகு – 75 கிராம்
- வெள்ளைச் சோளம் – 25 கிராம்
- கம்பு – 50 கிராம்
- பச்சரிசி – 50 கிராம்
- பாசிப்பருப்பு – 50 கிராம்
- பொட்டுக்கடலை – 50 கிராம்
- பனங்கற்கண்டு – 100 கிராம்

பொட்டுக்கடலை, பனங்கற்கண்டு தவிர மற்றவைகளை வாணலியில் பச்சை வாசனை போக வறுத்துக்கொள்ள வேண்டும். பின் வறுத்த பொருட்களோடு பனங்கற்கண்டு, பொட்டுக்கடலை போட்டு மிக்ஸியில் நன்றாக அரைக்க வேண்டும். மெல்லிய சல்லடையில் சலித்து பாட்டிலில் வைத்துக் கொள்ளவும். தேவையானபோது ½ டீஸ்பூன் பவுடரை எடுத்துக் கொண்டு ¼ டம்ளர் தண்ணீரில் கரைத்து பின் அடுப்பில் வைத்து கூழ்போல் காய்ச்சி ¼ டம்ளர் வடிகட்டிய பால் சேர்த்து குழந்தைக்குத் தேவையான அளவு புகட்டவும்.

வாழைப்பூ கஞ்சி

- முழு வாழைப்பூவிலிருந்து எடுக்கப்பட்ட பூக்கள் – 25
- சீரக சம்பா அரிசி – 2 டேபிள்ஸ்பூன்
- நெய் – கால் டீஸ்பூன்
- நல்லெண்ணெய் – ஒரு டேபிள்ஸ்பூன்
- பிரியாணி இலை – 1
- இஞ்சித் துருவல் – ஒரு டீஸ்பூன்
- கொத்தமல்லி, புதினா (பொடியாக நறுக்கியது) – ஒரு டேபிள்ஸ்பூன்
- தக்காளி (பொடியாக நறுக்கியது) – ஒரு டேபிள்ஸ்பூன்
- உப்பு – தேவையான அளவு

கடாயில் நெய், எண்ணெய் விட்டு, காய்ந்ததும் பிரியாணி இலையைப் போட்டு வறுத்துக்கொள்ளவும். தக்காளி, இஞ்சித் துருவல், வாழைப்பூ போட்டு வதக்கி, அரிசியைப் போட்டு

2 நிமிடம் கிளறவும். அரிசியில் எண்ணெய் ஏறும் வரை கிளறி, உப்பு போட்டு, கூழாக வேகத் தேவையான அளவு தண்ணீர் சேர்த்து குக்கரில் வேகவைக்கவும். இறக்கி கொத்தமல்லி, புதினா சேர்த்துப் பரிமாறலாம்.

வெந்தயக் கஞ்சி

- நன்கு முளைவிட்ட வெந்தயம் — 50 கிராம்
- முளைகட்டிய வெள்ளைச் சோளம் — 100 கிராம்
- கேழ்வரகு — 100 கிராம்
- பச்சரிசி — 100 கிராம்
- வெல்லம் — ¼ கிலோ
- பால் — ஒரு டம்ளர்

முளைவிட்ட வெந்தயம், சோளம், கேழ்வரகு இவைகளை நிழலில் உலர்த்தி லேசாக வறுத்து அரிசியுடன் சேர்த்து பொடியாக அரைத்துக்கொள்ளவும். 2 ஸ்பூன் பொடியை எடுத்துத் தேவையான வெல்லம் சேர்த்து கஞ்சி காய்ச்சிக் கொள்ளவும். பின் காய்ச்சின பால் சேர்த்து குழந்தைகளுக்கு குடிக்கக் கொடுக்கவும்.

✱ ✱ ✱

5. சுண்டல் வகைகள்

கடலைப் பருப்பு சுண்டல்

- கடலைப் பருப்பு — ¼ கிலோ
- தேங்காய்த் துருவல் — ¼ கப்
- காய்ந்த மிளகாய் — 2
- கடுகு — 1 ஸ்பூன்
- உளுந்து — 1 ஸ்பூன்
- எண்ணெய் — 1 ஸ்பூன்
- கறிவேப்பிலை, கொத்தமல்லி — சிறிதளவு
- பெருங்காயத்தூள் — ¼ ஸ்பூன்
- உப்பு — தேவைக்கேற்ப

கடலைப் பருப்பைக் குழையாமல் வேக வைத்து, உப்புப் போட்டு வைத்துக்கொள்ளவும். வாணலியில் எண்ணெய் ஊற்றிக்

காய்ந்ததும், கடுகு, உளுந்து, காய்ந்த மிளகாய், பெருங்காயத் தூள், கறிவேப்பிலை தாளித்து, கடலை பருப்பு சுண்டலில் கொட்டி மேலாக தேங்காய்த் துருவல், கொத்தமல்லி தூவி பரிமாறலாம்.

கீரை – தானிய சுண்டல்

- தண்டுக்கீரை இலை – ஒரு கைப்பிடி அளவு
- முளைகட்டிய பாசிப்பயறு – ஒரு கப்
- கொண்டைக்கடலை – ஒரு கப்
- பெரிய வெங்காயம் – 1
- தேங்காய் துருவல் – 4 டேபிள்ஸ்பூன்
- மிளகுத்தூள் – அரை டீஸ்பூன்
- பெருங்காயத்தூள் – சிறிதளவு
- உப்பு – தேவையான அளவு

கீரையை ஆய்ந்து பொடியாக நறுக்கிக்கொள்ளவும். வெங்காயத்தை தோலுரித்துப் பொடியாக நறுக்கவும். பாசிப்பயறு, கொண்டைக்கடலையை தேவையான உப்பு சோத்து வேகவிடவும். கடாயில் எண்ணெய் விட்டு கடுகு, உளுத்தம் பருப்பு தாளித்து, மிளகுத்தூள், பெருங்காயத்தூள், வெங்காயம் போட்டு வதக்கவும். அதில் கீரையைப் போட்டு, உப்பு சேர்த்து வதக்கவும். இறக்குவதற்கு முன் வேக வைத்த தானியங்களைச் சேர்த்து தேங்காய் துருவல் போட்டு நன்கு கிளறி இறக்கவும்.

நவதானிய சுண்டல்

- நவதானியங்கள் – 1 கப்
- தண்ணீர் – 2 கப்
- மிளகு – 5 கிராம்
- கடுகு – ½ டீஸ்பூன்
- உளுத்தம் பருப்பு – 1 டீஸ்பூன்
- உப்பு – தேவையான அளவு

நவதான்யங்களை இரவே சுத்தம் செய்து, ஊற வைத்துக் கொள்ளவும். குக்கரில் 2 கப் தண்ணீர், நவதான்யம், உப்பு போட்டு 2 விசில் வரும்வரை வேக வைக்கவும். கடாயில் எண்ணெய் விட்டு கடுகு, உளுத்தம் பருப்பு, மிளகு தாளித்து வெந்த நவதானியங்களையும் கொட்டிக் கிளறவும்.

முளைகட்டிய வெந்தயம் – வேர்க்கடலை சுண்டல்

- நன்கு முளைவிட்ட வெந்தயம் – 1 கப்
- மிளகு – 5 கிராம்
- எலுமிச்சம் பழம் – ½ மூடி
- எண்ணெய் – 1 டீஸ்பூன்
- கடுகு – ½ டீஸ்பூன்
- உளுத்தம் பருப்பு – 1 டீஸ்பூன்
- வேர்க்கடலை – 50 கிராம்
- கொத்தமல்லித்தழை, உப்பு – தேவையான அளவு

முளைகட்டிய வெந்தயத்தை தண்ணீர்விட்டுக் கழுவி சுத்தம் செய்து வைத்துக்கொள்ளவும். ஒரு கிண்ணத்தில் முளை கட்டிய வெந்தயம், உப்பு, மிளகுப்பொடி, கொத்தமல்லித்தழை அனைத்தையும் கலந்து, எலுமிச்சம்பழம் பிழியவும். வறுத்த வேர்க்கடலையை தோல் நீக்கி சுத்தம் செய்து, மிக்ஸியில் ஒன்றிரண்டாக உடைத்து கிண்ணத்தில் சேர்க்கவும். கடைசியாக கடுகு, உளுத்தம் பருப்பு தாளித்துக் கொட்டவும்.

❋ ❋ ❋

6. சட்னி வகைகள்

உளுத்தம் பருப்பு தேங்காய் சட்னி

- சிகப்பு மிளகாய் – 6
- உளுத்தம் பருப்பு – 1½ டேபிள்ஸ்பூன்
- துருவிய தேங்காய் – ¼ கப்
- பூண்டு – 5 பல்லு
- உப்பு – ருசிக்கேற்ப
- புளி – சிறு நெல்லிக்காய் அளவு
- எண்ணெய் – சிறிதளவு

தாளிக்க

- எண்ணெய் – ¼ டீஸ்பூன்
- கறிவேப்பிலை – 2 ஆர்க்குகள்

ஒரு வாணலியில் சிறிது எண்ணெய் விட்டு சூடாக்கி முதலில் மிளகாய், உளுத்தம் பருப்பு இரண்டையும் நன்கு வறுத்தபின் பூண்டு, தேங்காய் சேர்க்கவும். தேங்காய் பொன்

நிறமாக சிவந்ததும் இறக்கவும். நன்றாக ஆறவிட்டு உப்பு, புளி சேர்த்து கரகரப்பாக சட்னிபோல அரைக்கவும். சிறிது எண்ணெயை சூடாக்கி கடுகு, கறிவேப்பிலை தாளித்து சட்னியில் சேர்க்கவும்.

இஞ்சி சட்னி

- இஞ்சி – 10 கிராம்
- காய்ந்த மிளகாய் – 8
- புளி – பெரிய நெல்லிக்காய் அளவு
- நல்லெண்ணெய் – 2 டேபிள்ஸ்பூன்
- கடுகு – ¼ டீஸ்பூன்
- உளுத்தம் பருப்பு – ¼ டீஸ்பூன்
- கறிவேப்பிலை – சிறிதளவு
- உப்பு – தேவையான அளவு

நறுக்கிய இஞ்சி, காய்ந்த மிளகாயை வெறும் கடாயில் வறுத்துக்கொள்ளவும். இதனுடன் உப்பு, புளி சேர்த்து மிக்ஸியில் நன்கு அரைக்கவும். கடாயில் நல்லெண்ணெய் விட்டு, கடுகு, உளுத்தம் பருப்பு தாளித்து கறிவேப்பிலை சேர்த்து சட்னியுடன் கலக்கவும். விருப்பப்பட்டால் சிறிது வெல்லம் சேர்க்கலாம்.

எள் சட்னி

- கறுப்பு எள் – 1 கப்
- கறுப்பு உளுந்து – 3 ஸ்பூன்
- மிளகாய் வற்றல் – 8
- பெருங்காயம் – ¼ ஸ்பூன்
- தேங்காய் துருவல் – 1 ஸ்பூன்
- புளி – கொஞ்சம்
- உப்பு – தேவையான அளவு
- எண்ணெய் – 1 ஸ்பூன்

எள்ளை சுத்தம் செய்து வெறும் வாணலியில் தீய விடாமல் வறுத்துக்கொள்ளவும். எண்ணெய் காய வைத்து உளுந்து, மிளகாய் வற்றல், பெருங்காயம், புளி, தேங்காய், உப்பு போட்டு வறுத்து ஆறியதும், எள் சேர்த்து மிக்ஸியில் அரைக்கவும்.

கொத்தமல்லி – இஞ்சி சட்னி

- கொத்தமல்லி – 1 கட்டு
- இஞ்சி – 1 அங்குலத்துண்டு

- பச்சை மிளகாய் — 3
- தக்காளி — 3
- உப்பு — ருசிக்கேற்ப
- துருவிய தேங்காய் — ½ கப்
- பெருங்காயப் பொடி — 2 சிட்டிகை

தாளிக்க
- எண்ணெய் — 1 டீஸ்பூன்
- கடுகு — ¼ டீஸ்பூன்
- சீரகம் — ¼ டீஸ்பூன்

கொத்தமல்லித் தழையை ஆய்ந்து நன்றாகக் கழுவிக் கொள்ளவும். இஞ்சியைத் தோலெடுக்கவும், தக்காளியை அரிந்து கொள்ளவும். அதோடு மற்ற குறிப்பிடப்பட்ட பொருட்களையும் சேர்த்து சட்னியாக அரைக்கவும். எண்ணெயைச் சூடாக்கி கடுகு, சீரகம் தாளித்துச் சேர்க்கவும்.

கோவைக்காய் சட்னி

- துருவிய தேங்காய் — ¾ கப்
- உப்பு — ¾ டீஸ்பூன்
- புளி — பெரிய நெல்லிக்காயளவு
- வெல்லம் — சுண்டைக்காயளவு
- பச்சை மிளகாய் — 4
- பெருங்காயம் — ருசிக்கேற்ப
- கோவைக்காய் — 12
- பெரிய வெங்காயம் — 1
- எண்ணெய் — சிறிதளவு
- கடுகு — ½ டீஸ்பூன்
- சீரகம் — ¼ டீஸ்பூன்

கோவைக்காயையும் வெங்காயத்தையும் பொடியாக அரியவும். ஒரு வாணலியில் சிறிது எண்ணெய் விட்டு கடுகு, சீரகம், தாளித்து வெங்காயம், கோவைக்காய் இரண்டையும் நன்கு வதக்கி எடுக்கவும். தேங்காயுடன் உப்பு, புளி, வெல்லம், மிளகாய், பெருங்காயம் சேர்த்து கெட்டியாக அரைக்கவும். அதோடு வெங்காயம், கோவைக்காய் சேர்த்து ஆட்டுக் கல்லில் இடித்து எடுக்கவும்.

தேங்காய் எலுமிச்சை சட்னி

- துருவிய தேங்காய் – ¾ கப்
- பச்சை மிளகாய் – 3
- சீரகம் – ½ டீஸ்பூன்
- உப்பு – ½ டீஸ்பூன்
- எலுமிச்சம்பழம் – 1

தாளிக்க

- எண்ணெய் – 1 டீஸ்பூன்
- கடுகு – ¼ டீஸ்பூன்
- கறிவேப்பிலை – 2 ஆர்க்குகள்

தேங்காயோடு, பச்சை மிளகாய், சீரகம், உப்பு சேர்த்து அரைத்த பின் எலுமிச்சம்பழம் பிழிந்து சேர்க்கவும். எண்ணெயைச் சூடாக்கி கடுகு, கறிவேப்பிலை தாளித்து சேர்க்கவும். இட்லி, தோசையுடன் பரிமாறலாம்.

துளசி சட்னி

- துளசி – 1¼ கப்
- துருவிய தேங்காய் – ¼ கப்
- பழைய புளி – கொட்டைப்பாக்கு அளவு
- மிளகு – 25 கிராம்
- பூண்டு – 4 பல்
- உப்பு, எண்ணெய் – தேவையான அளவு

எண்ணெய் கடுகைத் தவிர மற்றப் பொருட்களை ஒன்றாக சேர்த்து அரைத்துக்கொள்ளவும். கடாயில் எண்ணெய் விட்டு கடுகு தாளித்து, அரைத்த சட்னியைக் கொட்டி வதக்கி இறக்கவும்.

ராம துளசி, கிருஷ்ண துளசி, என்றெல்லாம் பல வகைகள் உண்டு. துளசி இல்லாத இடம் இல்லை. கார்ப்பு சுவை உடையது. உஷ்ண வீரியமானது. விஷத்தை குறைக்கும். பீனஸத்தை குறைக்கும் போன்ற குணங்கள் இதற்கு உண்டு. திருமாலுக்கு உகந்தது. கபத்தை குறைக்கும். இருமலுக்கு நல்லது. துளசியை பாலில் காய்ச்சினால் பாலில் உள்ள கெட்ட குணங்கள் போகும். துளசியை தண்ணீரில் போட்டு காய்ச்சிக் குடித்தால் இருமல், இழுப்பு, சளி போன்றவை குறையும். விஷ மருந்துகளில் எல்லாம் துளசி சேரும்.

சுவாஸத்தை குறைக்கும். இருமல், இழுப்பு நீக்கும் வஸ்து என்று குறிப்பிடுகிறார். சுரஸாதி கணம் என்று துளசியை வைத்தே ஒரு மூலிகை தொகுப்பு வாக்படரால் சொல்லப் பட்டுள்ளது.

புதினா, தக்காளி சட்னி

- உருவிய புதினா இலைகள் – 1 கப்
- உரித்த சிறிய வெங்காயம் – 10
- தக்காளி – 2 (அரிந்தது)
- உளுத்தம் பருப்பு – 1 டேபிள்ஸ்பூன்
- பச்சை மிளகாய் – 5
- துருவிய தேங்காய் – 2 டேபிள்ஸ்பூன்
- புளி – சிறு நெல்லிக்காயளவு
- உப்பு – ருசிக்கேற்ப
- எண்ணெய் – வதக்க, தாளிக்க

தாளிக்க

- கடுகு – ¼ டீஸ்பூன்
- பெருங்காயப்பொடி – 2 சிட்டிகை

ஒரு வாணலியில் ½ டீஸ்பூன் எண்ணெய் விட்டு உளுத்தம் பருப்பை சிவக்க வறுக்கவும். கடைசியாக தேங்காய் சேர்த்து இரண்டும் பொன் நிறமாக வறுபட்டதும் இறக்கவும். ஒரு தட்டில் தனியே வைக்கவும். அதே வாணலியில் 1 டீஸ்பூன் எண்ணெய் விட்டு சூடாக்கி அரிந்த பச்சை மிளகாய், சிறிய வெங்காயம், புதினா, தக்காளி எல்லாவற்றையும் ஒவ்வொன்றாகச் சேர்த்து நன்கு வதக்கவும். எல்லாவற்றையும் ஆறவிட்டு உப்பு, புளி சேர்த்து சட்னியாக அரைக்கவும். ½ டீஸ்பூன் எண்ணெயை தனியே சூடாக்கி கடுகு தாளித்து, பெருங்காயப் பொடி சேர்த்து சட்னியில் கலக்கவும்.

பூண்டு – கறிவேப்பிலை சட்னி

- உரித்த பூண்டு – 20 பற்கள்
- சிகப்பு மிளகாய் – 8
- சீரகம் – ¼ டீஸ்பூன்
- கறிவேப்பிலை – 2 ஆர்க்குகள்
- உப்பு – ருசிக்கேற்ப
- பெருங்காயப் பொடி – தேவைக்கேற்ப
- புளி – சிறிய நெல்லிக்காயளவு

புளியை சிறிதளவு தண்ணீரில் 10 நிமிடங்கள் ஊறவைக்கவும். முதலில் புளி, மிளகாய், உப்பு, கறிவேப்பிலை, சீரகம் எல்லா வற்றையும் விழுதாக அரைக்கவும். கடைசியில் பூண்டை அதில் சேர்த்து கரகரப்பாக அரைக்கவும்.

மாங்காய் பூண்டு சட்னி

- கிளிமூக்கு மாங்காய் – 1
- துருவிய தேங்காய் – ¼ கப்
- உரித்த பூண்டு – 3 பல்
- பச்சை மிளகாய் – 4
- உப்பு – ருசிக்கேற்ப
- துருவிய வெல்லம் – 1 டீஸ்பூன்
- பெருங்காயத்தூள் – விருப்பத்திற்கேற்ப
- எண்ணெய் – தாளிக்க
- கடுகு, உளுத்தம் பருப்பு – சிறிதளவு

இனிப்பும் புளிப்பும் கலந்த மாங்காயைத் தேர்ந்தெடுத்து, தோல் சீவி செதில், செதிலாக அரியவும். பூண்டு, பச்சை மிளகாயை முதலில் அரைத்து பிறகு அதோடு உப்பு, வெல்லம், தேங்காய், மாங்காய் சேர்த்து கரகரப்பான சட்னியாக அரைக்கவும். சிறிது எண்ணெயைச் சூடாக்கி கடுகு, உளுத்தம் பருப்பு தாளித்து பெருங்காயத் தூள் கலந்து சட்னியில் சேர்க்கவும்.

மாங்காய்

வெப்ப நாடுகளில் பயிராகும். வஸந்த ருதுவில் காய்க்கத் தொடங்கும். மாம்பழத்தில் பல சுவைகள் உள்ளன. மாங்காய் அதிகம் சாப்பிடக்கூடாது. மாம்பழம் உஷ்ணம், பித்த கபத்தை அதிகரிக்கும். மாம்பழத்தால் ஆண்மை பெருகும். சர்க்கரை நோயாளிகள் அதிகம் சாப்பிடுவது இல்லை. மாங்கொட்டை பருப்பு மருத்துவத்திற்கு மிகவும் பயன்படுகிறது. மாங்கொட்டைப் பருப்பை காய வைத்து உலர்த்தி பொடித்துக் கொடுக்க சீதக்கழிச்சல், இரத்தகழிச்சல், ஆஸனவாய் கடுப்பு, வயிற்றுப் போக்கு மாறும். மாங்காயை ஊறுகாய் போட்டு சாப்பிடுவார்கள். கொட்டை முற்றாத மாம்பருப்பை துண்டு துண்டாக வெட்டி வெயிலில் உலர்த்தி பொடி செய்து அதனுடன் சிறிது சீரகம் சேர்த்து வைத்துக்கொண்டு வயிற்றை பலப்படுத்த சாப்பிடலாம். மாங்கொட்டையில் தைலம் காய்ச்சுவது உண்டு. மாம்பழம் சர்தி நிக்ரஹ கணம் என்று சொல்லக்கூடிய வாந்தியை

நிலைநிறுத்தும் மருந்தில் சரகர் குறிப்பிடுகிறார். ஆயுர்வேதத்தில் நியக்ரோதாதி கணத்தில் சுஸ்ருதரும் வாக்படரும் குறிப்பிடு கிறார்கள். இது இதயத்திற்கு உகந்த ஒரு பழமாகும்.

மிளகுச் சட்னி

- மிளகு – 1 டீஸ்பூன்
- தேங்காய்த் துருவல் – ½ கப்
- புளி, உப்பு – தேவைக்கு
- கடுகு – தாளிக்க
- எண்ணெய் – 1 குழிகரண்டி

சட்டியில் காய்ந்த எண்ணெயில், மிளகை வெடிக்க விட்டு, தேங்காய்த் துருவல், புளி உப்புடன் சேர்த்து மையாக அரைக்கவும். மீதமுள்ள எண்ணெயில் கடுகு தாளித்து அரைத்த விழுதைப் பிரட்டி எடுக்கவும்.

முள்ளங்கி சட்னி

- உரித்த சிறிய வெங்காயம் – 1 கப்
- வட்ட வடிவில் அரிந்த முள்ளங்கி – 1 கப்
- சிகப்பு மிளகாய் – 6
- துருவிய தேங்காய் – ¼ கப்
- உப்பு – ருசிக்கேற்ப
- புளி (ஊறவைக்கவும்) – நெல்லிக்காயளவு
- உரித்த பூண்டு – 1 பல் (வாசனைக்கு)
- பெருங்காயம் – சிறிதளவு
- எண்ணெய் – தேவைக்கேற்ப

தாளிக்க

- கடுகு, சீரகம் – சிறிதளவு
- கறிவேப்பிலை – சிறிதளவு

ஒரு வாணலியில் சிறிது எண்ணெய் விட்டு மிளகாய், வெங்காயம், முள்ளங்கி மூன்றையும் நன்றாக வதக்கவும். கடைசியில் துருவிய தேங்காய் சேர்த்து நன்றாக வதக்கி ஆறவிடவும். அதோடு உப்பு, பூண்டு, புளி, பெருங்காயப் பொடி சேர்த்து கரகரப்பான சட்னியாக அரைக்கவும். சிறிது எண்ணெயில் கடுகு, சீரகம், கறிவேப்பிலை தாளித்து சட்னியில் சேர்க்கவும்.

வெந்தயக்கீரை சட்னி

- வெந்தயக்கீரை – 1 கட்டு
- துவரம் பருப்பு – 1 டேபிள்ஸ்பூன்
- சிகப்பு மிளகாய் – 3
- மிளகு – ¼ டீஸ்பூன்
- சீரகம் – ¼ டீஸ்பூன்
- தக்காளி (பொடியாக அரிந்தது) – 1
- துருவிய தேங்காய் – 1 டேபிள்ஸ்பூன்
- புளி – சிறிய நெல்லிக்காயளவு
- கடுகு – ¼ டீஸ்பூன்
- எண்ணெய் – சிறிதளவு

வெந்தயக் கீரையை தண்ணீரில் அலசி எடுக்கவும். ஒரு வாணலியில் ½ டீஸ்பூன் எண்ணெய் விட்டு முதலில் மிளகாய், துவரம் பருப்பு, மிளகு, சீரகம், வறுத்து கடைசியில் தக்காளி சேர்த்து வதக்கி இறக்கவும். கீரையை தனியாக எண்ணெய் விட்டு வதக்கி எடுக்கவும். இவை எல்லாவற்றையும் ஒன்றாக தேங்காய், புளி, உப்பு சேர்த்து கரகரப்பாக அரைக்கவும். கடுகைத் தாளித்து சட்னியில் சேர்க்கவும்.

❋ ❋ ❋

7. துவையல் வகைகள்

இது துகையல் எனவும் கூறப்பட்டது. தேங்காய், காய்கறிகளை அரைத்துச் செய்யும் உணவின் உபகரண வகை எனத் தமிழ்ப் பேரகராதி இதனைக் குறிப்பிட்டுள்ளது. பதினெண்கறி வகைகளில் இதுவும் ஒன்று. இதைத் தாளிதம் செய்தனர். இச்செய்தியை,

கனிகுய்யாற் கொழுந்துவையர்
தாமுவந்து தரூஉ மொழியர்

என்னும் புறநானூற்றடிகள் விளக்குகின்றன.

இஞ்சி, கறிவேப்பிலைத் துவையல்

- தோல் சீவிய இஞ்சித்துண்டு – 2 ஸ்பூன்
- கறிவேப்பிலை உருவியது – 2 பிடி
- புளி – 1 எலுமிச்சை அளவு

- உப்பு – 1 ஸ்பூன்
- மிளகாய் வத்தல் – 5
- உளுத்தம் பருப்பு – 1 பிடி
- கடலைப் பருப்பு – 1 பிடி
- பெருங்காயம் – ¼ ஸ்பூன்
- எண்ணெய் – 4 ஸ்பூன்
- கடுகு – ½ ஸ்பூன்

இரண்டு ஸ்பூன் எண்ணெயில் மிளகாய் வத்தல் உளுத்தப் பருப்பு, கடலை பருப்பு, பெருங்காயம் ஆகியவற்றைப் பொன்னிறமாக வறுத்து, கடைசியில் இஞ்சி, கறிவேப்பிலையைப் போட்டு ஒரு நிமிடம் வதக்கவும். பின்பு உப்பு, புளி, தண்ணீர் விட்டு துவையலாக அரைக்கவும். அதை எடுத்து கடுகு போட்டு தாளிக்கவும்.

இந்த துவையல் சாதத்தில் கலந்து சாப்பிடலாம். நல்லெண்ணெய் விட்டு கலந்து சாப்பிடவும்.

இஞ்சி – கொத்துமல்லி துவையல்

- சுத்தம் செய்யப்பட்ட கொத்துமல்லி – ஒரு கப்
- கடலைப் பருப்பு – 2 டீஸ்பூன்
- உளுத்தம் பருப்பு – 2 டீஸ்பூன்
- மிளகாய் வற்றல் – 4
- உப்பு, புளி, எண்ணெய் – தேவையான அளவு
- பெருங்காயத்தூள் – சிறிதளவு
- தோல் நீக்கிய இஞ்சி – ஒரு துண்டு

வாணலியில் சிறிது எண்ணெய் ஊற்றி பருப்பு வகைகள், மிளகாய் வற்றல், பெருங்காயம் இவற்றைப் போட்டு வறுக்கவும், இதை மிக்ஸியில் போட்டு உப்பு, புளி, இஞ்சி, கொத்துமல்லி சேர்த்து அரைக்கவும்.

எள் துவையல்

- எள் – 1 கப்
- பூண்டு – 3 பல்
- பெருங்காயம் – 1 சிட்டிகை
- மிளகாய் வற்றல் – 3

- புளி – தேவையான அளவு
- உப்பு – தேவையான அளவு

எள், மிளகாய் வற்றலை வறுத்துக்கொள்ளவும். பூண்டை வதக்கிக் கொள்ளவும். பூண்டு, எள், மிளகாய், பெருங்காயம், புளி, உப்பு சேர்த்து துவையலாக அரைக்கவும். இந்தத் துவையலை நல்லெண்ணெய் விட்டு சாதத்துடன் பிசைந்து சாப்பிடவும்.

கத்தரிக்காய் துவையல்

- பெரிய கத்தரிக்காய் – *2*
- புளி, பெருங்காயம் – சிறிதளவு
- உளுத்தம் பருப்பு – ஒரு டீஸ்பூன்
- கடுகு – அரை டீஸ்பூன்
- மிளகாய் வற்றல் – *4*
- உப்பு, எண்ணெய் – தேவையான அளவு

கத்தரிக்காயின் மேல் சிறிதளவு எண்ணெய் தடவி, மிதமான நெருப்பில் சுட்டு, தோலை உரித்துக்கொள்ளவும், வாணலியில் எண்ணெய் ஊற்றி, கடுகு, பெருங்காயம், மிளகாய் வற்றல், உளுத்தம் பருப்பு போட்டு பொன்னிறமாக வறுத்துக்கொள்ளவும். பின்னர் வறுத்த பொருட்களையும், சுட்ட கத்தரிக்காய். புளி, உப்பையும் சேர்த்து மிக்ஸியில் அரைக்கவும்.

கருப்பட்டித் துவையல்

- கருப்பட்டி – *100* கிராம்
- புளி – எலுமிச்சம்பழ அளவு
- மாங்காய் (பொடியாக நறுக்கியது) – *1*
- பச்சை மிளகாய் – *2*
- வேப்பம்பூ – ஒரு டீஸ்பூன்
- கடுகு – அரை டீஸ்பூன்
- உப்பு, எண்ணெய் – தேவையான அளவு

முதலில் கருப்பட்டியைத் தூளாக்கிக்கொள்ளவும், பின்னர் வாணலியில் எண்ணெய் ஊற்றி கடுகு தாளித்து. வேப்பம்பூவை அதில் போட்டு வறுத்து எடுக்கவும், மற்றொரு வாணலியில் சிறிதளவு எண்ணெய் ஊற்றி. பொடியாக நறுக்கிய மாங்காயையும் பச்சைமிளகாயையும் போட்டு நன்றாக வதக்கவும். பின்னர் அடுப்பிலிருந்து இறக்கி, மிக்ஸியில் போட்டு எடுக்கவும்,

இத்துடன் வறுத்த வேப்பம்பூ, புளி, சிறிதளவு உப்பு, கருப்பட்டித் தூள் இவற்றைப் போட்டு விழுதாக அரைக்கவும்,

இதை சாதத்துடன் பிசைந்து சாப்பிடலாம். பூரி, சப்பாத்திக்கு ஸைட் டிஷ் ஆகவும் பரிமாறலாம்.

கறிவேப்பிலை துவையல்

- சுத்தம் செய்யப்பட்ட கறிவேப்பிலை – 2 கப்
- கடலைப் பருப்பு – 2 டீஸ்பூன்
- உளுத்தம் பருப்பு – 2 டீஸ்பூன்
- மிளகாய் வற்றல் – 4
- உப்பு, புளி, எண்ணெய் – தேவையான அளவு
- பெருங்காயம் – சிறிதளவு
- மிளகு – ஒரு டீஸ்பூன்

முதலில் ஒரு வாணலியில் எண்ணெய் ஊற்றி அதில் கடலைப் பருப்பு, உளுத்தம் பருப்பு, மிளகு, மிளகாய் வற்றல், பெருங்காயம், ஆகியவற்றை வறுத்து சிறிது நேரம் ஆற வைத்து மிக்ஸியில் போடவும். இத்துடன் புளி, உப்பு, கறிவேப்பிலை போட்டு அரைக்கவும். கறிவேப்பிலையை வறுக்காமல் பச்சை யாகத்தான் அரைக்க வேண்டும். அப்போதுதான் மணமும் சத்தும் அப்படியே இருக்கும்.

இரும்புச்சத்து நிறைந்த இந்த கறிவேப்பிலை துவையல் கண்களுக்கு மிகவும் நல்லது.

கொத்தமல்லி இடித்த புளி

- கொத்தமல்லி – ஒரு கட்டு
- காய்ந்த மிளகாய் – 6
- புளி – ஒரு நெல்லிக்காய் அளவு
- உளுத்தம் பருப்பு – ஒரு கப்
- வெல்லம் – ஒரு சிறிய துண்டு
- உப்பு, எண்ணெய் – தேவையான அளவு

கொத்தமல்லியை ஆய்ந்து, தண்ணீரில் அலசி ஒரு துணியில் பரவலாகப் போடவும். கடாயில் எண்ணெய் விட்டு, காய்ந்த மிளகாய், உளுத்தம்பருப்பை லேசாக வறுத்து, ஆறியதும் மிக்ஸியில் அரைக்கவும். சிறிது அரைத்ததும் கொத்தமல்லி, புளி, உப்பு, வெல்லம் சேர்த்துக் கெட்டியாக அரைக்கவும். தண்ணீர் சேர்க்கக் கூடாது.

சேனைக்கிழங்கு துவையல்

- சேனைக்கிழங்கு (தோல் நீக்கி துண்டுகளாக்கியது) – ஒரு கப்
- புளி – எலுமிச்சம் பழ அளவு
- கடுகு, உளுத்தம் பருப்பு – தேவையான அளவு
- பெருங்காயம், உப்பு – தேவையான அளவு
- எண்ணெய் – தேவையான அளவு
- மிளகாய் வற்றல் – 4

வாணலியில் எண்ணெய் ஊற்றி மிளகாய் வற்றல், கடுகு, உளுத்தம் பருப்பு, பெருங்காயம் இவற்றைப் போட்டு வறுக்கவும். இத்துடன் சேனைக்கிழங்கு துண்டுகளைப் போட்டு நன்றாக வதக்கவும். பின்னர் மிக்ஸியில் எல்லாவற்றையும் போட்டு சிறிதளவு புளி, உப்பு சேர்த்து அரைக்கவும்.

இந்தத் துவையல் மூலச் சூட்டை நன்கு குணப்படுத்தும்.

சுண்டைக்காய் துவையல்

- காம்பு நீக்கிய பச்சை சுண்டைக்காய் – 2 கப்
- புளி – எலுமிச்சம் பழ அளவு
- உளுத்தம் பருப்பு – 1 டீஸ்பூன்
- கடுகு – அரை டீஸ்பூன்
- மிளகாய் வற்றல் – 4
- பெருங்காயம் – சிறிதளவு
- எண்ணெய் – தேவையான அளவு

முதலில் சுண்டைக்காயை தண்ணீரில் நன்கு அலசி, இரண்டாக நறுக்கி, தண்ணீரில் போடவும். (நறுக்கியவுடன் தண்ணீரில் போடாவிட்டால் கறுத்துவிடும்). பின்னர் வாணலியில் எண்ணெய் ஊற்றி கடுகைப் போடவும். கடுகு வெடித்ததும் மிளகாய் வற்றல், உளுத்தம் பருப்பு, பெருங்காயம் போட்டு வறுத்துக்கொள்ளவும்,

இப்போது சுண்டைக்காயை எடுத்து அதிலுள்ள தண்ணீரை வடிக்கவும். மற்றொரு வாணலியில் சிறிதளவு எண்ணெய் ஊற்றி, இந்த சுண்டைக்காயை அதில் போட்டு நன்றாக வதக்கவும். பின்னர் வறுத்த பொருட்கள், வறுத்த சுண்டைக் காய், புளி, உப்பு எல்லாவற்றையும் ஒன்றாக மிக்ஸியில் போட்டு அரைக்கவும்.

வயிற்றுக் கோளாறு உள்ளவர்கள், மிளகாய் வற்றலின் அளவைக் குறைத்துக் கொள்ளலாம்.

சுண்டைக்காய் வேப்பம்பூ துவையல்

- சுண்டைக்காய் – 20 (எண்ணிக்கையில்)
- வேப்பம்பூ – ஒரு கைப்பிடி அளவு
- மிளகு – 5 கிராம்
- புளி – ஒரு சிறிய நெல்லிக்காய் அளவு
- உளுத்தம் பருப்பு – 2 ஸ்பூன்
- இஞ்சி – ஒரு சிறு துண்டு
- எண்ணெய் – 2 ஸ்பூன்
- உப்பு – தேவையான அளவு

சுண்டைக்காயை தனியாக எண்ணெய்விட்டு வறுக்கவும். பொன்னிறமாக வேப்பம்பூவையும் வறுக்கவும். உளுத்தம் பருப்பையும், சிவக்க வறுத்துக்கொள்ளவும். இஞ்சியை தோல் நீக்கி பொடியாக நறுக்கி வதக்கிக்கொள்ளவும். முதலில் உளுத்தம் பருப்பை போட்டு அரைத்த பின்னர் சுண்டைக்காய், வேப்பம்பூ, மிளகு, புளி, இஞ்சி எல்லாம் சேர்த்து கெட்டியாக அரைக்கவும். தேவையான உப்பு சேர்த்து நன்கு கலக்கவும்.

தூதுவளை துவையல்

- முள் நீக்கிய, காய்ந்த தூதுவளைக் கீரை – ஒரு கப்
- மிளகாய் வற்றல் – 4
- கடுகு, உளுத்தம் பருப்பு – தலா அரை டீஸ்பூன்
- புளி – எலுமிச்சம் பழ அளவு
- தேங்காய் – சிறிதளவு
- உப்பு, எண்ணெய் – தேவையான அளவு

வாணலியில் சிறிது எண்ணெய் ஊற்றி, காய்ந்ததும் கடுகு, உளுத்தம் பருப்பு, மிளகாய் வற்றல் போட்டு வறுக்கவும். பின்னர் மற்றொரு வாணலியில் சிறிது எண்ணெய் ஊற்றி அதில் தூதுவளை கீரையை போட்டு நன்றாக வதக்கவும். பின்னர் மிக்ஸியில் வறுத்த பொருட்கள், தூதுவளை. புளி, உப்பு, தேங்காய் சேர்த்து அரைக்கவும்.

இந்தத் துவையல் மார்புச்சளி, மூக்கடைப்பு, இருமல் ஆகியவற்றுக்கு மிகவும் நல்லது,

நெல்லிக்காய் துவையல்

- பெரிய நெல்லிக்காய் — 4
- மிளகாய் வற்றல் — 5
- கடுகு — அரை டீஸ்பூன்
- உளுத்தம் பருப்பு — ஒரு டீஸ்பூன்
- பெருங்காயம், புளி — சிறிதளவு
- உப்பு, எண்ணெய் — தேவையான அளவு

பெரிய நெல்லிக்காயை எடுத்து நன்றாகக் கழுவி, சிறிது நேரம் வேக வைத்துக் கொட்டை நீக்கிக்கொள்ளவும். வாணலியில் எண்ணெய் ஊற்றி கடுகைப் போட்டு வெடித்ததும் உளுத்தம் பருப்பு, பெருங்காயம், மிளகாய் வற்றல் போட்டு வறுக்கவும். பின்னர் மிக்ஸியில் வறுத்த பொருட்களோடு, வேக வைத்த நெல்லிக்காய், புளி, உப்பு போட்டு அரைக்கவும்.

பருப்புத் துவையல்

- துவரம் பருப்பு — 100 கிராம்
- கொள்ளு — 4 டீஸ்பூன்
- கடலைப் பருப்பு — ஒரு டீஸ்பூன்
- மிளகு — 6
- காய்ந்த மிளகாய் — 1
- எண்ணெய் — ஒரு டீஸ்பூன்
- உப்பு — தேவையான அளவு

துவரம் பருப்பு, கொள்ளு, கடலைப் பருப்பு, மிளகு, மிளகாய் ஆகியவற்றை எண்ணெயில் வறுத்து, உப்பு சேர்த்து மிக்ஸியில் கெட்டியாக அரைக்கவும்.

பிரண்டைத் துவையல்

- பிரண்டை — துண்டு துண்டாக நறுக்கியது
- கறிவேப்பிலை — 1 கப்
- மிளகாய் வற்றல் — 6
- மிளகு — அரை டீஸ்பூன்
- உளுத்தம் பருப்பு — ஒரு டீஸ்பூன்
- புளி — எலுமிச்சம் பழ அளவு
- உப்பு, எள்ளு, வெல்லம் — தேவையான அளவு

டாக்டர் எல். மகாதேவன்

- எண்ணெய் — தேவையான அளவு
- துருவிய தேங்காய் — தேவையான அளவு
- கடுகு — அரை டீஸ்பூன்

முதலில் வாணலியில் சிறிதளவு எண்ணெய் ஊற்றி கடுகு, மிளகாய் வற்றல், உளுத்தம் பருப்பு, மிளகு, எள்ளு போட்டு வறுத்து எடுத்துக்கொள்ளவும். பின்னர் மற்றொரு வாணலியில் சிறிதளவு எண்ணெய் ஊற்றி பிரண்டையைப் போட்டு பச்சை நிறம் மாறும் வரை நன்றாக வதக்கவும். வறுத்த பொருட்கள், பிரண்டை, கறிவேப்பிலையும் ஒன்றாக மிக்ஸியில் போட்டு சிறிதளவு துருவிய தேங்காய், புளி, உப்பு, வெல்லம் போட்டு அரைக்க வேண்டும்.

புளிச்ச கீரை துவையல்

- புளிச்ச கீரை (கோங்கூரா இலைகள் சுத்தம் செய்தது) — 2 கப் (2 கட்டு)
- பூண்டு — 50 கிராம் (2 முழு பூண்டு)
- மிளகாய் வற்றல் — 20
- வெந்தயம் — ஒரு டீஸ்பூன்
- உப்பு — ஒரு டீஸ்பூன்

தாளிக்க

- நல்லெண்ணெய் — 3 டேபிள்ஸ்பூன்
- கடுகு — ஒரு டீஸ்பூன்

பூண்டு தோல் உரித்து வைக்கவும். புளிச்ச கீரையை அடுப்பில் வாணலியில் எண்ணெயைக் காய வைத்து காய்ந்ததும் மிளகாய், வெந்தயம் இவற்றை வறுத்து எடுக்கவும். மீதி உள்ள எண்ணெயில் பூண்டு, மிளகாய், உப்பு, வெந்தயம் போட்டு பொடி செய்யவும். பின்பு பூண்டு போட்டு ஒரு நிமிடம் அரைத்து உடனே எடுத்துவிடவும். கடுகு தாளிக்கவும்.

பூண்டு – கடலைப்பருப்பு துவையல்

- கடலைப் பருப்பு — கால் கப்
- காய்ந்த மிளகாய் — 6
- பூண்டுப்பல் — 5
- புளி — சிறு நெல்லிக்காய் அளவு
- உப்பு — தேவையான அளவு

வெறும் கடாயில் கடலைப் பருப்பு காய்ந்த மிளகாய், பூண்டு ஆகியவற்றை வறுக்கவும். இதனை ஆற வைத்து புளி, உப்பு சேர்த்து அரைக்கவும்.

பூண்டு – புதினா துவையல்

- பூண்டு — 10 பல்
- புதினா — ஒரு கட்டு
- உளுத்தம் பருப்பு — ஒரு டீஸ்பூன்
- கடுகு — அரை டீஸ்பூன்
- மிளகாய் வற்றல் — 4
- புளி — சிறிதளவு
- உப்பு எண்ணெய் — தேவையான அளவு

புதினாவை ஆய்ந்து தண்ணீரில் போட்டு மண் போக அலசி வடிகட்டிக்கொள்ளவும். வாணலியில் எண்ணெய் ஊற்றி கடுகைப் போட்டு வெடித்ததும் மிளகாய் வற்றல் உளுத்தம் பருப்பு போட்டு வறுக்கவும். பின்னர் மற்றொரு வாணலியில் சிறிது எண்ணெய் ஊற்றி பூண்டையும், புதினாவையும் போட்டு நன்றாக வதக்கவும். இது ஆறிய பின்பு மிக்ஸியில் போட்டு அத்துடன் வறுத்த பொருட்கள், புளி, உப்பு சேர்த்து அரைக்கவும்.

மணத்தக்காளி துவையல்

- சுத்தம் செய்யப்பட்ட மணத்தக்காளி — ஒரு கப்
- மிளகாய் வற்றல் — 4
- புளி — சிறிதளவு
- கடுகு, உளுத்தம் பருப்பு — தேவையான அளவு
- பெருங்காயம் — தேவையான அளவு

வாணலியில் சிறிதளவு எண்ணெய் ஊற்றி, காய்ந்ததும் கடுகைப் போடவும். கடுகு, உளுத்தம் பருப்பு, பெருங்காயம் போட்டு வறுக்கவும். பின்னர் அதில் மணத்தக்காளியைப் போட்டு நன்றாக வதக்கவும்.

இது ஆறியதும் மிக்ஸியில் போட்டு, புளி, உப்பு சேர்த்து அரைத்து எடுக்கவும்.

> மணத்தக்காளி வயிற்றுப் புண்ணை ஆற்றும்.

டாக்டர் எல். மகாதேவன்

மாங்காய் – இஞ்சி துவையல்

- மாங்காய் இஞ்சி – கால் கிலோ
- மிளகாய் – 4
- கடுகு, உளுத்தம் பருப்பு – தலா அரை டீஸ்பூன்
- புளி உப்பு, எண்ணெய் – தேவையான அளவு

மாங்காய் இஞ்சியை நன்றாக மண் போகக் கழுவி, தோலை நீக்கி, பொடிப் பொடியாக நறுக்கிக்கொள்ளவும். வாணலியில் எண்ணெய் ஊற்றி கடுகு, உளுத்தம் பருப்பு, மிளகாய் போட்டுத் தாளிக்கவும். மாங்காய் இஞ்சி தாளித்த பொருட்கள், புளி, உப்பு சேர்த்து மிக்ஸியில் போட்டு அரைக்கவும்.

> நல்ல மணம் உள்ள இந்தத் துவையல் செரிமானத்துக்கும் வாய் கசப்புக்கும் மிகவும் ஏற்றது.

முள்ளங்கி இலை துவையல்

- முள்ளங்கி இலை – ஒரு கைப்பிடி அளவு
- மிளகாய் வற்றல் – 2
- உளுத்தம் பருப்பு – 4 டீஸ்பூன்
- பெருங்காயம் – தேவைக்கு ஏற்ப

முள்ளங்கி இலையை எண்ணெய் விட்டு வதக்கி, மிளகாய் வற்றல், உளுத்தம் பருப்பு, பெருங்காயத்தை வறுத்து, இலையுடன் சேர்த்து துவையல் அரைக்கவும்.

முடக்கத்தான் துவையல்

- ஆய்ந்த முடக்கத்தான் கீரை – 2 கப்
- மிளகாய் வற்றல் – 6
- புளி – எலுமிச்சம் பழ அளவு
- உளுத்தம் பருப்பு – ஒரு டீஸ்பூன்
- கடுகு – கால் டீஸ்பூன்
- உப்பு, எண்ணெய் – தேவையான அளவு

முதலில் முடக்கத்தானை நன்றாக தண்ணீரில் கழுவி வடிகட்டிக்கொள்ளவும். பின்னர் வாணலியில் சிறிது எண்ணெய் ஊற்றி கடுகு போட்டு வெடித்ததும் உளுத்தம் பருப்பு, மிளகாய் வற்றல் போட்டு வறுக்கவும். பின்பு முடக்கத்தானையும் சேர்த்து நன்றாக வதக்க வேண்டும். பின்பு எல்லாவற்றையும் மிக்ஸியில் போட்டு புளி உப்பு போட்டு அரைக்கவும்.

> இந்த முடக்கத்தான் துவையல், உடம்பு வலிக்கு நல்லது.

வல்லாரைத் துவையல்

- வல்லாரைக்கீரை – ஒரு கைப்பிடி அளவு
- உளுத்தம் பருப்பு – 4 டீஸ்பூன்
- காய்ந்த மிளகாய் – 2
- புளி – சிறிய நெல்லிக்காய் அளவு
- தேங்காய்த் துருவல் – 4 டீஸ்பூன்
- பெரிய வெங்காயம் – ஒன்று
- பூண்டுப் பல் – 2
- எண்ணெய், உப்பு – தேவையான அளவு

கடாயில் எண்ணெய் விட்டு, வல்லாரைக் கீரையை வதக்கவும். உளுத்தம் பருப்பு, காய்ந்த மிளகாயை வறுத்துக் கொள்ளவும். பெரிய வெங்காயத்தைப் பொடியாக நறுக்கி, பூண்டையும் உரித்து, வதக்கிக்கொள்ளவும். இவை எல்லா வற்றையும் ஒன்றாகச் சேர்த்து தேங்காய் துருவல், புளி, உப்பு போட்டு அரைக்கவும்.

வாழைப்பூ துவையல்

- வாழைப்பூ – 1
- புளி – பெரிய நெல்லிக்காய் அளவு
- உளுத்தம் பருப்பு – 4 டேபிள்ஸ்பூன்
- காய்ந்த மிளகாய் – 2
- இஞ்சி – சிறிய துண்டு
- எண்ணெய் – 2 டேபிள்ஸ்பூன்
- உப்பு – தேவையான அளவு

வாழைப்பூ மடல்களைப் பிரித்து பூவை ஆய்ந்து, பொடியாக நறுக்கி அலசவும். கடாயில் எண்ணெய் விட்டு, நறுக்கிய வாழைப்பூவைப் போட்டு நன்கு வதக்கவும். அதனுடன் உளுத்தம் பருப்பு, காய்ந்த மிளகாய், இஞ்சி ஆகியவற்றை சேர்த்து வறுக்கவும். பிறகு உப்பு, புளி சேர்த்து மிக்ஸியில் அரைக்கவும்.

வெந்தயக்கீரை துவையல்

- வெந்தயக்கீரை – ஒரு கட்டு
- துவரம் பருப்பு – 2 டேபிள்ஸ்பூன்
- சீரகம் – ஒரு டீஸ்பூன்

- பெருங்காயம் – சிறிய துண்டு
- சிகப்பு மிளகாய் – 8 முதல் 10 வரை
- தேங்காய்த் துருவல் – 2 மேசைக்கரண்டி
- புளி – சுவைக்கேற்ப
- உப்பு – சுவைக்கு
- எண்ணெய் – சிறிது

வெந்தயக்கீரையை நன்றாக தண்ணீரில் கழுவி, பொடியாக நறுக்கிக்கொள்ளவும். ஒரு கடாயில் சிறிது எண்ணெய் விட்டு சூடாக்கவும். அதில் பெருங்காயத்தைப் பொறித்து, துவரம் பருப்பை பொன்னிறமாக வறுத்து, மிளகாய், சீரகத்தையும் சேர்த்து வறுத்துக்கொள்ளவும். தேங்காய்த் துருவலை வதக்கிய பிறகு, வறுத்தவற்றையும் அதில் சேர்த்து, புளி, உப்பையும் தேவையான அளவு சேர்த்துக்கொள்ளவும். பிறகு வதக்கியதை மிக்சிக்கு மாற்றி விடவும். கடாயில் சிறிது எண்ணெய் விட்டு நறுக்கிய கீரையை நன்றாக சிறு தீயில் கிளறி விடவும். கசப்பு சுவை இல்லாமல் கீரையை நன்றாக வதக்க வேண்டும்.

❋ ❋ ❋

8. தொக்கு வகைகள்

அரைக்கீரைத் தொக்கு

- அரைக்கீரை – 2 கட்டு
- சிறிய வெங்காயம் – 20
- பூண்டு – 10 பற்கள்
- புளி – சிறிய எலுமிச்சை அளவு
- வெல்லம் – சிறிய கட்டி
- உப்பு – தேவையான அளவு

கீரையை நன்கு சுத்தம் செய்து நறுக்கி பின் வாணலியில் சிறிது எண்ணெயை ஊற்றி சிறிய வெங்காயம், பூண்டு சேர்த்து பின்பு கீரையை சேர்த்து நன்கு வதக்கிப் புளி சேர்த்து மிக்ஸியில் விழுதாக அரைத்து அடுப்பில் எண்ணெய் ஊற்றி காய்ந்த பின் கடுகு சேர்த்து வெடித்த பின் அரைத்த விழுதை சேர்த்து நன்கு சுருள வதக்கி தேவையான உப்பு சேர்த்து வெல்லம், மிளகாய் தூள் 2 டீஸ்பூன், வெந்தயம், பெருங்காயம் ½ டீஸ்பூன் சேர்த்து நன்கு வதங்கி எண்ணெய் மேலே வந்த பின் இறக்கி ஆற வைத்து பாட்டிலில் போட்டு தேவைப்படும்போது எடுத்து பயன்படுத்திக்கொள்ளலாம்.

இஞ்சித் தொக்கு

- இஞ்சி — ¼ கிலோ
- பூண்டுப் பல் — 20
- காய்ந்த மிளகாய் — 15
- புளி — எலுமிச்சம்பழம் அளவு
- வெல்லம் — சிறு துண்டு
- பெருங்காயத்தூள் — ஒரு டீஸ்பூன்
- வெந்தயத்தூள் — ஒரு டீஸ்பூன்
- கடுகு — ¼ கப்
- உப்பு — தேவையான அளவு

இஞ்சியை சுத்தம் செய்து பொடியாக நறுக்கவும். கடாயில் எண்ணெய் விட்டு இஞ்சி, பூண்டு காய்ந்த மிளகாயை நன்கு வறுக்கவும். அதனுடன் புளி, உப்பு சேர்த்து மிக்ஸியில் நன்கு அரைக்கவும்.

கடாயில் எண்ணெய் விட்டு கடுகு, கறிவேப்பிலை, காய்ந்த மிளகாய் தாளித்து, அரைத்த விழுதைச் சேர்த்துக் கிளறவும். இத்துடன் பெருங்காயத்தூள், வெந்தயத்தூள், வெல்லம் சேர்க்கவும். எண்ணெய் மிதந்து வரும்வரை அடுப்பை 'சிம்'மில் வைத்து நன்கு வதக்கவும். ஆறியவுடன், எடுத்து பாட்டிலில் போட்டு வைத்துக்கொள்ளவும்.

கறிவேப்பிலைத் தொக்கு

- ஆய்ந்த கறிவேப்பிலை — 1 கப்
- புளி — எலுமிச்சை அளவு
- சிவப்பு மிளகாய் — 4
- மிளகு — ½ டீஸ்பூன்
- பெருங்காயத்தூள் — சிறிதளவு
- கடுகு, உப்பு — தேவையான அளவு
- உளுத்தம் பருப்பு — தேவையான அளவு
- எண்ணெய் — 2 டேபிள்ஸ்பூன்

சட்டியில் காய்ந்த எண்ணெயில் மிளகாய், மிளகு, உளுத்தம் பருப்பு வறுத்து எடுத்துக்கொண்டு கறிவேப்பிலை, உப்பு, புளி, பெருங்காயம் சேர்த்து அரைக்கவும். மீதமுள்ள எண்ணெயில் கடுகு தாளித்து, விழுதைப் போட்டு வதக்கவும்.

டாக்டர் எல். மகாதேவன்

பூண்டுத் தொக்கு

- பூண்டு – ½ கிலோ
- புதியப்புளி – ¼ கிலோ
- மிளகாய்தூள் – 200கிராம்
- உப்பு – தேவையானது
- வறுத்த வெந்தயம் – ¼ ஸ்பூன்
- பெருங்காயம் – ¼ ஸ்பூன்
- வெல்லம் – சிறியகட்டி
- எண்ணெய் – தேவையானது

பூண்டை தோல் நீக்கி பாதியை, சுத்தபடுத்திய புளியுடன், உப்பும் சேர்த்து அரைத்து கொள்ளுங்கள். அடுப்பில் எண்ணெய் கொஞ்சம் ஊற்றி காய்ந்த பின் கடுகை போட்டு வெடித்தபின் ¼ ஸ்பூன் மஞ்சள்தூள் சேர்த்து பூண்டை போட்டு வதக்கவும். சிறிது நேரம் கழித்து அரைத்த விழுதை போட்டு நன்கு சுருள வதக்கவும். நன்கு வதங்கிய பின் மிளகாய்தூள், வெந்தயப் பொடி, பெருங்காயத்தூள், வெல்லம், சேர்த்து நன்கு எண்ணெய் பிரிந்து மேலே வரும் சமயம் இறக்கி ஆற வைத்து பாட்டிலில் போட்டு வைக்கவும். புளிப்பும், காரமுமாக இந்த தொக்கு லேசான தித்திப்பு சுவையுடன் சூப்பராக இருக்கும்.

❋ ❋ ❋

9. தோசை வகைகள்

கம்பு தோசை

- கம்பு – ஒரு டம்ளர்
- புழுங்கல் அரிசி – ஒரு டம்ளர்
- பச்சரிசி – ¼ டம்ளர்
- உளுத்தம் பருப்பு – ¼ டம்ளர்
- துவரம் பருப்பு – ¼ டம்ளர்
- சீரகம் – ஒரு டீஸ்பூன்
- உப்பு – தேவையான அளவு
- எண்ணெய் – தோசை வார்க்க

கம்பு, புழுங்கலரிசி, பச்சரிசி, துவரம் பருப்பு, உளுத்தம் பருப்பு, சீரகம் அனைத்தையும் ஒன்றாக ஊறவைத்து உப்பு போட்டு கரைத்து வைத்துவிடவும். மறுநாள் காலை மெல்லிய தோசையாக வார்க்கவும்.

கேழ்வரகு மாவு இனிப்பு தோசை

- கேழ்வரகு மாவு — ஒரு கப்
- கோதுமை மாவு — ஒரு கப்
- அரிசி மாவு — ஒரு கப்
- பொடித்த வெல்லம் — 1½ கப்
- ஏலக்காய்த்தூள் — ஒரு சிட்டிகை
- உப்பு, நெய் — தேவையான அளவு

கேழ்வரகு மாவு, கோதுமை மாவு, அரிசி மாவு மூன்றையும் ஒன்றாகக் கலக்கவும். வெல்லத்தை தண்ணீரில் கரைத்து வடிகட்டி, மாவுடன் சேர்த்து தோசை மாவு பதத்துக்கு கரைத்துக்கொள்ளவும். அதில் உப்பு, ஏலக்காய்த்தூள் சேர்த்துக் கலக்கவும். தோசைக்கல்லை அடுப்பில் வைத்து நெய் தடவி, மாவை தோசையாக வார்த்து எடுக்கவும்.

கொத்தமல்லி தோசை

- பச்சரிசி — ½ டம்ளர்
- புழுங்கலரிசி — ½ டம்ளர்
- உளுத்தம் பருப்பு — ¾ டம்ளர்
- வெந்தயம் — ஒரு டீஸ்பூன்
- கொத்தமல்லித் தழை — ஒரு டம்ளர்
- துருவின தேங்காய் — ஒரு டேபிள்ஸ்பூன்
- பச்சை மிளகாய் — 3
- உப்பு — தேவைகேற்ப
- எண்ணெய் — தோசை வார்க்க

பச்சரிசி, புழுங்கலரிசியை ஒன்றாக ஊறவைக்கவும். வெந்தயம், உளுத்தம் பருப்பை ஒன்றாக ஊறவைக்கவும். பருப்பு தனியாக அரைக்கவும். அரிசியுடனே தேங்காய்த் துருவல் கொத்தமல்லித் தழை, பச்சை மிளகாயை சேர்த்து மைய அரைக்கவும். அனைத்தையும் சேர்த்து உப்பு சேர்த்து வைத்து விடவும். மாலையில் மெல்லியதாக தோசை வார்க்கவும். காலை ஊறவைத்து மாலை செய்ய ஏற்றது இந்த தோசை.

சுரைக்காய் தோசை

- சுரைக்காய் — ஒரு கீற்று
- பச்சரிசி — ½ டம்ளர்
- உளுத்தம் பருப்பு — 50 கிராம்

டாக்டர் எல். மகாதேவன்

- உப்பு – தேவையான அளவு
- எண்ணெய் – தோசை வார்க்க

பச்சரிசி, புழுங்கலரிசியை ஒன்றாக ஊற வைக்கவும். உளுத்தம் பருப்பை தனியாக ஊற வைக்கவும். சுரைக்காயை பொடியாக நறுக்கி வைத்துக்கொள்ளவும். ஊறிய அரிசியுடன் சுரைக்காயைச் சேர்த்து மைய அரைத்துக்கொள்ளவும். உளுத்தம் பருப்பை தனியாக பூக்க அரைத்து அரிசி மாவுடன் உப்பு சேர்த்து கரைத்து வைக்கவும்.

கறிவேப்பிலை தோசை

- புழுங்கலரிசி – ஒரு டம்ளர்
- பச்சரிசி – ஒரு டம்ளர்
- பச்சைப் பயறு – ½ டம்ளர்
- உளுத்தம் பருப்பு – ¼ டம்ளர்
- வெந்தயம் – ஒரு டேபிள்ஸ்பூன்
- கறிவேப்பிலை – ஒரு டம்ளர்
- உப்பு – தேவையான அளவு
- எண்ணெய் – தோசை வார்க்க

புழுங்கலரிசி, பச்சரிசி, பச்சைப்பயறு, உளுத்தம் பருப்பு, வெந்தயம் ஆகியவற்றைத் தனித்தனியாக ஊற வைத்துக் கொள்ளவும். புழுங்கலரிசி, பச்சரிசி இரண்டையும் கறிவேப்பிலை சேர்த்து ஒன்றாக மைய அரைத்துக்கொள்ளவும். பச்சைப்பயறைத் தனியாக மைய அரைக்கவும். உளுத்தம் பருப்பு, வெந்தயம் இரண்டையும் ஒன்று சேர்த்து பூக்க பூக்க அரைக்கவும். பிறகு அனைத்தையும் உப்பு சேர்த்து கரைத்து வைத்துவிடவும். மறுநாள் காலை கறிவேப்பிலை தோசை வார்த்தெடுக்கவும்.

முடக்கத்தான் தோசை

- புழுங்கல் அரிசி – 2 டம்ளர்
- உளுத்தம் பருப்பு – ½ டம்ளர்
- பச்சரிசி – ஒரு டேபிள்ஸ்பூன்
- வெந்தயம் – ¼ டம்ளர்
- பொரி – 2 டம்ளர்
- முடக்கத்தான் கீரை – 1½ டம்ளர்
- உப்பு – தேவையான அளவு
- எண்ணெய் – தோசை வார்க்க

இரண்டு அரிசியையும் ஒன்றாக ஊறவைக்கவும். உளுத்தம் பருப்பு, வெந்தயத்தை ஒன்றாக ஊறவைக்கவும். அரிசியுடன் முடக்கத்தான் கீரையைப் போட்டு மைய அரைக்கவும். உளுத்தம் பருப்பு, வெந்தயத்தைப் பூக்க பூக்க அரைக்கவும். உப்பு சேர்த்து இரண்டு மாவையும் கரைத்து வைக்கவும். மறுநாள் காலை, தோசைக்கல்லில் தடிமனாக மாவை ஊற்றி அதன் மேல் பொரியைத் தூவி தோசைக் கரண்டியால் அமுக்கிவிடவும். வெந்தவுடன் திருப்பிப் போடவும்.

வாழைத்தண்டு தோசை

- வாழைத் தண்டு — அரைசாண்
- பச்சரிசி — ½ டம்ளர்
- புழுங்கலரிசி — ½ டம்ளர்
- உளுத்தம் பருப்பு — ¼ டம்ளர்
- உப்பு — தேவையான அளவு
- எண்ணெய் — தேவையான அளவு

அரிசி, உளுத்தம் பருப்பை தனித்தனியாக ஊற வைத்துக் கொள்ளவும். வாழைத்தண்டை நார் நீக்கி பொடிப்பொடியாக நறுக்கிக்கொள்ளவும். அரிசியுடன் நறுக்கின வாழைத் தண்டைப் போட்டு மைய அரைக்கவும். உளுத்தம் பருப்பை பூப்பூவாக அரைத்து இரண்டையும் ஒன்றாகச் சேர்த்து உப்பு போட்டு கரைத்து வைத்துக்கொள்ளவும். மாலையில் மெல்லியதாக தோசை வார்க்கவும். காலையில் ஊற வைத்து மாலையில் செய்ய ஏற்றது இந்த தோசை.

ஜவ்வரிசி மோர் தோசை

- ஜவ்வரிசி — 100 கிராம்
- புழுங்கலரிசி — 150 கிராம்
- பச்சை மிளகாய் — 8
- இஞ்சி — ஒரு சிறிய துண்டு
- நறுக்கிய கறிவேப்பிலை — சிறிதளவு
- கொத்தமல்லி — சிறிதளவு
- மோர் — 100 மி.லி.
- வெங்காயம் — 1
- எண்ணெய், உப்பு — தேவையான அளவு

அரிசியைத் தண்ணீரிலும், ஜவ்வரிசியை மோரிலும் ஒரு மணி நேரம் ஊற வைத்து, முதலில் அரிசியைத் தனியே

அரைக்கவும். மோரில் ஊறிய ஜவ்வரிசியுடன் இஞ்சி, பச்சை மிளகாய் சேர்த்து அரைக்கவும். இரண்டு மாவையும் ஒன்றாக சேர்த்து வெங்காயம், கறிவேப்பிலை, கொத்தமல்லி, உப்பு சேர்த்துக் கலக்கவும். தோசைக்கல்லில் மாவை ஊற்றி, சுற்றிலும் எண்ணெய் விட்டு, மெல்லிய தோசைகளாக சுட்டெடுக்கவும்.

பட்டாணி ஊத்தப்பம்

- *அரிசி* – *100* கிராம்
- *உளுத்தம் பருப்பு* – *50* கிராம்
- *பச்சை மிளகாய் (பொடியாக நறுக்கியது)* – *2*
- *வெங்காயம் (பொடியாக நறுக்கியது)* – *1*
- *கொத்தமல்லித் தழை* – *10* கிராம்
- *வேகவைத்த பட்டாணி* – *50* கிராம்
- *எண்ணெய்* – *10* கிராம்
- *உப்பு* – தேவையான அளவு

அரிசியையும், உளுத்தம் பருப்பையும் தனித்தனியாக *6* மணி நேரம் ஊறவைத்து, தண்ணீரை வடித்து தேவையான அளவு உப்புச் சேர்த்து வழுவழுப்பாக அரைத்துக்கொள்ளவும். அரைத்த இரண்டு மாவையும் நன்கு கலக்கி (இரவு முழுவதும்) புளிக்கவிடவும். புளித்த மாவில் நறுக்கிய வெங்காயம் பச்சை மிளகாய் சேர்த்து, அத்துடன் வேகவைத்த பட்டாணியை மசித்து சேர்த்து நன்கு கலக்கவும், தோசைக் கல்லைக் காய வைத்து மாவை சற்று கனமாக தோசை ஊற்றுவதுபோல ஊற்றி சுற்றிலும் எண்ணெய் ஊற்றவும். சிறிது நேரம் கழித்து, திருப்பிப் போட்டு சிவந்ததும், சூடாக பரிமாறவும்.

சோள ஆப்பம்

- *வெள்ளை சோள மாவு* – *1* கப்
- *பச்சரிசி மாவு* – *1* கப்
- *அரிசி சோறு* – *1* கப்
- *சோடா உப்பு* – *1* சிட்டிகை
- *தேங்காய்* – ½ மூடி
- *உப்பு, எண்ணெய்* – தேவைக்கு

சாதம், தேங்காயை நன்கு அரைக்கவும். மாவுகளைச் சோற்றுடன் சேர்த்து உப்பு கலக்கவும். எட்டு மணி நேரம்

புளித்த மாவில் சோடா உப்புச் சேர்க்கவும். சட்டியில் எண்ணெயைத் தடவி மாவை ஊற்றி ஆப்பம் போல் சுடவும்.

★★★

10. இட்லி வகைகள்

அவல் இட்லி

- அவல் — 2 கப்
- கெட்டியான தயிர் — 1 கப்
- இஞ்சி — சிறிய துண்டு
- பச்சை மிளகாய் — 5 (அ) 7
- கறிவேப்பிலை, மல்லி இலை — கொஞ்சம்
- உப்பு — தேவைக்கு
- எண்ணெய் — 2 ஸ்பூன்

தாளிக்க

- கடுகு, உளுந்து — ½ ஸ்பூன்
- கடலைப் பருப்பு — ½ ஸ்பூன்
- பெருங்காயம் — ¼ ஸ்பூன்

அவலை மிக்ஸியில் ரவைபோல் குருணையாக பொடித்துக் கொள்ளவும். அதில் ஒரு கப் தயிரை கடைந்து 1 கப் தண்ணீர் சேர்த்து, உப்பும் போட்டு அவல் குருணையை ஊறவிடவும். 5 நிமிடத்தில் ஊறிவிடும். அவல் ஊறுவதற்குள் வாணலியில் எண்ணெய் ஊற்றி கடுகு, கடலைப்பருப்பு, உளுத்தம் பருப்பு, போட்டு பொன் நிறமானவுடன் அடுப்பை அணைத்து, அதில் பொடியாக நறுக்கிய இஞ்சி, பச்சைமிளகாய், கறிவேப்பிலை, மல்லி இலை கலந்து ஊறிய அவல் போட்டு எல்லாவற்றையும் நன்கு கலந்து (இட்லி மாவு பதத்தைவிட கொஞ்சம் கெட்டியாக இருக்க வேண்டும்) இட்லி தட்டில் ஊற்றி நன்கு வேகவிட்டு எடுக்கவும். தேவை எனில் மாவில் நெய் (அ) தேங்காய் எண்ணெய் 2 ஸ்பூன் ஊற்றி கலந்துகொள்ளலாம். கையில் தொட்டால் ஒட்டாமல் நன்கு உதிராக இருக்கும். இதற்கு கார சட்னி சூப்பராக இருக்கும்

கார் அரிசி அவல் இட்லி

- கார் அரிசி அவல் — 500 கிராம்
- காய வைத்து முளைத்த கோதுமை (அ) கோதுமை அவல் — 250 கிராம்

- தேங்காய்த் துருவல் – 5 மூடி
- உப்பு – தேவைக்கேற்ப

கோதுமை அல்லது கோதுமை அவலை மிக்ஸியில் அரைக்கவும். அரிசி அவலை கல் நீக்கி, நீர் விட்டுக் கழுவவும். நீரை வடித்து, அப்படியே ஊறவிட்டு, பிறகு மிக்ஸியில் அரைக்கவும். இதனுடன், அரைத்து வைத்துள்ள கோதுமையைக் கலந்து, அளவான நீர் சேர்க்கவும். கூடவே, தேங்காய்த் துருவல், உப்பு சேர்த்துக் கலக்கவும். மாவு கெட்டியாக இருக்க வேண்டியது முக்கியம். வழக்கமான இட்லி மாவு பதத்துக்கு தயாரிக்கக் கூடாது. புட்டுப் பதத்தில் இருக்கலாம். இந்த மாவை, இட்லி தட்டுகளில் வைத்து எடுத்தால், இட்லி வடிவம் கிடைக்கும்.

பலவகை அவல்கள் கலந்தும் இயற்கை இட்லி தயாரிக்கலாம். வெஜிடபிள் இட்லி தேவையெனில் மாவுடன் கேரட், வெள்ளரி, கோஸ் போன்றவற்றின் துருவல் கலந்தும் செய்யலாம். இத்துடன் தேங்காய்சட்னி, மல்லிச்சட்னி, மல்லித் துவையல், தக்காளிச் சட்னி சேர்த்துச் சாப்பிடலாம்.

காய்கறி இட்லி

தேவையான காய்களை பொடியாக நறுக்கி கொண்டு வாணலியில் கடுகு, உளுத்தம் பருப்பு, 1 பட்டை, 2 லவங்கம், 4 பல் பூண்டு, கொஞ்சம் பொடியாக நறுக்கிய இஞ்சி, பொடியாக நறுக்கிய வெங்காயம் போட்டு வதக்கி, பின் காய்களை போட்டு வதக்கி (பொடியாக நறுக்குவதால் சீக்கிரம் வெந்துவிடும்.) 1 நிமிடம் போதும் காய்கள் நிறம் மாறாமல் இருக்கும். பின் உப்பு போட்டு, இட்லிகள் தேவையான ஷேப்பில் கட் செய்து போட்டு கொஞ்சம் தேவையான எண்ணெய் ஊற்றி வதக்கவும். இப்படி செய்யும் போது அது இட்லி மாதிரியே தெரியாது.

கேழ்வரகு இட்லி

- கேழ்வரகு – 2 டம்ளர்
- புழுங்கல் அரிசி – ஒரு டம்ளர்
- உளுத்தம் பருப்பு – ½ டம்ளர்
- உப்பு – தேவையான அளவு

கேழ்வரகு, புழுங்கல் அரிசி, உளுத்தம் பருப்பு மூன்றையும் தனித்தனியாக ஊறவைக்கவும். பின்னர் கேழ்வரகு அரிசியை கரகரப்பாக அரைத்துக்கொள்ளவும். உளுத்தம் பருப்பை பூப்பூவாக அரைத்து முதல் நாள் இரவே மூன்றையும் ஒன்றாகக் கரைத்து உப்புச் சேர்க்கவும். மறுநாள் காலை இட்லிகளாக வார்த்தெடுக்கவும்.

கொள்ளு இட்லி

- புழுங்கல் அரிசி – 2 டம்ளர்
- கொள்ளு – ½ டம்ளர்
- வெந்தயம் – ½ டீஸ்பூன்
- உளுத்தம் பருப்பு – 3 டீஸ்பூன்
- உப்பு – தேவையான அளவு

புழுங்கல்அரிசி, கொள்ளு, வெந்தயம், உளுத்தம் பருப்பு ஆகியவற்றை தனித்தனியாக ஊறவைக்கவும். புழுங்கல் அரிசி, கொள்ளு இரண்டையும் கரகரப்பாக அரைத்துக்கொள்ளவும். வெந்தயம், உளுந்தம் பருப்பு இரண்டையும் ஒன்று சேர்த்து மலர அரைத்துக்கொள்ளவும். பின்னர் அனைத்தையும் ஒன்றாகக் கலந்து உப்புச் சேர்த்து முதல் நாள் இரவே அரைத்து வைக்கவும். மறுநாள் காலை இட்லி வார்க்கவும்.

தயிர் இட்லி

இட்லி தேவையானதை செய்துகொண்டு, கொஞ்சம் தேங்காய், பச்சை மிளகாய், உப்பு போட்டு அரைத்து, தேவையான தயிரில் கலந்து அதில் கடுகு, உளுத்தம் பருப்பு, கொஞ்சம் பெருங்காயம், தாளித்து கறிவேப்பிலை போட்டு அதில் இட்லிகளை போட்டு மேலே மல்லி இலை போட்டு சாப்பிடவும்.

தக்காளி இட்லி

நன்கு பழுத்த தக்காளிகளை பொடியாக நறுக்கிக்கொண்டு, வாணலியில் கடுகு, 1 பட்டை, 3 லவங்கம், 4 ஏலக்காய், பச்சை மிளகாய் பொடியாக நறுக்கிக்கொள்ளவும். இல்லையெனில் நீளமாக கீறிக்கொள்ளவும். உப்பு போட்டு கொஞ்சம் எண்ணெய் ஊற்றி நன்கு வதக்கி, ¼ ஸ்பூன் கறி மசால்பொடி சேர்த்து இட்லியை தேவையான ஷேப்பில் கட் செய்து போட்டு 1 நிமிடம் வதக்கினால் போதும். தக்காளியை நன்கு வதக்கிய பின் இட்லியைச் சேர்க்கவும். பின் கறிவேப்பிலை, மல்லி இலை தூவி விடவும்.

மிளகு, சுக்கு இட்லி

- புழுங்கலரிசி – ஒரு டம்ளர்
- உளுத்தம் பருப்பு – ஒரு டம்ளர்
- சுக்குப் பொடி – ஒரு டீஸ்பூன்
- மிளகுப் பொடி – ஒரு டீஸ்பூன்

- பச்சை மிளகாய் – 2
- உப்பு – தேவையான அளவு
- எண்ணெய் – ஒரு டேபிள்ஸ்பூன்

புழுங்கலரிசி, உளுத்தம் பருப்பு இரண்டையும் தனித் தனியாக ஊறவைத்து தனித்தனியாக ரவை போல் கரகரப்பாக அரைத்துக்கொள்ளவும். பின்னர் இரண்டையும் ஒன்றாகச் சேர்த்து கலந்துகொள்ளவும். பச்சை மிளகாயை பொடியாக நறுக்கிப் போடவும். மாவுடன் மிளகுப் பொடி, சுக்குப் பொடி, உப்பு கலந்து கரைத்தபின் எண்ணெயை இளம்சூடாகக் காய்ச்சி மாவில் ஊற்றவும். உடனே இட்லி வார்க்கலாம்.

முருங்கைக்கீரை இட்லி

- புழுங்கல் அரிசி – ஒரு டம்ளர்
- துவரம் பருப்பு – ஒரு டம்ளர்
- முருங்கைக்கீரை – ஒரு டம்ளர்
  (தனித்தனி இலையாக சுத்தம் செய்தது)
- சமையல் சோடா – ஒரு சிட்டிகை
- உப்பு – தேவையான அளவு

புழுங்கலரிசியை ஊறவைத்து கரகரப்பாக அரைத்துக் கொள்ளவும். துவரம் பருப்பை ஊறவைத்து மைய அரைத்துக் கொள்ளவும். இரண்டையும் கலந்து உப்புச் சேர்த்து முதல் நாள் இரவே கரைத்து வைத்துவிடவும். மறுநாள் முருங்கைக் கீரை சேர்த்து கரைத்து இட்லி வார்த்து எடுக்கவும்.

வெந்தய இட்லி

- இட்லி அரிசி – 1½ கப் (தலை தட்டாமல்)
- வெந்தயம் – 2 டீஸ்பூன்
- ஆமணக்கு விதைகள் – 5
- கல் உப்பு – 1½ டீஸ்பூன்

வெந்தயத்துடன் ஆமணக்கு விதைகளைச் சேர்த்தும், இட்லி அரிசியையும் தனித்தனியாக 3 மணி நேரம் ஊறவைக்கவும். வெந்தயம் ஆமணக்கு சேர்க்கையை மிருதுவாக அரைத்து வைத்துக்கொள்ளவும். பிறகு அரிசியை ரவையாக இருக்கும் பதத்தில் அரைத்து வைத்துக்கொள்ளவும். 12 முதல் 15 மணி நேரம் வரை மாவு புளித்த பிறகு இட்லி தட்டுகளில் ஊற்றி எடுக்கவும். (15 இட்லிகள் செய்யலாம்.)

✦✦✦

11. கூட்டு வகைகள்

அகத்திக்கீரை கூட்டு

- அகத்திக் கீரை — 2 பிடி
- பாசிப்பருப்பு — 100 கிராம்
- துருவின தேங்காய் — ஒரு கப்
- கடுகு, உறுத்தம் பருப்பு — தலா 1 ஸ்பூன்
- எண்ணெய் — தாளிக்க
- உப்பு — தேவையான அளவு
- கிள்ளிய மிளகாய் வற்றல் — ½ மட்டும்

பாசிப்பருப்பைக் குழைய வேகவைத்துக்கொள்ளவும். வெந்த பருப்பில் சிறிது நீர் ஊற்றி, சுத்தம் செய்த அகத்திக் கீரையை பருப்போடு போட்டு வேகவைத்து உப்பு போடவும். பின்னர் இறக்கி வைத்து தேங்காய்த் துருவலைத் தூவி, மிளகாய், கடுகு, உளுத்தம் பருப்பு தாளித்துக் கொட்டி, சாதத்தில் பிசைந்து சாப்பிடவும்.

அகத்திக்கீரை சொதி

- அகத்திக் கீரை — 1 கட்டு
- பெரிய வெங்காயம் — 1
- தக்காளி — 2
- பச்சை மிளகாய் — 4
- பால் — 1 கப்
- உப்பு — ஒரு சிறிய டேபிள்ஸ்பூன்
- மஞ்சள் பொடி — ஒரு சிட்டிகை
- கறிவேப்பிலை — ஒரு கொத்து

அகத்திக் கீரையை காம்பிலிருந்து சீராக உருவிக்கொள்ளவும். உருவிய கீரையை தண்ணீரில் ஒருமுறைக்கு இருமுறை நன்றாக மண், தூசி இல்லாமல் அலசிக்கொள்ள வேண்டும். கழுவிய கீரையைத் தனியாக எடுத்து வையுங்கள்.

வெங்காயத்தைப் பொடியாக நறுக்கிக்கொண்டு, தக்காளியை நான்கு துண்டுகளாக வெட்டிக்கொள்ளவும். பச்சை மிளகாயை இரண்டாக கீறிக் கொள்ளவும். ஒரு பாத்திரத்தில் இரண்டு தம்ளர் தண்ணீர் ஊற்றி அடுப்பில் வைக்கவும், நீர் லேசாக சூடானதும் அதில் அரிந்து வைத்துள்ள வெங்காயம், தக்காளி, பச்சை மிளகாய் போட்டு கொதிக்கவிடவும். உப்பும் சேர்த்துக்

கொள்ளவும். வெங்காயம், தக்காளி வெந்ததும் அகத்திக்கீரையை அள்ளிப் போடுங்கள். மேலும் சிறிது நேரம் கொதிக்கட்டும். கீரை சுலபமாக வெந்துவிடும். ஐந்து நிமிடத்துக்குப் பிறகு பாலை ஊற்றுங்கள். பால் கொதி வந்ததும் கறிவேப்பிலையை உருவிப் போட்டு இறக்கிவிடலாம். அகத்திக் கீரை சொதி தயார்.

உடல் சூட்டைத் தணிக்கும். குளிர்ச்சி தரும். பித்தத்தைக் குறைக்கும், ஜீரண சக்தியை அதிகரிக்கும். கண் நோய்கள் வராமல் பாதுகாக்கும். உடலில் உள்ள விஷங்களை முறிக்கும் சக்தியும் இதற்கு உண்டு.

அகத்திக் கீரை மண்டி

- அகத்திக்கீரை — 1 கட்டு
- சின்ன வெங்காயம் — 10
- வரமிளகாய் — 1
- பச்சை மிளகாய் — 1
- கடுகு, சீரகம் — சிறிதளவு
- உளுத்தம் பருப்பு — சிறிதளவு
- தேங்காய்த் துருவல் — 1 டீஸ்பூன்
- உப்பு, எண்ணெய் — தேவைக்கு
- அரிசி களைந்த நீர் — 1 கப்

சட்டியில் காய்ந்த எண்ணெயில் கடுகு, உளுத்தம் பருப்பு, சிவப்பு மிளகாய்த் தாளித்து, வெங்காயத்தைப் போட்டு வதக்கவும். ஆய்ந்து சுத்தம் செய்த கீரையைச் சேர்த்து வதக்கவும். உப்பு போட்டு அரிசி களைந்த நீரை ஊற்றி கொதிக்கவிடவும். தேங்காய்த் துருவல் பச்சை மிளகாய், சீரகம், அரைத்த விழுதைச் சேர்த்துக் கெட்டியாகும் வரை அடுப்பில் வைக்கவும்.

காணக்கட்டு

- சுத்தம் செய்து வெறும்
  சட்டியில் வறுத்த காணம் — 1 கப்
- புளி தண்ணீர் — ½ கப்
- பூண்டு பற்கள் — 4
- தக்காளி — 2
- மிளகாய் வத்தல் — 3
- கறிவேப்பிலை, உப்பு — தேவைக்கு

ஒன்றிரண்டாக இடித்த பூண்டுடன், மிளகாய் வத்தல், தக்காளி, கறிவேப்பிலை அரைத்த விழுதைச் சேர்க்கவும். சட்டியில் காய்ந்த எண்ணெயில் கறிவேப்பிலை போட்டு, புளித் தண்ணீருடன் விழுதைச் சேர்க்கவும். காணம், உப்பு இரண்டையும் போட்டு நுரைத்தவுடன் இறக்கவும்.

கீரை தயிர் கூட்டு

- பொடியாக நறுக்கிய முளைக்கீரை — 1 கப்
- தயிர் — 1 கப்
- தேங்காய் துருவியது — கொஞ்சம்
- பச்சை மிளகாய் — 2
- மிளகு — ¼ ஸ்பூன்
- உளுத்தம் பருப்பு — 1 ஸ்பூன்
- பெருங்காயம் — சிறிய கட்டி
- தாளிக்க — கடுகு
- உப்பு — சுவைக்கு ஏற்ப

கெட்டியான வாணலியில் கொஞ்சம் எண்ணெய் விட்டு உளுத்தம் பருப்பு, தேங்காய், பெருங்காயம், மிளகு, மிளகாய், பொன் நிறத்தில் வறுத்து ஆறியபின் மிக்ஸியில் அரைத்துக் கொள்ளவும். கீரை நன்கு பொடியாக நறுக்கிக்கொண்டு, மண் போக சுத்தம் செய்து வாணலியில் அரைத்ததுடன் கீரையை சேர்த்து நன்கு வேகவிட்டு இறக்கவும். ஆறிய பின் தயிர், உப்பு சேர்த்து நன்கு கலக்கவும். கடுகு, கறிவேப்பிலை தாளிக்கவும்.

கீரை பாசிப்பயறு கூட்டு

- முளைகட்டிய பாசிப்பயறு — 1 கப்
- முருங்கைக்கீரை — 1 கப்
- தேங்காய்த் துருவல் — ¼ கப்
- இஞ்சி — 1 துண்டு
- மிளகாய் வற்றல் — 1
- உப்பு — தேவையான அளவு
- சீரகம், மிளகு — ½ ஸ்பூன்
- கடுகு — 1 ஸ்பூன்
- எண்ணெய் — 1 ஸ்பூன்

டாக்டர் எல். மகாதேவன்

முளைகட்டிய பாசிப்பயறையும், முருங்கைக் கீரையும் ஒன்றாக வேகவிடவும். வெந்தவுடன் தேவையான உப்பு சேர்க்கவும். தேங்காய்த் துருவல், மிளகு, மிளகாய் வற்றல், சீரகத்தைச் சேர்த்து வறுத்து அரைத்து வேக வைத்த கீரையுடன் சேர்த்துக் கொதிக்கவிட்டு கடுகு தாளித்து இறக்கவும்.

குப்பைக்கீரை பொரித்த கூட்டு

- குப்பைக்கீரை   — 3 கைப்பிடி
- தேங்காய்த் துருவல்   — 1 கப்
- பாசிப்பருப்பு   — 1 கப்
- பச்சை மிளகாய்   — 4
- சீரகம்   — 1 தேக்கரண்டி
- கடுகு, உளுத்தம் பருப்பு — 1 டீஸ்பூன்
- பெருங்காயம், எண்ணெய் — தேவைக்கு
- உப்பு   — தேவைக்கு

கீரையைச் சுத்தம் செய்து வேகவிடவும். வெந்த பாசிப் பருப்பைச் சேர்த்து தேங்காய்த் துருவல், சீரகம், மிளகாய் விழுதையும் சேர்க்கவும். தேவையான உப்பு சேர்த்து, தாளிப்பைக் கொட்டிக் கலக்கவும்.

திருவாதிரைக் கூட்டு

காய்கறிகள்

- கேரட்   — 1
- வாழைக்காய்   — ½
- பரங்கிக்காய்   — 1 (சிறிய கீத்து)
- பூசணிக்காய்   — 1 (சிறிய கீத்து)
- அவரைக்காய்   — 5
- கொத்தவரங்காய்   — 5
- பீன்ஸ்   — 5
- உருளைக்கிழங்கு   — 1
- தக்காளி   — 2
- பட்டாணி   — 1 கப்
- மொச்சைக்கொட்டை   — 1 கப்

மற்றவை

- மஞ்சள் பொடி   — 1 டீஸ்பூன்

- உப்பு – தேவையான அளவு
- எண்ணெய் – 4 டீஸ்பூன்
- துவரம் பருப்பு – 2 கப்
- கறிவேப்பிலை – 1 கொத்து
- சாம்பார் பொடி – 3 ஸ்பூன்
- புளி – பெரிய எலுமிச்சையளவு
- கொத்தமல்லி – 1 கொத்து
- கடுகு – 1 டீஸ்பூன்
- பெருங்காயம் – சிறிதளவு

வறுத்து அரைக்க

- கடலைப் பருப்பு – 3 ஸ்பூன்
- தனியா – 2 ஸ்பூன்
- காய்ந்த மிளகாய் – 8
- வெந்தயம் – 1 டீஸ்பூன்
- தேங்காய்த் துருவல் – 1 கப்

காய்கறிகளை நீளமான துண்டுகளாக நறுக்கி வைத்துக் கொள்ளவும். துவரம்பருப்பை குக்கரில் வேக வைத்துக் கொள்ளவும். புளியை நீரில் கரைத்து புளி கரைசலை எடுத்து வைத்துக்கொள்ளவும். வாணலியில் 2 ஸ்பூன் எண்ணெய் சேர்த்து காய்ந்தவுடன் கடலைப்பருப்பு, தனியா, வெந்தயம், மிளகாய் வற்றல் சேர்த்து வறுக்கவும். இறக்கும்போது தேங்காய் சேர்த்து வதக்கவும். அடுப்பில் வாணலியை வைத்து 2 ஸ்பூன் எண்ணெய் விட்டு தாளிக்கவும். நறுக்கி வைத்துள்ள காய் கறிகளை சேர்க்கவும். காய்கறிகளை நன்கு கிளறிய பிறகு புளிக் கரைசலை சேர்க்கவும். 2 டம்ளர் தண்ணீர், சாம்பார் பொடி, உப்பு, மஞ்சள் பொடி சேர்த்து 15 நிமிடம் வேக வைக்கவும். வறுத்து எடுத்த பொருட்கள் ஆறிய பிறகு மிக்ஸியில் கெட்டியாக நன்கு அரைத்து வைத்துக்கொள்ளவும். காய்கறிகள் வெந்த பிறகு, வேகவைத்த பருப்பு மற்றும் அரவை சேர்க்கவும். கொதி வந்த பிறகு பெருங்காயம், கறிவேப்பிலை, கொத்தமல்லி சேர்த்து இறக்கவும்.

மணத்தக்காளிக் கீரை – பயத்தம் பருப்பு கூட்டு

- மணத்தக்காளிக் கீரை – ஒரு கட்டு
- பயத்தம் பருப்பு – ஒரு கப்
- முந்திரிப் பருப்பு (அ) வெள்ளரி விதை – ஒரு மேசைக்கரண்டி

- உப்பு – சுவைக்கு
- பால் – அரை கப்
- தேங்காய்த் துருவல் – 1½ மேசைக்கரண்டி
- நெய் – அரை தேக்கரண்டி
- மோர் மிளகாய் – ஒன்று
- உளுத்தம் பருப்பு – அரை தேக்கரண்டி

மணத்தக்காளிக் கீரையை நன்றாகக் கழுவி பொடியாக நறுக்கிக்கொண்டு பயத்தம் பருப்புடன் சேர்த்து வேகவைத்துக் கொள்ளவும். முந்திரிப் பருப்பு (அ) வெள்ளரி விதையை தேங்காய்த் துருவலுடன் சேர்த்து அரைத்து வைத்துக்கொள்ளவும். நெய்யை சற்று சூடாக்கி, மோர் மிளகாயையும், உளுத்தம் பருப்பையும் வறுத்து, அரைத்த விழுதுடன் சேர்த்து, பால் சேர்த்துக் கொதிக்க வைக்கவும்.

மஞ்சள் கரிசலாங்கண்ணி கூட்டு

- மஞ்சள் கரிசலாங்கண்ணி கீரை – 1 கப்
- பயத்தம் பருப்பு – ½ கப்
- சீரகம் – 1 டீஸ்பூன்
- மிளகு – 1 டீஸ்பூன்
- தேங்காய்ப்பூ – ½ கப்
- உப்பு – தேவையான அளவு
- எண்ணெய் – 1 டீஸ்பூன்
- கடுகு – 1 டீஸ்பூன்

பயத்தம்பருப்பை குழைய வேகவைத்துக்கொள்ளவும். பாத்திரத்தில் ½ கப் நீர்விட்டு கீரையை வேகவிடவும். பின்னர் வேகவைத்த பயத்தம் பருப்பு, தேங்காய்ப்பூ, உப்பு போட்டு ஒரு கொதி வந்தவுடன் மிளகு, சீரகத்தைப் பொடித்துப் போடவும். ஒன்று சேர்த்து கொதி வந்தவுடன் கீழே இறக்கி கடுகு தாளிக்கவும்.

முளைக்கீரை கடையல்

- முளைக்கீரை – 2 கட்டு
- தக்காளி – 4
- பச்சை மிளகாய் – 3
- காய்ந்த மிளகாய் – 2

- பூண்டு — 6 பல்
- கடுகு — ½ ஸ்பூன்
- சீரகம் — ½ ஸ்பூன்
- எண்ணெய் — 1 டேபிள்ஸ்பூன்
- உப்பு — தேவையான அளவு

கீரையைச் சுத்தம் செய்து நறுக்கிக்கொள்ளவும். அதனுடன் தக்காளி, பச்சை மிளகாய், சிறிதளவு தண்ணீர் சேர்த்து வேகவைத்து இறக்கிக்கொள்ளவும். வாணலியில் எண்ணெயைச் சூடாக்கி, கடுகு, சீரகம், மிளகாய் வற்றல், பூண்டு தாளித்து கீரைக் கலவையோடு சேர்த்து நன்கு கடையவும். வெகு சுலபமான இந்தக் கீரைக் கடையல் சாதத்துடன் சேர்த்து சாப்பிட சுவையாக இருக்கும். உடலுக்கு மிகவும் ஆரோக்கியமானது.

வாழைத்தண்டு மோர் கூட்டு

- வாழைத்தண்டு — 1 சிறிய துண்டு
- தயிர் — 100 மி.லி.
- பச்சை மிளகாய் — 2
- தேங்காய்த் துருவல் — 1 கப்
- பெருங்காயத்தூள் — சிறிதளவு
- தேங்காய் எண்ணெய் — 2 ஸ்பூன்
- கடுகு, சீரகம், உ. பருப்பு — தலா ¼ ஸ்பூன்
- உப்பு — தேவையான அளவு

வாழைத்தண்டை சிறு வில்லைகளாக நறுக்கி நார் எடுத்து உப்புச் சேர்த்து வேகவிடவும். தேங்காய்த் துருவல், பச்சை மிளகாய் இரண்டையும் மிக்ஸியில் அரைத்து தயிருடன் சேர்க்கவும். இதை வேகவைத்த வாழைத்தண்டுடன் சேர்த்துக் கலந்துகொள்ளவும். தேங்காய் எண்ணெயில் கடுகு, உளுத்தம் பருப்பு, சீரகம், பெருங்காயத்தூள் போட்டு தாளித்து இதை அந்தக் கலவையில் நன்கு கலந்து இறக்கவும்.

வெண்பூசணி கூட்டு

- வெள்ளைப் பூசணி — 500 கிராம்
- பாசிப்பருப்பு — 50 கிராம்
- தேங்காய் துருவல் — 2 மூடி
- பொட்டுக்கடலைத்தூள் — 300 கிராம்
- கொத்தமல்லி — சிறிதளவு

- கறிவேப்பிலை — சிறிதளவு
- மிளகு — சிறிதளவு
- சீரகத்தூள் — சிறிதளவு
- இந்துப்பு — சிறிதளவு

பாசிப்பருப்பை நீரில் ஊற வைக்கவும். வெண்பூசணியைக் கழுவித் தோல், கொட்டைகளை நீக்கி, நீளவாக்கில் சிறுசிறு துண்டுகளாக நறுக்கவும். கொத்தமல்லி, கறிவேப்பிலையை நறுக்கிக்கொள்ளவும். இத்துடன் தேங்காய் துருவல், பொட்டுக் கடலைத் தூள், முளைகட்டிய தானியம், ஊறிய பாசிப்பருப்பு, வேர்க்கடலைத் தூள், மிளகுத்தூள், சீரகத்தூள் தேவையான அளவு கலக்கவும். தேவைப்பட்டால் இந்துப்பு சேர்க்கவும்.

சுரைக்காய், பீர்க்கை, வெள்ளரி, புடலை, சௌசௌ என நீர்ச்சத்து நிறைந்த எல்லா வகை கொடிக்காய்களைப் பயன்படுத்தியும் இந்த முறையில் கூட்டு தயாரிக்கலாம்.

> உடல் மெலிய வேண்டியவர்களுக்கு இது ஏற்றது.
> மலச்சூடு, மூலச்சூடு, அதிக உடல் சூடு குறைகிறது.
> வயிற்றுவலி, வயிறு எரிச்சல், அல்சர், இரைப்பைப் புண், குடல் புண் உள்ளவர்களுக்கு நல்லது.

• • •

12. பொரியல் வகைகள்

அகத்திக் கீரை பால் பொரியல்

- அகத்திக் கீரை — 4 கப்
- பசும்பால் — ½ கப்
- தேங்காய்த் துருவல் — ½ கப்
- மிளகாய் வத்தல் — 3
- சின்னவெங்காயம் — 8
- எண்ணெய் — 2 டேபிள்ஸ்பூன்
- கடுகு, உளுத்தம் பருப்பு — ½ டேபிள்ஸ்பூன்
- உப்பு — தேவைக்கு

கடுகு, உளுத்தம் பருப்பு, மிளகாய்த் தாளிப்பில், வெங்காயத்தை நறுக்கி போட்டு, கீரையைச் சேர்த்து வதக்கவும், பிறகு பசும்பாலைச் சேர்த்து, சுண்டியதும் தேங்காய்த் துருவல், உப்பு சேர்க்கவும்.

அகத்திக்கீரை பொரியல்

- அகத்திக்கீரை – 1 கட்டு
- பெரிய வெங்காயம் – 1
- பாசிப்பருப்பு – ஒரு கப்
- கடுகு – ஒரு டீஸ்பூன்
- உளுத்தம் பருப்பு – ஒரு டீஸ்பூன்
- காய்ந்த மிளகாய் – 2
- தேங்காய் துருவல் – 2 டீஸ்பூன்
- எண்ணெய், உப்பு – தேவையான அளவு

அகத்திக்கீரை பாசிப்பருப்புடன் உப்பு சேர்த்து அளவான தண்ணீரில் வேக வைக்கவும். வெந்தவுடன் தண்ணீரை வடிகட்டவும். பெரிய வெங்காயத்தைப் பொடியாக நறுக்கவும். கடாயில் எண்ணெய்விட்டு, கடுகு, உளுத்தம் பருப்பு தாளித்து, காய்ந்த மிளகாய், வெங்காயம் சேர்த்து வதக்கி, வேகவைத்த அகத்திக்கீரை பாசிப்பருப்புடன் சேர்த்துக் கலக்கவும். கடைசியாக, தேங்காய் துருவல் தூவி, கிளறி இறக்கவும்.

அவரைப்பிஞ்சு பொரியல்

- பிஞ்சு அவரைக்காய் (பொடியாக நறுக்கியது) – ஒரு கப்
- முருங்கைக் கீரை (பொடியாக நறுக்கியது) – ½ கப்
- மஞ்சள் பொடி – ஒரு சிட்டிகை
- நெய் – ஒரு டீஸ்பூன்
- உப்பு – தேவையான அளவு

வாணலியில் அவரைக்காய், முருங்கைக்கீரை இரண்டையும் சிறிதளவு தண்ணீர்விட்டு வேகவைக்கவும். வெந்தபின், மஞ்சள் பொடி, மிளகாய்ப் பொடி, உப்பு போட்டு கிளறி இறக்கிவிடவும்.

கீரைத்தண்டு பொரியல்

- தண்டுக்கீரை – ஒரு கட்டு
- தேங்காய்த் துருவல் – 2 டேபிள்ஸ்பூன்
- பெரிய வெங்காயம் (பொடியாக நறுக்கியது) – ஒன்று

- மிளகுத்தூள் — ¼ டேபிள்ஸ்பூன்
- பெருங்காயத்தூள் — சிறிதளவு
- உப்பு — தேவையான அளவு

தாளிக்க
- கடுகு, உளுத்தம் பருப்பு — தலா ¼ டேபிள்ஸ்பூன்
- காய்ந்த மிளகாய் — 2
- எண்ணெய் — தேவையான அளவு

தண்டுக்கீரையை ஆய்ந்து, தண்டை நார் நீக்கிப் பொடியாக நறுக்கி தண்ணீரில் அலசவும். கடாயில் எண்ணெய் விட்டு, கடுகு, உளுத்தம் பருப்பு, காய்ந்த மிளகாய் தாளித்து, வெங்காயத்தைப் போட்டு வதக்கவும். அதில் நறுக்கிய கீரைத்தண்டைப் போட்டு, பெருங்காயத்தூள், உப்பு சேர்த்து லேசாகத் தண்ணீர் தெளித்து மூடி வைத்து, வேகவிடவும். அடுப்பில் இருந்து இறக்கும் முன் மிளகுத்தூள், தேங்காய் துருவல் போட்டுக் கிளறி இறக்கவும்.

மொச்சைப் பொரியல்

- உரித்த மொச்சை — 200 கிராம்
- சின்ன வெங்காயம் (உரித்தது) — 100 கிராம்
- வெள்ளைப்பூண்டு (உரித்தது) — 75 கிராம்
- தக்காளி — 1 பெரியது
- குழம்புப் பொடி — 3 (அ) 4 ஸ்பூன்
- புளி — எலுமிச்சையளவு
- உப்பு — தேவைக்கு
- எண்ணெய் — 2 டேபிள்ஸ்பூன்
- கடுகு — ¼ டீஸ்பூன்
- உளுத்தம் பருப்பு — ¼ டீஸ்பூன்
- வெந்தயம் — ¼ டீஸ்பூன்
- மிளகு — ¼ டீஸ்பூன்
- சீரகம் — ¼ டீஸ்பூன்
- பெருங்காயம் — சிறிது
- கறிவேப்பிலை — சிறிது

குக்கரில் எண்ணெய் விட்டுக் காய்ந்ததும் கடுகு, உளுந்தம் பருப்பு, மிளகு, சீரகம், வெந்தயம், பெருங்காயம் போட்டு

தாளித்து, பின் கறிவேப்பிலை, வெங்காயம், பூண்டு, தக்காளி, மொச்சைக்காய் போட்டு 5 நிமிடம் நன்கு வதக்க வேண்டும். அதன் பின் குழம்புப் பொடி, உப்பு, புளிக்கரைசல் சேர்த்து ஒரு சத்தம் வரும் வரை விடவும். இது சாதத்துடன் சாப்பிட நன்றாக இருக்கும்.

❋ ❋ ❋

13. கொழுக்கட்டை

மோதகம்

பெரும்பாலும் உருண்டை வடிவமாக இருக்கும். சர்க்கரையைச் சூடு செய்து, அதனோடு பருப்பையும், தேங்காயையும் சேர்த்து உள்ளீடாக வைத்து மோதகம் செய்யப்படுகிறது. இந்தச் செய்தியை,

அயிருருப் புற்ற ஆடமை விசயங்
கவவொடு பிடித்த வகையமை மோதகம்

என மதுரைக்காஞ்சி உரைக்கிறது.

சிலர் மோதகத்தைக் கொழுக்கட்டை என்றும் குறிப்பிடுகின்றனர். ஆனால் மோதகம் வேறு, கொழுக்கட்டை வேறு. இரண்டும் சிற்றுண்டி வகையைச் சார்ந்ததுதான். மோதகம் நெய்யில் பொரித்தெடுப்பது. கொழுக்கட்டை ஆவியால் புழுக்கி ஆக்கப்படுவது. இதுவே இரண்டிற்கும் உள்ள வேறுபாடு. நாஞ்சில் நாடு ஔவையார் அம்மனுக்கு மோதகம் செய்து வைப்பது உண்டு.

இதுவன்றி உத்துவாசன உருண்டை என்ற பணியார வகை குறித்துத் தமிழ்ப் பேரகராதி குறிப்பிடுகிறது.

உருண்டை வடிவான சிறு பணிகார வகையான சீடை இன்று வழக்கிலுள்ள ஒன்றாகும். இதனை,

சீடை காரெள்ளி னுண்டை

எனத் திவ்வியப்பிரபந்தம் குறிப்பிடுகிறது.

இன்று பணிகார வகைகள் அனைத்துமே சிற்றுண்டி என்ற பெயரால் அழைக்கப்படுகின்றன. சிற்றுண்டி என்பதற்கு இலேசான உணவு எனத் தமிழ்ப்பேரகராதி பொருள் கூறுகிறது.

கல்யாணத்தில் மணையிலுள்ள மாப்பிள்ளைக்கு முன் கூடையில் வைக்கும் பட்சணங்களைக் கூடைப்பணியாரம் என்று அழைக்கிறார்கள்.

கோதுமை ரவை, வெஜிடபிள் கொழுக்கட்டை

- கோதுமை ரவை – ஒரு கப்
- நறுக்கிய கேரட் – ஒரு கப்
- குடமிளகாய் – ஒரு கப்
- கோஸ் துருவல் – ஒரு கப்
- இஞ்சி பேஸ்ட் – ¼ டேபிள்ஸ்பூன்
- மிளகு, சீரகத்தூள் – ½ டேபிள்ஸ்பூன்
- பெருங்காயத்தூள் – சிறிதளவு
- தேங்காய்த் துருவல் – இரண்டு டீஸ்பூன்
- உப்பு – தேவையான அளவு

தாளிக்க

- கடுகு, உளுத்தம் பருப்பு – தலா ¼ டீஸ்பூன்
- எண்ணெய் – இரண்டு டேபிள்ஸ்பூன்

கடாயில் எண்ணெய் விட்டு, கடுகு, உளுத்தம் பருப்பு தாளித்து, நறுக்கிய கேரட், குடமிளகாய், கோஸ் துருவல், தேங்காய்த் துருவல் போட்டு வதக்கவும். அதனுடன் இஞ்சி பேஸ்ட், பெருங்காயத்தூள், மிளகு, சீரகத்தூள், உப்பு சேர்த்து தண்ணீர் விட்டு, நன்கு கொதித்ததும் கோதுமை ரவையைத் தூவி கெட்டியாகக் கிளறவும். ஆறியவுடன் மாவை நன்கு பிசைந்து சிறு உருண்டைகளாகப் பிடித்து இட்லித் தட்டில் வைத்து, ஆவியில் வேக விட்டு எடுக்கவும்.

தீபன மோதகம்

- பச்சரிசி மாவு – ஒரு கப்
- பூண்டு பேஸ்ட் – ஒரு டீஸ்பூன்
- அரைத்த ஓமம் – ஒரு டீஸ்பூன்
- புதினா விழுது – ஒரு டீஸ்பூன்
- பெருங்காயத்தூள் – சிறிதளவு
- உப்பு – தேவையான அளவு

அரிசி மாவை கொதிக்கும் நீரில் தூவி கட்டி தட்டாமல் கிளறவும். பூண்டு பேஸ்ட், ஓமம், உப்பு, புதினா விழுது, பெருங் காயத்தூள், உப்பு சேர்த்து பிசைந்து, சிறு உருண்டைகளாக உருட்டி இட்லித் தட்டில் வைத்து ஆவியில் வேக வைத்து எடுக்கவும்.

> வயிறு மந்தமாக இருக்கும்பொழுது இந்த தீபன மோதகம் மிகவும் நல்லது.

தேங்காய் பால் – தினை மாவு பணியாரம்

- தேங்காய் — அரை மூடி
- நெய் — 4 டேபிள்ஸ்பூன்
- தினை மாவு — 200 கிராம்
- பொடித்த வெல்லம் — ஒரு கப்
- வாழைப்பழம் — 1
- ஏலக்காய்த்தூள் — ஒரு டீஸ்பூன்

தேங்காயைத் துருவி பால் எடுத்துக்கொள்ளவும். தினையை வறுத்து மாவாக அரைக்கவும். வெல்லத்தைக் கரைத்து வடிகட்டி, அதனுடன் தேங்காய்ப் பால், தினை மாவு, ஏலக்காய்த்தூள், வாழைப்பழம் சேர்த்து, நன்கு கெட்டியாகக் கரைக்கவும். பணியாரக்கல்லில் நெய் தடவி, ஒவ்வொரு குழியிலும் மாவை ஊற்றி, அடுப்பை மிதமான தீயில் வைத்து, வேக வைத்து எடுக்கவும்.

தூதுவளைக் கொழுக்கட்டை

- தூதுவளைக் கீரை — 1 கிண்ணம்
- பச்சரிசி — ¼ கிலோ
- மிளகு, சீரகம் — 1 டீஸ்பூன்
- வெங்காயம் — 1
- தேங்காய்த் துருவல் — 3 டீஸ்பூன்

ஊற வைத்த அரிசியை மிளகு, சீரகம் சேர்த்து அரைக்கவும். இதனுடன் நறுக்கிய தூதுவளை, வெங்காயம், தேங்காய்த் துருவல், கொஞ்சம் தண்ணீர், உப்பு சேர்த்துக் கொழுகட்டை களாக உருட்டி ஆவியில் வேகவிடவும்.

ராகி கொழுக்கட்டை

- ராகி மாவு — ஒரு கப்
- பொடித்த வெல்லம் — ஒரு கப்
- தேங்காய்த் துருவல் — ஒரு கப்
- ஏலக்காய்த்தூள் — சிறிதளவு
- நெய் — ஒரு டீஸ்பூன்

ராகி மாவுடன் வெல்லம், ஏலக்காய்த்தூள், தேங்காய் துருவல் சேர்த்து, நெய் விட்டுப் பிசைந்து சிறு உருண்டைகளாக உருட்டி, ஆவியில் வேக வைத்து எடுக்கவும். இது குழந்தைகளுக்கு மிகவும் நல்லது.

∴

14. இனிப்பு வகைகள்

அக்காரவடிசில்

- பச்சரிசி – 100 கிராம்
- பயத்தம் பருப்பு – 2 ஸ்பூன்
- பால் – 500 மி.லி.
- வெல்லம் – 300 கிராம்
- ஏலக்காய் (பொடித்தது) – 6
- நெய் – 2 ஸ்பூன்
- முந்திரி – 8
- திராக்ஷை – 2 ஸ்பூன்
- பச்சை கற்பூரம் – சிட்டிகை (துளி)
- குங்குமப்பூ – சிட்டிகை

அரிசியை பருப்புடன் கலந்து, நன்கு கலந்து பாலில் (குக்கரில் வைத்து) நன்கு மசிய வேகவிடவும். வெந்த அன்னத்தை அடுப்பில் வைத்து, நிதானமாக எரியவிடவும். வெல்லம், ஏலக்காய் பொடி, பச்சை கல்பூரம், குங்குமப்பூவுடன் கொதிக்கவிடவும், முந்திரி திராக்ஷயை நெய்யில் வறுத்து போடவும். அடி பிடிக்காமல் நன்கு கலந்து இறக்கிவிடவும். அக்காரவடிசில் தயார்.

அவல் கேசரி

- அவல் – 2 கப்
- சர்க்கரை – 4 கப்
- நெய் – 2 கப்
- முந்திரி – 10
- திராக்ஷை – 10
- ஏலக்காய்ப் பொடி – ½ ஸ்பூன்
- தண்ணீர் – 4 கப்
- கார்ன்ப்ளவர் – 2 ஸ்பூன்
- உப்பு – ஒரு சிட்டிகை

அவலை வெறும் வாணலியில் நனறாக வறுத்து, மிக்ஸியில் ரவை போல் உடைத்துக்கொள்ளவும். கெட்டியான பாத்திரத்தில் நெய் 2 ஸ்பூன் ஊற்றி முந்திரி, திராக்ஷயை வறுத்துக் கொள்ளவும். அதே பாத்திரத்தில் 4 டம்ளர் தண்ணீர் ஊற்றி கொதிக்கவிட்டு அவல் ரவையை கொஞ்சம், கொஞ்சமாக தூவிக் கிளறவும். பாதி வெந்தபின், சர்க்கரை, தேவையானல்

கேசரி பவுடர் ¼ ஸ்பூன் போட்டு நன்றாகக் கிளறவும். சிறிது, சிறிதாக நெய் ஊற்றிக் கிளறவும். அடுப்பை சிம்மில் எரியவிட்டுக் கிளறவும். கார்ன் ப்ளவரை லேசாக தூவிவிட்டு கிளறவும். கொஞ்ச நேரத்தில் நன்றாக வெந்து விடும். கடைசியில் வறுத்த முந்திரி, திராக்ஷை, ஏலக்காய்தூள், சிட்டிகை உப்பு போட்டு இறக்கவும். 10 நிமிடத்தில் செய்துவிடலாம். சூப்பராக இருக்கும்.

இஞ்சி முரப்பா

- இஞ்சி – ¼ கிலோ
- வெல்லம் – ¼ கிலோ

இஞ்சியை நறுக்கி மிக்ஸியில் அரைத்து சாறெடுத்துக் கொள்ளவும். வெல்லத்தை தண்ணீரில் கரைத்து வடிகட்டி, கொதிக்கவிடவும். இதனுடன் தெளிந்த இஞ்சிச் சாற்றை சேர்த்து, தொடர்ந்து கிளறவும். ஒட்டாமல், அல்வா பதத்துக்கு வரும் போது இறக்கித் தட்டில் கொட்டி, ஆற விட்டு வில்லைகளாகப் போடவும். வெல்லத்துக்குப் பதில் சர்க்கரையிலும் செய்யலாம்.

இனிப்பு அப்பம்

- புழுங்கல் அரிசி – 1 கப்
- கோதுமை மாவு – ½ கப்
- வெல்லம் – 1¼ கப்
- ஏலக்காய் – 5
- எண்ணெய் – பொரிக்க

அரிசியை நன்கு கழுவி 1 மணி நேரம் ஊறவைத்து நைசாக அரைக்கவும். வெல்லத்தில் சிறிது தண்ணீர் விட்டு சூடான பின் வடிகட்டவும். அதில் கோதுமைமாவு, அரைத்த அரிசி மாவு, ஏலக்காய்பொடி (சுக்கு) போட்டு இட்லி மாவு பதத்திற்கு கரைத்து, அதில் 1 ஸ்பூன் நெய் விட்டு வைக்கவும் குழிவாக உள்ள வாணலியில் எண்ணெய் விட்டு சூடானதும் சிறிய கரண்டியால் மாவை எடுத்து ஊற்றவும். ஊற்றியவுடன் முதலில் கீழே தங்கி பின்பு தான் மேலே வரும். அவசரப்பட்டு திருப்பினால் பிரிந்து விடும். ஒரு பக்கம் சிவக்க விட்டு, திருப்பி போட்டு சிவந்த பின் எடுக்கவும். கரகரவென்று வேண்டும் என்றால் கொஞ்சநேரம் விட்டு எடுக்கலாம். அடுப்பை மிதமாக எரிய விடவேண்டும்

உத்காரை

- பயத்தம் பருப்பு – 100 கிராம்
- கடலைப் பருப்பு – 50 கிராம்

- துவரம் பருப்பு — 50 கிராம்
- வெல்லம் — 300 கிராம்
- ஏலம், முந்திரி — தேவைக்கு

பருப்புக்களை ஊறவைத்து, கரகரப்பாக அரைத்து, ஆவியில் வேகவிட்டு, உதிர்க்கவும். பொல பொல என வந்ததும் சர்க்கரைப் பாகில் கொட்டிக் கிளறவும், ஏலம், முந்திரி சேர்க்கவும்.

ஒப்பட்டுலு

- மைதா மாவு — 1¼ கப்
- சர்க்கரை — 1½ கப்
- பாசிப்பருப்பு — 1 கப்
- ரவை — 2 ஸ்பூன்
- நல்லெண்ணெய் — 50 கிராம்
- நெய் — 50 கிராம்
- ஏலம் — 6

மைதா மாவுடன் ரவை சேர்த்து, நல்லெண்ணெய், நெய் (மொத்த எண்ணெயில் முக்கால் பங்கு) நன்கு கலந்து நீர் விட்டு தளரப் பிசைந்து ஊற வைக்கவும். பாசிப் பருப்பை 1 கப் நீரில் பிசைந்து ஊறவைக்கவும். பாசிப் பருப்பை 1 கப் நீரில் வேகவிட்டு வடித்து வைக்கவும். சர்க்கரை 1 கம்பிப்பாகு வரும் போது பாசிப் பருப்பு போட்டு சிறிது நெய் விட்டு சுருளக் கிளறி ஏலம் சேர்த்து எடுத்து வைக்கவும்.

வாழை இலையில் மாவு உருண்டையை சொப்பு போல செய்து, பூரணம் உள்ளே வைத்து மூடி தட்டவும். தோசைக் கல்லில் நெய் விட்டு இருபுறமும் திருப்பிப் போட்டு ஒப்பட்டுலு செய்யவும்.

சர்க்கரைத் தேனடை

- அரிசி மாவு — 1 தம்ளர்
- உளுத்தம் மாவு — 2 ஸ்பூன்
- வெல்லம் — 2 தம்ளர்
- நெய், ஏலம் — தேவைக்கு

அரிசி மாவுடன் உளுத்தம்மாவை நீர் விட்டுப் பிசைந்து தேன்குழல் அச்சில் பிழிந்து, ஆவியில் வேகவைக்கவும். வெந்த தேன் குழலை கொதிக்கும் சர்க்கரைப்பாகில் சேர்க்கவும். இரண்டு கொதி விட்டு எடுத்து வைக்கவும். குழந்தைகள் விரும்பிச் சாப்பிடுவார்கள்.

திருக்கண்ணமுது

- பால் — 200 மி.கிராம்
- அரிசி — 50 கிராம்
- தேங்காய் — 1 மூடி துருவல்
- வெல்லம் — 250 கிராம்
- நெய் — 4 ஸ்பூன்
- திராக்ஷை — சிறிதளவு
- முந்திரி — 8
- ஏலக்காய் — 6 பொடித்தது
- பச்சைக் கற்பூரம் — அரை சிட்டிகை

அரிசியை உப்புமா ரவைபோல் பொடியாக்கிக்கொள்ளவும். 1 ஸ்பூன் நெய்விட்டு அரிசிமாவை வாணலியில் வறுத்துக் கொள்ளவும். அடுப்பில் (ஐந்து பங்கு அளவு) 2½ டம்ளர் தண்ணீர் வைத்துக் கொதிக்கவிடவும்.

தேங்காயை மிக்ஸியில் நன்கு அரைத்துக்கொள்ளவும். ரவையை போட்டு அடுப்பை மிதமாக எரியவிடவும். ரவை நன்கு வெந்தவுடன், வெல்லத்தைப் பொடித்துப் போடவும். வெல்லம் கரைந்து நன்கு கொதித்தவுடன், அரைத்த தேங்காய் விழுதைப் போடவும்.

நன்கு கொதிக்கும்போது, ஏலப்பொடியை தூவி இறக்கவும். சற்று ஆறியதும் காய்ச்சின பாலை அதனுடன் ஊற்றி நன்கு கலக்கவும். நெய்யில், முந்திரி, திராக்ஷையை வறுத்துப் போடவும். நன்கு கலக்கிப் பரிமாறவும்.

தேன் இஞ்சி

- இஞ்சித் துண்டுகள் — ஒரு கப்
- தேன் — கால் கப்

இஞ்சியை சுத்தம் செய்து, சிறு துண்டுகளாக்கி ஆவியில் வேகவைக்கவும். பிறகு ஈரம் போகும் வரை இஞ்சியை ஆற விட்டு, தேனில் போட்டு வைக்கவும். குழந்தைகளுக்கு இதனை தினமும் ஒரு துண்டு கொடுத்து வர பசியின்மை, அஜீர்ணம் ஏற்படாது. ஈரத்துடன் இஞ்சியை தேனில் போடக்கூடாது.

வெல்ல சீடை

- மாவு — 2 கப்
- வெல்லம் — 2 கப்

- *ஏலக்காய்* – *4*
- *எள்* – *2 ஸ்பூன்*
- *தேங்காய்த் துருவல் (கொஞ்சம் முற்றிய தேங்காய் என்றால் வாசனையாக இருக்கும்.)* – *1 கப்*
- *பொரிக்க எண்ணெய்* – *தேவையான அளவு*

வெல்லத்தை தூள் செய்து கொஞ்சம் தண்ணீர் ஊற்றி கரைந்த பின் வடிகட்டி மறுபடியும் அடுப்பில் வைத்து பிசுக் கென்று வரும் போது மாவையும் மற்ற எல்லாப் பொருள் களையும் போட்டு கெட்டியாக பிசைந்து துணியில் உருட்டி போட்டு பொரித்து எடுக்கவும். கண்டிப்பாக மாவை வறுத்துதான் செய்ய வேண்டும். இல்லையெனில் உருண்டைகளை போட்டவுடன் கரைந்து விடும். மாவின் பதமும் கெட்டியாகத் தான் இருக்க வேண்டும். அதற்கு தகுந்தபடி மாவில் கொஞ்சம் கொஞ்சமாக வெல்லம் ஊற்றி பிசையவும். உருட்டும் பதம் வராவிட்டால் அதில் கொஞ்சம் கோதுமை மாவு கலந்து அப்பமாக பொரித்துக்கொள்ளலாம். கலந்த மாவை வேஸ்ட் செய்ய வேண்டாம்.

வெல்ல அப்பம்

- *அரிசி மாவு* – *1 கப்*
- *மைதா மாவு* – *1 கப்*
- *வெல்லம் (பொடித்தது)* – *1½ கப்*
- *ஏலக்காய் (நைசாக பொடித்தது)* – *6*
- *எண்ணெய்* – *பொரிக்கத் தேவையான அளவு*

வெல்லத்துடன் ஒரு டம்ளர் தண்ணீர் விட்டு வெல்லம் நன்கு கரைந்தவுடன் 10 நிமிடம் கொதிக்க வைக்கவும். வெல்ல தண்ணீரை நன்கு ஆற வைக்கவும். அரிசி மாவையும், மைதா மாவையும் கலக்கவும். கலந்த மாவுடன் ஏலப்பொடியைச் சேர்க்கவும். இத்துடன் ஆற வைத்த வெல்ல தண்ணீரைச் சேர்த்து இட்லி மாவு பதத்தில் கரைக்கவும்.

அடுப்பில் வாணலி வைத்து எண்ணெய் ஊற்றி காய வைக்கவும். எண்ணெய் காய்ந்த பின் மாவை சிறிய குழி கரண்டியில் எடுத்து எண்ணெயில் ஊற்றவும். ஒரு பக்கம் வெந்தபின் திருப்பிப் போடவும். இரு பக்கமும் வெந்தபின்

எடுத்து ஒரு கரண்டி மேல் அப்பத்தை வைத்து இன்னொரு கரண்டியால் அப்பத்தை நன்கு அழுத்தவும். எண்ணெய் வெளியே வந்து விடும்.

❋❋❋

15. உருண்டை வகைகள்

அரிசிப் பொரி உருண்டை

- அரிசிப் பொரி — 1 கப்
- வெல்லம் — 1 கப்
- பொட்டுக்கடலை — சிறிதளவு
- வேர்க்கடலை — ஒரு டீஸ்பூன்
- ஏலப்பொடி — சிறிதளவு

வெல்லத்தில் கெட்டிப் பாகு செய்து வைத்துக்கொண்டு, அதில் அரிசிப்பொரி, பொட்டுக்கடலை, வறுத்த வேர்க்கடலை, ஏலப்பொடி போட்டு உருண்டை பிடிக்க வேண்டும்.

உளுத்தமாவு உருண்டை

- உளுத்தம் பருப்பு — 1 கப்
- அரைத்த சர்க்கரை — 2 கப்
- முந்திரி, நெய், ஏலப்பொடி — தேவையான அளவு

உளுத்தம் பருப்பை வெறும் வாணலியில் சற்று சிவக்க வறுக்கவும். பின்பு மிக்ஸியில் போட்டு நைஸாக அரைக்கவும். இந்த மாவுடன் சர்க்கரையைக் கலந்து ஏலப்பொடி, முந்திரி போட்டுக் கலக்கவும். நெய்யை நன்றாக சூடாக்கி, மாவுக் கலவையில் கொட்டி, சூடு ஆறும் முன்பே உருண்டை பிடிக்கவும். இது பெண் குழந்தைகளுக்கு மிகவும் ஏற்றது.

எள்ளுப்பொடி உருண்டை

- கருப்பு எள் — 1 கப்
- துருவிய வெல்லம் — 1 கப்
- ஏலப்பொடி — சிறிது

கருப்பு எள்ளை சுத்தம் செய்து தண்ணீர் போட்டு அலசி, கல் எடுக்கவும். இதை வடிய விட்டு, வெறும் வாணலியில் சிறிது சிறிதாகப் போட்டு, நன்றாகப் படபடவென்று வெடித்ததும் தட்டில் கொட்டி ஆறவிடவும். ஆறிய பின் மிக்ஸியில் போட்டுப் பொடித்து, பின் வெல்லத்தையும் அப்படியே உருண்டை பிடிக்கவும்.

கம்பஞ்சோறு உருண்டை

- நையப் புடைத்த கம்பு — 150 கிராம்
- கரகரப்பாக பொடித்த மிளகு — ஒரு டீஸ்பூன்
- சுக்குப் பொடி — ஒரு டீஸ்பூன்
- நசுக்கிய பூண்டு — 3 பல்
- உப்பு, நீர்மோர் — தேவையான அளவு

முந்தைய நாளே கம்பை ஊற வைத்துக்கொள்ளவும். மறுநாள் 3 கப் தண்ணீரைக் கொதிக்க வைத்து, ஊறிய கம்பை அதில் போடவும். சுக்குப் பொடி, மிளகு, உப்பு, பூண்டு ஆகியவற்றையும் சேர்த்துக் கிளறவும். நன்றாக மிருதுவாகி கெட்டிப் பதத்தில் வந்ததும் ஆறவிட்டு உருண்டைகளாகப் பிடிக்கவும். இதை நீர்மோரில் போட்டு வைத்து, இரவு நேரத்தில் சாப்பிடவும்.

கொள்ளு உருண்டை

- கொள்ளு — 1 கப்
- வெல்லம் — 1½ கப்
- தேங்காய்த் துருவல் — 1½ கப்
- ஏலப்பொடி — சிறிதளவு

கொள்ளை நன்கு சுத்தம் செய்து, வாணலியில் நன்கு மணம் வரும் வரை சிறிது சிறிதாகப் போட்டு வறுக்க வேண்டும். இது ஆறிய பின், மிக்ஸியில் போட்டுப் பொடி பண்ணிக்கொள்ள வேண்டும். இத்துடன் வெல்லம், தேங்காய்த் துருவல், ஏலப்பொடி சேர்த்து மிக்ஸியில் அரைத்து உருண்டை பிடிக்க வேண்டும். சத்தான இந்த உருண்டை, மாலை நேர டிபனுக்குப் பயன் படுத்தலாம். குழந்தைகளுக்கு மிகவும் நல்லது.

சத்து மாவு உருண்டை

- சத்துமாவு (கோதுமை, சோயாபீன்ஸ், பயத்தம் பருப்பு, புழுங்கல் அரிசி, கேழ்வரகு வறுத்து அரைத்த மாவு) — 2 கப்
- வெல்லம் — 1 கப்
- நெய் — சிறிது
- ஏலப்பொடி — சிறிதளவு

சத்து மாவுடன் வெல்லம், ஏலப்பொடி, நெய் சேர்த்து உருண்டை பிடிக்க வேண்டும். ஒரே நிமிடத்தில் செய்யலாம். மிகவும் சத்தானது.

பாசிப்பருப்பு உருண்டை

* பாசிப்பருப்பு — 1 கப்
* சர்க்கரை — 2 கப்
* நெய் — ¾ கப்
* முந்திரி, ஏலப்பொடி — தேவைக்கேற்ப

பாசிப்பருப்பை நிறம் மாறாமல் இளம் தீயில் வறுத்துக் கொள்ள வேண்டும். இதை நன்றாக அரைத்துக்கொள்ள வேண்டும். மிருதுவாக இல்லாவிட்டால் சலித்துக்கொள்ள வேண்டும். பின்பு நெய்யில் முந்திரியை வறுத்து, அரைத்த பொடி போட்டு நன்றாகக் கலந்துகொள்ள வேண்டும். இந்தக் கலவையில் நெய்யை நன்றாக சூடாக்கி கொட்டி, ஏலப்பொடி கலந்து உருண்டை பிடிக்க வேண்டும். சூடு இருக்கும்போதே பிடிக்க வேண்டும். ஆறினால் பிடிக்க வராது.

பொரிவிளங்காய் உருண்டை

* புழுங்கலரிசி — 1 கப்
* பயத்தம் பருப்பு — 1 கப்
* வெல்லம் — 2 கப்
* தேங்காய் — அரை கப்
  (பல்லு பல்லாக நறுக்கியது)
* வறுத்த வேர்க்கடலை — சிறிது
* ஏலப்பொடி — சிறிது

புழுங்கலரிசியையும் பயத்தம் பருப்பையும் தனித்தனியே நன்கு சிவக்க வறுத்து, மிக்ஸியில் அரைக்கவும். வெல்லத்தில் கெட்டிப் பாகு செய்து, அதில் மாவுக் கலவை, தேங்காய், ஏலப்பொடி, வறுத்த வேர்க்கடலை இவற்றைப் போட்டு நன்றாகக் கலந்து உருண்டை பிடிக்கவும். இது ஆறியதும் கெட்டியாகி விடும். இதை உடைத்துத்தான் சாப்பிட வேண்டும்.

நெல் பொரி உருண்டை

* நெல் பொரி — 1 கப்
* வெல்லம் — ¼ கிலோ

- ஏலப்பொடி – சிறிது
- தேங்காய் – 1 கப்
  (பொடியாக நறுக்கியது)

நெல் பொரி வாங்கி வந்து, நன்றாக உமி போக பொறுக்கி வைத்துக்கொள்ள வேண்டும். பொரியின் மூக்கில் நெல் உமி நட்டிக் கொண்டு இருக்கும். ஆகவே மிகவும் கவனமாகப் பொறுக்கி எடுக்க வேண்டும். பின்பு கனமான பாத்திரத்தில் சிறிது தண்ணீர் விட்டு, வெல்லத்தையும் தேங்காயையும் போட்டு, கெட்டிப் பாகு செய்ய வேண்டும். பின்பு ஏலப்பொடி போட்டு, பொரியையும் கொட்டி நன்றாகக் கிளறி, கையில் நெய் தடவி உருண்டை பிடிக்க வேண்டும்.

ராகி மாவு உருண்டை

- ராகி மாவு – 1 கப்
- பொடித்த சர்க்கரை – 1 கப்
- நெய், முந்திரி – தேவையான அளவு

ராகி மாவை சிறிது நெய்யில் நன்றாக வாசனை வரும் வரை வறுக்க வேண்டும். பின்பு இந்த மாவுடன் பொடித்த சர்க்கரை, ஏலப்பொடி முந்திரி போட்டு, நன்றாகக் கலந்து, நெய்யை நன்றாகக் காய்ச்சி ஊற்றி, நன்கு கலந்து உருண்டை பிடிக்க வேண்டும். கொழுப்புச் சத்தில்லாத இனிப்பு வகை இது.

ராகி உப்பு உருண்டை

- கேழ்வரகு மாவு – ¼ கிலோ
- பெருங்காயம், கடுகு, கறிவேப்பிலை – தாளிக்க
- பச்சை மிளகாய் – 2
- வெங்காயம் – 1
- உப்பு, எண்ணெய் – தேவைக்கு

மாவில் உப்பு, சிறிது தண்ணீர் சேர்த்துப் பிசறி வைக்கவும். சட்டியில் காய்ந்த எண்ணெயில் தாளிப்பைப் போட்டு, மிளகாய், வெங்காயம் சேர்த்து வதக்கி மாவில் கொட்டவும். மாவை உருண்டைகளாகப் படித்து இட்லி போல் ஆவியில் வேகவைக்கவும்.

❋ ❋ ❋

16. வடை வகைகள்

வடை

- உளுத்தம் பருப்பு – 200 கிராம்
- மிளகு, உப்பு – தேவையான அளவு

200 கிராம் உளுத்தம் பருப்பை 10 நிமிடம் ஊறப் போடுங்கள். தண்ணீர் போக நன்கு வடித்து, மிளகு, உப்பு போட்டு நறநற வென்று வரும்படி ஒன்றிரண்டாக அரையுங்கள். ஈரத் துணி வைத்து வடையைத் தட்டி, எண்ணையில் போட்டு, ஒருபுறம் வெந்ததும் மறுபுறம் திருப்பிப் போட்டு எடுங்கள். தட்டில் வைக்க வைக்கக் காலியாகிவிடும் இந்த வடை.

பாலக்கீரை வடை

- பாலக்கீரை (பொடியாக நறுக்கியது) – ஒரு கப்
- கடலை மாவு – 2 டேபிள்ஸ்பூன்
- ரவை – 2 டேபிள்ஸ்பூன்
- கோதுமை மாவு – 4 டேபிள்ஸ்பூன்
- இஞ்சி, பூண்டு விழுது – 2 டீஸ்பூன்
- பச்சை மிளகாய் துண்டுகள் – 1 டீஸ்பூன்
- உப்பு, எண்ணெய் – தேவையான அளவு

எண்ணெயைத் தவிர மற்ற எல்லாவற்றையும் ஒரு பாத்திரத்தில் போட்டு சிறிது தண்ணீர் விட்டுக் கெட்டியாகக் கலந்துகொள்ளவும். கடாயில் எண்ணெயைக் காயவைத்து, கலந்து வைத்துள்ள மாவை வடையாகத் தட்டிப் போட்டு பொரித்தெடுக்கவும்.

கொத்தமல்லி வடை

- கொத்த மல்லி (பொடியாக நறுக்கியது) – ஒரு கட்டு
- தயிர் – ஒரு கப்
- சீரகத்தூள் – 2 டீஸ்பூன்
- மிளகாய்த்தூள் – 2 டீஸ்பூன்
- உப்பு, எண்ணெய் – தேவையான அளவு

தயிரை ஒரு துணியில் கொட்டி, அதில் உள்ள நீரை முழுவதும் வடியவிடவும். இந்தத் தயிரில் கொத்தமல்லி, உப்பு, சீரகத்தூள் கலந்துகொள்ளவும். தோசைக்கல்லை காயவைத்து, கலந்து வைத்துள்ள தயிர் கலவையை சிறிது எடுத்து உள்ளங்கையில் போட்டு மெல்லியதாக தட்டிக்கொள்ளவும். இதைக் கல்லில் போட்டு இருபுறமும் எண்ணெய் விட்டு பொன்னிறமாக எடுக்கவும்.

மிளகு வடை

- உளுத்தம் பருப்பு – ஒரு கப்
- மிளகு, அரிசி மாவு – தலா 2 டீஸ்பூன்
- பெருங்காயத்தூள் – கால் டீஸ்பூன்
- உப்பு, எண்ணெய் – தேவையான அளவு

உளுத்தம் பருப்பை ஒரு மணி நேரம் ஊறவைத்து மிளகு சேர்த்து பாதி மாவை கரகரப்பாகவும், மீதியை நைஸாகவும் அரைக்கவும். உப்பு, அரிசி மாவு, பெருங்காயத்தூள் சேர்க்கவும். இதில், ஒரு கரண்டி காயவைத்த எண்ணெயை ஊற்றிக் கலந்து, மெல்லிய வடைகளாகத் தட்டி, எண்ணெயில் பொன்னிறமாக பொரித்தெடுக்கவும்.

* * *

17. பஜ்ஜி வகை

வெற்றிலை பஜ்ஜி

- வெற்றிலை – 10
- கடலை மாவு – அரை கப்
- மிளகாய்த்தூள் – அரை டீஸ்பூன்
- பேகிங் சோடா – ஒரு சிட்டிகை
- ஓமம், மஞ்சள்தூள் – தலா கால் டீஸ்பூன்
- உப்பு, எண்ணெய் – தேவையான அளவு

கடலை மாவில் ஓமம், மஞ்சள் தூள், பேகிங் சோடா, மிளகாய்த்தூள், உப்பு சேர்த்து, தண்ணீர் விட்டுக் கரைத்துக் கொள்ளவும். வெற்றிலையை காம்பை எடுத்து விட்டு இரண்டு பாதியாக எடுத்து, ஒவ்வொன்றையும் மாவில் தோய்த்து சூடான எண்ணெயில் பொரித்தெடுக்கவும்.

* * *

18. பால் வகைகள்

இளநீர் பால்

- இளநீர் — ஒன்று
- இளநீர் வழுக்கை — ஒன்று
- பனங்கற்கண்டு — ஐம்பது கிராம்
- ஏலக்காய்ப் பொடி — அரை தேக்கரண்டி

இளநீர், இளநீர் வழுக்கை, சர்க்கரை, ஏலப்பொடி ஆகிய வற்றை மிக்ஸியில் நுரை வர அடிக்கவும். குளிர வைத்து வடி கட்டிப் பரிமாறவும்.

தேங்காய்ப் பால் (ஆடிப்பால்)

- தேங்காய் — 2 துருவல்
- வெல்லம் — 200 கிராம்
- ஏலக்காய் — 4
- அரிசி — 2 ஸ்பூன்

அரிசியுடன் தேங்காய் துருவலை சேர்த்து சிறிது நீர்விட்டு அரைக்கவும். அரைத்த விழுதில் 1 டம்ளர் தண்ணீர் ஊற்றி சல்லடையிலோ, மெல்லிய துணியிலோ ஊற்றி வடிகட்டவும். பால்போல் திக்காக வரும். இதனை ஒரு பாத்திரத்தில் தனியாக வைத்துக்கொள்ளவும். அதே தேங்காய் சக்கையில் இன்னுமொரு டம்ளர் தண்ணீர் ஊற்றி மறுபடி அரைக்கவும். திரும்பவும் வடிகட்டி இரண்டாம் பால் எடுக்கவும். அடுப்பில், வெல்லத்துடன் ஒரு டம்ளர் தண்ணீர் ஊற்றி கொதிக்கவிடவும். வெல்லம் கரைந்து கொதிக்கும்போது இரண்டாவதாக எடுத்த தேங்காய்ப் பாலை ஊற்றவும், நன்கு கொதித்து வரும்போது, முதலாவதாக எடுத்த தேங்காய் பாலை ஊற்றவும். பொங்கி வரும் தருவாயில் இறக்கிவிடவும். ஏலக்காய் பொடியை போட்டு பரிமாறலாம். வாய்ப்புண், வயிற்றுப்புண் வந்தால் இதுவே ஒரு சிறந்த மருந்து.

பருத்திப் பால்

- பருத்திக் கொட்டை — 1 கப்
- பசும்பால் — 1 கப்
- சர்க்கரை — 1 கப்
- ஏலம் — சிறிதளவு

முதல் நாள் இரவே ஊற வைத்த பருத்திக் கொட்டையை அரைத்து, வடிகட்டி, இரண்டு முறை பால் எடுக்கவும். சட்டியில்

டாக்டர் எல். மகாதேவன்

பருத்திப் பாலை ஊற்றி, காய்ச்சிய பாலையும் சேர்த்துக் கொதித்ததும் சர்க்கரை ஏலம் சேர்த்து இறக்கவும். தோள்பட்டை வலிக்கு சிறந்தது.

மாங்காய்ப் பால்

- பால் – 1 லிட்டர்
- பலாச்சுளை – 6
- பலாக் கொட்டை – 6
- தேங்காய் (பொடியாக நறுக்கியது) – ஒரு சிறிய கப்
- வெல்லம் – அரை கிலோ
- மிளகு, நெய் – சிறிதளவு

அகலமான பாத்திரத்தில் பாலைக் காய்ச்சிக்கொள்ளவும். தோல் நீக்கிய பலாக்கொட்டை, பலாச்சுளைகளோடு தேங்காயையும் போட்டு வேகவிடவும். அடுப்பை சீராக எரிய விட்டு, எல்லாம் வெந்த பிறகு வெல்லத்தைப் போட்டு கொதிக்க வைக்கவும். மிளகை நெய்யில் வறுத்துப் பொடி செய்து அதையும் இதில் போட்டு, 2 டீஸ்பூன் நெய் விட்டு இறக்கவும்.

வழக்கில் இதன் பெயர்தான் மாங்காய்ப் பாலே தவிர, மாங்காய்க்கும் இதற்கும் எந்த சம்பந்தமும் இல்லை.

❋ ❋ ❋

19. தேநீர் வகைகள்

ஆரஞ்சு தோல் தேநீர்

- ஒரு ஆரஞ்சுப் பழத்தின் தோல் – பொடியாக நறுக்கிக் கொள்ளவும்
- தண்ணீர் – 2 முதல் 5 கப்
- பால் – 1½ கப்
- உலர்ந்த திராக்ஷை – சிறிது
- பனங்கற்கண்டு (அ) வெல்லம் – சுவைக்கு

தண்ணீரைச் சுட வைத்து பொடியாக நறுக்கிய ஆரஞ்சுத் தோலை சேர்த்து தழலை மட்டாக வைத்து இரண்டு நிமிடங்கள் கழித்து அணைத்து விடவும். (அதிகம் கொதிக்க விடக்கூடாது.) ஐந்து நிமிடங்கள் கழித்து வடிகட்டி பாலுடன் பனை வெல்லமோ கற்கண்டோ சேர்த்துப் பருகலாம்.

இஞ்சி தேநீர்

- இஞ்சி – சிறிய துண்டு
- டீத்தூள் – 2 டீஸ்பூன்
- தேன் – 2 டீஸ்பூன்
- தண்ணீர் – 2 கப்

2 கப் தண்ணீரில் இஞ்சியைத் தட்டிப் போட்டு கொதிக்க விடவும். கொஞ்சம் வற்றியவுடன், டீத்தூள் சேர்த்து கொதித்து வரும்போது அடுப்பை அணைத்து, பாத்திரத்தை மூடவும். 3 நிமிடம் கழித்து, வடிகட்டி, தேன் சேர்த்து கலக்கிக் குடிக்கவும்.

இஞ்சி புதினா தேநீர்

- புதினா இலைகள் – ஒரு கைப்பிடியளவு
- இஞ்சி (நசுக்கிக்கொள்ளவும்) – ஓரங்குலத் துண்டு
- தண்ணீர் – 2 முதல் 5 கப்
- பால் – 1½ கப்
- பனங்கற்கண்டு (அ) வெல்லம் – சுவைக்கு

தண்ணீரைச் சுட வைத்து புதினாவையும், நசுக்கிய இஞ்சியையும் சேர்த்து மட்டான தழலில் பத்து நிமிடங்கள் கொதிக்க விடவும். பின்னர் வடிகட்டி பாலுடன் பனை வெல்லமோ கற்கண்டோ சேர்த்து பருகவும். சளிக்கும் இருமலுக்கும் நிவாரண மளிக்கும். இதைத் தேவையானபொழுது செய்து பருகலாம். புதினா புதிதாக கிடைக்காவிட்டால் உலர்ந்த புதினாவையும் பயன்படுத்தலாம்.

கருங்காலி தேநீர்

- கருங்காலிப்பட்டை – ¼ கிலோ
- மருதம்பட்டை – ¼ கிலோ
- சுக்கு – 50 கிராம்
- ஏலக்காய் – 50 கிராம்

இவை அனைத்தையும் ஒன்றாகக் கலந்து தூளாக்கிக் கொள்ளவும். இதில் 1 ஸ்பூன் அளவு எடுத்து 2 டம்ளர் நீரிலிட்டுக் கொதிக்க வைத்து வடிகட்டி சர்க்கரை சேர்த்து அல்லது சேர்க்காமல் சாப்பிடவும்.

இதனால் இரத்த அழுத்தம், இதய நோய்கள், தூக்கமின்மை, நரம்புத் தளர்ச்சி, கை, கால் நடுக்கம், உடல் பலவீனம் போன்ற குறைபாடுகள் தீரும்.

துளசி தேநீர்

- புதிய துளசி இலைகள் – தேவைக்கேற்ப
- தண்ணீர் – 2 முதல் 5 கப்
- பால் – 1½ கப்
- உலர்ந்த திராக்ஷை – சிறிது
- பனங்கற்கண்டு (அ) வெல்லம் – சுவைக்கேற்ப

துளசியுடன் திராக்ஷையைச் சேர்த்து சற்று பொடித்து கொதிக்கும் தண்ணீருடன் சேர்த்து ஐந்து முதல் பத்து நிமிடங்கள் கொதிக்க வைத்து வடிகட்டி பாலுடன் பனை வெல்லமோ கற்கண்டோ சேர்த்துப் பருகலாம்.

பெருஞ்சீரக (சோம்பு) தேநீர்

- டீத்தூள் – 2 டீஸ்பூன்
- பெருஞ்சீரகம் – 2 டீஸ்பூன்
- சர்க்கரை – 2 டீஸ்பூன்

பெருஞ்சீரகத்தை வெறும் வாணலியில் வறுத்துக் கொள்ளவும். ஒரு கப் தண்ணீரைக் கொதிக்கவைத்து டீத்தூளை போட்டு கொதிக்கவிடவும். கொதிக்கும்போது பெருஞ்சீரகத்தைப் போட்டு அதுவும் சேர்த்து நன்கு கொதித்த பிறகு இறக்கி வடிகட்டி, சர்க்கரை சேர்த்து அருந்தவும்.

மசாலா தேநீர்

- இலவங்கப்பட்டை – 5 சிறு துண்டுகள்
- ஏலக்காய் – 2
- தண்ணீர் – 2 முதல் 5 கப்
- பால் – 1½ கப்
- பனங்கற்கண்டு (அ) வெல்லம் – சுவைக்கு

ஜீரகம், பட்டை, ஏலக்காய் முதலியவற்றை வாணலியில் சற்று சூடாக்கி பொடியாக்கி வைத்துக்கொள்ளவும். தண்ணீரைக்

கொதிக்க வைத்துக்கொண்டு ஒரு தேக்கரண்டி பொடியை சேர்த்து மட்டான தழலில் ஐந்து நிமிடங்கள் கொதிக்கவைக்கவும். பிறகு ஒரு மெல்லிய துணியில் வடிகட்டி, பாலுடன் பனை வெல்லமோ, கற்கண்டோ சேர்த்துப் பருகவும்.

மூலிகை தேநீர்

- அதிமதுரம் – ஒரு இன்ச்
- சித்தரத்தை – ஒரு இன்ச்
- சுக்கு – ஒரு இன்ச்
- கடுக்காய் தோல் – 2 துண்டுகள்
- ஏலக்காய் – 2
- மிளகு – ½ டீஸ்பூன்
- துளசி இலைகள் – 10
- பால் – ¾ கப்
- தேயிலைத் தூள் – ஒரு டீஸ்பூன்
- சர்க்கரை – ஒரு டீஸ்பூன்

அதிமதுரம், சித்தரத்தை, சுக்கு, கடுக்காய்தோல், ஏலக்காய், மிளகு எல்லாவற்றையும் வெறும் வாணலியில் வறுத்துப் பொடிக்கவும். ஒரு கப் தண்ணீரை அடுப்பிலேத்தி இந்தப் பொடியில் ½ டீஸ்பூன் போட்டு, துளசி இலைகளுடன் கொதிக்கவிடவும். இரண்டு நிமிடங்கள் கொதித்ததும், தேயிலைத் தூள் சேர்த்து அடுப்பை அணைத்து மூடி வைக்கவும். ஒரு நிமிடம் கழித்து வடிகட்டி, சூடான பால், சர்க்கரை சேர்த்து அருந்தவும். இந்த டீயை பால் இல்லாது அருந்தினால் அதிக சுவையுடன் இருக்கும்.

ஜீரக தேநீர்

- ஜீரகம் – ஒரு மேசைக்கரண்டி
- தண்ணீர் – 2 முதல் 5 கப்
- பால் – 1½ கப்
- பனங்கற்கண்டு (அ) வெல்லம் – சுவைக்கு தேவையான அளவு

நீரைக் கொதிக்க வைத்து ஜீரகத்தை சேர்த்து மட்டான தழலில் ஐந்து நிமிடங்கள் வையுங்கள். பின்னர் வடிகட்டி, பாலுடன் பனை வெல்லமோ கற்கண்டோ சேர்த்துப் பருகலாம்.

தனியா (கொத்தமல்லி) பானம்

- தனியா – ஒரு கப்
- தண்ணீர் – 2 முதல் 5 கப்
- பால் – 1½ கப்
- பனங்கற்கண்டு (அ) வெல்லம் – சுவைக்கு

தனியாவை சிவக்க வறுத்து பொடியாக்கி வைத்துக் கொள்ளவும். ஒரு மேசைக்கரண்டி பொடியை ஒரு வடிகட்டியில் போட்டு, கொதிக்கும் நீரை ஊற்றி வடிகட்டிக்கொள்ளவும். பாலுடன் பனை வெல்லமோ, கற்கண்டோ சேர்த்துப் பருகவும். உடல் நலக் குறைவின்போது இப்பானம் வலிவூட்டும்

சுக்கு காபி

- மிளகு – ¼ டீஸ்பூன்
- தனியா – ½ டீஸ்பூன்
- சுக்கு – 1 துண்டு
- பால் – 1 தம்ளர்
- பனங்கற்கண்டு – 1 டீஸ்பூன்

மண் சட்டியில் சுக்கு, மிளகு, தனியாவை வறுத்துப் பொடிக்கவும். சட்டியில் பாலைவிட்டுக் கொதி வந்ததும் பனங்கற்கண்டு, சுக்குப் பொடியைச் சேர்த்து மீண்டும் ஒரு கொதிவிட்டு இறக்கவும். சுவையான சுக்கு காபி ரெடி.

தேத்தான் கொட்டை காபி

- தேத்தான் கொட்டை – 100 கிராம்
- தான்றிக்காய் – 100 கிராம்
- ஏலக்காய் – 10 கிராம்

மூன்று பொருட்களையும் தனித்தனியே தூள் செய்து ஒன்றாகக் கலந்துகொள்ளவும். 1 ஸ்பூன் பொடியை 2 டம்ளர் தண்ணீரில் கொதிக்க வைத்து, வடிகட்டி பால் சேர்த்து, சுவையாகச் சாப்பிடவும்.

தேத்தான் கொட்டைக் காபியினால் உடல் தேறும். ரத்தம் பெருகும். மூலம் குணமாகும், வலிவான, வளமான உடல் பெற தேத்தான் காபி சாப்பிடுங்கள்.

நத்தைச்சூரி காபி

- நத்தைச்சூரி விதை – 200 கிராம்

நத்தைச்சூரி விதையைக் கருக வறுத்துத் தூள் செய்யவும். இதில் 1 ஸ்பூன் அளவுக்கு எடுத்து 2 டம்ளர் தண்ணீரில் கொதிக்கவைத்து, வடிகட்டி, பால் சேர்த்துச் சாப்பிடவும்.

உடல் வலிவு பெறும். ஆண்மைக் கோளாறுகள் தீரும். மூல நோய்கள் அகலும். கண்பார்வை கூர்மையாகும். நினை வாற்றல் பெருகும்.

நன்னாரி காபி

- நன்னாரி வேர் – 100 கிராம்
- வெந்தயம் – 25 கிராம்
- சதகுப்பை – 100 கிராம்

மூன்று பொருட்களையும் தனித்தனியே வறுத்து ஒன்றாகக் கலந்து தூள் செய்துகொள்ளவும், இதில் 1 ஸ்பூன் பொடியை 2 டம்ளர் நீர் விட்டுக் கொதிக்கவைத்து வடிகட்டி சிறிது சர்க்கரை சேர்த்துச் சாப்பிடச் சுவையாக இருக்கும்.

சிறுநீரக அழற்சி, தொற்று, சிறுநீரகக் கற்கள், நீரடைப்பு, சதையடைப்பு போன்ற குறைபாடுகள் உள்ளவர்கள் நன்னாரிக் காபியைத் தொடர்ந்து சாப்பிட அற்புதப் பலனைப் பெறலாம்.

❋ ❋ ❋

20. குழம்பு வகைகள்

புளிக்குழம்பு

புளிச் சுவையைப் பெய்து குழம்பாக வைப்பது புளிக் குழம்பாகும். தன் மெல்லிய விரல்களால் கட்டியாக முற்றி விளைந்த தயிரைப் பிசைந்து அதைக் குவளை போன்ற கண்களில் தாளிப்புப் புகை மணம் கமழ, புளிக் குழம்பாக்கித் தலைவனுக்குக் கொடுத்தாள் என்பதை,

முளிதயிர் பிசைந்த காந்தண் மெல்விரல்
. . .   .
குவளை யுண்கண் குய்ப்புகை பாகர்
இனிதெனக் கணவன் உண்டலின்
நுண்ணிதின் மகிழ்ந்தன் று ஒண்நுதல் முகனே

எனக் குறுந்தொகை உரைக்கிறது. இனிய மரங்கனிகளைப் பிசைந்து மணம் மிக்க புளிக்குழம்பாக்கினர் என்னும் குறிப்பு புறநானூற்றில் காணப்படுகிறது.

அஜீரணத்தைப் போக்கும் இஞ்சி குழம்பு

- புளி – 2 எலுமிச்சம் பழம் அளவு
- இளசான இஞ்சி – 50 கிராம்
- காய்ந்த மிளகு – 5
- வெந்தயம் – 1 டீஸ்பூன்
- தேங்காய் துருவல் – 1 டேபிள்ஸ்பூன்
- பெரிய வெங்காயம் – 1
- பச்சை மிளகாய் – 1
- கறிவேப்பிலை – சிறிதளவு
- வெல்லம் – ஒரு சிறிய கட்டி
- கடுகு – ஒரு டீஸ்பூன்
- உப்பு, பெருங்காயம் – தேவையான அளவு
- எண்ணெய் – தேவையான அளவு

இஞ்சியைக் கழுவி தோல் சீவி, பொடியாக நறுக்கவும். வெங்காயம், புளியை வெந்நீரில் ஊறப்போடவும். கடாயில் எண்ணெய் விட்டு, இஞ்சித்துண்டுகளை வதக்கி எடுத்துக் கொள்ளவும். கடாயில் எண்ணெய் விடாமல் தேங்காய் துருவலை எடுத்து, அதே கடாயில் காய்ந்த மிளகு, வெந்தயத்தை வறுத்துக் கொள்ளவும். வறுத்த மிளகு, வெந்தயம், தேங்காய் துறுவல் – இந்த மூன்றையும் மிக்ஸியில் அரைக்கவும். சிறிது எண்ணெயில் வெங்காயம், மிளகை வதக்கிக்கொள்ளவும்.

புளியைத் தேவையான தண்ணீர் விட்டுக் கரைத்து, அதில் அரைத்த விழுது, உப்பு, பெருங்காயம், வெல்லம் சேர்த்துக் கொதிக்கவிடவும். ஒரு கொதி வந்ததும் வதக்கிய இஞ்சித் துண்டுகள், வெங்காயம், பச்சை மிளகாய் சேர்த்து மேலும் கொதிக்கவிடவும். நன்றாகக் கொதித்ததும் இறக்கி, கடுகு, கறிவேப்பிலை தாளித்துக் கொட்டவும்.

அஜீரணத்துக்கு ஏற்ற குழம்பு இது.

கறிவேப்பிலைக் குழம்பு

- கறிவேப்பிலை – நன்கு காய்ந்தது ஒரு கப் நிறைய
- புளி – 1 பெரிய எலுமிச்சை அளவு
- உப்பு – 1½ ஸ்பூன்
- உளுத்தம் பருப்பு – 2 ஸ்பூன்

- மிளகு – ½ ஸ்பூன்
- சீரகம் – ½ ஸ்பூன்
- பெருங்காயம் – ¼ ஸ்பூன்
- மஞ்சள் பொடி – ¼ ஸ்பூன்
- எண்ணெய் – 1 கரண்டி
- கடுகு – ½ ஸ்பூன்
- அரிசி மாவு – 1 ஸ்பூன்
- தேங்காய்த் துருவல் – 1 ஸ்பூன்
- வெந்தயப் பொடி – 1 ஸ்பூன்

புளி, உப்பு இரண்டையும் தண்ணீர் விட்டுக் கரைத்து 4 டம்ளர் அளவு கரைசலாக்கி ஒரு பாத்திரத்தில் வைத்துக் கொள்ளவும். வாணலியில் எண்ணெய் ஊற்றி உளுத்தம் பருப்பு, மிளகாய், மிளகு, சீரகம் ஆகியவற்றை வறுத்து கடைசியில் கறிவேப்பிலையைப் போட்டு நன்கு புரட்டி எடுத்துக் கொள்ளவும். அதனுடன் நைசாகவும், கெட்டியாகவும் அரைத்துக் கொள்ளவும்.

புளி ஜலத்தை நன்கு கொதிக்கவிடவும். அரைத்த விழுதை புளி ஜலத்தில் கரண்டியால் கரைத்து மேலும் கொதிக்க விடவும். மஞ்சள் பொடி, வெந்தயப் பொடியை நன்கு கொதித்த வுடன் அரிசி மாவில் சிறிதளவு தண்ணீர் ஊற்றிக் கரைத்து குழம்பில் கொட்டி ஒரு கொதி வந்தவுடன் இறக்கிவிடவும். சிறிது எண்ணெயில் கடுகு, பெருங்காயம் தாளிக்கவும், பச்சை பசேலென்ற நிறத்துடன் கறிவேப்பிலை குழம்பு ரெடி. வாய்க்கு சுவையும் மணமும் கொடுக்கும் கறிவேப்பிலைக் குழம்பு வயிற்றுக்கும் மிகவும் நல்ல மருந்து.

கொள்ளு குழம்பு

- கொள்ளு – ½ கப்
- மிளகாய் வற்றல் – 4
- சுக்கு – ஒரு இன்ச்
- பெருங்காயம் – ¼ டீஸ்பூன்
- உப்பு – 1½ டீஸ்பூன்
- புளிபேஸ்ட் – 2 டீஸ்பூன்
- தாளிக்க கடுகு – ஒரு டீஸ்பூன்
- உப்பு – தேவையான அளவு

கொள்ளு, மிளகாய் வற்றல், சுக்கு, பெருங்காயம் எல்லா வற்றையும் எண்ணெய் விடாமல் வெறும் வாணலியில் சிவக்க வறுக்கவும். பின் உப்பு சேர்த்து பொடி செய்யவும். புளி பேஸ்ட்டையும், ½ தேக்கரண்டி உப்பையும், 2 கப் தண்ணீரில் கலந்து கொதிக்க வைக்கவும். 2 கொதி வந்ததும், வறுத்த பொடியைப் போட்டு கொஞ்சம் கொதித்ததும் இறக்கவும். கடுகையும் வெறும் வாணலியில் வறுத்துத் தாளிக்கவும்.

கொண்டைக்கடலை குழம்பு

- கொண்டைக்கடலை – 200 கிராம்
- சின்ன வெங்காயம் – 10 நறுக்கியது
- தக்காளி – 1 நறுக்கியது
- பூண்டு – 2 அல்லது 3 பல்
- சோம்பு, மிளகு – சிறிது
- துவரம் பருப்பு – 1 ஸ்பூன்
- சீரகம் – ½ ஸ்பூன்
- உப்பு – தேவையான அளவு
- எண்ணெய் – 3 டீஸ்பூன்

கொண்டைக் கடலையை 10 மணி நேரம் ஊறவைத்து, உப்பு போட்டு வேக வைத்துக்கொள்ள வேண்டும். துவரம் பருப்பு, சீரகத்தை வெறும் வாணலியில் வறுத்து பொடி செய்து கொள்ளவும். ஒரு சட்டியில் எண்ணெய் காய வைத்து சோம்பு, மிளகு போட்டு தாளித்து, வெங்காயம், தக்காளி, பூண்டு போட்டு வதக்கி வேக வைத்த கொண்டைக் கடலையில் போட வேண்டும். நன்கு கொதித்தவுடன் பொடி செய்த துவரம் பருப்பு சீரகப் பொடியைப் போட்டு இறக்க வேண்டும்.

சுண்டைக்காய் வற்றல் குழம்பு

- சுண்டைக்காய் வற்றல் – 20
- புளி – பெரிய நெல்லிக்காய் அளவு
- சாம்பார் பொடி – 2 டேபிள்ஸ்பூன்
- கறிவேப்பிலை – சிறிதளவு
- உப்பு – தேவையான அளவு

தாளிக்க

- கடுகு, உளுத்தம் பருப்பு – தலா ¼ டேபிள்ஸ்பூன்
- வெந்தயம் – ½ டேபிள்ஸ்பூன்

- காய்ந்த மிளகாய் – 2
- கடலைப் பருப்பு – 2 டேபிள்ஸ்பூன்
- நல்லெண்ணெய் – 4 டேபிள்ஸ்பூன்

கடாயில் எண்ணெய் விட்டு கடுகு, வெந்தயம், காய்ந்த மிளகாய், கடலைப்பருப்பு போட்டுத் தாளிக்கவும். இதனுடன் சுண்டைக்காய் வற்றல் போட்டு வதக்கவும். நன்கு வதங்கியதும் அதோடு சாம்பார் பொடி போட்டுக் கொஞ்சம் தண்ணீர் ஊற்றிக் கலக்கவும். ஒரு கொதி வந்தவுடன் கரைத்து வைத்துள்ள புளியைச் சேர்த்து, உப்பு போட்டு நன்கு கொதிக்கவிடவும். கொதித்து, வாசனை வரும்போது கறிவேப்பிலை போட்டு இறக்கவும்.

தக்காளி பருப்பு குழம்பு

- தக்காளி – 300 கிராம்
- துவரம் பருப்பு – 50 கிராம்
- பச்சை மிளகாய் – 6
- இஞ்சி – சிறிய துண்டு
- வர மிளகாய் – 4
- மிளகாய் பொடி – ½ ஸ்பூன்
- மஞ்சள்பொடி – கொஞ்சம்
- பெருங்காயம் – கொஞ்சம்
- சிறிய வெங்காயம் – 50 கிராம்
- கல் உப்பு – தேவையானது
- எண்ணெய் – 25 கிராம்
- காய்கள் – பிடித்த காய்கள்

துவரம்பருப்பை மஞ்சள்பொடி போட்டு வேகவிட்டுக் கொள்ளவும். வாணலியில் கடுகு, வரமிளகாய், பச்சை மிளகாய், இஞ்சி, பெருங்காயம் போட்டு தாளித்து சிறிய வெங்காயத்தை பொடியாக நறுக்கி போட்டு வதக்கவும். தக்காளியை பொடியாக நறுக்கி அதில் போட்டு வதக்கவும். இன்னும் கொஞ்சம் எண்ணெய் ஊற்றி மிளகாய்பொடி, உப்பு போட்டு வதக்கி வெந்த பருப்பை போட்டு கொஞ்சம் தண்ணீர் ஊற்றி கொதிக்க விட்டு மேலே நெய் ஊற்றி இறக்கவும். இந்தக் குழம்பை சாப்பாடு, டிபன் எதற்கு வேண்டுமானாலும் பயன் படுத்தலாம். (தக்காளியை மிக்ஸியில் ஒரு சுற்று சுற்றியும் ஊற்றலாம்.)

தக்காளி பொரிச்ச குழம்பு

- நாட்டு தக்காளி — ¼ கிலோ
- சிறிய வெங்காயம் — 100 கிராம்
- தேங்காய்த் துருவல் — 4 ஸ்பூன்
- புளி — கொஞ்சம்
- மிளகாய் பொடி — 3 ஸ்பூன்
- தனியாப் பொடி — 1 ஸ்பூன்
- வெந்தயப் பொடி — கொஞ்சம்
- மஞ்சள் பொடி — ¼ ஸ்பூன்
- கல் உப்பு — தேவையானது
- மிளகு 1 ஸ்பூன், சீரகம் — ¼ ஸ்பூன்

தேங்காய் துருவலுடன் மிளகு, சீரகம் சேர்த்து அரைத்துக் கொள்ளவும். தக்காளி, வெங்காயத்தை பொடியாக நறுக்கிக் கொள்ளவும். வாணலியில் கொஞ்சம் எண்ணெய் ஊற்றி கடுகு பொரிந்ததும் தக்காளி, வெங்காயத்தை போட்டு வதக்கவும். மஞ்சள்பொடி, மிளகாய்த்தூள், தனியாத்தூள், உப்பு போட்டு வதக்கவும். புளியைக் கெட்டியாக கரைத்து ஊற்றவும். இன்னும் கொஞ்சம் எண்ணெய் ஊற்றி சுண்டவிட்டு, அரைத்த தேங்காய் கலவையை ஊற்றி கொதிக்கும்போது இறக்கி விடவும். உறவினர்கள் வந்த சமயத்தில் சீக்கிரமாக இந்தக் குழம்பை செய்துவிடலாம். மேலே கறிவேப்பிலை, மல்லி போடவும். பொரிச்ச குழம்பு ரெடி.

பருப்பு உருண்டை குழம்பு

- பீட்ரூட் — 1
- துவரம் பருப்பு — 100 கிராம்
- பெரிய வெங்காயம் — 2
- வரமிளகாய் — 10
- சோம்பு — 1 ஸ்பூன்
- தக்காளி — 4
- உப்பு — தேவைக்கு

வெங்காயத்தை பொடியாக நறுக்கி பொன் நிறமாக வதக்கி அதில் பாதி எடுத்து வைத்து மீதியில் தக்காளியை 2 பல் பூண்டு சேர்த்து வதங்கிய பின் மிக்ஸியில் விழுதாக அரைத்துக்கொள்ளவும்.

துவரம் பருப்பை ஊறவைத்து மிளகாய், சோம்பு உப்பு சேர்த்து அரைத்துக்கொள்ளவும். பீட்ரூட்டை துருவி, எடுத்து வைத்து வெங்காயத்தையும் சேர்த்து எண்ணெய் ஊற்றி வதக்கவும். இதனுடன் பருப்பு விழுதை போட்டு கொஞ்ச நேரம் வதக்கி ஆறிய பின் உருண்டைகளாக பிடித்து வைக்கவும். அதே வாணலியில் கொஞ்சம் எண்ணெய் ஊற்றி கடுகு தாளித்து அரைத்த தக்காளி விழுதை சேர்த்து நன்கு சுண்டி பச்சை வாசனை போன பின் தேவையான தண்ணீர் சேர்த்து கொதிக்க விடவும். பிடித்து வைத்து இருக்கும் உருண்டைகளை சேர்த்து மேலே மிதந்து வரும் போது அடுப்பை அணைத்து விடவும். உருண்டை மேலே மிதந்து வந்தால் வெந்து விட்டது எனக் கொள்ளவும்.

பிள்ளைப்பேறு குழம்பு

- மிளகு — 100 கிராம்
- சீரகம் — ஒரு டீஸ்பூன்
- உ.பருப்பு — 30 கிராம்
- பூண்டு — 100 கிராம்
- இஞ்சி — ஒரு சிறிய துண்டு
- நல்லெண்ணெய் — 200 மி.லி.
- உப்பு — தேவையான அளவு

மிளகு, சீரகம், உளுத்தம் பருப்பு மூன்றையும் வறுத்துக் கொள்ளவும். இத்துடன் பூண்டு, இஞ்சியையும் சேர்த்து மைய அரைத்து நீரில் கரைத்து கொதிக்கவிடவும். பின்பு உப்பு சேர்த்து கலவை கட்டியானவுடன் நல்லெண்ணெய் சேர்த்து கொதி வந்தவுடன் இறக்கவும்.

தீரும் நோய்கள்

- பிள்ளைபெற்ற உடம்பின் அசதியையும், உடலுக்குள் இருக்கும் அழுக்கையும் அகற்ற இந்தக் குழம்பு உதவும்.
- தாய்ப்பாலை அதிகரிக்கும்.

பொன்னாங்கண்ணி – காராமணி குழம்பு

- பொன்னாங்கண்ணிக் கீரை — 1 கட்டு
- சிவப்பு காராமணி — 50 கிராம்
- மைசூர் பருப்பு — 50 கிராம்
- புளி — நெல்லிக்காய் அளவு

- சாம்பார் பொடி — 3 ஸ்பூன்
- உப்பு — கால் ஸ்பூன்
- கடுகு — அரை ஸ்பூன்
- வெந்தயம் — சிறிதளவு
- எண்ணெய் — 4 டேபிள்ஸ்பூன்

பொன்னாங்கண்ணிக் கீரையை உருவி நன்றாக அலசிக் கழுவிக்கொள்ளவும்.

பருப்பை தனியே வேகவைத்து எடுத்துக்கொள்ளவும். அடுப்பில் கடாய் வைத்து, சிவப்பு காராமணியை லேசாக வறுத்து, ஊறவைக்கவும்.

புளியை 2 தம்ளர் தண்ணீரில் கரைத்து அந்த புளிக் கரைசலுடன் சாம்பார் பொடி, உப்பு மற்றும் ஊற வைத்த காராமணியைச் சேர்த்துக் கொதிக்கவிடவும்.

பொன்னாங்கண்ணி கீரையை இரண்டு ஸ்பூன் எண்ணெயில் வதக்கி, கொதிக்கும் குழம்பில் சேர்க்கவும். வேக வைத்த மைசூர் பருப்பை குழம்பில் சேர்த்து கடுகு, வெந்தயம் தாளித்து இறக்கவும்.

இது கண்களை பிரகாசமாக வைத்திருக்க உதவுகிறது. தவிர, நரம்புக் கோளாறுகள், பித்தக் கோளாறுகள், குடல் சார்ந்த நோய்களுக்கு நல்லது. சருமத்தை மினுமினுப்புடன் வைத்திருக்கும்.

பூண்டு மிளகுக் குழம்பு

- பூண்டு பற்கள் — 10
- மிளகு — 1 கரண்டி
- துவரம் பருப்பு, தனியா — தலா 1 கரண்டி
- புளி — எலுமிச்சை அளவு
- சீரகம் — ½ டீஸ்பூன்
- நல்லெண்ணெய் — ½ டீஸ்பூன்
- உப்பு, கறிவேப்பிலை — தேவைக்கு

மிளகு, துவரம் பருப்பு, தனியா, சீரகம் சேர்த்து வறுத்து, கறிவேப்பிலையுடன் விழுதாக அரைக்கவும். சட்டியில் காய்ந்த எண்ணெயில் நசுக்கிய பூண்டைப் போட்டு, விழுதையும் சேர்த்து வதக்கவும். புளி கரைத்து ஊற்றி உப்பு சேர்த்துக் கொதிக்கவிட்டு இறக்கவும்.

மணத்தக்காளி வற்றல் குழம்பு

- மணத்தக்காளி — 4 டேபிள்ஸ்பூன்
- புளி — ஒரு எலுமிச்சம்பழ அளவு
- சாம்பார் பொடி — 3 டீஸ்பூன்
- காய்ந்த மிளகாய் — 1
- பெருங்காயத்தூள் — சிறிதளவு
- உப்பு — தேவையான அளவு

தாளிக்க

- கடுகு — ஒரு டீஸ்பூன்
- உளுத்தம் பருப்பு — ஒரு டீஸ்பூன்
- வெந்தயம் — ¼ டேபிள்ஸ்பூன்
- கடலைப் பருப்பு — ¼ டேபிள்ஸ்பூன்
- கறிவேப்பிலை — சிறிதளவு
- எண்ணெய் — தேவையான அளவு

கடாயில் எண்ணெய் விட்டு வெந்தயம், கடுகு, உளுத்தம் பருப்பு, கடலைப்பருப்பு, கறிவேப்பிலை தாளித்து, மணத்தக்காளி வற்றலையும் போட்டு வதக்கவும். வதங்கியதும் சாம்பார் பொடி போட்டு கொஞ்சம் தண்ணீர் ஊற்றி கலக்கவும். ஒரு கொதி வந்ததும் புளியைக் கரைத்து விட்டு, உப்பு சேர்த்து நன்கு கொதிக்கவிடவும். குழம்பு மணம் வந்ததும் இறக்கி, சிறிது பெருங்காயத்தூள் போடவும்.

இதை மணி தக்காளி, மிளகு தக்காளி, காகமாசி, உலக மாதா, என்றெல்லாம் அழைப்பார்கள். சிவப்பு, கறுப்பு என்று இரண்டு இனங்கள் உண்டு. எல்லா இடங்களிலும் வளரும் ஒரு செடி. இலை, காயை நாம் பயன்படுத்துவோம். இது சிறுநீரைப் பெருக்கும். வியர்வையை உண்டாக்கும். குடற் புண்ணுக்கு நல்லது. நாக்கு புண்ணிற்கு நல்லது. சமையல் செய்து சாப்பிடலாம். மணத்தக்காளி வற்றல் பத்திய உணவாகும். இலைச்சாறை ஆமணக்கு எண்ணெயில் காய்ச்சி காகமாச்சி தைலம் என்று செய்து பேதிக்கு கொடுப்பார்கள். மணத்தக்காளி கீரையை சமைத்து சாப்பிட்டால் குடற்புண் மாறும், வாயில் ஏற்படுகின்ற புண் மாறும். காயை உலர்த்தி வற்றல் செய்வார்கள். இதற்கு மணத்தக்காளி வற்றல் என்று பெயர். அதை நெய் விட்டு வறுத்து கஞ்சிக்கு தொடு பொருளாகப் பயன்படுத்தலாம். வயிற்றுக்கு நல்லது. சரகர் இதை திக்தஸ்கந்தத்திலும், சுஸ்ருதர் சுரஸாதி கணத்திலும் குறிப்பிடுகிறார்கள். விஷ முறிவுக்கும் இது பயன்படுகிறது. குஷ்ட நோய்களுக்கும் சிறந்தது என்றால் மிகையாகாது.

டாக்டர் எல். மகாதேவன்

சித்தரத்தைக் குழம்பு

- சித்தரத்தை — ஒரு துண்டு
- அதி மதுரம் — ஒரு துண்டு
- அரிசி திப்பிலி — சிறிதளவு
- சுக்கு — சிறிதளவு
- ஜீரகம் — 2 டீஸ்பூன்
- மிளகு — 2 டீஸ்பூன்
- சின்ன வெங்காயம் — 1 கப்
- பூண்டு — 8 பல்
- காய்ந்த மிளகாய் — 4
- புளி — சிறிய உருண்டை
- எண்ணெய், உப்பு — தேவையான அளவு

ஒரு கடாயில் காய்ந்த மிளகாய், மிளகு, ஜீரகம், சித்தரத்தை, அதிமதுரம், அரிசி திப்பிலி, சுக்கு ஆகியவற்றை சேர்த்து எண்ணெய் இல்லாமல் வறுத்துப் பொடித்துக்கொள்ளவும்.

ஒரு கடாயில் எண்ணெயைச் சூடாக்கி விழுதாக்கிய பூண்டைச் சேர்த்து வதக்கி நறுக்கிய வெங்காயத்தைச் சேர்த்து வதக்கவும். நன்றாக வதங்கியதும் புளிக்கரைசலைச் சேர்த்து உப்பு போட்டு கொதிக்க வைத்து வறுத்து இடித்த பொடியைப் போட்டு மூன்று நிமிடங்கள் கொதிக்கவிட்டு இறக்கவும். சளிக்கும், உடல் நலக்குறைவிற்கும் மிகவும் நல்லது.

மிளகு மோர்க் குழம்பு

- மிளகு — 10
- கறிவேப்பிலை — 1 கைப்பிடி அளவு
- கட்டியான மோர் — ½ லிட்டர்
- உளுத்தம் பருப்பு — ¼ ஸ்பூன்
- துவரம் பருப்பு — ¼ ஸ்பூன்
- சீரகம் — ¼ ஸ்பூன்
- சேப்பங்கிழங்கு — 6
- நல்லெண்ணெய் — 6 ஸ்பூன்
- கடுகு — ¼ ஸ்பூன்
- உப்பு — தேவையான அளவு

வாணலியில் நல்லெண்ணெய் விட்டு, மிளகு, மிளகாய் வற்றல், உளுத்தம் பருப்பு, துவரம் பருப்பு, சீரகம் எல்லாவற்றையும் வறுத்து எடுத்துக்கொள்ளவும். கறிவேப்பிலையை தனியாக வதக்கிக்கொள்ளவும். பின்பு எல்லாவற்றையும் கெட்டியாக மிக்ஸியில் அரைத்து மோருடன் கலந்து தேவையான அளவு உப்பு சேர்த்து கலந்து லேசாக கொதிக்கவிடவும். இதில் கடுகு உளுத்தம் பருப்பு தாளித்துக் கொட்டவும். சேப்பங்கிழங்கு வேகவைத்து தோல் உரித்து சிறு துண்டுகளாக நறுக்கி குழம்புடன் சேர்த்து கொதிக்கவிட்டு இறக்கவும்.

மிளகுக்கு மரிஷம் என்று பெயர். குறு மிளகு என்று சொல்வார்கள். மலையாள தேசத்தில் இது அதிகம் விளைவதால் இதை மலையாளி என்று சொல்வார்கள். பழைய காலத்தில் கொச்சியில் இது அதிகம் விளைந்தது. மிளகு என்பது உலர்ந்த பழம். இதனுடைய தோலை உரித்து விட்டு வெள்ளை மிளகு என்று விற்கிறார்கள். ஆனால் உண்மையான வெள்ளை மிளகு இது அல்ல. கார்ப்பு சுவை உடையது. உஷ்ண வீரியம் உடையது. கப வாதஹரம், பித்த வர்த்தனம் போன்ற பல நற்குணங்கள் உண்டு. இருமல், சளி, காய்ச்சல் போன்றவை போகும். பொடித்துத் தூமம் இடலாம். 250 கிராம் மிளகை தினமும் சாப்பிட்டு வந்தால் மன சோகங்கள் மாறும். மிளகு கஷாயம், மிளகு ரஸம், மிளகு தைலம் போன்றவை எல்லாம் புத்தகத்தில் உள்ளன. மிளகைப் பொடித்து வெங்காயச் சாறு கலந்து புழு வெட்டுக்குப் பூசி வர முடி முளைக்கும். வெள்ளை மிளகும் இது போன்ற குணம் உடையதே.

மிளகுக் குழம்பு

- புளி – 2 மேஜைக்கரண்டி
- உப்பு – 2 டீஸ்பூன்
- மிளகு – ஒரு மேஜைக்கரண்டி
- உளுத்தம் பருப்பு – ஒரு டீஸ்பூன்
- பெருங்காயப் பொடி – ¼ டீஸ்பூன்
- மிளகாய்ப் பொடி – ½ டீஸ்பூன்
- வெல்லம் – சிறிது துண்டு
- எண்ணெய் – 2 டீஸ்பூன்

2 கப் தண்ணீரில் புளி, உப்பு கலந்து கொதிக்க வைக்கவும். மிளகு, பெருங்காயம், உளுத்தம் பருப்பு, மிளகாய்ப் பொடி இவற்றை வறுத்துப் பொடிக்கவும். கொதிக்கும் புளித் தண்ணீரில் இந்தப் பொடியை போட்டு, ஒரு கொதி வந்ததும், வெல்லத் துண்டை போட்டு இறக்கவும்.

முருங்கை இலை பொரித்த குழம்பு

- முருங்கைக்கீரை — கைப்பிடி அளவு
- பாசிப்பருப்பு — 1 கப்
- தேங்காய்த் துருவல் — 1 கப்
- காய்ந்த மிளகாய் — 1
- தனியா — 2 டீஸ்பூன்
- பெருங்காயத்தூள் — சிறிதளவு
- உப்பு — தேவையான அளவு

தாளிக்க

- கடுகு — 1 டீஸ்பூன்
- எண்ணெய் — 1 டேபிள்ஸ்பூன்

பாசிப்பருப்பை குக்கரில் வேக வைக்கவும். முருங்கைக் கீரையுடன் உப்புச் சேர்த்து, தனியாக வேகவைக்கவும். தேங்காய் துருவல், காய்ந்த மிளகாய், தனியா ஆகியவற்றை வறுத்து மிக்ஸியில் அரைத்து, வெந்த பாசிப்பருப்புடன் சேர்க்கவும். இதைக் கீரையுடன் சேர்த்துக் கொதிக்கவிடவும். கடாயில் எண்ணெய் விட்டு கடுகு, பெருங்காயத்தூள் தாளித்து இதில் சேர்க்கவும். பிறகு இறக்கிப் பரிமாறவும்.

முருங்கையை சிக்ரு என்றும், சோபாஞ்சனம் என்றும் அழைப்பார்கள். எல்லா இடங்களிலும் முருங்கை வளர்கிறது. தவசு முருங்கை, காட்டு முருங்கை என்றெல்லாம் பிரிவுகள் உண்டு. கசப்பு சுவை, உஷ்ண வீரியம் உடையது. இதற்கு Anti spasmodic property உண்டு. கபத்தை குறைக்கும். இது மூத்திரத்தை பெருக்கும். கண் நோய்களுக்கு முருங்கை இலை மிகவும் சிறந்தது. முருங்கைக்காய் ஒரு பத்திய கறியாகும். முருங்கை பிசின் மேக நோய்களுக்கு சிறந்தது.

இதை கிருமிஹரமாகவும், உடலில் வியர்வை உண்டாக்குவதற் காகவும் பயன்படுத்துகிறார்கள். இதனுடைய சாறை மூக்கில் இட்டும் பயன்படுத்தினால் கப சம்பந்தமான நோய்கள் குறைவதாகவும் சரகர் குறிப்பிடுகிறார். ரிக் வேதத்தில் முருங்கையைப் பற்றிய குறிப்புகள் உள்ளன. கண்ணில் முருங்கை இலைச்சாறை விட்டால் கண் அழுத்தம் குறையும் என்று நவீன மருத்துவம் கூறுகிறது.

வல்லாரைக் குழம்பு

- வல்லாரை இலை — 50 கிராம்
- சங்கு இலை — 10 கிராம்

- அவுரி இலை — 10 கிராம்
- பெருமருந்து இலை — 10 கிராம்
- தழுதா இலை — 10 கிராம்
- மிளகு — 10 கிராம்
- வாயு இலை — சிறிது
- பூண்டு — 20
- மல்லித்தூள், மிளகாய்த்தூள் — தேவைக்கு
- சீரகம், உப்பு, புளி, கடுகு — தேவைக்கு
- முருங்கைக்காய் — 2
- எண்ணெய் — தாளிக்க

சட்டியில் காய்ந்த எண்ணெயில் கடுகைத் தாளித்து முருங்கைக்காயைப் பிரட்டவும். எல்லா பொருட்களையும் வதக்கி விழுதாக அரைத்து கரைத்து, தாளிப்பில் கொட்டி, கொதிவிட்டு இறக்கவும்.

வெந்தயக் குழம்பு

- நறுக்கிய சின்ன வெங்காயம் — 1 கப்
- எண்ணெய் — 2 குழிகரண்டி
- சாம்பார் பொடி — 2 டீஸ்பூன்
- வெந்தயம் — 4 டீஸ்பூன்
- புளி — சிறிய எலுமிச்சை அளவு
- கடுகு, உப்பு, வெல்லம் — தலா 1 டீஸ்பூன்
- கடலைப் பருப்பு — 1 டீஸ்பூன்
- உளுத்தம் பருப்பு — 1 டீஸ்பூன்

சட்டியில் எண்ணெயை ஊற்றி, கடுகு, வெந்தயம், பருப்பு களைத் தாளித்து, வெங்காயத்தை வதக்கவும். புளியைக் கரைத்து ஊற்றி, உப்பு சேர்த்து சாம்பார்ப் பொடி சேர்த்து நன்கு கெட்டியாகும் வரை கொதிக்க விட்டு, வெல்லம் சேர்த்து இறக்கவும்.

வடஇந்தியாவில் இதை 'மேதி' என்பார்கள். இது ஒரு வகை கீரை. காலி மனைகளில் இதைப் பயிரிடலாம். இது ஒரு சீதளமான மருந்து. வெந்தயக் கீரையை சமைத்துச் சாப்பிட்டால் வயிற்று நோய்கள் குறையும். வெந்தய விதை வயிற்றுப்போக்குக்கு சிறந்தது. வெந்தயத்தை தோசையாக செய்து சாப்பிடலாம். உடல் வன்மை பெறும். வெந்தய

வித்தை வறுத்துப் பொடி செய்து கஷாயம் போல் செய்து குடிக்க பேதி நிற்கும். பொங்கல் செய்யும் பொழுது வெந்தயம் போடலாம். வெந்தய கஞ்சி தாய்ப்பாலை சுரக்க வைக்கும். வெந்தயத்தை அரைத்து தலையில் தேய்த்துக் குளித்தால் முடி உதிர்வது நிற்கும். வெந்தயத்தை வறுத்து கோதுமை சேர்த்து காப்பி போல் சிறிது பால் சேர்த்து பனங்கற்கண்டு சேர்த்துக் குடிக்கலாம். 'மேதிகா' என்று இதற்கு பெயர். தன்வந்தரி நிகண்டுவில் இதற்கான குறிப்புகள் காணக் கிடைக்கின்றன. ஆயுர்வேதத்தில் சதுர்பீஜ சூரணம் என்று ஒன்று உண்டு. அதில் மேதிஹா என்ற வெந்தயமே முக்கிய இடத்தைப் பெறுகிறது. இதை மோதகம் போல் செய்து சாப்பிடுவார்கள். சர்க்கரை நோயில் வெந்தயத்தை முளை கட்டி சாப்பிட்டால் (low glycemic index food) சர்க்கரை நோய் சற்று குறைகிறது.

வேப்பம்பூ குழம்பு

- வேப்பம் பூ – 100 கிராம்
- துவரம் பருப்பு – 100 கிராம்
- பயத்தம் பருப்பு – 100 கிராம்
- வெங்காயம், தக்காளி – தலா 2
- சிவப்பு மிளகாய் – 10
- புளி – சிறு எலுமிச்சை அளவு
- கடலைப் பருப்பு, கடுகு – சிறிதளவு
- உளுத்தம் பருப்பு – சிறிதளவு
- மஞ்சள் பொடி – தேவைக்கு
- தேங்காய்ப்பால், உப்பு – தேவைக்கு

குழம்புச் சட்டியில் எண்ணெய் விட்டு, கடுகு, மஞ்சள் தாளித்து, வேப்பம் பூவை வறுக்கவும். புளிக்கரைசலில் உப்பு சேர்த்து சட்டியில் ஊற்றி, வேக வைத்த பருப்புகளைச் சேர்க்கவும். இதரப் பொருட்களை வறுத்து, ஒன்றாகச் சேர்த்து மையாக அரைத்து குழம்பில் கொட்டவும்.

வேம்பை துசியந்தம் என்று அழைப்பார்கள். இது ஒரு கற்பக விருட்சம். எங்கு பார்த்தாலும் வேம்பு இருக்கிறது. விஷ ஜ்வரத்தைத் தடுக்கும். கருவேம்பு, மலை வேம்பு என்றெல்லாம் பிரிவுகள் உண்டு. இது ஒரு கிருமி நாசினி. வயிற்றில் உள்ள நச்சை அழிக்கும். வேப்பம் தளிர், இலை இவற்றைப் பொடித்து ஓமம் சேர்த்து சாப்பிட்டால் கண்

நோய்களுக்கு நல்லது. சிறு குழந்தைகளுக்கு வேப்பம் தளிரை அரைத்து உள்ளுக்குக் கொடுப்பார்கள். நிம்பாதி கஷாயம் தோல் நோய்களுக்கு சிறந்தது. அம்மை போன்ற வைரஸ் நோய்களிலிருந்து விடுபட்டப் பிறகு மஞ்சளும், வேப்பிலையும் சேர்த்து அரைத்து குளிப்பாட்டுவதுண்டு. துவரம் பருப்பை வேக வைத்து வெது நீரில் மிளகு ரஸம் செய்வதுபோல செய்து அந்த ரஸத்தில் வேப்பம் பூவை வறுத்து பொடித்துக் கலந்து கொடுத்தால் வாந்தி, சுவையின்மை போன்றவை போகும்.

வேப்ப எண்ணெய் உஷ்ணமானது. ஒத்தடங்களுக்கு வேப்ப எண்ணெய் சிறந்தது. வேப்பம் பட்டையிலிருந்து தைலம் செய்யலாம். வேப்பம் பிசினும் உலர்த்திப் பொடி செய்து மருந்துக்குக் கொடுக்கலாம். (கா.ஸா. முருகேச முதலியார் தன்னுடைய புத்தகத்தில் 1886 – 87 ஆம் ஆண்டில் சென்னை போர்ட் செயின்ட் ஜார்ச் கோட்டை வெளியில் மன்றோ உருவத்திற்கு மேற்புறச் சாலையில் ஒரு சர்க்கரை வேம்பு மரம் இருந்ததாகவும், அந்த மரத்தின் இலையை சுவைத்தால் இனிப்பாக இருப்பதாக அங்குள்ள மக்கள் கூறினார்கள் என்றும், இதனால் தொந்தரவு ஏற்பட்டு அதிகாரிகள் அந்த மரத்தை வெட்டிவிட்டதாகவும் குறிப்பிட்டுள்ளார்.)

இன்று பலவிதமான சோப்புகளில் வேம்பு ஒரு முக்கிய மருந்தாக சேர்க்கப்படுகிறது. ஹாரிபத்ரம் என்றும் அழைப் பார்கள். வேப்பம் குச்சி பழையக் காலத்தில் பல் தேய்க்கப் பயன்படுத்தப்பட்டது. மஹா நிம்பம், பர்வத நிம்பம் என்றெல்லாம் உள்ளன. பிரமேஹத்திலும், சீதபித்தத்திலும், குஷ்டத்திலும் வேம்பிற்கு தனி பலன் உண்டு. பாவ பிராக சத்திலும் நீண்ட உரைகள் காணக் கிடைக்கின்றன. வேம்பு தென்னிந்திய மரமாகும்.

❋ ❋ ❋

21. உப்புமா வகைகள்

உப்புமாவை ருசியாகச் செய்தால் எல்லோரும் விரும்பி சாப்பிடுவார்கள். அதை ருசியாக செய்யகூடிய பக்குவம் தெரியாததால் பலரும் செய்வது இல்லை. உப்புமா என்றால் வேண்டாம் என்று சொல்பவர்களும் இருக்கிறார்கள். அதைச் சரியானபடி, வெவ்வேறு சுவைகளில் செய்தால் பிடிக்காதவர்கள் கூட விரும்பி சாப்பிடுவார்கள். உப்புமாவை உதிராக சாப்பிடுபவர் களும் உண்டு. கொஞ்சம் குழைவாக சாப்பிடுபவர்களும் உண்டு. உதிராக வேண்டும் என்றால் 1 பங்கு ரவைக்கு 2

பங்கு தண்ணீர் ஊற்ற வேண்டும். குழைவாக வேண்டும் எனில் 2½ பங்கு என்ற அளவில் ஊற்ற வேண்டும். தண்ணீர் கொதி வரும்போது அடுப்பை சிறியதாக எரியவிட்டு ரவை போட்டு கிளறினால் கட்டி தட்டாது. இறக்கியபின் 1 ஸ்பூன் நெய் (அ) தேங்காய் எண்ணெய் ஊற்றிக் கிளறினால் சூப்பர் வாசனையுடன் இருக்கும்.

அரிசி புளி உப்புமா

- அரிசி மாவு (புழுங்கல், பச்சை அரிசி எதுவாக இருந்தாலும் பரவாயில்லை) — 2 கப்
- தண்ணீர் — 2 கப்
- புளி கரைசல் — ½ கப்
- நல்லெண்ணெய் — தேவையான அளவு
- கடுகு, கடலைப் பருப்பு — தலா 1 ஸ்பூன்
- உளுத்தம் பருப்பு — 1 ஸ்பூன்
- பெருங்காயம் — கொஞ்சம்
- உப்பு — தேவையானது
- மோர் மிளகாய் — 6
- கறிவேப்பிலை — கொஞ்சம்

அரிசி மாவை புளி, தண்ணீரில் (மேலே கூறிய அளவில்) கரைத்துக்கொண்டு, கெட்டியான வாணலியில் எண்ணெய் காய்ந்ததும் கடுகு, கடலைப் பருப்பு, உளுத்தம் பருப்பு, பெருங்காயம் சேர்த்து பொன் நிறமாக ஆனதும் மோர் மிளகாய் போட்டு உப்பும் போட்டு கலந்து கரைத்து வைத்துள்ள மாவைக் கொட்டிக் கிளறவும். சிம்மில் வைத்து கிளறவேண்டும். அப்போது தான் தீயாது. சிம்மில் வைத்து மூடி வைத்து 2 நிமிடத்துக்கு ஒருமுறை கிளற வேண்டும். நன்கு வெந்து பொன் கலரில் உதிராக இருக்கும் போது இறக்கிவிடவும். கடைசியில் 2 ஸ்பூன் தேங்காய் எண்ணெய் விடவும். சூப்பராக இருக்கும்.

அவல் உப்புமா

- கெட்டியான அவல் — 1 கப்
- பெரிய வெங்காயம் — 2
- பச்சை மிளகாய் — 5
- இஞ்சி — சிறிய துண்டு

- தேவையான காய்கள் – 1 கப்
  பொடியாக நறுக்கிக்
  கொள்ளவும்
- தக்காளி (பொடியாக – 2
  நறுக்கிக்கொள்ளவும்)
- உப்பு – தேவையானவை
- எண்ணெய் – தேவையான அளவு

அவலை மிக்ஸியில் ரவையாக உடைத்து 2 முறை கழுவி உடனே சுத்தமாக தண்ணீரை வடித்து வைத்துவிட வேண்டும். அதனுள் இருக்கும் நீரே ஊறுவதற்கும் போதும். கொஞ்ச நேரத்தில் ஊறி கையில் எடுத்தால் உதிராக வரும். கெட்டியான வாணலியை அடுப்பில் வைத்து கடுகு, கடலைப் பருப்பு, உளுத்தம் பருப்பு தாளித்து பொன் கலர் ஆனவுடன் மேலேக் கூறி இருக்கும் எல்லாவற்றையும் போட்டு 1 நிமிடம் வதக்கி, அதனுடன் அவலையும் சேர்த்து வதக்கவும். தண்ணீரை வடியவிட்டு ஊற வைப்பதால் ரவை ஊறும் அளவுக்குதான் தண்ணீர் இருக்கும். மூடி வைத்து 1 நிமிடம் வைத்தால் நன்கு வெந்து இருக்கும்.

கோதுமை ரவை உப்புமா

- கோதுமை ரவை – 1 கப்
- தண்ணீர் – 2 கப்
- பிடித்த காய்கள்
  பொடியாக நறுக்கியது – 1 கப்
- பச்சை மிளகாய் – 4
- பெரிய வெங்காயம் – 1
  (பொடியாக நறுக்கிக்கொள்ள
  வேண்டும்)
- இஞ்சி பொடியாக – 1 ஸ்பூன்
  நறுக்கியது
- எண்ணெய் – கொஞ்சம்
- உப்பு – தேவையானது

ப்ரஷர் பேனை வைத்து எண்ணெய் ஊற்றி காய்ந்ததும் கடுகு போட்டு வெடித்தபின், கடலைப் பருப்பு, உளுத்தம் பருப்பு, கொஞ்சம் பெருங்காயம் போட்டு பொன் கலர் ஆனபின் வெங்காயம் போட்டு கொஞ்சம் வதங்கியபின் காய்கள், இஞ்சி, பச்சை மிளகாய் போட்டு ஒரு கிளறு கிளறி தண்ணீர் ஊற்றி கொதி வந்ததும் உப்பு போட்டு ரவையை தூவியபடி

போட்டுக் கிளறி ப்ரஷர் பேனை மூடி வைத்து ஒரு விசில் வந்தவுடன் இறக்கி, சிறிது நேரம் கழித்து திறந்து மேலே கொஞ்சம் நெய் (அ) தேங்காய் எண்ணெய் ஊற்றிக் கலந்து சாப்பிடவும்.

கை குத்தல் அவல் உப்புமா

- கை குத்தல் அவல் – *1 கப்*
- தேங்காய்த் துருவல் – *¼ கப்*
- மிளகு – *25 கிராம்*
- தனியா, கடுகு – *1 டீஸ்பூன்*
- பெருங்காயத் தூள் – *¼ டீஸ்பூன்*
- உப்பு, எண்ணெய் – தேவையான அளவு

அவலை 15 நிமிடம் ஊறவைக்கவும். கடாயில் எண்ணெய் விடாமல், மிளகு, தனியாவை வறுத்து கரகரப்பாக பொடிக்கவும். அதே கடாயில் எண்ணெய் விட்டு, கடுகு, பெருங்காயத்தூள் தாளித்து, ஊறிய அவலை பிழிந்துப்போட்டு உப்பு சேர்க்கவும். பிறகு, தேங்காய் துருவலை சேர்த்து நன்றாகக் கலந்து, வெந்ததும் இறக்கவும்.

மிளகு, சீரக உப்புமா

- ரவை (ரவை எண்ணெய் விடாமல் வறுத்துக்கொள்ளவும்) – 1 கப்
- பெரிய வெங்காயம் – 1
- இஞ்சி (பொடியாக நறுக்கியது) – ½ ஸ்பூன்
- மிளகு, சீரகம் – தலா 1 ஸ்பூன்
- தண்ணீர் – 2 கப்
- உப்பு – கொஞ்சம்
- தாளிக்க – கடுகு, எண்ணெய்

மிளகு, சீரகத்தை ஒன்றிரண்டாக தட்டிக்கொள்ள வேண்டும். கெட்டியான வாணலியை அடுப்பில் வைத்து கடுகு தாளித்து, பெரிய வெங்காயத்தை பொடியாக நறுக்கி வதக்கவும். பின் மிளகு, சீரகப் பொடியை போட்டு உப்பு போடவும். பின் தண்ணீர் ஊற்றி கொதி வரும் சமயம் ரவை தூவினபடி போட்டுக் கட்டித் தட்டாமல் கிளறி தட்டை

போட்டு மூடி வைத்து விட்டால் 5 நிமிடத்தில் வெந்துவிடும். இந்த உப்புமா மிளகு, சீரகப்பொடி வாசனையுடன் சூப்பர் சுவையாக இருக்கும்

ரவை உப்புமா

- பெரிய ரவை – 1 கப்
- சீரகம் – அரை ஸ்பூன்
- முந்திரி – 10
- பெருங்காயம் – சுண்டைக்காய் அளவு
- பயிற்றம் பருப்பு – 100 கிராம்
- எண்ணெய் – 2 ஸ்பூன்
- இஞ்சி – அரை அங்குலம்
- மிளகு – 1 ஸ்பூன்
- நெய் – 1 ஸ்பூன்
- உப்பு – தேவையான அளவு

1 ஸ்பூன் நெய்யில் முதலில் முந்திரியை உடைத்துச் சேர்த்து கறிவேப்பிலையோடு வறுத்துக்கொள்ளவும். அதை எடுத்து விட்டு அதே நெய்யில் பயிற்றம் பருப்பை சிவக்க வறுத்து ஒன்றிரண்டாகப் பொரிக்கவும்.

பிறகு அதிலேயே சிறிது எண்ணெய் விட்டு ரவையை சிவக்க வறுக்கவும். இஞ்சி தோல் நீக்கித் தட்டிக்கொள்ளவும். இதனோடு பெருங்காயம் ஒன்றிரண்டாகப் பொடித்த மிளகு, சீரகம், உப்பு மீதி எண்ணெய் சேர்த்து இரண்டே முக்கால் கப் வென்னீர் விட்டு குக்கரில் வெயிட் போடாமல் 10 நிமிடம் வைக்கவும்.

எடுத்து வறுத்த கறிவேப்பிலை, முந்திரி சேர்த்துக் கிளறி சட்னியோடு சுடசுடப் பரிமாறவும்.

❋ ❋ ❋

22. சப்பாத்தி வகைகள்

எள் சப்பாத்தி

- வெள்ளை எள் – கால் கப்
- மைதா மாவு – கால் கப்
- கோதுமை மாவு – ஒரு கப்
- தனியா – 2 டீஸ்பூன்

- மிளகு, சீரகம், நெய் – தலா ஒரு டீஸ்பூன்
- எண்ணெய், உப்பு – தேவையான அளவு

எள்ளை வெறும் கடாயில் வறுக்கவும். தனியா, மிளகு, சீரகம் மூன்றையும் கால் டீஸ்பூன் எண்ணெய் விட்டு வறுத்து, இதனுடன் வறுத்த எள்ளை சேர்த்துப் பொடிக்கவும். கோதுமை மாவுடன் மைதா மாவு, வறுத்து பொடித்த பொடி, உப்பு, நெய் சேர்த்துக் கலந்து, தண்ணீர் தெளித்து கெட்டியாகப் பிசையவும். இந்த மாவைச் சப்பாத்திகளாக இட்டு, காயும் தோசைக்கல்லில் போட்டு, எண்ணெய் விட்டு சுட்டெடுக்கவும்.

சீரக சப்பாத்தி

- கோதுமை மாவு – அரை கப்
- மைதா மாவு – அரை கப்
- சீரகம் – 2 டீஸ்பூன்
- தயிர் – கால் கப்
- எலுமிச்சைச் சாறு – ஒரு டீஸ்பூன்
- உப்பு, எண்ணெய் – தேவையான அளவு

மைதா மாவுடன் கோதுமை மாவு, சீரகம், உப்பு, தயிர் சேர்த்து எலுமிச்சைச் சாறை விட்டு, தண்ணீர் தெளித்து கெட்டியாகப் பிசையவும். இந்த மாவை மெல்லிய சப்பாத்திகளாக இட்டு, காயும் தோசைக்கல்லில் போட்டு, எண்ணெய் விட்டு சுட்டெடுக்கவும். காரம் தேவைப்பட்டால் துருவிய இரண்டு பச்சை மிளகாயை சேர்த்துக்கொள்ளவும்.

கம்பு சப்பாத்தி

- கம்பு மாவு – அரை கப்
- கோதுமை மாவு – அரை கப்
- துருவிய சௌசௌ – ஒரு டேபிள்ஸ்பூன்
- துருவிய தேங்காய் – ஒரு டீஸ்பூன்
- ஓமம் – ஒரு டீஸ்பூன்
- எண்ணெய் உப்பு – தேவையான அளவு

கம்பு மாவு, கோதுமை மாவு, துருவிய சௌசௌ, தேங்காய், ஓமம், உப்பு சேர்த்து தண்ணீர் தெளித்துக் கெட்டியாகப் பிசையவும். இந்த மாவை சப்பாத்திகளாக இட்டு, காயும் தோசைக் கல்லில் போட்டு எண்ணெய் விட்டு சுட்டெடுக்கவும்.

பயறு சப்பாத்தி

- ஊற வைத்த பயறு – ¼ கப்
- கோதுமை மாவு – ஒரு கப்
- காய்ந்த மிளகாய் – 2
- சீரகத்தூள் – கால் டீஸ்பூன்
- எண்ணெய், உப்பு – தேவையான அளவு

ஊற வைத்த பயறுடன் காய்ந்த மிளகாய், உப்பு சேர்த்து அரைக்கவும். இதனுடன் கோதுமை மாவு, சீரகத்தூள் சேர்த்து, தண்ணீர் தெளித்து கெட்டியாகப் பிசைந்து, மெல்லிய சப்பாத்தி களாக இட்டு, காயும் தோசைக்கல்லில் போட்டு எண்ணெய் விட்டு சுட்டெடுக்கவும்.

புதினா சப்பாத்தி

- கோதுமை மாவு – ஒரு கப்
- பொடியாக நறுக்கிய புதினா – ¼ கப்
- துருவிய இஞ்சி – ஒரு டீஸ்பூன்
- நெய் – ஒரு டீஸ்பூன்
- எண்ணெய், உப்பு – தேவையான அளவு

கோதுமை மாவுடன் உப்பு, இஞ்சி, புதினா, நெய் சேர்த்து, தண்ணீர் தெளித்து கெட்டியாகப் பிசைந்து, சப்பாத்திகளாக இடவும். காயும் தோசைக்கல்லில் ஒவ்வொரு சப்பாத்தியாக போட்டு, எண்ணெய் விட்டு சுட்டெடுக்கவும்,

மக்காளச்சோள சப்பாத்தி

- மக்காச்சோள மாவு – அரை கப்
- கோதுமை மாவு – அரை கப்
- பொடியாக நறுக்கிய கொத்தமல்லி – சிறிதளவு
- சீரகத்தூள் – கால் டீஸ்பூன்
- சாட் மாசாலாத்தூள் – அரை டீஸ்பூன்
- எலுமிச்சைச் சாறு – ஒரு டீஸ்பூன்
- எண்ணெய், உப்பு – தேவையான அளவு

மக்காச்சோள மாவுடன் கோதுமை மாவு, உப்பு, கொத்த மல்லி, சீரகத்தூள், சாட் மசாலாத்தூள், எலுமிச்சைச் சாறு சேர்த்து தண்ணீர் தெளித்து கெட்டியாகப் பிசையவும். இந்த

மாவை மெல்லிய சப்பாத்திகளாக இட்டு, காயும் தோசைக் கல்லில் போட்டு, எண்ணெய் விட்டு சுட்டெடுக்கவும்.

மிக்ஸட் வெஜ் சப்பாத்தி

- கோதுமை மாவு — இரண்டு கப்
- துருவிய கேரட் — கால் கப்
- துருவிய கோஸ் — கால் கப்
- துருவிய குடமிளகாய் — 2 டீஸ்பூன்
- துருவிய வெங்காயம் — 2 டீஸ்பூன்
- துருவிய இஞ்சி — ஒரு டீஸ்பூன்
- பொடியாக நறுக்கிய பச்சை மிளகாய் — ஒரு டீஸ்பூன்
- எண்ணெய் உப்பு — தேவையான அளவு

கோதுமை மாவில் உப்பு துருவிய காய்கறிகள் இஞ்சி, பச்சை மிளகாய் சேர்த்து, தண்ணீர் தெளித்து, கெட்டியாகப் பிசைந்துகொள்ளவும். இந்த மாவில் சிறிது எடுத்து, மெல்லிய சப்பாத்தியாக இட்டு, காயும் தோசைக்கல்லில் போட்டு, எண்ணெய் தடவி சுட்டெடுக்கவும்.

மிளகு சப்பாத்தி

- கோதுமை மாவு — ஒரு கப்
- மிளகு — ஒரு டீஸ்பூன்
- நெய் — 2 டீஸ்பூன்
- எண்ணெய், உப்பு — தேவையான அளவு

முக்கால் டீஸ்பூன் நெய்யில் மிளகை வறுத்துப் பொடித்துக்கொள்ளவும். அதை கோதுமை மாவில் சேர்த்து உப்பு, மீதமுள்ள நெய்யையும் சேர்த்து தண்ணீர் தெளித்து கெட்டியாகப் பிசைந்துகொள்ளவும், மாவை சப்பாத்திகளாக இட்டு காயும் தோசைக்கல்லில் போட்டு, எண்ணெய் விட்டு சுட்டெடுக்கவும்.

முள்ளங்கி சப்பாத்தி

- துருவிய முள்ளங்கி — அரை கப்
- கோதுமை மாவு — ஒரு கப்
- சோள மாவு — கால் கப்
- பொடியாக நறுக்கிய கொத்தமல்லி — சிறிதளவு

- வெங்காயம் — சிறிதளவு
- பச்சை மிளகாய் — சிறிதளவு
- எண்ணெய், உப்பு — தேவையான அளவு

துருவிய முள்ளங்கியுடன் பச்சை மிளகாய், கொத்தமல்லி, வெங்காயம், உப்பு சேர்த்து, கோதுமை மாவு, சோள மாவைப் போட்டு கெட்டியாகப் பிசையவும். மாவை மெல்லிய சப்பாத்திகளாக இட்டு காயும் தோசைக்கல்லில் போட்டு, எண்ணெய் விட்டு சுட்டெடுக்கவும்.

வெந்தயக்கீரை சப்பாத்தி

- பொடியாக நறுக்கிய வெந்தயக்கீரை — ஒரு கப்
- கோதுமை மாவு — ஒரு கப்
- மிளகாய்த்தூள் — கால் டீஸ்பூன்
- மஞ்சள்தூள் — கால் டீஸ்பூன்
- எண்ணெய், உப்பு — தேவையான அளவு

கடாயில் சிறிது எண்ணெய் விட்டு வெந்தயக்கீரை, மிளகாய்த்தூள், மஞ்சள்த்தூள், உப்பு சேர்த்து 2 நிமிடம் வதக்கி ஆறவிடவும். இதில் கோதுமை மாவைப் போட்டு தண்ணீர் தெளித்து. கெட்டியாகப் பிசைந்து சப்பாத்திகளாக இட்டு, காயும் தோசைக்கல்லில் போட்டு, எண்ணெய் விட்டு சுட்டெடுக்கவும்.

ஓட்ஸ் – கோதுமை ரொட்டி

- ஓட்ஸ்மீல் மாவு — 50 கிராம்
- முழுகோதுமை மாவு — 50 கிராம்
- பொடியாக நறுக்கிய வெங்காயம் — 30 கிராம்
- கொத்தமல்லி — 15 – 20 கிராம்
- இஞ்சி — 10 கிராம்
- கறிவேப்பிலை — சிறிதளவு
- எண்ணெய் — 3 டீஸ்பூன்
- உப்பு — தேவையான அளவு

ஓட்ஸ் மீல் மாவு, கோதுமை மாவு இரண்டையும் கலந்து வெந்நீர் விட்டு சிறிது உப்பு சேர்த்துப் பிசையவும். இதனால் மாவு நன்றாக மிருதுவாகிவிடும். இதனுடன் வெங்காயம், கொத்தமல்லி, இஞ்சி, கறிவேப்பிலை சேர்த்து, சிறு உருண்டை

களாக உருட்டி, சப்பாத்தி போல் இட்டு, தோசைக் கல்லில் போட்டு சுற்றிலும் எண்ணெய் விட்டு எடுக்கவும்.

சர்க்கரை நோயாளிகளுக்கு இரவு நேரங்களில் 500 முதல் 550 கிலோ கலோரி எனர்ஜி தேவை. இந்த ரொட்டியில் 78 கிராம் மாவுச்சத்து, 15.5 கிராம் புரதம், 19.5 கிராம் கொழுப்பு ஆகியவை இருப்பதால் 550 கிலோ கலோரி எனர்ஜி கிடைக்கிறது. இரவில் இதைச் சாப்பிட்டால் காலை 6 மணி வரை பசியே எடுக்காது, மிகவும் மெதுவாகத்தான் சர்க்கரை கூடும்.

❉❉❉

23. புட்டு வகைகள்

அவல் புட்டு

- அவல் — 200 கிராம்
- பொடித்த வெல்லம் — 150 கிராம்
- தேங்காய்த் துருவல் — 100 கிராம்
- ஏலக்காய்ப் பொடி — கொஞ்சம்
- நெய் — கொஞ்சம்

அவலை நெய்யில் பொன் நிறமாக வறுத்து பின் மிக்ஸியில் ரவைபோல் உடைத்துக்கொள்ளவும். அதனுடன் தேங்காய், வெல்லம், ஏலக்காய் சேர்த்து மிக்ஸியில் ஒரு சுற்று சுற்றவும். இது உதிராக இருக்கும். தேவை எனில் முந்திரி வறுத்து சேர்த்து கலக்கவும். சீக்கிரம் செய்துவிடலாம். அவலை வறுக்கும் போது சிவக்க வறுக்கவும்.

கேழ்வரகு புட்டு, முளைகட்டிய பயறு கறி

- கேழ்வரகு மாவு — 60 கிராம்
- பச்சை பயறு — 50 கிராம்
- வெங்காயம் — 30 கிராம்
- தக்காளி — 20 கிராம்
- புளி — 1 கிராம்
- பச்சை மிளகாய் — 2 கிராம்
- இஞ்சி — 1 கிராம்
- பூண்டு — 1 கிராம்
- எண்ணெய் — 1 கிராம்
- மிளகாய்த்தூள் — 1 கிராம்

- கொத்தமல்லி – 4 கிராம்
- உப்பு – தேவையான அளவு

கேழ்வரகு மாவுடன் ஒரு சிட்டிகை உப்பும், ¼ கப் சுடு தண்ணீரும் சேர்த்து கிளறி, பின்பு 7 – 10 நிமிடம் வரை ஆவியில் வேகவைக்கவும். முளைகட்டிய பயறை வேகவைக்கவும். இஞ்சி, பூண்டு இரண்டையும் நசுக்கி வைத்துக்கொள்ளவும். வெங்காயம், தக்காளி இரண்டையும் சிறிது, சிறிதாக நறுக்கிக் கொள்ளவும். வாணலியில் சிறிதளவு எண்ணெய் விட்டு அதில் தக்காளி, வெங்காயம் சேர்த்து வதக்கவும். அத்துடன் இஞ்சி, பூண்டு கலவையை சேர்க்கவும். பின்பு முளைகட்டிய பயறு, புளித் தண்ணீர், மிளகாய்தூள் இவற்றைச் சேர்த்து வேகவைக்கவும். தேவையான அளவு உப்பு சேர்த்து அடுப்பில் இருந்து இறக்கவும்.

கொள்ளுப் புட்டு

- கொள்ளு – 100 கிராம்
- வெங்காயம் – 1
- பச்சை மிளகாய் – 2

கொள்ளை முந்திய நாள் இரவே ஊறவைக்க வேண்டும். பிறகு கொள்ளை அரைத்துக்கொள்ள வேண்டும். இதைப் புட்டு போல் வேகவைக்க வேண்டும். எண்ணெய்யை சூடு செய்து அதில் வெங்காயம், பச்சை மிளகாய் மற்றும் கொள்ளு (வேகவைத்தது) இவற்றை கலந்து நன்கு வேகவைக்கவும்.

❋ ❋ ❋

24. பாயசம் வகைகள்

அவல் பாயசம்

- அவல் – 100 கிராம்
- சர்க்கரை – 200 கிராம்
- முந்திரி – 20
- பால் – 2 கப்
- ஏலக்காய்ப் பொடி – ¼ ஸ்பூன்
- நெய் – கொஞ்சம்

நெய்யில் அவலையும் முந்திரியையும் வறுத்து மிக்ஸியில் பவுடராக செய்து 1 கப் பாலில் கொஞ்சம் தண்ணீர் சேர்த்து அவலை வேகவிட்டு, பின் மீதி உள்ள பால் சேர்த்து கொதிக்க விட்டு, கொஞ்சம் ஆறியபின் சர்க்கரை, ஏலக்காய்ப்பொடி

சேர்க்கவும். சுவையாக இருக்கும் இந்தப் பாயசத்தை சீக்கிரம் தயார் செய்து விடலாம்.

உளுந்து பாயாசம்

- உளுந்து – 50 கிராம்
- சர்க்கரை – ¼ கிராம்
- நெய் – 100 கிராம்
- முந்திரி, திராக்ஷை – கொஞ்சம்
- ஏலத்தூள் – கொஞ்சம்
- கெட்டியான பால் – 1 லி

உளுந்தை ஊறவைத்து, வடிகட்டி, மிக்ஸியில் தண்ணீர் சேர்க்காமல் இரண்டு சுற்று சுழலவிடவும். பாத்திரத்தில் நெய் விட்டு, காய்ந்ததும், அரைத்த உளுந்தைப் போட்டு, சிவக்க வறுக்கவும், பச்சை வாசனை போனதும், பால், சர்க்கரை, ஏலம் சேர்த்துக் கிளறவும். வறுத்த முந்திரி, திராக்ஷை சேர்த்து சுவை கூட்டவும்.

பனை நுங்கு பாயசம்

- தோல் நீக்கிய பனை நுங்கு – ¼ கிலோ
- வறுத்த சேமியா – 50 கிராம்
- முந்திரிப் பருப்பு – 50 கிராம்
- திராக்ஷை – 50 கிராம்
- ஏலக்காய் – 10 கிராம்
- சர்க்கரை – 100 கிராம்

முதலில் முந்திரி, திராக்ஷை, ஏலக்காய் போன்றவற்றை நெய்யில் வறுத்துச் சிறிதளவு தண்ணீர் விட்டுக் கொதிக்க விடவும். சிறிதளவு சுடவைத்து ஆறவைத்த பாலையும் சேர்த்துக் கொதிக்கவிடவும். பின்னர் சேமியா, சிறு துண்டுகளாக்கப்பட்ட பனை நுங்கு போன்றவற்றைச் சேர்த்து, சர்க்கரை சேர்த்து நன்கு கிளறி பாயசம்போல் செய்யவும். தேவைக்கு நீர் அல்லது பால் சேர்த்துக்கொள்ளவும்.

தைராய்டு நோய் கட்டுப்படும். ரத்த சோகை தீரும். உடல் வலிவு பெறும். ஆண்மை பெருகும்.

பாதாம் பிசின் பாயசம்

- பாதாம் பிசின் – 100 கிராம்
- முந்திரிப் பருப்பு – 25 கிராம்

- சாரப்பருப்பு – 25 கிராம்
- பாதாம் பருப்பு – 25 கிராம்
- சாலா மிசிரி – 25 கிராம்
- ஏலக்காய் – 5 கிராம்
- சர்க்கரை – 100 கிராம்

பாதாம் பிசினை சுத்தம் செய்து, ½ லிட்டர் தண்ணீரில் இரவிலேயே ஊறவைக்கவும். காலையில் பாதாம் பிசினில் உள்ள நீரை ஊற்றிவிட்டுச் சிறிது வெந்நீர் விட்டு நன்கு கலக்கி அடுப்பில் வைக்கவும். பிசின் தவிர்த்த பொருட்களைத் தூள் செய்து பிசினோடு சேர்க்கவும். சர்க்கரையைச் சேர்த்துக் கிளறி பதத்தில் இறக்கவும்.

பாதாம் பிசின் பாயசம் குடற்புண்ணை குணப்படுத்தும். உடல் மெலிவானவர்கள் இந்தப் பாயசத்தை தொடர்ந்து 21 நாட்கள் சாப்பிடத் தேவையான எடையைப் பெறலாம். வெள்ளைப்படுதல் உள்ள பெண்கள் கண்டிப்பாக இதைச் செய்து சாப்பிட வேண்டும். வெட்டைச் சூடு குணமாகும். ஆண்மை கோளாறுகளுக்கும், துரித ஸ்கலிதத்துக்கும் மிகவும் உபயோகமானது.

* * *

25. மசியல் வகைகள்

கீரை பருப்பு மசியல்

- அரிசி – கால் கிலோ
- துவரம் பருப்பு – ஒரு கப்
- முளைக்கீரை – ஒரு கைப்பிடி அளவு
- நெய் – ஒரு டீஸ்பூன்
- உப்பு – தேவையான அளவு

அரிசி, பருப்பு, கீரை எல்லாவற்றையும் ஒன்று சேர்த்து குக்கரில் குழைய வேகவிடவும். அதில் கொஞ்சம் நெய் விட்டு, உப்பு சேர்த்துக் கலந்து கொடுக்கவும்.

குப்பை மேனி கீரை மசியல்

- குப்பை மேனி கீரை – 2 கப்
- வெங்காயம் – ¼ கப்
- எண்ணெய் – 1 டீஸ்பூன்

- கடுகு, உளுத்தம் பருப்பு – தாளிக்க
- பச்சை மிளகாய், உப்பு – தேவைக்கு

சட்டியில் எண்ணெய் காய்ந்ததும் கடுகு, உளுத்தம் பருப்பு, மிளகாய்த் தாளித்து வெங்காயம் சுத்தம் செய்த கீரையைச் சேர்த்து வதக்கவும். தேவையான அளவு தண்ணீருடன் உப்பு போட்டு மசிக்கவும்.

சுண்டைக்காய் பருப்பு மசியல்

- சுண்டைக்காய் – 1 கப்
- தக்காளி – 2
- பெரிய வெங்காயம் – 2
- கறிவேப்பிலை – ஒரு ஆர்க்கு
- துவரம் பருப்பு – 100 கிராம்
- உப்பு, எண்ணெய் – தேவைக்கேற்ப

துவரம்பருப்பை தனியாக வேகவைத்து எடுத்துக்கொள்ள வேண்டும். தக்காளி, வெங்காயத்தை நறுக்கி வைத்துக்கொண்டு, வாணலியில் எண்ணெய் விட்டு, கடுகு தாளித்து, கறிவேப்பிலை, வெங்காயம் போட்டு வதக்க வேண்டும்.

வெங்காயம் பொன்னிறமாக வதங்கியதும் தக்காளி வரமிளகாய் சேர்த்து கிளற வேண்டும். சுண்டைக்காயை பாதியாக நறுக்கி, விதையை எடுத்துக்கொண்டு தக்காளிக் கலவையோடு சேர்க்க வேண்டும். உப்பு போட்டு நன்கு கிளறி விடவும். காய் நல்ல வதங்கி வெந்ததும், துவரம் பருப்பை சேர்த்து நன்கு கிளறி, இறக்குவதற்கு முன்னால் பொடியாக நறுக்கிய கொத்தமல்லித் தழையைத் தூவ வேண்டும்.

பாசிப்பயறு மசியல்

- பாசிப்பயறு – 150 கிராம்
- பச்சை மிளகாய் – 4
- வெங்காயம் (நறுக்கியது) – 1 கப்
- எண்ணெய் – 2 டீஸ்பூன்
- கடுகு, உப்பு – தேவைக்கு

ஊறிய பயறைச் சட்டியில் நன்கு குழைய விடவும். சட்டியில் எண்ணெய் சூடானதும் கடுகு, பச்சை மிளகாய்த் தாளித்து வெங்காயத்தை வதக்கி, உப்பு சேர்க்கவும். வெந்த பயறைக் கலக்கவும். கெட்டியாகும் வரைக் கொதிக்கவிடவும்.

பிடிகருணை மசியல்

- பிடிகருணை — 6
- இஞ்சி — ஒரு சிறு துண்டு
- பச்சை மிளகாய் — 1
- கடுகு, கடலைப் பருப்பு — தலா ¼ டேபிள்ஸ்பூன்
- மஞ்சள்தூள் — ஒரு சிட்டிகை
- பொடித்த வெல்லம் — ஒரு டேபிள்ஸ்பூன்
- கொத்தமல்லி (பொடியாக நறுக்கியது) — சிறிதளவு
- எலுமிச்சம்பழம் — அரை மூடி
- எண்ணெய், உப்பு — தேவையான அளவு

பிடிகருணையை வேக வைத்து, தோல் உரித்து மசித்துக் கொள்ளவும். இஞ்சி, பச்சை மிளகாயைப் பொடியாக நறுக்கவும். கடாயில் எண்ணெய் விட்டு, கடுகு, கடலைப் பருப்பு தாளித்து, மஞ்சள்தூள் சேர்க்கவும். அதில் இஞ்சி, பச்சை மிளகாய், மசித்த பிடிகருணையைப் போட்டு நன்கு கிளறவும். உப்பு, பொடித்த வெல்லம் சேர்த்து மீண்டும் கிளறவும். கடைசியில் எலுமிச்சம் பழம் பிழிந்து, நறுக்கிய கொத்தமல்லி சேர்த்துக் கிளறி இறக்கவும்.

❉ ❉ ❉

26. களி வகைகள்

பச்சரிசி களி

- பச்சரிசி — 200 கிராம்
- வெல்லத்தூள் — 150 கிராம்
- துருவிய தேங்காய் — சிறிதளவு

முதலில் பச்சரிசியை தண்ணீரில் களைந்து, தண்ணீர் போக நன்கு வடிக்கவும். இந்த அரிசியை வெறும் வாணலியில் கொஞ்சம் கொஞ்சமாகப் போட்டு சிவக்க வறுத்துக்கொள்ளவும்.

வறுத்த அரிசியை மிக்ஸியில் போட்டு, சின்ன ரவையாக உடைத்துக்கொள்ளவும். ஒரு பாத்திரத்தில் 2 ஆழாக்கு தண்ணீர் ஊற்றி, வெல்லம், ஏலத்தூள் போட்டுக் கொதிக்கவிடவும்.

நன்கு கொதிக்கையில், உடைத்து வைத்திருக்கும் அரிசி ரவையைப் போட்டுக் கிளறவும். கடைசியில் தேங்காய்த்

துருவலைப் போட்டு, 2 டீஸ்பூன் நெய் விட்டுக் கிளறி, இறக்கி மூடி வைக்கவும்.

உளுந்தங் களி

- உளுந்து   —   1500 கிராம்
- வெந்தயம்   —   100 கிராம்
- பச்சரிசி   —   100 கிராம்

இதையெல்லாம் முதல் நாள் இரவே தண்ணீரில் ஊற வைக்கவும். மறு நாள் காலையில் அரைத்து, தண்ணீராகவோ, கெட்டியாகவோ இல்லாமல் பதமாக கரைக்கவும். இதை ஒரு பாத்திரத்தில் வைத்து, மிதமான சூட்டில் கிண்டவும். பசை பதத்துக்கு வரும் வரை கிண்டிக்கொண்டே இருக்கவும். இல்லாவிடில் முடிச்சு முடிச்சாக மாறிப் போய்விடும். நல்ல பதம் வந்ததும் இறக்கி ஒரு தட்டில் எடுத்து வைத்து, கருப்பட்டி தூள் தூவி, நடுவில் குழி பண்ணி, நல்லெண்ணெயை ஊற்றி சாப்பிடக் கொடுக்கலாம்.

அவல் மோர் களி

- அவல்   —   200 கிராம்
- லேசாக புளித்த மோர்   —   500 கிராம்
- பச்சை மிளகாய்   —   4
- கடுகு   —   ¼ ஸ்பூன்
- பெருங்காயத்தூள்   —   ½ ஸ்பூன்
- எண்ணெய்   —   தேவைக்கேற்ப
- உப்பு   —   ருசிக்கு ஏற்ப
- கறிவேப்பிலை, மல்லி   —   கொஞ்சம்

அவலை மிக்ஸியில் நன்கு பொடி செய்துகொள்ளவும். அதில் மோரை கலந்து ஊறவைக்கவும். வாணலியில் எண்ணெய் ஊற்றி கடுகு, பெருங்காயம், தேவை எனில் உளுத்தம் பருப்பு, கடலை பருப்பும் தாளித்துக்கொள்ளலாம். ஊறிய அவலில் உப்பும் போட்டு நன்றாக கலந்து கெட்டியாக இருந்தால் இன்னும் சிறிது மோர் கலந்து வாணலியில் ஊற்றி கெட்டியாகும் வரை போட்டு கிளறவும். கையில் ஒட்டாமல் வந்ததும் வாசனைக்கு 1 ஸ்பூன் தேங்காய் எண்ணெய் ஊற்றி, கறிவேப் பிலை, மல்லி போட்டு கலந்து சாப்பிடலாம். மோர் மிளகாய் இருந்தால் தாளிக்கும்போது போடலாம்.

கறுப்பு உளுந்து நல்லெண்ணெய் களி

- *கறுப்பு உளுத்தம் பருப்பு* – *¼ கிலோ*
- *பச்சரிசி* – *ஒரு பிடி*
- *பனை வெல்லம்* – *300 கிராம்*
- *நல்லெண்ணெய்* – *100 மி.லி.*

கறுப்பு உளுத்தம் பருப்பு, பச்சரிசி இரண்டையும் சேர்த்து அரைத்துக்கொள்ளவும். பனைவெல்லத்தைப் பாகு காய்ச்சிக் கொண்டு, மாவைத் தண்ணீரில் கரைத்து ஊற்றிக் கூழாகக் கிண்டியபின், காய்ச்சிய பாகை அதில் ஊற்றவும். பின் இளம் சூடாக தட்டில் வைத்து, அதன்மேல் நிறைய நல்லெண்ணெய் விட்டு சாப்பிடக் கொடுக்கவும்.

கறுப்பு உளுந்தை தோல் எடுக்காமல் புழுங்கலரிசி சேர்த்து இட்லி மாவாக அரைத்து, கறுப்பு இட்லியாகச் செய்துகொள்ளவும். சூடாக இருக்கும்போது இட்லிப்பொடி, நல்லெண்ணெய் சேர்த்து சாப்பிடக் கொடுக்கலாம்.

கம்பங்களி

- *வறுத்து அரைத்த கம்பு* – *200 கிராம்*
- *அரிசி நொய்* – *200 கிராம்*
- *தண்ணீர்* – *800 மி.லி.*
- *உப்பு* – *தேவைக்கு*

400 மி.லி. கொதி நீரில், அரிசி நொய்யைப் போடவும். வெந்து கெட்டியானதும் 400 மி.லி. நீரில் கரைத்த கம்பு மாவைக் கொட்டிக் கிளறி, உப்பு சேர்த்து, உருண்டைகளாகப் பிடித்துப் பரிமாறவும்.

சுக்குக் களி

- *புழுங்கல் அரிசி (2 மணி நேரம் ஊற வைக்கவும்)* – *1 கப்*
- *சுக்கு (தட்டிக்கொள்ளவும்)* – *ஒரு பெரிய துண்டு*
- *ஏலக்காய்* – *1 எண்ணம்*
- *எண்ணெய்* – *100 கிராம்*
- *கருப்பட்டி (வெல்லம்) (தட்டிக்கொள்ளவும்)* – *100 கிராம்*

டாக்டர் எல். மகாதேவன் 297

சுக்கு, ஏலக்காய், அரிசி அனைத்தும் சேர்த்து நைசாக ஆட்டிக்கொள்ளவும். வாணலியில் எண்ணைய் ஊற்றி ஆட்டிய மாவைக் கொட்டி கைவிடாமல் நன்கு கிளறவும். வெந்து கொண்டிருக்கும்போது வெல்லத்தை சேர்த்துக் கிளறி, நன்கு உருண்டையாக திரண்டு வரும் சமயம் எடுத்து விட்டுப் பரிமாறவும்.

அப்படியே சுடச் சுட சாப்பிட இருமல், நெஞ்சு சளி தீரும். பிரசவம் ஆன சமயத்தில் இதைத் தாய்க்கு கொடுப்பார்கள்.

வெந்தய களி

- வெந்தயம் – 1 கப்
- பனை வெல்லம் (கருப்பட்டி) தூள் செய்தது – 2½ கப்
- நல்லெண்ணெய் – 1 கப்

வெந்தயத்தை 2, 3 முறை நன்கு மண் போக கழுவி முதல்நாள் இரவே ஊறவைக்க வேண்டும். காலையில் வடிக்கட்டி மிக்ஸியில் போட்டு தண்ணீர் விடாமல் கெட்டியாக (வடைக்கு அரைப்பதுபோல்) அரைக்க வேண்டும். தூள் செய்த பனை வெல்லத்தை கல், மண் போக சுத்தம் செய்து, அதனுடன் அரைத்த வெந்தயத்தை போட்டு அடுப்பில் கெட்டியான பாத்திரத்தை வைத்து கொஞ்சம் நல்லெண்ணெய் விட்டு அதில் வெந்தய விழுது, வெல்லபாகு ஆகியவற்றை போட்டு நன்கு கிளற வேண்டும். வாணலியில் ஒட்டாத பதம் வர வேண்டும். இதைச் சூடாகவே சாப்பிடலாம். இதைச் சாப்பிட்டால் பல நோய்களுக்கு காரணமான மலச்சிக்கல் வரவே வராது. வெந்தயத்தில் உள்ள வழுவழுப்பான பொருள் எலும்புகள் தேயாமல், மூட்டு வலிகள் வராமலிருக்கும். இடுப்புக்கு வலு கொடுக்கும். தோல் சுருக்கம் வராது. ஊளைச் சதை குறையும். இன்னும் பல நன்மைகள் வெந்தய களிக்கு உண்டு

❋ ❋ ❋

27. கூழ் வகைகள்

கேழ்வரகு கூழ்

- கேழ்வரகு – கால் கிலோ
- கொள்ளு, கோதுமை – தலா 25 கிராம்
- சோளம், சிவப்பு அரிசி – தலா 25 கிராம்
- பொட்டுக்கடலை, கம்பு – தலா 100 கிராம்

- முந்திரி, பாதாம் – தலா 10
- ஏலக்காய் – 5
- பார்லி – 4 டேபிள்ஸ்பூன்
- நெய், சர்க்கரை – தலா ஒரு டீஸ்பூன்

கேழ்வரகு, கொள்ளு, கோதுமை, கம்பு ஆகியவற்றை ஊறவைத்து தண்ணீரை வடிகட்டி, ஒரு துணியில் போட்டு முடிந்து வைத்தால் முளைவிட்டிருக்கும். வெறும் வாணலியில் பொட்டுக்கடலை, சோளம், பாதாம், முந்திரி, சிவப்பு அரிசி, பார்லி, ஏலக்காய் எல்லாவற்றையும் தனித்தனியாக நன்கு வறுக்கவும். இவற்றுடன் முளைகட்டிய தானியங்களையும் சேர்த்து அரவை மெஷினில் நைஸாக அரைத்து வைத்துக் கொள்ளவும்.

ஒரு பாத்திரத்தில் ஒரு டம்ளர் தண்ணீர் ஊற்றி அடுப்பில் சூடுபடுத்தவும். அதில் 2 டேபிள்ஸ்பூன் மாவு போட்டு நன்கு கிளறவும். சில நிமிடங்களில் இது கெட்டியாக வெந்துவிடும். இதனுடன் நெய், சர்க்கரை கலந்து கொடுக்கவும்.

கேழ்வரகு மோர்க்கூழ்

- கேழ்வரகு மாவு – 200 கிராம்
- புளித்த மோர் – கால் லிட்டர்
- மோர் மிளகாய் – 4
- பெருங்காயத்தூள் – சிறிதளவு
- உப்பு – தேவைக்கேற்ப

தாளிக்க

- கடுகு – ¼ டேபிள்ஸ்பூன்
- உளுத்தம் பருப்பு – ¼ டேபிள்ஸ்பூன்
- எண்ணெய் – 6 டீஸ்பூன்

கேழ்வரகு மாவுடன் மோர், உப்பு, பெருங்காயத்தூள் சேர்த்து நன்கு கரைத்துக்கொள்ளவும். கடாயில் எண்ணெய் விட்டு கடுகு, உளுத்தம் பருப்பு தாளித்து, மோர்மிளகாய் கிள்ளிப் போட்டு வறுத்து, கரைத்த மாவை ஊற்றி, நன்கு வேகும் வரை கிளறவும். கூழ் பதம் வந்தவுடன் இறக்கவும். சூடாக சாப்பிட்டால் நன்றாக இருக்கும்.

மோர்க்கூழ்

- அரிசி மாவு – 2 கப்
- மோர் – 4 கப்

- கடுகு – ½ ஸ்பூன்
- கடலைப் பருப்பு – ½ ஸ்பூன்
- உளுத்தம் பருப்பு – ½ ஸ்பூன்
- பெருங்காயம் – ¼ ஸ்பூன்
- பச்சை மிளகாய் (அ) வரமிளகாய் – 5
- உப்பு – தேவைக்கேற்ப

வாணலியில் எண்ணைய் ஊற்றி காய்ந்ததும் கடுகு போட்டு வெடித்ததும் கடலைப் பருப்பு, உளுத்தம் பருப்பு போடவும். சிவந்தபின், பெருங்காயம் போட வேண்டும். மோரில் அரிசி மாவை கலக்கவும். மாவு தோசைமாவு பதம் இருக்க வேண்டும். இந்த கலவையை அடுப்பில் இருக்கும் தாளிதம் செய்ததில் ஊற்றி கட்டி விழாமல் நன்கு கிளற வேண்டும். தேவைப்பட்டால் நெய் (அ) தேங்காய் எண்ணெய் கொஞ்சம் ஊற்றி நன்கு கலந்து வெந்தபின் இறக்கி, மல்லி இலை தூவி சாப்பிடலாம்.

❋ ❋ ❋

28. பொடி மற்றும் மாவு வகைகள்

எள்ளுப் பொடி

- எள்ளு – 200 கிராம்
- வெல்லம் – 200 கிராம்

எள்ளை ஐந்து நிமிடங்கள் தண்ணீரில் ஊறவைத்துக் களைந்து நன்றாகத் தண்ணீரை வடிகட்டி, சூடான கடாயில் போட்டு எள் பட் பட் என வெடித்ததும் எடுத்து ஆற வைக்கவும். எள்ளுடன் பொடித்த வெல்லத்தை போட்டு கரகரப்பாக பொடி செய்யவும்.

எள்ளு

எள்ளு எலும்புகளுக்கு பலம் அளிப்பது. ஆயுர்வேதத்தில் எலும்புகளுக்கும். பற்களுக்கும், முடிகளுக்கும் ரஸாயனமாக கூறப்பட்டுள்ளது. ஒரு நாளைக்கு 50 கிராம் வரை எள்ளை சாப்பிட்டுவிட்டு குளிர்ந்த தண்ணீர் சாப்பிட வேண்டும் என்று அஷ்டாங்க ஹிருதயம் வலியுறுத்துகிறது. அதிகமாக எள்ளை சாப்பிட்டால் வயிற்றுபோக்கு ஏற்படும். மாதவிடாய் நின்ற பெண்களுக்கு எலும்புகளில் கனத்தன்மை குறையும் நோய்களாகிய Osteoporosisற்கு எள் சிறந்த மருந்தாகிறது.

எள்ளிற்கு முடியை கறுமை நிறம் தரும் தன்மையும் உண்டு. எள்ளுருண்டை செய்து பாலை சாப்பிட்டால் எலும்புகளுக்கு வலிவு கிடைக்கும். அதனுடன் சூரிய ஒளியில் 10 நிமிடம் நிற்க வைட்டமின் 'டி'யும் தேவைக்கு கிடைக்கும். இளைத்த வனுக்கு எள்ளு, கொழுத்தவனுக்கு கொள்ளு என்று சொல் வார்கள். இளைத்தவனுக்கு எள்ளு என்று சொன்னால் எலும்புக்கு பலத்தை தருகின்றது என்று பொருள். எள்ளுக்கு ஸ்பர்ச சீதம், அந்தர் உஷ்ணம் என்ற குணம் உண்டு. அதாவது தொடுவதற்கு குளிர்ச்சியாக இருக்கும் உள்ளே உஷ்ணத்தை ஏற்படுத்தும் தன்மை உண்டு. அஷ்டாங்க ஹிருதயத்தில் மாதவிடாய் பிரச்சனைகள் உள்ள சமயத்தில் எள்ளு முக்கிய மருந்தாக கூறப்பட்டுள்ளது. ஆயுர்வேதத்திலும் பழங்கால பாட்டி வைத்தியத்திலும் மாதவிடாய் சரியாக வரவில்லை என்றாலும், மாதவிடாயில் வலி வந்தாலும் சுக்கு, மிளகு, திப்பிலி சூரணத்தை எள் கஷாயத்துடன் கொடுப்பார்கள். அதைப்போல சிறுதேக்கு சூரணத்தையும், எள்ளு கஷாயத்தை யும் சேர்த்து கொடுப்பார்கள். எள்ளு, வெல்லம், ஏலக்காயை பொடித்து மாதவிடாய் விலக்குக்கு கொடுப்பார்கள். குழந்தைப் பெற்ற பிறகு வயிற்றில் இருக்கின்ற அழுக்கு இரத்தத்தை மாற்றுவதற்கு எள்ளையும், திப்பிலி பொடியையும் சேர்த்துக் கொடுப்பார்கள். இவையெல்லாம் பரம்பரை மருத்துவத்தில் காணக் கிடைக்கும் குறிப்புகள் ஆகும்.

கறிவேப்பிலைப் பொடி

- கறிவேப்பிலை — ஒரு கைப்பிடி
- மிளகு — 10
- சுண்டைக்காய் வற்றல் — 6
- வேப்பம்பூ — 6 டீஸ்பூன்
- சுக்கு — ஒரு சிறு துண்டு
- சீரகம், மிளகு — தலா ஒரு டீஸ்பூன்
- உளுத்தம் பருப்பு — ஒரு டீஸ்பூன்

கடாயில் எண்ணெய் விடாமல் கறிவேப்பிலையை வறுத் தெடுக்கவும். சுண்டைக்காய் வற்றல், சீரகம், மிளகு, உளுத்தம் பருப்பை வறுக்கவும். வேப்பம்பூவை தனியாக வறுக்கவும். சுக்கை உடைத்து வறுக்கவும். இவை எல்லாவற்றையும் கலந்து, உப்பு சேர்த்துப் பொடிக்கவும்.

கறிவேப்பிலையை கருப்பை வெப்பை இலை என்று கூறு வார்கள். கருப்பை வெப்பை என்று சொன்னால் பெண்களுக்கு

வருகின்ற கர்ப்பப்பை நோய்களை குறிக்கும். Endometriosis, Cervisitis போன்றவை இதில் அடங்கும். கறிவேப்பிலை வயிற்று குடல் நோய்களுக்கும் சிறந்தது. யோனி நோய்களுக்கும் சிறந்தது. அதிகமான வயிற்றுபோக்கு, அஜீர்ண கழிச்சலுக்கும் கறிவேப்பிலை சிறந்தது. Triglyceride எனும் கொழுப்பை குறைப்பதற்கு கறிவேப்பிலை சிறந்தது. கறிவேப்பிலை சூரணம், கொள்ளு கஷாயத்தில் கொடுக்க Uterine Fibroid குறையும். இவையெல்லாம் கறிவேப்பிலையின் நற்குணங்களாகும். கறிவேப்பிலை இல்லாமல் எண்ணெய் காய்ச்ச முடியாது. முடி நன்றாக வளர்வதற்கும், கறுமையாக வளர்வதற்கும் இன்னும் கேரளத்தில் கறிவேப்பிலையை அரைத்து தேங்காய் எண்ணெயில் காய்ச்சி தேய்த்து வருகிறார்கள்.

கொள்ளுப் பொடி

- கொள்ளுப் பயறு – 100 கிராம்
- மிளகு – 10
- காய்ந்த மிளகாய் – 4
- உளுத்தம் பருப்பு – 4 டீஸ்பூன்
- பெருங்காயத்தூள் – சிறிதளவு
- உப்பு – தேவையான அளவு

கடாயில் கொள்ளுப் பயறை தனியாக வறுத்துக்கொள்ளவும். மிளகு, காய்ந்த மிளகாய், உளுத்தம் பருப்பு ஆகியவற்றையும் வறுத்துக்கொள்ளவும். இவை எல்லாவற்றையும் கலந்து நன்கு பொடித்து, பெருங்காயத்தூள், உப்பு சேர்த்துக் கலக்கவும்.

இது ஒரு சிறு கொடி. காட்டு கொள்ளு, நாட்டு கொள்ளு என்று இரண்டு வகை உண்டு. வாத ஹரமானது. உஷ்ணமானது. பித்தத்தை அதிகரிப்பது. Acidity எனும் அமில பித்தத்தை உண்டாக்குவது. கொள்ளானது உடல் எடையைக் குறைக்கும். உடலில் படிகின்ற கொழுப்புச் சத்தைக் குறைக்கும். உடல் உரமடையும். கொள்ளை கஷாயம் செய்து குடிக்க சிறுநீரகக் கற்கள் உடையும். மாதவிடாய்க் காலத்தில் வலி குறையும். இதனுடன் பெருங்காயம், உப்பு, சுக்கு, உளுந்தரிசியும் சேர்த்து கஞ்சி வைத்துக் குடிக்கலாம். இருமல், சளி உள்ளவர்கள் கொள்ளு கஞ்சியை தினமும் பயன்படுத்தி வர பயன் கிடைக்கும். சிறுநீர் கற்கள் உள்ளவர்கள் கொள்ளு கஞ்சியே பயன்படுத்தலாம். ஆயுர்வேதத்தில் சிலாஜத் ரஸாயனம் பயன்படுத்தும்பொழுது கொள்ளு, மணத்தக்காளி பயன்படுத்தக்கூடாது என்ற குறிப்பை கூறுவதும் உண்டு. கொள்ளு கஞ்சி மிகவும் பிரஸித்தம்.

கொப்பரை பொடி

- நன்கு முற்றிய தேங்காய் – 1
- உளுத்தம் பருப்பு – 2 ஸ்பூன்
- வரமிளகாய் – 10
- கல் உப்பு – 2 ஸ்பூன்

தேங்காயை கேரட் துருவியில் துருவிக்கொண்டு, உளுந்துடன் பெருங்காயத்தையும் சேர்த்து, எண்ணெய் விடாமல் வறுத்து அதனுடன் தேங்காயை சேர்த்து வறுத்துக்கொண்டு 2 ஆர்க்கு கறிவேப்பிலை சேர்த்து வெயிலில் காயவிட்டு மிக்ஸியில் அரைத்துக்கொள்ளவும். சாதத்தில் பிசைந்து சாப்பிடலாம். இட்லி, தோசைக்கு தொட்டு கொள்ளலாம்.

கொத்தமல்லி பருப்புப் பொடி

- தனியா (கொத்தமல்லி விதை) – 1 தம்ளர்
- உளுத்தம் பருப்பு – 2 டீஸ்பூன்
- கடலைப் பருப்பு – 1 டீஸ்பூன்
- கடுகு – 1 டீஸ்பூன்
- பெருங்காயம் – 1 சிறு கட்டி
- மிளகு – 1 டேபிள்ஸ்பூன்
- உப்பு – தேவையான அளவு

ஒவ்வொரு பொருளையும் சிறிதளவு நல்லெண்ணெய் விட்டு சிவக்க வறுத்தெடுக்கவும். கடுகைப் பொரிய விட்டுப் பெருங்காயத்தையும் பொரித்து எல்லாப் பொருட்களையும், நன்றாகப் பொடி செய்துகொள்ளவும்.

பித்தத்தைத் தணிப்பதில் கொத்தமல்லிக்கு இணையான மருந்துகள் கிடையாது. பழைய காலத்தில் மதுபானம் செய்தவர்களுக்கு மதுவின் வேகத்தை தணிக்க கொத்தமல்லி கொடுப்பார்கள். கொத்தமல்லியும், சுக்கையும் போட்டு காய்த்து அந்தத் தண்ணீரை ஜ்வரம் உள்ளவர்களுக்கு கொடுப் பார்கள். பேதிக்கு மருந்து சாப்பிடும்பொழுது கொத்தமல்லி, சுக்கு தண்ணீரை கொடுப்பார்கள். மதம், மதாத்யம், மூர்ச்சை என்று சொல்லக்கூடிய மனோ வேகங்களை குறைக்கின்ற குணமும் கொத்தமல்லிக்கு உண்டு. எனவே கொத்தமல்லி சூரணம் மனப்பதற்றம் உள்ளவர்கள், depression உள்ளவர் களுக்கு சிறந்தது. இதற்கு குஸ்தும்பரம் என்று பெயர். அஷ்டாங்க ஹிருதயத்தில் பத்யா குஸ்தும்பராதி கஷாயம்

என்று சொல்லக்கூடிய கடுக்காய், கொத்தமல்லி கஷாயம் *rheumatic disease*களுக்கு குறிப்பிடப்பட்டுள்ளது. தொண்டை நோய்களுக்கு சிறந்த மருந்தாக இது கருதப்படுகிறது.

கோதுமை, கேழ்வரகு கஞ்சிப் பொடி

- கோதுமை – ½ கப்
- கேழ்வரகு – ½ கப்
- பொட்டுக்கடலை – ½ கப்
- பார்லி அரிசி – ½ கப்
- ஜவ்வரிசி – ½ கப்
- கசகசா – ½ கப்
- பாசிப் பயறு – ½ கப்

இவைகளைத் தனித்தனியே வறுத்து ஒன்றாகப் பொடித்துச் சலித்து வைத்துக்கொள்ளவும். காலை வேளையில் ஒரு தம்ளர் தண்ணீரில் ஒரு ஸ்பூன் கஞ்சிப் பொடியைப் போட்டுக் கொதிக்க வைத்துக் குடிக்கவும்.

பஞ்சாப் மற்றும் ராஜஸ்தானில் கோதுமை அதிகம் பயிரிடப் படுகிறது. வடஇந்தியாவில் முக்கிய உணவு. மதுர ரஸம், மதுர விபாகம், சீத வீரியம், ஸ்நிக்த குணம், வாதப் பித்தத்தைத் தணிக்கும். கபத்தைக் கூட்டும். கோதுமை கஞ்சி செய்து சாப்பிட்டால் உடல் இறுகும். கோதுமை தோசை செய்தால் உடல் வன்மை பெறும். கோதுமை ரொட்டி வடநாட்டில் மிக முக்கிய உணவு. கோதுமை ரவை கஞ்சி குடிப்பவர்கள் அதிகம். கோதுமை நொய்யை முந்திய நாளே நீரில் ஊறப் போட்டு நன்றாக இடித்து பசையாக்கி மெல்லிய துணியால் நன்றாக வடிகட்டி பிழிந்து ரஸத்தை எடுக்கலாம். அகத்திய ரஸாயனம் போன்றவற்றிலும், தான்வந்தரம் போன்றவற்றிலும் பாலாக சேர்த்து செய்வதில் தவறில்லை என உள்ளது. கோதுமை மாவை உடலில் தேய்த்து உத்வர்த்தனம் எனும் சிகிச்சை செய்ய எரிச்சல் குறையும்.

கோதுமை, கம்பு, பாசிப்பயறு மாவு

- கோதுமை, கம்பு – தலா 100 கிராம்
- பாசி பயறு, உளுந்து – தலா 100 கிராம்
- சோயா, கேழ்வரகு – தலா 100 கிராம்
- பொட்டு கடலை – 100 கிராம்
- பாதாம், முந்திரி, பிஸ்தா – தலா 25 கிராம்
- சாப்பாட்டு புழுங்கல் அரிசி – ½ கிலோ

பயறுகளை முதல் நாளே சுத்தம் செய்து ஊறவிட்டு இரவில் ஹாட் பாக்ஸில் போட்டு வைத்தால் நன்கு முளைவிட்டு இருக்கும். அரிசியை கழுவி சுத்தம் செய்து எல்லா பொருள் களையும் ஒன்றாக கலந்து வெயிலில் காயவிட்டு மிஷினில் அரைத்து ஆற வைத்து பாட்டிலில் போட்டு வைத்து தேவைப் படும்போது 1 ஸ்பூன் எடுத்து தண்ணீரில் கலந்து கொதிக்க விட்டு பின் பால், சர்க்கரை கலந்து குடிக்கவும். இல்லையெனில் பாலுக்கு பதில் மோர் கலந்தும் குடிக்கலாம். சர்க்கரை கலந்து குடிப்பவர்கள் 5 ஏலக்காய் கலந்து அரைத்துக்கொள்ளலாம். வெயில் காலத்தில் உப்பு போட்டு மோர் கலந்து குடித்தால் உடல் உஷ்ணத்தை குறைக்கும்.

சாலாமிசிரி சத்துமாவு

- சாலாமிசிரி – 50 கிராம்
- சாரப்பருப்பு – 50 கிராம்
- முந்திரிப்பருப்பு – 50 கிராம்
- பாதாம் பருப்பு – 50 கிராம்
- பிஸ்தா பருப்பு – 50 கிராம்
- அக்ரூட் பருப்பு – 50 கிராம்
- வெள்ளரி விதை – 50 கிராம்
- பூசணி விதை – 50 கிராம்
- உளுந்து – 50 கிராம்
- எள்ளு – 100 கிராம்
- பார்லி – 100 கிராம்
- ஜவ்வரிசி – 100 கிராம்
- கொண்டைக்கடலை – ¼ கிலோ

மேலே சொன்ன அனைத்துப் பொருட்களையும் ஒன்றாக்கித் தூள் செய்துகொள்ளவும். இதில் 1 ஸ்பூன் அளவுக்கு எடுத்து சூடான பாலில் காலை மாலை கலந்து சாப்பிடவும்.

அறுபதிலும் இருபதின் இளமையைப் பெறலாம். ஆண்மைக் கோளாறுகள், நரம்புத்தளர்வு, துரித ஸ்கலிதம் போன்ற குறைகளை நீக்கும், உடல் பலவீனம், மெலிந்த உடல் போன்றவற்றுக்கு இது அமிர்த சஞ்சீவியாகச் செயல்படும்.

சாலாமிசிரி பொடி என்பது பல கொட்டைகளையும், தானியங்களையும் சேர்ந்தது. யுனானி மருத்துவத்தால் பிரபலமடைந்தது. டெல்லியில் இருந்த பாதுஷாக்களுக்கும்,

அரசர்களுக்கும் ஆண்மையை அதிகரிப்பதற்காக இது தினமும் உணவில் சேர்க்கப்பட்டது. இது ஆண்மையையும், வீரியத்தையும் அதிகரிக்கும் மருந்தாக நம்பப்படுகிறது.

சீரகப் பொடி

- சீரகம் – 1 கப்
- பெரிய எலுமிச்சை பழம் – 5
- இஞ்சி – 50 கிராம்
- மிளகு – 25 கிராம்
- பனங்கற்கண்டு – 100 கிராம்
- பெருங்காயம் – சிறிய கட்டி
- உப்பு – தேவைக்கேற்ப

இஞ்சியை தோல் சீவி நன்கு சுத்தம் செய்து துருவி மிக்ஸியில் அரைத்து சாறு எடுக்கவும். எலுமிச்சைபழத்தை பிழிந்து சாறு எடுத்து இந்த சாறுடன் இஞ்சி சாறையும் கலந்து உப்பும்போட்டு மிளகு, சீரகத்தை ஊறவைக்கவும். இந்த இரு சாறுகளிலும் நன்கு முழ்கி ஊற வேண்டும். அடிக்கடி நன்கு கலந்து, சாறுகளில் நன்றாக ஊறியபின் தினமும் எடுத்து நன்றாக வெயிலில் காயவைத்து சாறு இருக்கும் வரை இரவில் ஊறவைத்து காலையில் வெயிலில் காயவைக்க வேண்டும். வெயில் படுவதால் விட்டமின் சி கிடைக்கும். தேவையானால் இதனுடன் 2 ஸ்பூன் கடலைப் பருப்பு, உளுத்தம் பருப்பு எண்ணெய் விடாமல் வறுத்து, ஆறியபின் ஒன்றாக கலந்து பொடி செய்துகொண்டால் சீரகப்பொடி தயார். இந்த பொடியைச் சூடான சாதத்தில் பிசைந்து (தேவையானால் நெய் ஊற்றி) சாப்பிட்டால் சூப்பராக இருக்கும். ஜீரணக் கோளாறுகளை நீக்கும். வயிறு சம்பந்தபட்ட அனைத்து உபாதைகளுக்கும் இந்த பொடி நல்ல மருந்தாகும். இதே பொடியில் மிளகு, உப்பு, பெருங்காயம் சேர்க்கும் முன்பு, பனங்கற்கண்டு, 4 ஏலக்காய் போட்டு பொடி செய்து கலந்துகொள்ளலாம்.

இனிப்பு பிடித்தவர்கள் இதை சாப்பிடலாம். காரம் பிடித்தவர்கள் அந்தப் பொடியைச் சாப்பிடலாம். இரண்டுமே நன்றாக இருக்கும். பித்தம், ஏப்பம், தலைசுற்றல் போன்றவற்றையும் குணப்படுத்தும் ஆற்றல் இந்த பொடிக்கு உண்டு.

சீரண தீபனப் பொடி

- கடலைப்பருப்பு – 2 கப்
- உளுத்தம் பருப்பு – ½ கப்

- பாசிப்பருப்பு – ½ கப்
- துவரம் பருப்பு – ¼ கப்
- கோதுமை, அரிசி – தலா 2 கைப்பிடி
- மிளகு, தனியா – தலா ¼ கப்
- சீரகம் – ஒரு டேபிள்ஸ்பூன்
- சுக்கு – ஒரு துண்டு
- கடுகு – ஒரு டீஸ்பூன்
- பெருங்காயம் – சிறிது
- உப்பு – தேவையான அளவு
- எண்ணெய் – ஒரு டேபிள்ஸ்பூன்

முதலில் கொடுத்துள்ளவற்றை வெறும் கடாயில் தனித் தனியே வறுத்து, பொடித்துக்கொள்ளவும். இரண்டாவதாக கொடுத்துள்ளவற்றைத் தனித்தனியாக எண்ணெயில் வறுத்து, பொடித்துக்கொள்ளவும். இந்த இரண்டு பொடிகளையும் ஒன்றாகக் கலந்துகொள்ளவும். சாதத்துடன் இந்தப் பொடியைப் போட்டு கலந்து, நல்லெண்ணெய் விட்டு சாப்பிட, நல்ல ஜீரண சக்தியைக் கொடுக்கும்.

தனியாப் பொடி

- தனியா (மல்லி விதை) – 1 கப்
- உளுத்தம் பருப்பு – 2 ஸ்பூன்
- கடலைபருப்பு – 2 ஸ்பூன்
- துவரம்பருப்பு – ½ ஸ்பூன்
- மிளகாய் – 20
- மிளகு – ½ ஸ்பூன்
- புளி (சுத்தம் செய்தது) – சிறிய எலுமிச்சை அளவு
- உப்பு – தேவையான அளவு

மேலே கூறியுள்ள பொருட்கள் அனைத்தையும் எண்ணெய் விடாமல் தனித்தனியாக பொன் கலரில் வறுத்து, கடைசியில் கல் உப்பையும் வறுத்து, புளியையும் சிறியதாக பிய்த்து வறுத்து கொள்ளவும். நன்கு ஆறியபின் கரகரவென்று பொடி செய்து ஆறிய பின் பாட்டிலில் போட்டு வைத்துக்கொள்ளவும்.

> இந்த பொடியில் தனியாவை அதிகம் சேர்த்து பருப்பு வகைகளை மிகவும் கொஞ்சமாக போட வேண்டும். தனியா பித்தத்தைத் தணிக்கும். நன்கு பசி எடுக்கும். டூர் செல்பவர்கள்

இந்த பொடியில் நல்லெண்ணெய் கலந்து அதில் சாதத்தை கலந்து எடுத்துச் சென்றால் 2 நாட்கள் வரை சாதம் கெடாது. சாதம் கலக்கும் போது உப்பு சேர்த்துக்கொள்ள வேண்டும். எளிதில் செய்து விடலாம்.

தானிய கலவை பருப்புப் பொடி

- கொள்ளு – 4 டேபிள்ஸ்பூன்
- துவரம்பருப்பு – 4 டேபிள்ஸ்பூன்
- உளுத்தம் பருப்பு – 4 டேபிள்ஸ்பூன்
- தனியா – 2 டீஸ்பூன்
- மிளகு – 10
- சீரகம் – 1 டீஸ்பூன்
- கடலைப் பருப்பு – 2 டீஸ்பூன்
- பெருங்காயத்தூள் – சிறிதளவு
- உப்பு – தேவையான அளவு

கொள்ளு, துவரம் பருப்பு, உளுத்தம் பருப்பு, தனியா, மிளகு, சீரகம், கடலைப் பருப்பு ஆகியவற்றை கடாயில் எண்ணெய் விடாமல் வறுக்கவும். ஆறியவுடன் நன்றாக அரைத்து, உப்பு, பெருங்காயத்தூள் சேர்த்துக் கலக்கவும்.

நாயுருவி மாவு

- காய்ந்த நாயுருவி இலை – 100 கிராம்
- கொண்டைக் கடலை – 250 கிராம்
- சோயா – 250 கிராம்
- சிறுபயறு – 100 கிராம்
- மிளகு – ½ ஸ்பூன்
- ஏலக்காய் – 5 கிராம்

நாயுருவி இலை தவிர்த்து அனைத்துச் பொருட்களையும் இளசாக வறுத்து, நாயுருவியுடன் கலந்து அரைத்து, தூள் செய்துகொள்ளவும். இதில் 1 ஸ்பூன் எடுத்து, 1 டம்ளர் நீரில் கொதிக்க வைத்து தினமும் 2 வேளை சாப்பிட்டு வர, பற்கள் உறுதி பெறும். உடல் வலிவு பெறும். மூலநோய்கள் விலகும். இடுப்புவலி, முதுகு வலி குறையும்,

அபாமார்க்கம் என்று இதை அழைப்பார்கள். எங்கும் பாதை ஓரத்தில் இது காணக் கிடைக்கிறது. கசப்பு, துவர்ப்பு கடு ரஸம் உடையது. உஷ்ண வீரியம் உடையது. கப வாதத்தை

குறைக்கும். நன்றாக சிறுநீரை வெளியேற்றும். சிவப்பு வகை உண்டு. நாயுருவி குடிநீர் சிறுநீரைப் பெருக்கும். நாயுருவியை சாம்பல் செய்து வெல்லத்துடன் சேர்த்துக் கொடுக்க மாதவிடாய் வலிகள் நிற்கும். இதற்கு அபாமார்க் கக்ஷாரம் என்று பெயர். நாயுருவி விதையைக் கழுவி பால்கஞ்சி செய்துக் கொடுப்பார்கள். பஸ்மகம் என்று சொல்லக்கூடிய எதை வேண்டுமானாலும் செரிக்கக்கூடிய கொடும்பசி நோய்க்கு நாயுருவி பால்கஞ்சி அஷ்டாங்க ஹிருதயத்தில் மருந்தாகச் சொல்லப்பட்டுள்ளது. கிருமி நாசினி எனும் குணம் இதற்கு உண்டு. முள்ளங்கி வித்தையும், நாயுருவி விதையும் அரைத்து psoriasis நோய்க்கு மேல் பூசுவார்கள்.

பருப்புப் பொடி

- *கொள்ளு – 25 கிராம்*
- *துவரம்பருப்பு – 25 கிராம்*
- *கடலைப்பருப்பு – 2 ஸ்பூன்*
- *மிளகு – 1 ஸ்பூன்*
- *மிளகாய் வற்றல் – 1*
- *கறிவேப்பிலை – ஒரு கைப்பிடி அளவு*
- *சீரகம் – 1 ஸ்பூன்*
- *தனியா – 1 ஸ்பூன்*
- *உப்பு – தேவைக்கேற்ப*

சீரகம், கொள்ளு, துவரம் பருப்பு, கடலைப் பருப்பு, உளுத்தம் பருப்பு, தனியா, மிளகு, மிளகாய் வற்றல் எல்லா வற்றையும் பொன்னிறமாக வெறும் வாணலியில் எண்ணெய் விடாமல் வறுத்துக்கொள்ளவும். கறிவேப்பிலையை தனியாக (மொறுமொறுப்பாக) வறுக்கவும். எல்லாவற்றையும் தேவையான அளவு உப்பு சேர்த்து பொடிக்கவும்.

பிரண்டை சத்து மாவு

- *பிரண்டைத் துண்டுகள் (நார் நீக்கிக் காயவைத்தது) – அரை கிலோ*
- *கோதுமை – ஒரு கிலோ*
- *கறுப்பு எள் – 100 கிராம்*
- *கறுப்பு உளுந்து – 100 கிராம்*

முதலில், பிரண்டை பச்சையாக இருக்கும்போதே, ஒரு லிட்டர் புளிப்பு மோரில் இரண்டு நாள் ஊறப்போட்டு,

பிறகு காயவைத்து எடுத்துக்கொள்ளவும். பிறகு இதனுடன் மற்ற பொருள்களையும் சேர்த்து இளவறுப்பாக வறுத்து அரைத்துக்கொள்ளவும். தேவையான அளவு மாவு எடுத்துக் கஞ்சி அல்லது களி செய்து சாப்பிடவும்.

உடல் வலி, மூல நோய், ஆசனத்தில் ஏற்படும் எரிச்சல், நமைச்சல் போன்றவை குணமாகும்.

பிரண்டையை வஜ்ரவல்லி என்றும் அஸ்தி சிருங்கலா என்றும் கூறுவார்கள். சங்கரன் பிரண்டை என்றும் கூறுவார்கள். இந்து பாரம்பரிய மரபில் சிரார்த்தம் என்று சொல்லக்கூடிய திதியில் பிரண்டை துவையலுக்கு முக்கிய பங்கு உண்டு. பிரண்டையில் சுண்ணாம்பு சத்து, கால்சியம் சத்து அதிகம் உள்ளது. பிரண்டை எலும்புகளுக்கு வலு வளிக்கும் ஒரு மருந்தாகும். பழைய காலத்தில் எலும்பு முறிவு ஏற்பட்டால் பிரண்டை துவையல் கொடுப்பார்கள். பிரண்டையும், முட்டையும் அரைத்துப் ஒடிவுக்கு பத்து போடுவார்கள். ஒடிந்த எலும்புகளை இணைக்கும் தன்மை பிரண்டைக்கு உண்டு. பிரண்டை எலும்பு போலவே காட்சி யளிக்கும். பெண்களுக்கு கால்சியம் சத்தை அளிக்கின்ற ஒரு சிறந்த மருந்து பிரண்டையாகும்.

மாவிளக்கு மாவு

- பச்சரிசி — 200 கிராம்
- வெல்லத்தூள் — 100 கிராம்
- ஏலக்காய் — 2

பச்சரிசியை 1 மணி நேரம் ஊறவைத்து, மாவு செய்து கொள்ளுங்கள். பிறகு, வெல்லத்தூள், ஏலக்காய்ப் போட்டு கலந்து பிடியுங்கள். பிடித்த மாவின் நடுவில் நெய் ஊற்றி, அதில் பந்தத் திரி போட்டு விளக்கு ஏற்றவும்.

மாவிளக்கு தீபம் என்பது ஒரு பிரார்த்தனையாகும். திருநெல்வேலி அருகே சங்கரன்கோவில் என்னும் ஊரில் கோமதியம்மன் கோவில் உள்ளது. சக்தி பீடங்களில் ஒன்றாகும். இங்கு வயிற்று நோய்கள் குணமாகுகின்றன. இன்றும் பல பெண்கள் பாதிக்கப்பட்ட இடத்தில் நெய் விட்டு மாவிளக்கை ஏற்றுவார்கள். அந்த விளக்கு அணையும் வரை அவர்கள் படுத்திருப்பார்கள். அங்கு ஒரு குழி உண்டு. அந்த குழியில் அமர்ந்து இதை செய்வார்கள். சித்தப்பிரம்மை அங்கு போனால் மாறும் என்று நம்பப்படுகிறது. மாவிளக்கு ஏற்றிய பிறகு அந்த உருண்டையை சாப்பிடுவார்கள். இனிப்பும்,

போஷாக்கும், நெய்ப் பசையும் உடைய ஒரு மருந்தாக இருக்கிறது. இது ஒரு பிரார்த்தனையாக செய்யப்படுகிறது. விளக்கு ஏற்றி முடிந்த பிறகு திரியை மாற்றிவிட்டு நன்றாக பிசைந்து இதை பிரசாதமாக சிறிய அளவு சாப்பிடலாம். மருந்தைபோல் இதை சாப்பிட வேண்டும்.

மிளகு பொடி

- *மிளகு* – *50 கிராம்*
- *சீரகம்* – *50 கிராம்*
- *தனியா* – *1 ஸ்பூன்*
- *கறிவேப்பிலை* – *20 இலைகள்*
- *பெருங்காயம்* – *சிறிய துண்டு*
- *கல் உப்பு* – *3 ஸ்பூன்*

பெருங்காயத்தை கல்லில் தட்டினால் தூளாகிவிடும். அதை வாணலியில் போட்டு பொரித்து, அதனுடன் எல்லாவற்றையும் கலந்து வெயிலில் காயவிட்டு மிக்ஸியில் பவுடராகப் பொடி செய்துகொள்ளவும். சூடான சாதத்தில் கொஞ்சம் நெய் (அ) அவரவர்க்கு பிடித்த எண்ணெய் ஊற்றி இந்த பொடியை போட்டு சாப்பிடவும். தொண்டை சம்பந்தபட்ட கோளாறுகள் வராது. சளி, கபம் கட்டாது.

மிளகு ஒரு சிறந்த மருந்து. ஒரு மிளகை தினமும் தட்டி சாப்பிட்டால் மாரடைப்பு வராது. மிளகை ஒரு ஊசியில் குத்தி நெருப்பில் புகைத்து மூக்கில் இழுக்க மூக்கில் தசை வளர்தல் குறையும். தும்மல், கட்டி, ஜலதோஷம் முதலியவை குறையும். நச்சை முறிக்கும் தன்மையும் மிளகிற்கு உண்டு. நச்சு ஜ்வரத்திற்கும் மிளகை கொடுப்பார்கள். மிளகு ரஸம் ஜ்வரத்திற்கு ஒரு முக்கியமான மருந்தாகும். தொண்டை சம்பந்தப்பட்ட நோய்கள், சளிகளுக்கு மிளகு சிறந்த மருந்தாகும்.

வேப்பம்பூ பொடி

- வேப்பம்பூ – *1 கப்*
- கடலைப் பருப்பு – *2 ஸ்பூன்*
- உளுத்தம் பருப்பு – *2 ஸ்பூன்*
- வரமிளகாய் – *10*
- பெருங்காயம் – *சிறிய துண்டு*
- உப்பு – *1 ஸ்பூன்*

எல்லா பொருள்களையும் தனித்தனியாக வறுத்து ஆறியபின் மிக்ஸியில் பொடி செய்யவும். உடலுக்கு நல்லது. தேவையெனில் புளிப்புக்கு ¼ ஸ்பூன் சிட்ரிக் ஆசிட் போட்டு பொடி செய்து கொள்ளவும்.

வேப்பிலைக் கட்டி

- எலுமிச்சை இலை — 20
- நார்த்தம் இலை — 20
- வரமிளகாய் — 10
- புளி — சிறிய எலுமிச்சை அளவு
- பெருங்காயம் — சிறிய துண்டு
- உப்பு — தேவையான அளவு

புளியை கெட்டியாக கரைத்துக்கொள்ளவும். சிறிது எண்ணெயில் பெருங்காயத்தை பொரித்துக்கொண்டு, மிளகாய், இலைகளை நன்கு வெயிலில் காய விட்டு மிக்ஸியில் பொடி செய்து அதனுடன் புளி, பெருங்காயம் போட்டுக் கலந்து சிறு உருண்டைகளாக உருட்டி 2 நாட்கள் வெயிலில் காய வைத்து பாட்டிலில் போட்டு வைத்து, வேண்டும்போது அந்த உருண்டைகளை உதிர்த்து சாதத்தில் போட்டு சாப்பிடவும்.

வேப்பிலை கட்டியில் வேப்பிலை இல்லை. எலுமிச்சை இலையே உள்ளது. அது எப்படி வேப்பிலை என்று பெயர் வந்தது என்று தெரியவில்லை. ஒருவேளை கறிவேப்பிலை செய்து கறிவேப்பிலை கட்டி என்று அழைக்கப்பட்டிருக்கலாம். நமது யோகத்தில் கறிவேப்பிலையும் இல்லை.

அமுக்குரா சத்து மாவு

- அமுக்கரா கிழங்கு — 150 கிராம்
- தண்ணீர்விட்டான் கிழங்கு — 150 கிராம்
- பாதாம் பருப்பு — 50 கிராம்
- முந்திரிப் பருப்பு — 50 கிராம்
- அக்ரூட் பருப்பு — 50 கிராம்
- சிறு பருப்பு — 50 கிராம்
- சாரப் பருப்பு — 50 கிராம்
- வெள்ளரி விதை — 50 கிராம்
- ஏலக்காய் — 15 கிராம்

முதலில் அமுக்கரா கிழங்கு, தண்ணீர்விட்டான் கிழங்கு இரண்டையும் பாலில் வேகவைத்துப் பிறகு காயவைக்கவும்.

இவற்றுடன் மற்ற பொருள்களையும் சேர்த்துப் பொடி செய்து கொள்ளவும்.

இந்த மாவைச் சூடான பாலில் கலந்து குடித்தால், உடலுக்கு வலு சேரும். நரம்புத் தளர்ச்சி குணமாகும். இரவில் நன்றாகத் தூக்கம் வரும், மன அமைதி கிடைக்கும்.

காமவர்த்தினி, பலதாரிணி, அமுக்குரா கிழங்கைப் பாலில் வேக வைத்து உலர்த்தி பொடி செய்து கொடுத்தால் தேகம் பலம் பெறும். நெய்யுடன் சேர்த்துக் கொடுக்கலாம். கற்கண்டு கூட சேர்த்தும் கொடுக்கலாம். நரம்பு தளர்ச்சி நீங்கும்.

அஜமோதம் என்ற ஓமம் கொத்தமல்லி பொடி

- ஓமம் — ½ கப் (சிறிய கப்)
- தனியா — 1 கப்
- மிளகு — ¼ கப்
- சீரகம் — 1 கப்
- கண்டதிப்பிலி — 1 கப்
- சுக்கு (உடைத்தது) — ¼ கப்
- துவரம்பருப்பு — ½ கப்
- காய்ந்த கறிவேப்பிலை (பொடித்தது) — ½ கப்
- பெருங்காயம் — 1 கட்டி

மேற்கூறிய பொருட்களை வெறும் வாணலியில் வறுத்து, பொடித்து சலித்து வைத்துக்கொள்ளவும். வெயிலில் கொஞ்சம் புளியைக் காயவைத்து அதோடு இந்துப்பு சேர்த்துப் பொடித்துக் கொள்ளவும். தண்ணீரில் புளி, இந்துப்புப் பொடியோடு இந்த மருந்துப்பொடியும் சேர்த்து கொதிக்கவிட்டால் மருந்து ரசம் தயார்.

வயிற்றுப் பொருமல், இரைச்சல், மந்தம், வாயு ஆகியவற்றைப் போக்கி உடல் கலகலப்பாகும்.

அஜமோதகம் என்ற கொத்தமல்லிப் பொடி

வயிற்றுப்பெருக்கு நோய், வயிற்று கழிச்சல் நோய், ஆங்கில மருந்துகளைச் சாப்பிட்டு விட்டு ஏற்படும் குடல் கடுப்பு, irritable bowel syndrome என்று சொல்லக்கூடிய மலம் இளகியும், இறுகியும் போகின்ற நிலைகள், கொழுப்பு செரியாமை, பால் செரியாமை போன்ற நோய்களுக்கு நெய்யுடனோ, தேனுடனோ, மோருடன் கலந்து சாப்பிடுவதற்கு சிறந்த

டாக்டர் எல். மகாதேவன்

மருந்து. கொழுப்பில்லாத மோரை ஒரு லிட்டர் எடுத்துக் கொண்டு ஒரு ஸ்பூன் பொடியை இதில் கலந்து வைத்துக் கொண்டு சர்க்கரை நோய் உள்ளவர்கள் இடையிடையே சாப்பிட்டு வர கல்லீரலில் கொழுப்பு படிவதும், Triglyceride குறைவதும் அனுபவத்தில் கண்ட உண்மையாகும்.

இஞ்சி புதினா பொடி

- புதினா – 3 கட்டுகள்
- புளி – சிறிய எலுமிச்சையளவு
- இஞ்சி – 50 கிராம்
- தேங்காய்த் துருவல் – ஒரு கப்
- சிகப்பு மிளகாய் – 10
- பெருங்காயம் – சிறிதளவு
- உப்பு – தேவையான அளவு
- எண்ணெய் – தேவைக்கேற்ப

புதினா இலைகளை நன்றாகக் கழுவி உலரவைக்கவும். இஞ்சியை நன்றாகக் கழுவி மேல் தோலை நீக்கி விட்டு நசுக்கிக்கொள்ளவும். வாணலியில் எண்ணெயை சூடாக்கி சிகப்பு மிளகாய், புளி, தேங்காய்த் துருவல், பெருங்காயம் எல்லாவற்றையும் தனித் தனியாக வறுத்துக்கொள்ளவும். தேங்காயை பொன்னிறமாக வறுத்துக்கொள்ளவும். உலர்ந்த புதினாவை மட்டான தழலில் சிறிது எண்ணெய் விட்டு வதக்கவும். எல்லாவற்றையும் மிக்சியில் ஒன்றாகப் போட்டு கரகரப்பாகப் பொடிக்கவும். சூடான சாதத்துடனும், சப்பாத்தி யுடனும் உண்ணுவதற்கு சுவையாக இருக்கும்.

❋ ❋ ❋

29. அடை வகைகள்

அடை

- பச்சரிசி – ¾ கப்
- கடலைப் பருப்பு – ½ ஆழாக்கு
- துவரம் பருப்பு – 1 கப்
- பாசிப்பருப்பு – 1 கப்
- உளுத்தம் பருப்பு – 1 கப்
- பெருங்காயம் – 2 துண்டு
- காய்ந்த மிளகாய் – 4 (அ) 6

- தேங்காய்
  (பல் பல்லாக நறுக்கியது) — ¼ கப்
- கறிவேப்பிலை — சிறிதளவு
- கொத்தமல்லித் தழை — 2 டீஸ்பூன்
- உப்பு, எண்ணெய் — ½ கப்
- பெரிய வெங்காயம் — 1
- கடுகு — 1 டீஸ்பூன்

அரிசியையும், பருப்புக் கலவையையும் தனித்தனியே ஊற வைக்க வேண்டும். காய்ந்த மிளகாய், பெருங்காயம் இரண்டையும் நைசாக அரைக்கவும். அரிசியை பாம்பே ரவை பதத்துக்கு கொரகொரப்பாக அரைத்துக்கொள்ளவும். பருப்பையும் அதே பதத்துக்கு கெட்டியாக அரைத்துக்கொள்ளவும்.

அரைத்த அரிசி, பருப்பு இரண்டையும் ஒன்றாகப் போட்டு அதனுடன் கறிவேப்பிலை, கொத்தமல்லி, தேங்காய்ப்பல், அரைத்த மிளகாய் விழுது, உப்பு சேர்க்கவும். கடுகு தாளித்து மாவில் கொட்டவும். எல்லாவற்றையும் நன்றாக கலக்கவும்.

அடி கனமான ஒரு கடாயில் மாவை சற்று தடிமனாக தட்டவும். நடுவில் ஒரு ஓட்டை போட்டு, ஒரு டீஸ்பூன் எண்ணெய் விடவும். சுற்றிலும் 2 டீஸ்பூன் எண்ணெய் விட்டு அடுப்பை ஸிம்மில் வைத்து, மூடி வைத்து வேகவிடவும். இது முழுவதுமாக வேகுவதற்கு குறைந்தது 10 நிமிடங்களாவது தேவைப்படும் (திருப்பிப் போடத் தேவையில்லை). அதன் பிறகு எடுத்துச் சாப்பிடலாம்.

அல்லது தோசைக்கல்லில் அடை தட்டி, நடுவில் ஓட்டை போட்டு நடுவிலும் சுற்றிலும் எண்ணெய் விட்டு வேகவிடவும். மூடி இல்லாமல் வேக வைத்து, மறுபுறம் திருப்பிப் போட்டு வேகவைத்து எடுக்கலாம். இந்த அடை கொஞ்சம் உப்பு, உரைப்பாக இருந்தால்தான் சுவை. அதற்கேற்றவாறு உப்பு, காரம் சேர்த்துக்கொள்ளவும்.

கல்யாண முருங்கை அடை

- கல்யாண முருங்கை இலை — 1 கைப்பிடி
- சீரகம் — 10 கிராம்
- சாம்பார் வெங்காயம் — 2
- பச்சை மிளகாய் — 2
- அரிசி மாவு — ¼ கிலோ
- உப்பு — தேவையான அளவு

டாக்டர் எல். மகாதேவன்

கல்யாண முருங்கை இலையைச் சீரகத்துடன் சேர்த்து விழுதாக அரைத்து அரிசி மாவுடன் கலந்து சாம்பார் வெங்காயம், பச்சை மிளகாய் இரண்டையும் நறுக்கிச் சேர்த்துச் சிறிது உப்பு கலந்து அடை செய்யவும்.

இது ஆஸ்துமாவைக் கட்டுப்படுத்தி ஜீரண சக்தியை அதிகரிக்கிறது.

இரத்தத்தில் சிவப்பணுக்களின் எண்ணிக்கையை அதிகரிக்கச் செய்கிறது.

கோதுமை ரவை அடை

- கோதுமை ரவை — 50 கிராம்
- துவரம் பருப்பு — 25 கிராம்
- கடலைப் பருப்பு — 25 கிராம்
- உளுத்தம் பருப்பு — 15 கிராம்
- அரிசி — 15 கிராம்
- வெங்காயம் — 50 கிராம்
- கறிவேப்பிலை (நறுக்கியது) — 5 டீஸ்பூன்
- மிளகாய் வற்றல் — 3
- எண்ணெய் — 5 டீஸ்பூன்
- பெருங்காயம் — ½ டீஸ்பூன்
- மஞ்சள் பொடி — ½ டீஸ்பூன்
- உப்பு — தேவையான அளவு

அரிசியும், பருப்பும் சேர்த்து 3 மணி நேரத்திற்கு ஊற வைக்கவும். இத்துடன் உப்பும், மிளகாய் வற்றலும் சேர்த்து அரைக்கவும். கோதுமை ரவையும் மற்ற பொருட்களும் சேர்த்து அரைத்து மாவுடன் கலக்கவும். தேவையானால் தண்ணீர் சேர்க்கவும். ஒரு கரண்டி மாவை சூடான தோசைக் கல்லில் பரப்பி எண்ணெய் விட்டு இரண்டு பக்கமும் வேக வைக்கவும்.

சத்துமாவு அடை

- எல்லா தானியங்களும் கலந்து அரைத்த சத்துமாவு — 1 கப்
- தேங்காய் பல் பல்லாக நறுக்கியது — 4 டீஸ்பூன்
- வெல்லம் அல்லது கருப்பட்டி — 100 கிராம்
- ஏலக்காய் — 2
- நெய் (அ) நல்லெண்ணெய் — 5 டீஸ்பூன்

வெல்லத்தை கால் கப் தண்ணீர் விட்டு அடுப்பில் வைக்கவும். கரைந்ததும் வடிகட்டி சூடாக சத்துமாவில் ஊற்றவும். தேங்காய் பல், ஏலக்காய், சேர்த்து நன்கு கிளறவும்.

தோசைக் கல்லை சூடாக்கி, இந்த மாவை சற்று தடிமனாக அடை மாதிரி தட்டவும். நடுவில் ஒரு ஓட்டை போட்டு நெய் அல்லது நல்லெண்ணெய் ஒரு ஸ்பூன் விட்டு சுற்றிலும் கொஞ்சம் நெய் விட்டு நிதானமான தீயில் வேகவிடவும். திருப்பிப் போட்டு வெந்த பிறகு எடுக்கவும்.

சோள அடை

- சோளம் — 2 கப்
- பச்சரிசி — ½ கப்
- சின்ன வெங்காயம் பொடியாக நறுக்கியது — ½ கப்
- பச்சை மிளகாய் — 3
- கொத்தமல்லி, கறிவேப்பிலை — தேவைக்கு
- உப்பு, எண்ணெய் — தேவைக்கு

நீர் தெளித்து, குத்தி உமி நீக்கிய சோளத்தை அரிசியுடன் ஒன்றரை மணி நேரம் ஊற வைத்து உப்பு, மிளகாய்ச் சேர்த்து அரைக்கவும். நறுக்கிய மல்லி, கறிவேப்பிலை, வெங்காயம் சேர்க்கவும். வாயகன்ற சட்டிக் காய்ந்ததும் எண்ணெயைத் தடவி தோசைபோல வார்த்து எண்ணெய் ஊற்றி இருபுறமும் வேகவிட்டு எடுக்கவும்.

தவலை அடை

- அரிசி — 200 கிராம்
- துவரம் பருப்பு — 50 கிராம்
- கடலை பருப்பு — 50 கிராம்
- உளுத்தம் பருப்பு — 50 கிராம்
- உப்பு — 2 ஸ்பூன்
- எண்ணெய் — 100 கிராம்
- மிளகாய் வற்றல் — 2
- கறிவேப்பிலை — சிறிதளவு
- பெருங்காயம் — ¼ ஸ்பூன்
- தேங்காய் துருவல் — 3 ஸ்பூன்

டாக்டர் எல். மகாதேவன்

அரிசி பருப்புகளை ஒன்றாக மெல்லிய ரவையாக அரைத்துக்கொள்ளவும். வாணலியில் சிறிது எண்ணெய் ஊற்றி கடுகு, உளுத்தம் பருப்பு, கடலைப் பருப்பு, கிள்ளிய மிளகாய், பெருங்காயம் போட்டு வறுத்துக்கொண்டு, அதில் 3 டம்ளர் தண்ணீரை விடவும். உப்பு, கறிவேப்பிலை போட்டு, தண்ணீர் கொதித்தவுடன் தேங்காய் துருவலைப் போடவும். இப்போது அரைத்து வைத்துள்ள ரவையை கொட்டிக் கிளறவும். இறக்கி வைத்து சற்று ஆறியவுடன் வாழையிலையில் சிறுசிறு அடைகளாகத் தட்டவும்.

ஒரு அகலமான வாணலியில் அடைகளைப் பரவலாக வைத்து எண்ணெய் ஊற்றி, அடுப்பை நிதானமாக வைத்து வேகவிடவும். பரவலாக வைத்து, சுற்றிலும் எண்ணெய் விட்டு மூடிவைக்கவும். 2, 3 நிமிடங்கள் கழித்து மூடியைத் திறந்து அடைகளைத் திருப்பிவிட்டு, மறுபடியும் எண்ணெய் விட்டு மூடிவிடவும். பொன்னிறமாக வெந்துவிடும்.

வெந்தய அடை

- புழுங்கல் அரிசி – 1 கப்
- பச்சை அரிசி – 1 கப்
- துவரம் பருப்பு – 1 கப்
- உளுத்தம் பருப்பு – ½ கப்
- வெந்தயம் – 1 கைப்பிடி
- உப்பு – தேவைக்கு
- இட்லி மிளகாய்ப் பொடி – தேவைக்கு
- எண்ணெய் – 1 டீஸ்பூன்

அரிசி, துவரம் பருப்பு, உளுத்தம் பருப்பு, வெந்தயம் இவற்றை ஊறவைத்து தனித்தனியாக அரைக்கவும். உப்பு போட்டு சேர்த்துக் கலக்கவும். மறுநாள் சட்டியில் அடை போல தட்டி, இரு பக்கமும் வேகவிட்டு, ஒரு புறம் இட்லிப் பொடி தூவி எடுக்கவும்.

வெல்ல அடை

- அரிசி மாவு – 2 கப் (குவித்தது)
- வெல்லம் – 2 கப் (பொடித்தது)
- ஏலக்காய் – 8 (பொடித்தது)
- தட்டைப்பயறு – 4 டேபிள்ஸ்பூன் (வேக வைத்தது)

- தேங்காய் — 1 மூடி (துருவியது)
- வெண்ணை — 100 கிராம்

அரிசி மாவை பச்சை வாடை போகும் வரை வறுக்கவும். ஆறிய மாவுடன் தட்டைப் பயறு, ஏலப்பொடி, தேங்காய்த் துருவல் சேர்த்துக் கலக்கவும். வெல்லத்தை ½ டம்ளர் நீர் விட்டு 10 நிமிடம் கொதிக்கவைக்கவும். மாவுக் கலவையுடன் ஆறிய வெல்லநீரை சிறிது சிறிதாகக் கலக்கி சப்பாத்தி மாவு பதத்தில் தயார் செய்யவும். மாவை சிறு உருண்டை ஆக்கி வடைபோல் தட்டி இட்லி தட்டில் வேகவிடவும் (வெயிட் போட வேண்டாம்.) இந்த அடையுடன் வெண்ணை சேர்த்து சாப்பிட சுவையாக இருக்கும். இது நான்கு பேருக்குப் போதுமானது.

முளைப்பயறு அடை

- அரிசி — ¼ கிலோ
- முளைகட்டிய பாசிப்பயறு — ஒரு கப்
- கொண்டைக்கடலை — ஒரு கப்
- இஞ்சி — சிறிய துண்டு
- பீர்க்கங்காய் பொடியாக நறுக்கியது — ஒரு கப்
- காய்ந்த மிளகாய் — 4
- எண்ணெய், உப்பு — தேவையான அளவு

அரிசியை ஊறவைத்து காய்ந்த மிளகாய், உப்பு சேர்த்து கரகரப்பாக அரைக்கவும். முளைகட்டிய கொண்டைக் கடலை, பாசிப்பயறு, இஞ்சி ஆகியவற்றை தனியாக அரைத்து அரிசி மாவுடன் கலக்கவும். பீர்க்கங்காயைப் பொடியாக நறுக்கி, மாவுடன் நன்கு கலந்து அடையாகத் தட்டவும். அடுப்பை மிதமான தீயில் வைத்து, அடையின் இருபுறமும் எண்ணெய் விட்டு வேக வைத்து எடுக்கவும்.

✦✦✦

30. பச்சடி வகைகள்

இஞ்சிப் பச்சடி

- இஞ்சி — 50 கிராம்
- தேங்காய் துருவல் — ஒரு கப்
- பச்சை மிளகாய் — 2

டாக்டர் எல். மகாதேவன்

- சீரகம் — அரை டீஸ்பூன்
- கறிவேப்பிலை — சிறிதளவு
- தயிர் — ஒரு கப்
- எண்ணெய், உப்பு — தேவையான அளவு

சுத்தம் செய்த இஞ்சி, தேங்காய் துருவல், பச்சை மிளகாயை மிக்ஸியில் நன்கு அரைத்துக்கொள்ளவும், அதில் உப்பு சேர்த்து தயிருடன் கலக்கவும். கடாயில் எண்ணெய் விட்டு சீரகம் தாளித்து, கறிவேப்பிலை சேர்த்து, தயிர் கலவையுடன் கலக்கிப் பரிமாறவும்.

இலந்தைப் பழ பச்சடி

- இலந்தைப்பழம் — ஒரு கப்
- துருவின வெல்லம் — 4 டேபிள்ஸ்பூன்
- மிளகாய்ப் பொடி — 2 டீஸ்பூன்
- உப்பு — 1½ டீஸ்பூன்

2 கப் தண்ணீர் ஊற்றி அடுப்பில் வைக்கவும். இலந்தைப் பழத்தை அதில் போட்டு நன்றாக வேகவிடவும். பின் கரண்டி யால் மசிக்கவும். இத்துடன் துருவின வெல்லம், உப்பு, மிளகாய்ப் பொடி சேர்த்து கொதிக்க வைத்து இறக்கவும்.

உளுந்து பச்சடி

- வெள்ளை உளுந்து — ¼ கப்
- தயிர் — 1 கப்
- தாளிக்க எண்ணெய் — 2 ஸ்பூன்
- கடுகு — கொஞ்சம்
- பெருங்காயத் தூள் — கொஞ்சம்
- வரமிளகாய் — 4
- உப்பு — தேவையானது

உளுந்தை வெறும் வாணலியில் சிவக்க வறுத்து மிக்ஸியில் பொடித்துக்கொள்ளவும். வாணலியில் எண்ணெய் ஊற்றி கடுகு வெடித்ததும், பெருங்காயம், வரமிளகாய் போட்டு அடுப்பை அணைத்து ஆறியபின் அதில் உளுந்துப் பொடி, தயிர், உப்பு, போட்டு நன்கு கலக்கவும். சூப்பர் வாசனையுடன் இருக்கும். சாதத்துடன் பிசைந்து சாப்பிடலாம். தோசைக்கும் நன்றாக இருக்கும்.

கத்தரிக்காய் தயிர் பச்சடி

- பிஞ்சு கத்தரிக்காய் — 4
- தேங்காய் துருவல் — 2 ஸ்பூன்
- பச்சை மிளகாய் — 4 (அ) 6
- புளிக்காத தயிர் — 1 கப்
- உப்பு — தேவைக்கு

தாளிக்க

- கடுகு, பெருங்காயம் — கொஞ்சம்
- எண்ணெய் — 1 ஸ்பூன்

கத்தரிக்காயை நீளமாகவும், மெல்லியதாகவும் நறுக்கி கழுவிக்கொண்டு வாணலியில் கொஞ்சம் எண்ணெயை ஊற்றி காய்ந்ததும் கடுகு போட்டு வெடித்ததும் பெருங்காயம் போட்டு பொரிந்ததும் காயைப் போட்டு வதக்கிக்கொள்ளவும். தேங்காய் பச்சை மிளகாயை மிக்ஸியில் ஒரு சுற்று சுற்றிக்கொள்ளவும். இவை எல்லாவற்றையும் ஒன்றாக கலந்து உப்பு, தயிர் ஊற்றி நன்கு கலந்துவிடவும். மேலே மல்லி இலை போட்டுக்கொள்ளவும். வித்யாசமான ருசியுடன் சூப்பராக இருக்கும்.

சுண்டைக்காய் பச்சடி

- சுண்டைக்காய் (பிஞ்சானது) — 1 கப்
- துவரம் பருப்பு — ¼ கப்
- பெரிய வெங்காயம் — 1
- தக்காளி — 4
- பச்சை மிளகாய் — 6
- புளி விழுது — 2 ஸ்பூன்
- பெருங்காயம் — ¼ ஸ்பூன்
- மஞ்சள்தூள் — ¼ ஸ்பூன்

தாளிக்க

- கடுகு, உப்பு — தேவையான அளவு

துவரம்பருப்பை லேசாக வறுத்து குழைய வேகவிடவும். சுண்டைக்காயை பளாஸ்டிக் கவரில் போட்டு குழவிக் கல்லால் தட்டினால் விதை தனியாக வந்துவிடும். அதைப் புளி விழுதில் கொஞ்சம் உப்புப் போட்டு பிரட்டி வைக்கவும். கெட்டியான வாணலியை அடுப்பில் வைத்து கொஞ்சம் எண்ணெய் ஊற்றி

கடுகு, கடலைபருப்பு, ஊளுத்தம் பருப்பு,பெருங்காயம், கீறிய மிளகாய், மஞ்சள்தூள், பொடியாக நறுக்கிய வெங்காயத்தைப் போட்டு பொன் நிறமாக வதங்கியதும், தக்காளியைப் போட்டு, உப்புச் சேர்த்து வதங்கியபின் சுண்டைக்காயைச் சேர்த்து நன்கு வதக்கவும். பச்சை வாசனை போன பின் வேகவைத்த பருப்பைச் சேர்த்து, கறிவேப்பிலை சேர்த்து கடைசியில் 1 ஸ்பூன் தேங்காய் எண்ணெய் விட்டு நன்கு கொதி வந்ததும் இறக்கி விடவும்.

> சுண்டைக்காயை பொடியாக நறுக்கியும் செய்யலாம். கொஞ்சம் பொறுமை வேண்டும். இது உடலுக்கு குளிர்ச்சி தரும், ஆரோக்கியம் தரும் அருமையான பச்சடி. அடிக்கடி செய்து சாப்பிட்டால் வயிறு கோளாறுகள் ஏதும் வராது.

தக்காளி – அன்னாசிப்பழம் பச்சடி

- அன்னாசிப் பழம் (பழுத்து, புளிப்பு இல்லாமல்) – ½
- நன்கு பழுத்த பெங்களூர் தக்காளிப் பழம் – 10
- சர்க்கரை – 50 கிராம்
- ரோஸ் எசன்ஸ் – 2 துளிகள்
- கார்ன்ஃப்ளார் – ½ ஸ்பூன்

அன்னாசிப்பழத்தை தோல் சீவி பொடியாக நறுக்கிக் கொள்ளவும். தக்காளியை ஒன்றிரண்டாக மிக்ஸியில் அரைத்துக் கொள்ளவும். கெட்டியான வாணலியில் அன்னாசிப் பழத்தை வதக்கி சுண்டியதும் தக்காளியை போட்டு குறைந்த தீயில் கொதிக்கவிடவும். கார்ன்ஃப்ளாரை ¼ கப் தண்ணீரில் கரைத்து ஊற்றி நன்கு கொதி வந்ததும் இறக்கி ரோஸ் எசன்ஸ் சேர்க்கவும். இதை சப்பாத்தி, பிரெட் எல்லாவற்றிற்கும் தொட்டுக் கொள்ளலாம்.

தேங்காய் – தக்காளி பச்சடி

- சிவப்பு தக்காளி – 4
- தேங்காய் துருவல் – 2 ஸ்பூன்
- புளிக்காத தயிர் – 1 கப்
- பச்சைமிளகாய் – 6
- இஞ்சி – சிறிய துண்டு
- உப்பு – தேவைக்கு

தாளிக்க

- கடுகு — ¼ ஸ்பூன்
- எண்ணெய் — 2 ஸ்பூன்

தக்காளி, பச்சைமிளகாய், இஞ்சி இவற்றைப் பொடியாக நறுக்கிக்கொள்ளவும். இதனுடன் தேங்காய், உப்பு, தயிர் சேர்த்து ஒன்றாக கலக்கவும். எண்ணெயை காய விட்டு கடுகுப் போட்டு வெடித்தபின் அதில் சேர்த்து நன்றாகக் கலந்து மேலே மல்லித் தழை போட்டுக்கொள்ளலாம்.

பழ தயிர் பச்சடி

- ஆப்பிள், வாழைப்பழம் — தலா 1
- கறுப்பு, பச்சை திராக்ஷை — தலா 50 கிராம்
- மாதுளை முத்துக்கள் — 2 டேபிள்ஸ்பூன்
- ஆரஞ்சு சுளைகள் — 10
- பப்பாளி — ஒரு பெரிய துண்டு
- ஸ்ட்ராபெர்ரி — 4
- தயிர் — 100 கிராம்
- தேன் — 2 டேபிள்ஸ்பூன்

பழங்களைப் பொடியாக நறுக்கவும். ஒரு பாத்திரத்தில் எல்லாப் பழங்களையும் போட்டு, தயிர் சேர்த்து நன்றாகக் கிளறவும். மேலாக தேனை ஊற்றிப் பரிமாறவும்.

மணத்தக்காளி பச்சடி

- மணத்தக்காளி வற்றல் — ¼ கப்
- தயிர் — 2 கப்
- பெருங்காயத்தூள் — கொஞ்சம்
- வரமிளகாய் — 4
- உப்பு — கொஞ்சம்
- கறிவேப்பிலை — கொஞ்சம்
- எண்ணெய் — 2 ஸ்பூன்

வற்றலை எண்ணெய் விட்டு பொரிய வறுத்துக்கொள்ளவும். இன்னும் கொஞ்சம் 1 ஸ்பூன் எண்ணெய் ஊற்றி கடுகு, மிளகாய், பெருங்காயம் வறுத்து ஆறியபின் அதில் தயிர், மணத்தக்காளி வற்றல் போட்டு நன்கு கலந்து சாப்பிடவும். வற்றலில் உப்பு இருப்பதால் உப்பு பார்த்துப் போடவும்.

டாக்டர் எல். மகாதேவன்

கறிவேப்பிலை மேலே போடவும். இந்தப் பச்சடி பித்தத்துக்கு ரொம்ப நல்லது. வயிற்றுக் கோளாறுகள் வராமல் தடுக்கும். வயிற்றுப்புண் இருந்தால் ஆற்றும்.

மணத்தக்காளிக் கீரை – தயிர் பச்சடி

இதே மணத்தக்காளிக் கீரையை நன்றாகக் கழுவிய பிறகு, இரண்டு பச்சை மிளகாய் சேர்த்து சிறிது எண்ணெயில் வதக்கிக்கொள்ளவும். சிறிது தேங்காய்த் துருவல், உப்புச் சேர்த்து அரைத்து, தயிரில் கலந்து எளிய தயிர் பச்சடி தயார் செய்யலாம்.

மாங்காய் – வேப்பம்பூ பச்சடி

- பெரிய மாங்காய் — 1
- பச்சை மிளகாய் — 1
- வெல்லம் — 200 கிராம்
- வேப்பம்பூ — சிறிதளவு
- கடுகு — சிறிதளவு

மாங்காயை கொஞ்சம் பெரிய துண்டுகளாக வெட்டி, பச்சை மிளகாய் சேர்த்து நன்றாக வேகவிடவும். வெந்ததும் வெல்லத்தைப் போட்டுக் கொதிக்கவிடவும். வெல்ல வாசனை போன பிறகு, நெய்யில் வறுத்த வேம்பம்பூவை இதில் போடவும். கடுகு தாளித்து இறக்கவும்.

மாங்காய் இனிப்பு பச்சடி

- மாங்காய் (கொஞ்சம் புளிப்பாக) — 1
- சர்க்கரை — ½ கப்
- வெல்லம் — ¼ கப்
- சுக்கு பொடி — ¼ ஸ்பூன்
- உப்பு — தேவைக்கு
- பச்சை மிளகாய் — 4

தாளிக்க

- கடுகு — ¼ ஸ்பூன்
- உளுத்தம் பருப்பு — ¼ ஸ்பூன்
- பெருங்காயம் — கொஞ்சம்
- வரமிளகாய் — 2

மாங்காயை தோல் சீவி பொடியாக நறுக்கி 1 கப் தண்ணீர் ஊற்றி குக்கரில் போட்டு 1 விசில் விட்டு வேகவிடவும். வெல்லத்தை கல், மண் போக சுத்தம் செய்து அதனுடன் சர்க்கரையும் சேர்த்து கொதிக்கவிடவும். வெந்த மாங்காயை நன்கு மசித்து சுக்கு பொடி, உப்பும் போட்டு வெல்ல + சர்க்கரை கலவையில் கலந்துவிடவும். வாணலியில் 2 ஸ்பூன் எண்ணெய் ஊற்றி கடுகு, பெருங்காயம் போட்டு பொரிந்ததும் பச்சை மிளகாய், வரமிளகாயை கிள்ளி போட்டு வறுபட்டதும் பச்சடியில் சேர்த்து நன்கு கலந்துவிடவும்.

மாம்பழ தயிர் பச்சடி

- பழுத்த மாம்பழம் – 1
- புளிக்காத தயிர் – 1 கப்
- பச்சை மிளகாய் – 3
- தேங்காய் துருவல் – 2 ஸ்பூன்
- மல்லி இலை – கொஞ்சம்
- உப்பு – தேவைக்கு

தாளிக்க

- கடுகு, பெருங்காயம் – கொஞ்சம்
- தேங்காய் எண்ணெய் – 2 ஸ்பூன்

மாம்பழத்தை கழுவி தோல் சீவி சிறிய துண்டுகளாக நறுக்கிக்கொள்ளவும். பச்சை மிளகாயுடன் தேங்காய் சேர்த்து கரகரப்பாக அரைத்துக்கொள்ளவும். அரைத்த விழுதில் மாம்பழத் துண்டுகள் உப்பு சேர்த்து கையால் நன்கு பிசைந்து (அ) மிக்ஸியில் ஒரு சுற்று சுற்றவும். அதில் தயிரையும் ஊற்றி நன்கு கலக்கவும். வாணலியில் தேங்காய் எண்ணெய் காயவிட்டு கடுகு போட்டு வெடித்ததும், பெருங்காயம் போட்டு பொரிந்ததும் தயிர் கலவையில் போட்டு கலக்கவும். மேலே கறிவேப்பிலை, மல்லி இலை போடவும்.

வாழைப்பூ பச்சடி

- துவரம் பருப்பு – 50 கிராம்
- வாழைப்பூ (கசப்பு இல்லாமல் இருக்க வேண்டும்) – சிறியதாக 1
- சிறிய வெங்காயம் – 10
- தக்காளி – 3
- பச்சை மிளகாய் – 3

- வரமிளகாய் — 2
- மஞ்சள்தூள் — கொஞ்சம்
- உப்பு — தேவைக்கு

தாளிக்க

- கடுகு — ¼ ஸ்பூன்
- கடலைப் பருப்பு — ¼ ஸ்பூன்
- உளுத்தம் பருப்பு — ¼ ஸ்பூன்
- பெருங்காயம் — கொஞ்சம்
- எண்ணெய் — 3 ஸ்பூன்

வாழைப்பூ கசக்காமல் இருக்கிறதா என்று பார்க்க பூவை பிரித்து உள்ளே இருக்கும் இதழை கொஞ்சம் எடுத்து வாயில் போட்டு பார்த்தால் கசக்காமல் இருக்க வேண்டும். பருப்பை மஞ்சள்தூள் போட்டு வேக வைத்துக்கொள்ள வேண்டும். வாழைப்பூவை நரம்பு நீக்கி பொடியாக நறுக்கி மோரில் போட்டு வைக்கவும். (கறுத்து போகாமல் இருக்கும்) வாணலியில் கொஞ்சம் எண்ணெய் ஊற்றி கடுகு, கடலைப் பருப்பு, உளுத்தம் பருப்பு, பெருங்காயம், வரமிளகாய், போட்டு வறுபட்டபின் பச்சைமிளகாய், பொடியாக நறுக்கிய வெங்காயம் போட்டு நன்கு வதக்கவும். பின்பு தக்காளியை போட்டு சுருள வதக்கவும். மோரில் ஊறிய வாழைப்பூவை நன்கு பிழிந்து, மஞ்சள் பொடி போட்டு வதக்கவும். பொடியாக நறுக்கினால் சீக்கிரம் வதங்கி விடும். பின்பு வெந்த பருப்பை வாழைப்பூக் கலவையில் போட்டு நன்கு கொதிக்கவிட்டு இறக்கவும். கடைசியாகவும் தாளிக்கலாம். மேலே மல்லி இலை போடவும். சாதத்தில் பிசைந்து சாப்பிட சூப்பராக இருக்கும். தளர்வாக வேண்டும் எனில் ½ கப் தண்ணீர் சேர்க்கலாம்

வெண்டைக்காய் தயிர் பச்சடி

- புளிக்காத தயிர் — 1 கப்
- வெண்டைக்காய் — 100 கிராம்
- தேங்காய்த் துருவியது — 1 கப்
- பச்சை மிளகாய் — 6
- உப்பு — 1 ஸ்பூன்

தாளிக்க

- கடுகு, சீரகம் — தலா ¼ ஸ்பூன்
- ஊளுத்தம் பருப்பு — ¼ ஸ்பூன்
- பெருங்காயம் — ¼ ஸ்பூன்

வெண்டைக்காயை அலம்பி பின் பொடியாக நறுக்கி வைக்கவும். வாணலியில் 2 ஸ்பூன் எண்ணெய் ஊற்றி கடுகு, ஊளுத்தம் பருப்பு, சீரகம், பெருங்காயம் தாளித்து பொடியாக நறுக்கிய வெண்டைக்காயை போட்டு நன்கு வதக்கவும். தேங்காய், பச்சை மிளகாயை அரைத்து தயிரில் கலந்து, அதில் வதக்கிய வெண்டைக்காய், உப்பு, போட்டு, நன்கு கலந்து வாசனைக்கு ¼ ஸ்பூன் தேங்காய் எண்ணெய் கலந்து மல்லித் தழை தூவி கலந்து பரிமாறவும்.

வெந்தய தயிர்ப் பச்சடி

- முளைகட்டிய வெந்தயம் – 2 டேபிள்ஸ்பூன்
- தயிர் – 100 கிராம்
- கடுகு, உளுத்தம் பருப்பு – தலா கால் டீஸ்பூன்
- காய்ந்த மிளகாய் – 2
- எண்ணெய் – ஒரு டீஸ்பூன்
- உப்பு – தேவையான அளவு

முளைகட்டிய வெந்தயத்தை ஆவியில் 5 முதல் 8 நிமிடம் வேகவிட்டு எடுக்கவும். கடாயில் எண்ணெய் விட்டு, காய்ந்ததும் கடுகு, உளுத்தம் பருப்பு, காய்ந்த மிளகாய் தாளிக்கவும். வேகவைத்த வெந்தயத்தை சேர்த்துக் கிளறி தயிர், உப்பு சேர்த்துக் கலக்கவும்.

சர்க்கரை நோய் உள்ளவர்களுக்கு ஏற்ற குளுமையான பச்சடி இது.

வேப்பம்பூ பச்சடி

- வேப்பம்பூ – கைப்பிடி அளவு
- மாங்காய்த் துண்டுகள் – 2
- அச்சு வெல்லம் (அ) உருண்டை வெல்லம் – 50 கிராம்
- பச்சை மிளகாய் – 1
- உப்பு – தேவையான அளவு

தாளிக்க

- கடுகு – ¼ டேபிள்ஸ்பூன்
- உளுத்தம் பருப்பு – ¼ டேபிள்ஸ்பூன்
- எண்ணெய் – 1 டேபிள்ஸ்பூன்

கடாயில் எண்ணெய் விட்டு கடுகு, உளுத்தம் பருப்பு, சேர்த்து தாளித்து, நறுக்கிய பச்சை மிளகாயை சேர்க்கவும். அதில் வேப்பம்பூவைப் போட்டு வதக்கவும். மாங்காய்த் துண்டுகளை வேக விட்டு கரைத்து விடவும். வெல்லத்தை நன்கு பொடித்து, சிறிது உப்பு சேர்த்து எல்லாவற்றையும் ஒன்றாகக் கலந்து கொதிக்க விடவும்.

வேப்பம்பூ

தோல் நோய்களுக்கும், குழந்தைகளுக்கு வரும் கிருமி நோய்களுக்கும் சால சிறந்தது. தைப் பொங்கலில் வேப்பம்பூ பச்சடிக்கு தனி இடம் உண்டு.

✼ ✼ ✼

31. ஊறுகாய் வகைகள்

இஞ்சி ஊறுகாய்

- இஞ்சி — 200 கிராம்
- கடுகு — 2 ஸ்பூன்
- உளுந்து — 1 ஸ்பூன்
- எண்ணெய் — தேவைக்கேற்ப
- மிளகாய் வற்றல் — 3
- பெருங்காயம் — 2 சிட்டிகை
- உப்பு — தேவைக்கேற்ப

எண்ணெய் ஊற்றி கடுகு வெடித்ததும், மிளகாய் வற்றல், உளுந்து சேர்த்து வறுக்கவும். இதில் தோல் நீக்கி பொடியாக நறுக்கி வைத்த இஞ்சியை வதக்கி, உப்பு போட்டு, புளிப்பு தேவையெனில் எலுமிச்சை சாறு ஊற்றி கலந்து இறக்கவும்.

கருணைக் கிழங்கு ஊறுகாய்

- கருணைக்கிழங்கு — 1 கிலோ
- மிளகாய்த்தூள் — ½ கிலோ
- பீட்ரூட் — ¼ கிலோ
- பூண்டு — 10 பல்
- இஞ்சி — சிறிதளவு
- வினிகர் — 4 கப்
- கடுகு — 1 டீஸ்பூன்

- வெந்தயம் — 1 டீஸ்பூன்
- மஞ்சள் தூள் — 1 டீஸ்பூன்
- சீரகம் — 1 டீஸ்பூன்
- எண்ணெய் — தேவைக்கேற்ப

கருணைக்கிழங்கை தோல் நீக்கி கழுவி பொடியாக நறுக்கி, அதில் மஞ்சள் தூள், உப்பு சேர்த்து எண்ணெய் ஊற்றி வதக்கிய பின், பீட்ரூட் கலந்து வதக்கி, மிளகாய்த்தூள் சேர்த்து பொடிகள் அனைத்தும் போட்டு கிளறவும். இஞ்சி, பூண்டு பொடியாக அரிந்ததையும் சேர்த்து, வினிகர் கலந்து ஊறிய பின் பயன்படுத்தவும்.

களாக்காய் ஊறுகாய்

- களாக்காய் — 100 கிராம்
- எண்ணெய் — 2 டீஸ்பூன்
- மிளகாய்த்தூள் — 4 ஸ்பூன்
- உப்பு — தேவைக்கேற்ப
- கடுகு — 1 டீஸ்பூன்
- பெருங்காயத்தூள் — 1 சிட்டிகை

களாக்காய்களின் விதைகளை நீக்கி சுத்தம் செய்து கொள்ளவும். எண்ணெய் ஊற்றி, கடுகு தாளித்து, காய்களை வதக்கி உப்பு சேர்த்து, மிளகாய்த்தூள் சேர்த்துக் கால் மணி நேரம் கிளறி இறக்கவும்.

கோவைக்காய் ஊறுகாய்

- கோவைக்காய் — 3 கப்
- எண்ணெய் — 2 டீஸ்பூன்
- வினிகர் — 1 கப்
- கடுகு — 1 டீஸ்பூன்
- வெந்தயத்தூள் — 1 ஸ்பூன்
- மஞ்சள்தூள் — ½ டீஸ்பூன்
- பூண்டு — 10 பல்
- இஞ்சி — பொடியாக நறுக்கியது
- உப்பு — 1 ஸ்பூன்
- சர்க்கரை — 1 ஸ்பூன்

டாக்டர் எல். மகாதேவன்

கோவைக் காய்களைப் பொடியாக நறுக்கி பிறகு சூடான எண்ணெயில் வறுத்தெடுக்கவும். வேறொரு வாணலியில் எண்ணெயில் கடுகு வெடித்த பிறகு, வெந்தயத்தூள், மற்றும் இதரப் பொருட்களை போட்டு வதக்கியப் பின், வறுத்து வைத்த கோவைக்காய்களை கலந்து இறக்கவும். இறக்கியபின் வினிகர் கலந்து, வெந்தயத்தூள், உப்பு, சர்க்கரையும் கலந்து விடவும்.

நெல்லிக்காய் ஊறுகாய்

- நெல்லிக்காய் – 5
- மஞ்சள்தூள் – ¼ ஸ்பூன்
- மிளகாய்த்தூள் – ½ ஸ்பூன்
- பெருங்காயப் பொடி – 1 சிட்டிகை
- வெந்தயம் – ½ ஸ்பூன்
- நல்லெண்ணெய் – 1 டேபிள்ஸ்பூன்
- கடுகு – ½ ஸ்பூன்
- உப்பு – தேவைக்கேற்ப

நெல்லிக்காயை இரண்டு கப் நீரில் ஐந்து நிமிடம் கொதிக்க வைக்கவும். இந்நீரில் உப்பு, மஞ்சள்தூள் சேர்க்கவும். இறக்கி ஆற வைத்து, மெதுவாகக் கீறி கொட்டை நீக்கவும். இதில் மிளகாய் தூள், பெருங்காயத்தூள், தேவைகேற்ப சிறிது உப்பு சேர்த்து கிளறிக்கொள்ளவும்.

வாணலியில் எண்ணெய் விட்டு வெந்தயத்தை வறுத்து, பொடித்துக்கொள்ளவும். இதே வாணலியில் எண்ணெய் விட்டு, கடுகு தாளித்து, நெல்லிக்காய்களை சேர்த்து கிளறி, கடைசியில் வெந்தயப் பொடி சேர்த்து இறக்கவும்.

பச்சை சுண்டைக்காய் ஊறுகாய்

- பச்சை சுண்டைக்காய் – ½ கிலோ
- உப்பு – 100 கிராம்
- எலுமிச்சம் பழம் – 2
- வரமிளகாய்த்தூள் – 2 ஸ்பூன்
- மஞ்சள் பொடி – 1 ஸ்பூன்

பச்சை சுண்டைக்காய் கொத்தாக இருந்தால் காம்புகளை ஆய்ந்து தனித்தனியாக எடுத்து நன்கு அலம்பி சுத்தமாக வைத்துக்கொள்ளவும். ஊறுகாய்க்கு எப்பொழுதுமே ஜாடி அல்லது கெட்டியான ப்ளாஸ்டிக் பக்கெட் நல்லது. சுண்டைக்காயை

போட்டு அதனுடன் உப்பு, மிளகாய்த்தூள், மஞ்சள்பொடி போட்டு, எலுமிச்சை பழத்தை பிழிந்து விட்டு நன்கு குலுக்கி விட்டு மூடி வைக்கவும். தினமும் கிளறிவிடவும். 5 நாட்களில் நன்கு தண்ணீர் விட்டு இருக்கும். பச்சை சுண்டைக்காய் என்பதால் கடுக்கென்றுதான் இருக்கும். அதுதான் உடம்புக்கு நல்லது. தினமும் 5 அல்லது 10 சுண்டைக்காய் சாப்பிடலாம். வயிற்றுக் கோளாறுகளைப் போக்கும். ஊறிய சுண்டைக்காயை வதக்கியும் சாப்பிடலாம். மாவடு ஊறுகாய் போட்டு அதன் தண்ணீர் இருந்தால் அதில் சுண்டைக்காயை போட்டு வைக்கலாம்.

புடலங்காய் ஊறுகாய்

- புடலங்காய் — 4
- நல்லெண்ணெய் — 6 ஸ்பூன்
- மிளகாய் — நான்கு
- பெருங்காயத்தூள் — அரை டீஸ்பூன்
- உப்பு — தேவைக்கேற்ப

புடலங்காயை பொடியாக நறுக்கி வைக்கவும். அடுப்பில் வாணலியில் எண்ணெய் சூடானதும், பெருங்காயத்தூள், மிளகாய் வற்றல் போட்டு பொன்னிறமாக வறுத்து, கரகரப்பாக பொடித்துக்கொள்ளவும். நறுக்கி வைத்த புடலங்காயை வதக்கி, பொடித்த பொடி வகைகளை சேர்த்து, உப்பு கலந்து வைக்கவும். புளிப்பு தேவை எனில் எலுமிச்சை சாறு அல்லது வினிகர் சேர்த்துக்கொள்ளலாம்.

பூண்டு ஊறுகாய்

- பூண்டு — 100 கிராம்
- மிளகாய்த்தூள் — 8 டீஸ்பூன்
- எண்ணெய் — 50 கிராம்
- கடுகு — 1 ஸ்பூன்
- பெருங்காயம் — 1 சிட்டிகை
- உப்பு — தேவைக்கேற்ப
- வினிகர் — ஒரு கப்

எண்ணெயில் கடுகு தாளித்து, பூண்டை போட்டு வதக்கி, உப்பு, காரம் சேர்த்து கிளறி இறக்கும்போது, புளிப்பிற்காக வினிகர் ஊற்றி இறக்கவும்.

> இந்த ஊறுகாய் ஜீரணத்திற்கு மிக நல்லது.

டாக்டர் எல். மகாதேவன்

மாகாளிக் கிழங்கு ஊறுகாய்

- மாகாளிக் கிழங்கு – ½ கிலோ
- புளித்த தயிர் – ¼ லிட்டர்
- மிளகாய்த்தூள் – 100 கிராம்
- கடுகுப் பொடி – ¼ கப்
- உப்பு – 200 கிராம்
- மஞ்சள் தூள் – 1 ஸ்பூன்

மாகாளிக் கிழங்கை தண்ணீரில் போட்டு நன்கு ஊறிய பின் மண் போக கழுவி தோல் சீவி பொடியாக நறுக்கிக்கொண்டு, தயிரில் எல்லா பொருள்களையும் போட்டு நன்கு கலந்து அதில் கிழங்கை போட்டு ஊறவிடவும். தினமும் நன்கு கிளறி கலந்துவிடவும். கைபடாமல் இருந்தால் எத்தனை மாதமோ, வருடமோ ஆனாலும் கெடாது. சாப்பிடும்போது சிறிய கிண்ணத்தில் தேவையானதை எடுத்துப் பயன்படுத்த வேண்டும்.

முருங்கைக்காய் ஊறுகாய்

- முருங்கைக்காய் – 15
- வெந்தயம் – 1 ஸ்பூன்
- கடுகு – 3 ஸ்பூன்
- காய்ந்த சிவப்பு மிளகாய் வற்றல் – 20
- பெருங்காயப் பொடி – ¼ ஸ்பூன்
- மஞ்சள் பொடி – 1 டேபிள்ஸ்பூன்
- புளி – 100 கிராம்
- வினிகர் – 2 கப்
- பூண்டு – 3 பற்கள்
- எண்ணெய் – 1 கப்
- நல்லெண்ணெய் – 2 டேபிள்ஸ்பூன்
- உப்பு – தேவைக்கேற்ப

முருங்கைக்காயை சிறு துண்டுகளாக்கி வெந்நீரில் ஐந்து நிமிடங்கள் வேக வைக்கவும். கடுகு, புளி, வெந்தயம், மிளகாய் வற்றல் ஆகிய நான்கையும் அரைத்துக்கொள்ளவும். வாணலியில் எண்ணெய் ஊற்றி பூண்டு சேர்த்து வதக்கி, அரைத்த விழுது, பெருங்காயப் பொடி, உப்பு, மஞ்சள் பொடி சேர்த்து வதக்கவும். இதில் வேகவைத்த முருங்கைக்காய் சேர்த்து ஐந்து நிமிடங்கள் வதக்கவும். அடுப்பில் இருந்து இறக்கி ஆறியதும் வினிகர்,

நல்லெண்ணெய், சேர்த்து கலந்து மூன்று நாட்கள் ஊற வைத்து உபயோகிக்கலாம்.

வாழைப்பூ ஊறுகாய்

- வாழைப்பூ
  (பொடியாக நறுக்கியது) — 2 கப்
- எண்ணெய் — 1 கப்
- மிளகாய்த்தூள் — 2 ஸ்பூன்
- பெருங்காயத்தூள் — 1 ஸ்பூன்
- மஞ்சள்தூள் — ½ ஸ்பூன்
- வெந்தயத்தூள் — ½ ஸ்பூன்
- சீரகத்தூள் — 1 ஸ்பூன்
- உப்பு — தேவைக்கேற்ப

அரிந்த வாழைப்பூவுடன் மஞ்சள் மற்றும் உப்பு கலந்து வைக்கவும். எண்ணெய் சூடானதும் பொடி வகைகள் போட்டு வதக்கிய பின், வாழைப்பூ கலந்து வதக்கவும். எண்ணெய் பிரிந்து வரும்போது இறக்கவும்.

வாழைத்தண்டு ஊறுகாய்

- வாழைத்தண்டு — 1 கிலோ
- மஞ்சள்தூள் — 2 டீஸ்பூன்
- உப்பு — தேவைக்கேற்ப
- நல்லெண்ணெய் — 100 மி.லி.
- கடுகு — 1 டீஸ்பூன்
- இஞ்சி — 50 கிராம்
- பச்சை மிளகாய் — 10
- வெந்தயத்தூள் — 1 ஸ்பூன்
- பூண்டு — 10 பல்

வாழைத்தண்டைப் பொடியாக நறுக்கி, உப்பு கலந்து ஒரு நாள் முழுவதும் வெயிலில் காயவைத்து எடுக்கவும். வாணலியில் எண்ணெய் காய்ந்ததும், பெருங்காயத்தூள், மிளகாய்த்தூள் போட்டு வதக்கி, பச்சை மிளகாய், இஞ்சி, பூண்டு, சேர்த்து வதக்கவும். கடுகு தூள், வெந்தயத்தூள், வினிகர் சேர்க்கவும். இதில் வாழைத்தண்டுகளை சேர்த்துக் கிளற வாழைத்தண்டு ஊறுகாய் தயார்.

❖❖❖

டாக்டர் எல். மகாதேவன்

32. சாதம் வகைகள்

அங்காயப்பொடி சாதம்

- பச்சை அரிசி – 2 கப்
- நெய் – 2 டேபிள்ஸ்பூன்
- பெருங்காயப் பொடி – ஒரு ஸ்பூன்
- மிளகாய் வற்றல் – 4
- சுண்டைக்காய் வத்தல் – 1 டேபிள்ஸ்பூன்
- மணத்தக்காளி வத்தல் – 1 டேபிள்ஸ்பூன்
- தனியா – 1 டேபிள்ஸ்பூன்
- வேப்பம்பூ – 1 டேபிள்ஸ்பூன்
- சுக்குப்பொடி – 1 டேபிள்ஸ்பூன்
- ஓமம், சீரகம், மிளகு – தலா 1 டேபிள்ஸ்பூன்
- கறிவேப்பிலை – 2 டேபிள்ஸ்பூன்
- உப்பு – 1½ டீஸ்பூன்
- கடுகு, – ½ டீஸ்பூன்
- உளுத்தம் பருப்பு – ½ டீஸ்பூன்
- கடலைப் பருப்பு – ½ டீஸ்பூன்

அரிசியை களைந்து, வேகவைத்து, உதிர் உதிராக வடித்து ஒரு தட்டில் ஆறவைக்கவும். வாணலியில் சிறிது நெய்விட்டு, உப்பு தவிர எல்லாவற்றையும் தனித்தனியாக பொன்னிறமாக வறுத்து ஆறவைக்கவும். பின்பு உப்பு கலந்து எல்லாவற்றையும் பொடிக்கவும். இந்தப் பொடியை ஆறிய சாதத்தின் மேல் கொட்டித் தாளித்துக் கலக்கவும்.

பழைய காலத்தில் வீடுகளில் ஐந்தறைப் பெட்டி என்று ஒன்று உண்டு. இந்த ஐந்தறைப் பெட்டி எல்லா வீடுகளிலும் அடுக்களையில் இருக்கும். இதில் ஐந்து பிரிவுகள் இருக்கும். அதில் சீரகம், கொத்தமல்லி, பெருங்காயம், சுக்கு, இந்துப்பு போன்றவை வைத்திருப்பார்கள். இது kitchen medicine. இந்தப் பொருட்கள் அக்னியை தீபனமாகவும், ருசியைத் தூண்டும்படியான மருந்துகளாகவும் இவை இருக்கின்றன. இந்த ஐங்காய பொடி என்பது காயம் முதலான ஐந்து பொருட்களை வைத்து செய்கின்ற ஒரு மருந்தாகும். இந்தப் பொடியை வயிற்று நோய் உள்ளவர்கள் சாதத்தில் பிசைந்து சாப்பிடுவார்கள் அல்லது மோரில் கலந்து குடிப்பார்கள். இதற்கு அக்னி தீபனம், பாசனம், கிராகி எனும் குணம் உண்டு. அக்னி தீபனம் என்றால் மந்தமாக இருக்கின்ற

செமிப்புத் தன்மையை அதிகரிப்பது என்று பொருள். பாசனம் என்பது எப்பேர்பட்ட உணவையும் செமித்து லகுவாக செமிக்க வைப்பது. கிராகி என்பதை மலத்தை அளவோடு வெளியேற்றி அதிக மலப்போக்கை குறைக்கும் என்று பொருள். கிராகி என்று சொன்னால் சத்தை உடலில் கிரகிக்க செய்வது என்றும் பொருள் கூறலாம். ஆக மொத்தத்தில் இதை ஒரு metabolic corrector என்று குறிப்பிடலாம். கார்ப்பு சுவை உடைய மருந்துகள் பொதுவே கொழுப்பை உடலில் படிய விடுவதில்லை. நமது ஐந்தறைப் பெட்டி மருந்துகள் எல்லாம் கார்ப்பு அல்லது கடுரஸத்தை ஆதாரமாக கொண்டவை. கடுரஸம் கபத்தைக் குறைக்கிறது, கொழுப்பைக் குறைக்கிறது. இவ்வாறு கொழுப்பு குறைகின்றபொழுது இரத்தவோட்டம் அதிகரிக்கிறது. இதனால் மாரடைப்பு, கொழுப்பு படிதல் போன்றவை தடுக்கப்படுவதனால் இந்தப் பொடிகளை உணவில் கலந்து சாப்பிடும் பழக்கம் பழைய காலத்தில் கைமருந்தாக இருந்து வந்தது. ஐங்காயப் பொடியை வைத்துச் சாப்பிடுவது என்பது ஜ்வரத்தில் இருந்து விடுபட்டவர்கள், வயிற்றுப்போக்கில் இருந்து விடுபட்டவர்கள், குழந்தைப் பெற்றவர்கள், சனிக்கிழமை எண்ணெய் நீராடியவர்கள் போன்றவர்கள் எல்லாம் தொடர்ந்து பயன்படுத்தி வந்தார்கள் என்று சொன்னால் அது மிகையாகாது.

எள்ளோதனம் (எள் சாதம்)

- பச்சரிசி – 400 கிராம்
- எள், வெள்ளை, கறுப்பு – தலா 100 கிராம்
- நல்லெண்ணெய் – 50 கிராம்
- கடுகு – 1 ஸ்பூன்
- உளுத்தம் பருப்பு – 1 ஸ்பூன்
- கடலை பருப்பு – 1 ஸ்பூன்
- மிளகாய் – 5
- உப்பு – 2 சிறிய ஸ்பூன்
- கறிவேப்பிலை – சிறிதளவு
- பெருங்காயப் பொடி – ¼ ஸ்பூன்

அரிசியை நன்கு களைந்து உதிர் உதிராக சாதம் வடித்துக் கொள்ளவும். வடித்த சாதத்தை அகலமான தட்டில் கொட்டி ஆறவிடவும். வெறும் வாணலியில் எள்ளை படபடவென ஓசை வர வறுத்துக்கொள்ளவும். வறுத்த எள்ளை ஒரு கிண்ணத்தில் கொட்டிக்கொண்டு, வாணலியில் இரண்டு ஸ்பூன் எண்ணெய் விட்டு, உளுத்தம் பருப்பு, கடலைப் பருப்பு,

மிளகாய் இவற்றை வறுத்துக்கொள்ளவும். வறுத்த எள்ளுடன் பருப்பு மிளகாய், உப்பு ஆகியவற்றைப் போட்டு பொடியாக்கிக் கொள்ளலாம். சாதத்தில் இந்தப் பொடியைப் பரவலாகத் தூவி, கறிவேப்பிலை போடவும். இரண்டு ஸ்பூன் எண்ணெய் விட்டு கடுகு போட்டு வெந்தவுடன் பெருங்காயப் பொடியைப் போட்டு சாதத்தில் ஊற்றவும். நன்கு கலந்து விடவும்.

திலம் ஒரு சிறிய. செடி இந்தியா முழுவதும் பயிரிடப்படுகிறது. எள்ளிலிருந்து எடுக்கும் எண்ணெய் திலத்திலிருந்து எடுப்பதால் தைலம் என்று பெயர். உணவுப் பொருட்களுக்குப் பயன்படுத்தப்படுகிறது. எண்ணெய் தேய்த்துக் குளிக்கப் பயன்படுகிறது. அதிகமாக எள் சாப்பிட்டால் மலம் இளகும். எள்ளில் கால்சியம் உள்ளது. மாதவிடாய் நின்ற பிறகு எலும்பில் உண்டாகும் கால்சியம் பற்றாக்குறை Osteoporosis குறைக்க எள்ளுருண்டையைக் கொடுத்து குளிர்ந்த திலத் தைலத்தைக் கொடுக்க வேண்டும். எள்ளுருண்டை ரஸாயனம் அஷ்டாங்க ஹிருதயம் ரஸாயன பாகத்தில் சொல்லப் பட்டுள்ளது. எள்ளை அரைத்து வெண்ணெயில் சாப்பிட மூலத்தில் இரத்தம் போவது நிற்கும்.

எலுமிச்சம் பழ சாதம்

- பச்சரிசி – 1 கப்
- தண்ணீர் – 2 கப்
- மிளகு – 5 கிராம்
- எலுமிச்சம் பழம் – 1
- மஞ்சள்தூள் – 1 சிட்டிகை
- கடுகு – ½ டீஸ்பூன்
- உளுத்தம் பருப்பு – ½ டீஸ்பூன்
- கடலைப் பருப்பு – ½ டீஸ்பூன்
- எண்ணெய் – 1 கரண்டி
- உப்பு – தேவையான அளவு

அரிசியை உதிர் உதிராக சாதமாக வடித்துக்கொள்ளவும். வாணலியில் எண்ணெய்விட்டு கடுகு, உளுத்தம் பருப்பு, கடலைப் பருப்பு, தாளித்து எலுமிச்சம் பழம் பிழிந்து, மஞ்சள்தூள் போட்டு சூடாக்கவும். பின்னர் வாணலியை இறக்கி, சாதம், உப்பு, மிளகு சேர்த்துக் கிளறவும்.

எலுமிச்சை இந்தியா முழுவதும் தோட்டங்களில் பயிரிடப் படுகிறது. 8 முதல் 10 அடி வரை வளரும். எலுமிச்சம் பழச் சர்பத் குடிக்காதவர்கள் இருக்க முடியாது. எலுமிச்சம் பழம்

ஊறுகாய்க்கு சிறந்தது. இது அக்னியை தீபனம் செய்யும் தன்மை உடையது. எலுமிச்சம்பழத் தோலை உலர்த்திப் பொடித்து தேகத்திற்கு தேய்க்கும் பொடிக்கு சேர்ப்பார்கள். பழமானது நீர் வேட்கை, பிரமம் இவற்றை மாற்றும். எலுமிச்சம் பழச்சாற்றில் பனங்கற்கண்டை சேர்த்து வெயில் காலத்தில் அருந்துவதுண்டு. பல மருந்துகளுக்கு பாவனம் அரைப்பதற்கு எலுமிச்சம்பழம் பயன்படுகிறது. இதை வடமொழியில் நிம்பூஹம் என்று அழைப்பார்கள். நிம்பூஹம் என்ற வார்த்தை வேதக் காலத்தில் காணக் கிடைக்கிறது. அதர்ம பரிஸிஸ்டத்தில் நிம்பூரம் என்ற வார்த்தையைக் காணலாம். நிகண்டுகள் எலுமிச்சையைப் பற்றி நிறைய பேசுகின்றன. ரஸ சாஸ்திரப் புத்தகங்களில் எலுமிச்சம்பழம் அதிகமாகக் குறிப்பிடப்பட்டுள்ளது. அம்ல பஞ்சகம் என்று சொல்லக்கூடிய ஐந்து புளிப்புகளின் சேர்க்கையில் எலுமிச்சம் பழம் உள்ளது.

கதம்ப சாதம் (கூட்டாஞ்சோறு)

- *பச்சரிசி – 400 கிராம்*
- *துவரம் பருப்பு – 50 கிராம்*
- *புளி – 50 கிராம்*
- *மிளகாய் வத்தல் – 10*
- *தனியா – 4 ஸ்பூன்*
- *கடலைப் பருப்பு – 2 ஸ்பூன்*
- *வெந்தயம் – 1 ஸ்பூன்*
- *உப்பு – 3 சிறிய ஸ்பூன்*
- *மஞ்சள் பொடி – 1 ஸ்பூன்*
- *நல்லெண்ணெய் – 50 மி.லி.*
- *நெய் – 4 ஸ்பூன்*
- *பூசணிக்காய் துண்டு – 50 கிராம்*
- *பரங்கிக்காய் – 50 கிராம்*
- *வாழைக்காய் (பாதி) – 50 கிராம்*
- *கத்தரிக்காய் – 50 கிராம்*
- *அவரைக்காய் – 50 கிராம்*
- *மொச்சைப் பருப்பு – 25*
- *பச்சை மிளகாய் – 2*
- *சுண்டை வத்தல் – 2 ஸ்பூன்*
- *கொத்தமல்லித் தழை – சிறிதளவு*

மிளகாய், தனியா, கடலைப் பருப்பு, வெந்தயம் நான்கையும் ஒரு ஸ்பூன் எண்ணெயில் சிவக்க வறுத்து, பொடியாக்கி வைத்துக்கொள்ளவும்.

அரிசியை நன்கு களைந்து சாதம் குழைய வடித்துக் கொள்ளவும். பிறகு துவரம் பருப்பை நன்கு வேக வைத்துக் கொள்ளவும். இப்போது புளியை உப்புடன் நன்கு கரைத்து ஒரு பாத்திரத்தில் ஊற்றிக்கொள்ளவும். புளிஜலம் குறைந்தது நான்கு டம்ளருக்கு மேல் இருக்க வேண்டும். அதில் காய்கறிகளை சிறுசிறு துண்டுகளாக்கி போட்டு நன்கு வேகவிடவும். காய்கறிகள் நன்கு வெந்தவுடன் வேக வைத்த பருப்பு, பொடி செய்த மிளகாய்ப் பொடி, மஞ்சள் பொடி ஆகியவற்றைப் போட்டு சேர்ந்தாற்போல் கொதிக்கவிடவும். சுண்டைக்காய் வற்றலை வறுத்து இந்த குழம்பில் போடவும்.

பிறகு சாதத்தில், இந்தக் குழம்பு, எண்ணெய், நெய் விட்டு நன்கு கலக்கவும். கலந்த சாதம் கூட்டு பதத்தில் இருக்க வேண்டும். கொத்தமல்லி, கறிவேப்பிலை போட்டு நன்கு கலந்துவிடவும்.

> தமிழகத்தில் பல வீடுகளிலும், பல சந்தர்ப்பங்களில் பயன் படுத்துவார்கள். இளைஞர்கள் சுற்றுலா சென்றாலோ, மலைக்குச் சென்றாலோ அனைத்து காய்கறிகளையும் போட்டுக் கூட்டாஞ்சோறு அவித்து சாப்பிடுவார்கள். இதில் பருப்பு, காய்கறி, அரிசி, தானியங்கள் போன்றவை எல்லாம் சேர்வதால் கார்போஹைட்ரேட், புரதம் போன்ற அனைத்து சத்துகளும் இதில் உள்ளன. ருசியும் நன்றாக இருக்கும். செய்வதற்கும் எளிமையானது. இன்றும் கிராமப்புறங்களில், வெள்ளி, சனி, ஆடி அமாவாசை போன்ற சமையங்களில் தீப ஆராதனை முடிந்துவிட்டு அனைவருக்கும் கூட்டாஞ் சோறே அன்னதானமாக கொடுக்கும் பழக்கம் குமரி மாவட்டத்தில் காணக் கிடைக்கிறது.

கம்புச்சோறு

- கம்பு – 2 கப்
- பச்சிரிசி – ½ கப்
- தண்ணீர் – 4 கப்
- உப்பு – தேவைக்கு

கம்பு, பச்சரிசி இரண்டையும் ஊறவைத்து, கரகரப்பாக அரைத்துக்கொள்ளவும். சட்டியில் உள்ள தண்ணீர் நன்கு கொதிக்க ஆரம்பித்தவுடன் அரைத்த விழுதைக் கொட்டி, கட்டி பிடிக்காமல் கெட்டியாகும் வரைக் கிளறவும்.

கம்பு (Millet) கூழ் சாப்பிடுவது கிராமத்து வழக்கம். கம்பு அரிசி உடலுக்கு பலம் தரக்கூடியது. கம்பு சாதத்தினால் உடலில் நாள்ப்பட்ட இருமல், இளைப்பு போகும். கம்பன் சாதம் பழையக் காலத்தில். சாப்பிடுவார்கள். கம்பு அரிசிக் கூழ் செய்து அதில் தயிரை சேர்த்துச் சாப்பிடுவது வழக்கம். வெயில் காலத்தில் இவ்வாறு சாப்பிடுவது உண்டு. கம்பைக் கூழ் செய்து மோர் கூட்டிச் சாப்பிட்டால் குலை எரிவு குறையும்.

கறிவேப்பிலை சாதம்

- கடலைப் பருப்பு – ½ ஸ்பூன்
- உளுத்தம் பருப்பு – ½ ஸ்பூன்
- மிளகு – 1 ஸ்பூன்
- மல்லி விதை – 2 ஸ்பூன்
- பெருங்காயம் – ½ ஸ்பூன்
- காய்ந்த மிளகாய் – 10
- சீரகம் – ½ ஸ்பூன்
- வெந்தயம் – ½ ஸ்பூன்
- புளி – கொஞ்சம் ருசிக்கு
- உப்பு – தேவையான அளவு
- கறிவேப்பிலை உதிர்த்தது – 2 கப்

வாணலியில் எண்ணெய் விடாமல் மேலே கூறி உள்ள பொருட்களை தனிதனியாக வறுத்து, இறுதியில் 1 ஸ்பூன் எண்ணெய்விட்டு புளியை கறுகவிடாமல் வறுத்து, எல்லா வற்றையும் நன்றாக கலந்து மிக்ஸியில் பொடி செய்துக் கொள்ளவும். கடைசியில் 1 ஸ்பூன் சர்க்கரை தேவையானால் கலந்துகொள்ளலாம். இந்தப் பொடியை, சாதம் உதிராக வடித்து அதில் கொஞ்சம் நல்லெண்ணெய் கலந்து, இந்தப் பொடியை தேவையான அளவு கலந்தால் கறிவேப்பிலை சாதம் ரெடி. மேலே நமக்கு தேவையான, மல்லியோ, தக்காளியோ, வெங்காயமோ, காராபூந்தியோ கலந்து சாப்பிடலாம்.

கலவை சாதம்

- பாஸ்மதி அரிசி – 1 கப்
- வெங்காயம் – 1
- மிளகாய் வற்றல் – 4
- வெண்ணெய் – 4 ஸ்பூன்

- குடமிளகாய் — 2
- மசாலாப் பொடி — 1 ஸ்பூன்
- பூண்டு — 10 பல்
- பப்பாளிக்காய் — 1 சிறு துண்டு
- தக்காளி — ¼ கிலோ
- தனியா — 2 ஸ்பூன்
- வெங்காயத்தாள் — ½ கப் நறுக்கியது
- உப்பு — தேவையான அளவு

பாஸ்மதி அரிசியைக் கழுவி 5 நிமிடம் ஊறவிடவும். பப்பாளிக்காயை தோல் சீவி கால் அங்குலத் துண்டுகளாக நறுக்கவும். குடமிளகாயை நீள நீளமாக மெல்லியதாக நறுக்கவும். வெங்காயத்தையும் அதைப்போலவே நறுக்கவும். தக்காளியை அரை கப் நீர் விட்டு மிக்சியில் அரைத்து வடிக்கவும்.

பாதி வெண்ணெயை வாணலியில் போட்டு உருகி வரும் போது, மிளகாய் வற்றல் தனியாவை நன்றாக நெடி அடங்கும் வரை வறுத்து மிக்சியில் போட்டுப் பொடிக்கவும்.

குக்கரில் மீதி வெண்ணெயைப் போட்டு பிரிஞ்சி இலை, 3 ஏலக்காய், கிராம்பு 3 வதக்கி, அதில் நறுக்கிய பப்பாளிக்காய், குடமிளகாய், வெங்காயம், தட்டிய பூண்டு போட்டு வதக்கவும். கடைசியாக அரிசி போட்டு வதக்கித் தேவையான உப்பு போட்டு, பொடியைச் சேர்த்து தக்காளிச் சாற்றோடு சேர்த்துத் தேவையான நீர் விட்டு வெயிட் போட்டு வேகவிடவும்.

குக்கர் திறந்ததும் நறுக்கிய வெங்காயத்தாள் சேர்த்துப் பரிமாறவும்.

காய்கறி பருப்பு சாதம்

- அரிசி — கால் கிலோ
- துவரம் பருப்பு — 100 கிராம்
- கீரை இலை — ஒரு கைப்பிடி
- முள்ளங்கி, கேரட், பீன்ஸ் — தலா 50 கிராம்
- நெய் — 2 டீஸ்பூன்
- உப்பு — தேவையான அளவு

அரிசி, பருப்பு இரண்டையும் சேர்த்து குக்கரில் குழைய வேகவைக்கவும். கீரை, முள்ளங்கி, கேரட், பீன்ஸில் உப்புச் சேர்த்து வேகவைக்கவும். வேக வைத்த சாதம், பருப்புடன் காய்களைச் சேர்த்து நன்றாக மசித்து, நெய் விட்டுக் கொடுக்கவும்.

கொத்தமல்லி சாதம்

- கொத்தமல்லி இலை – ஒரு கப்
- அரிசி – 2 கப்
- பச்சை மிளகாய் – 4
- உளுத்தம் பருப்பு – 2 டேபிள்ஸ்பூன்
- உப்பு – 1½ டீஸ்பூன்
- புளிபேஸ்ட் – 2 டீஸ்பூன்

தாளிக்க

- நெய் – ஒரு டேபிள்ஸ்பூன்
- கடுகு, உளுத்தம் பருப்பு – தலா ½ டீஸ்பூன்
- கடலைப் பருப்பு – ½ டீஸ்பூன்
- முந்திரி – 10 துண்டுகள்

சாதத்தை, உதிர் உதிராக வடித்து, ஆற வைக்கவும். சிறிது நெய்யில் உளுத்தம் பருப்பை சிவக்க வறுத்துக்கொள்ளவும். உளுத்தம் பருப்பை பொடிக்கவும். பச்சை மிளகாய், கொத்த மல்லி, உப்பு கலந்து அரைத்து அத்துடன் புளி பேஸ்ட்டையும் கலந்து எல்லாவற்றையும் சாதத்தில் கலந்து தாளிக்கவும்.

> கொத்தமல்லியை தான்யகம் என்றும், தனியா என்றும், உருள் அரிசி என்றும், குஸ்தம்பரம் என்றும் கூறுவார்கள். இது ஒரு சிறிய செடி. சிறுநீரைப் பெருக்கும். பித்தத்தை சீராக்கும் என்று சொல்லலாம். கொத்தமல்லி ரஸம் மிகவும் பிரஸித்தம். கொத்தமல்லியையும், சந்தனத்தையும் சேர்த்து தலையின் இருபுறங்களிலும் அரைத்துப் பூசினால் migraine headache குறையும். கூடவே நெல்லிவற்றல் சேர்த்துக் கொள்ளலாம். கொத்தமல்லி, சுக்கு, நெல்லிக்காய் இவற்றை கஷாயம் செய்து குடித்துவர தண்ணீருக்குப் பதில் நல்ல பானீயமாக இருக்கும்.

சேமியா தயிர் சாதம்

- சேமியா – 100 கிராம்
- தயிர் – 50 கிராம்
- பால் – 50 மி.லி.
- இஞ்சித் துருவல் – ஒரு டேபிள்ஸ்பூன்
- பச்சை மிளகாய் – 2
- கறிவேப்பிலை – சிறிதளவு

- திராக்ஷை, மாதுளை முத்துக்கள் – தலா ஒரு கைப்பிடி
- ஆப்பிள் துண்டுகள் – 3 டேபிள்ஸ்பூன்
- கடுகு, உளுத்தம் பருப்பு – தலா ¼ டீஸ்பூன்
- கடலைப்பருப்பு – ¼ டீஸ்பூன்
- பெருங்காயத்தூள் – ஒரு சிட்டிகை
- எண்ணெய் – 2 டீஸ்பூன்
- உப்பு – தேவையான அளவு

கொதிக்கும் நீரில் சேமியாவைப் போட்டு, ஒரு நிமிடம் வைத்திருந்து வடிகட்டவும், கடாயில் எண்ணெய் விட்டு, காய்ந்ததும் கடுகு, உளுத்தம் பருப்பு, கடலைப் பருப்பு, கறிவேப் பிலை சேர்த்து தாளித்து இறக்கவும். இஞ்சித் துருவல், பச்சை மிளகாய், பெருங்காயத்தூள், தயிர், உப்பு ஆகியவற்றைத் தாளிப்புடன் சேர்த்துக் கலக்கவும். இதைச் சேமியாவில் சேர்த்துக் கலந்து பால், பழங்களைச் சேர்த்து நன்றாகக் கிளறவும்.

சீரக சீரண சாதம்

- சீரகம் – 1 டீஸ்பூன்
- கடுகு – 1 டீஸ்பூன்
- உளுத்தம் பருப்பு – 1 டீஸ்பூன்
- புழுங்கலரிசி – 1 கப்
- துவரை – ¾ கப்
- மிளகு – 1 டீஸ்பூன்
- மஞ்சள் பொடி – ½ டீஸ்பூன்
- நல்லெண்ணெய் – 5 டீஸ்பூன்
- வரமிளகாய் – 2
- உப்பு – தேவைக்கேற்ப
- கறிவேப்பிலை – சிறிது

ஒரு பானையில் 10 கப் தண்ணீர் ஊற்றிச் சூடாக்கவும். அரிசி, பருப்பு இரண்டையும் கழுவி பானையில் போடவும். ஒரு வாணலியில் எண்ணெய் ஊற்றிச் சூடாக்கவும். மிளகு, சீரகம் பொரித்து எடுத்து பொடியாக்கவும். சாதம், பருப்பு வெந்ததும் பழைய முறைப்படி வடிதட்டுப் போட்டு வடி கட்டவும். வடித்த சாதத்தில் நல்லெண்ணெய் ஊற்றி ஆறவிடவும். கடுகு, உளுத்தம் பருப்பு, வரமிளகாய், கறிவேப்பிலை தாளித்துச் சாதத்தில் போடவும். பொடித்த மிளகு, சீரகம், உப்பு, மஞ்சள் பொடி ஆகியவற்றைச் சாதத்தில் போடவும்.

சீரகம் பித்த நாசினி. மணம் உள்ள ஒரு செடி. கடுரஸம், மதுர ரஸம் உடையது. Carbonate சீரகத்தை பனங்கற்கண்டு உடன் சேர்த்து சாப்பிடலாம். மோஜன குடாரி என்று இதை அழைப்பார்கள். சீரகத்தை புடைத்து இஞ்சிச் சாறில் அல்லது மொசுமொசுக்கைச் சாறில் ஊற வைத்து உலர்த்தி இத்துடன் சுக்கு, மிளகு, திப்பிலி, நெல்லிமுள்ளி, வில்வப் பழத்தோடு சேர்த்து அத்துடன் வெள்ளை சர்க்கரை சேர்த்து 5 கிராம் வீதம் இரண்டு வேளை கொடுக்க அக்னி தீபனம் உண்டாகும். உம்மின் சீட் என்றும், சபீட் என்றும், அஜாஜி என்றும் இதை அழைப்பார்கள். அமில பித்தத்திலும், சர்தியிலும், விஷம ஜ்வரத்திலும் இதற்கு முக்கிய பங்கு உண்டு. சுஸ்ருத ஸூத்ரத்தில் இதற்கான விரிவுரைகள் காணக் கிடைக்கிறது.

சுண்டைக்காய் பொடி சாதம்

- சுண்டைக்காய் – ஒரு கிலோ
- தயிர் – ½ கிலோ
- மிளகு – 15
- வெந்தயம் – ஒரு டீஸ்பூன்
- உப்பு – தேவையான அளவு
- எண்ணெய் – பொரிக்க

சுண்டைக்காயைத் தட்டிக் கட்டி தயிரில் போட்டு, உப்புடன் சேர்த்து ஊறவைக்கவும். 2 நாட்கள் ஊறியபின் வெயிலில் காய வைக்கவும். நன்கு காய்ந்தவுடன் மிளகாய் வற்றல், வெந்தயம் இவற்றை வெறும் வாணலியில் வறுத்து வைத்துக் கொள்ளவும். பின்னர் சுண்டைக்காயை எண்ணெயில் பொரித்து மிளகு, வெந்தயம் சேர்த்து நன்றாகப் பொடித்துக்கொள்ளவும். தேவையெனில் கொஞ்சம் உப்புச் சேர்த்து, சாதத்தில் போட்டுப் பிசைந்து சாப்பிடக் கொடுக்கவும்.

சோள சாதம்

- வெள்ளை சோளம் – 1 கப்
- தண்ணீர் – 2 கப்
- உப்பு – தேவையான அளவு

சோளத்தை நீர் தெளித்து பிசறி, உரலில் இடித்து, உமி நீக்கவும். சட்டியில் கொதிக்கும் நீரில், புடைத்த சோளத்தைப் போட்டு வேகவைத்து உப்பு சேர்த்துக் கிளறி இறக்கவும்.

தக்காளி சாதம்

- அரிசி – 1 கப்
- தக்காளி – 5
- மிளகாய் வற்றல் – 2
- மஞ்சள் பொடி – ¼ ஸ்பூன்
- கடுகு – ¼ ஸ்பூன்
- உப்பு – தேவையாள அளவு

அரிசியை 2 கப் நீரில் ஊறவிட்டு ஆறவிடவும். தக்காளியை எடுத்துக் கழுவி விட்டு அரைத்து சாறு எடுக்கவும். பேனில் கடுகை எடுத்துப் போடவும். வெடிக்கும்போது மிளகாய் வற்றல் சேர்க்கவும். அடுத்து தக்காளி சாறு கலக்கவும். இதை சிறிது நேரம் கொதிக்கவிடவும். இப்போது வெந்த சாதத்தை இதனோடு சேர்த்து மேலும் சில நிமிடம் புரட்டவும். மஞ்சள் பொடி, உப்புச் சேர்க்கவும். இதை நன்றாகக் கிளறி சுடச்சுட பரிமாறவும்.

திரிகடுக சாதம்

- சுக்கு – ஒரு துண்டு
- வெள்ளை மிளகு – 2 தேக்கரண்டி
- திப்பிலி – ¼ தேக்கரண்டி
- கறிவேப்பிலை – ஒரு கைப்பிடி
- வெள்ளை வெங்காயம் – 2
- பூண்டு – 5 பல்
- உப்பு – தேவையான அளவு
- மஞ்சள்தூள் – ½ தேக்கரண்டி
- மசாலாத்தூள் – ½ தேக்கரண்டி

முதலில் சுக்கு, வெள்ளை மிளகு, திப்பிலி, கறிவேப்பிலை அனைத்தையும் வறுத்து அரைத்துக்கொள்ளவும். பிறகு, கடாயில் எண்ணெய் ஊற்றி வெங்காயத்தை வதக்கிக் கொள்ளவும். அத்துடன், ஏற்கனவே அரைத்து வைத்திருக்கும் பொடியைச் சேர்த்துக் கூடவே பூண்டு போட்டு நன்றாக வதக்கி, உப்பு, மஞ்சள், மசாலாத் தூள் சேர்த்து மஞ்சள் வாசனை போகும் வரை எணணெயில் தண்ணீர் விடாமல் வதக்கிக்கொள்ளவும், சாதத்துடன் சேர்த்துச் சாப்பிடவும்.

> அஜீரணக் கோளாறு உள்ளவர்களுக்கு ஏற்றது, வாரம் ஒருமுறை சாப்பிட்டால் அஜீரணக் கோளாறுகள் முழுமையாகக் குணமாகும்.

நாரத்தை சாதம்

- பச்சரிசி – 200 கிராம்
- நாரத்தம் பழ ஜூஸ் – 2 கரண்டி
- உப்பு – 2 சிறிய ஸ்பூன்
- கடுகு – 1 ஸ்பூன்
- கடலைப் பருப்பு – 1 ஸ்பூன்
- உளுத்தம் பருப்பு – 1 ஸ்பூன்
- மிளகாய் வத்தல் – 5
- நல்லெண்ணெய் – 50 மி.லி.
- பெருங்காயப் பொடி – ¼ ஸ்பூன்
- கறிவேப்பிலை – சிறிதளவு

அரிசியை நன்கு களைந்து உதிர் உதிராக வடித்து ஆற வைக்கவும். சாதத்தில் 4, 5 ஸ்பூன் எண்ணெயை பரவலாக ஊற்றி ஆறவிடவும். நாரத்தை பழத்தை பிழிந்து, சாறில் உள்ள கொட்டைகளை வடிகட்டி ஒரு கப்பில் வைத்துக்கொள்ளவும். வாணலியில் நான்கு ஸ்பூன் எண்ணெய் ஊற்றிக் காய்ந்ததும் கடுகு, மிளகாய் வத்தல், கடலைப் பருப்பு, உளுத்தம் பருப்பு, பெருங்காயம் போட்டு பொன்னிறமாக வறுபட்டவுடன் நாரத்தை சாறை ஊற்றவும். அடுப்பை மெதுவாக வைத்து, சாற்றுடன் உப்பைப் போடவும். சாறு ஒரு கொதி வந்தவுடனேயே அதனை சாதத்தில் கொட்டி, மீதமுள்ள நல்லெண்ணையுடன் சேர்த்து நன்கு கலந்துவிடவும். கறிவேப்பிலை தூவி நன்கு கலந்து பரிமாறலாம்.

நெய் சோறு

- பாசுமதி அரிசி – 200 கிராம்
- பட்டை – 2 துண்டு
- கிராம்பு – 3
- ஏலம் – 2
- சீரகம் – 1 டீஸ்பூன்
- இஞ்சி, பூண்டு விழுது – தலா 1 டேபிள்ஸ்பூன்
- கொத்துமல்லி, புதினா (நறுக்கியது) – தலா 1 கப்
- தேங்காய்ப்பால் – 200 கிராம்
- நீர் – 200 கிராம்
- நெய் – 50 கிராம்

பிரஷர் குக்கரில் நெய் விட்டு பட்டை, கிராம்பு, ஏலம், சீரகம் போட்டு வெடித்தபின் இஞ்சி, பூண்டு விழுது போட்டு பொன்னிறமாக வதக்கவும். நீரில் களைந்து அரைமணி ஊற வைத்த அரிசியை வடித்துப் போட்டு தேங்காய்ப்பால், தண்ணீர் ஊற்றி, புதினா, கொத்துமல்லி சேர்த்து தேவையான அளவு உப்புப் போட்டுக் குக்கரை மூடி 2 விசில் வரும் வரை வேக விடவும். மிதமான தீயில் 10 நிமிடம் வைத்தால் நெய் சோறு தயார்.

நெல்லிக்காய் சாதம்

- வடித்த சாதம் – 1 கப்
- துருவிய பெரிய நெல்லிக்காய் – ¼ கப்
- எலுமிச்சைச் சாறு, – 1 டீஸ்பூன்
- எண்ணெய் – 1 டீஸ்பூன்
- தேங்காய்த் துருவல் – 1 டீஸ்பூன்
- மிளகு – 25 கிராம்
- கடுகு, மஞ்சள்தூள் – தலா ¼ டீஸ்பூன்
- பெருங்காயத்தூள் – ¼ டீஸ்பூன்
- உப்பு – தேவையான அளவு

கடாயில் எண்ணெய் விட்டு, கடுகு தாளித்து, மஞ்சள்தூள், பெருங்காயத்தூள், மிளகு, துருவிய நெல்லிக்காய், தேங்காய்த் துருவல், உப்பு சேர்த்து வதக்கி இறக்கவும். லேசாக ஆறியதும், எலுமிச்சைச் சாறை விட்டு, வடித்த சாதத்தைச் சேர்த்துக் கிளறிப் பரிமாறவும்.

நெல்லிக்காயை ஆம்லகம் என்றும், தாத்ரி என்றும் அழைப்பார்கள். உலர்ந்த பின் நெல்லிமுள் என்று அழைப்பார்கள். கரு நெல்லி என்றும், இரு நெல்லி என்றும் இரு இனங்கள் உண்டு. ஔவையார் கரு நெல்லியை அதியமானுக்குக் கொடுத்ததாக வரலாறு கூறுகிறது. இருமல், சூடு, பித்தம் இவற்றைக் குறைக்கும். ரஸாயன குணம் உண்டு. சியவன பிராசத்தில் முக்கிய பொருளாக நெல்லிக்காய் உள்ளது. நெல்லிக்காய் லேகியம், நெல்லிக்காய் தைலம் போன்றவை எல்லாம் உள்ளன. பித்தத்தை சமனம் செய்யும். நெல்லிக்காயை தேனில் ஊற வைத்து சாப்பிடலாம். நெல்லிக்காயை தயிருடன் சேர்த்து சாப்பிடும்பொழுது தயிரின் கெட்ட குணம் போகிறது. இதை இந்தியன் கூஸ்பேரி என்று அழைப்பார்கள். இது ஒரு வயஸ்தாபனம். இளமையைக் காப்பது

என்ற அர்த்தத்தில் கூறப்பட்டுள்ளது. ஆமலஹியாதி கணம் என்று ஒரு கணத்தை சுஸுருதர் குறிப்பிடுகிறார். வேதத்திலும் நெல்லிக்காயைப் பற்றிய குறிப்பு காணக் கிடைக்கிறது. சர்க்கரை நோயில் நெல்லிக்காய் முக்கியப் பங்கு வகிக்கிறது. நெல்லிக்காயும், மஞ்சள் பொடியும் சேர்த்து பொடித்து சாப்பிட்டு வந்தால் சர்க்கரை நோய் கட்டுப்பாட்டில் வரும். சர்க்கரை நோய்க்கான மருந்து சாப்பிடுபவர்கள் இதை ஊட்டச்சத்து உணவாக சாப்பிடலாம்.

நீத்தண்ணி சாதம்

- *சாதம் வடித்த கஞ்சித் தண்ணீர்* – *3 தம்ளர்*
- *தண்ணீர்* – *1 தம்ளர்*
- *பச்சரிசி* – *1½ தம்ளர்*
- *சுக்குப்பொடி* – *1 டீஸ்பூன்*
- *உப்பு, கொத்தமல்லி* – *தேவைக்கேற்ப*
- *கறிவேப்பிலை* – *தேவைக்கேற்ப*

சாதம் வடித்த கஞ்சியை மூன்று நாட்கள் மண்பானையில் சேர்த்து வர வேண்டும். நான்காம் நாள் அந்தக் கஞ்சிப் பானையில் உப்பு, தண்ணீர் சேர்த்து, சுக்குப் பொடியுடன் களைந்த அரிசியைப் போட்டு வேகவிடவும். கஞ்சி வடிக்காமல் அப்படியே சமைத்து மல்லி, கறிவேப்பிலை தூவ வேண்டும்.

தயிர் சாதம்

- *பச்சரிசி* – *2 கப்*
- *தயிர்* – *2 கப்*
- *கொட்டை இல்லாத திராக்ஷை* – *20*
- *மாதுளை முத்துக்கள்* – *¼ கப்*
- *ஆப்பிள் சிறிய (துண்டுகள்)* – *10*
- *புளிப்பு இல்லாத மாங்காய் துண்டுகள்* – *10*
- *வெள்ளரிக்காய் பொடியாக நறுக்கியது* – *¼ கப்*
- *பச்சை மிளகாய்* – *5*
- *இஞ்சி பொடியாக* – *½ ஸ்பூன்*
- *முந்திரி பொடியாக* – *2 ஸ்பூன்*

தாளிக்க

- கடுகு, பெருங்காயம், கறிவேப்பிலை, மல்லி இலை கொஞ்சம் உப்பு.

அரிசியை நன்கு அலம்பி 6 கப் தண்ணீர் சேர்த்து குக்கரில் நன்கு குழைய வேகவிடவும். ஆறியபின் பெரிய கிண்ணத்தில் போட்டு, மேலே கூறி உள்ள எல்லாவற்றையும் போட்டு நன்கு கலந்து, கடுகு, பெருங்காயம் தாளித்து தயிரையும் ஊற்றி நன்கு கலந்து, மேலே கறிவேப்பிலை, மல்லி இலை போட்டுக்கொள்ளவும். கெட்டியாக இருந்தால் பால் சேர்த்துக் கொள்ளலாம். சூப்பராக இருக்கும். இதற்கு தொட்டுக்கொள்ள வறுத்த மோர் மிளகாய், அல்லது மாவடு இருந்தால் நல்லது.

பார்லி சாதம்

- பார்லி – 200 கிராம்
- வறுத்த வேர்க்கடலை – ஒரு கப்
- பொட்டுக்கடலை – 2 டீஸ்பூன்
- குடமிளகாய், பெரிய வெங்காயம் – தலா 1
- நறுக்கிய கொத்தமல்லி – சிறிதளவு
- இஞ்சி (பொடியாக நறுக்கவும்) – சிறிய துண்டு
- மிளகுத்தூள் – ¼ டீஸ்பூன்
- நெய் – டேபிள்ஸ்பூன்
- துருவிய கேரட் – ஒரு கப்
- கடுகு – ஒரு டீஸ்பூன்
- உளுத்தம் பருப்பு – ஒரு டீஸ்பூன்
- எலுமிச்சம் பழம் – தேவையான அளவு

பார்லியை அரை மணி நேரம் ஊற வைத்து தண்ணீரை வடிகட்டவும். கடாயில் நெய் விட்டு நறுக்கிய குடமிளகாய், வெங்காயம், பொடியாக நறுக்கிய இஞ்சியை போட்டு நன்கு வதக்கவும்.

நெய்யில் கடுகு, உளுத்தம் பருப்பு தாளித்து அதில் பார்லியைப் போட்டு உப்பு சேர்க்கவும். வறுத்த வேர்க்கடலை, பொட்டுக் கடலை, மிளகுத்தூள் போட்டு கிளறி, துருவிய கேரட்டையும் சேர்த்துக் கிளறி இறக்கவும். எலுமிச்சம்பழத்தை சாறு பிழிந்து சேர்க்கவும். நறுக்கிய கொத்தமல்லி தூவி, நன்றாகக் கலந்து கொடுக்கவும்.

பால் சாதம் (க்ஷீரான்னம்)

- அரிசி – 200 கிராம்
- பாசிப்பருப்பு – 1 ஸ்பூன்
- பால் – 400 மி.லி.
- சர்க்கரை (அ) கல்கண்டு – 200 கிராம்
- ஏலக்காய் – 6
- பச்சைக் கற்பூரம் – ஒரு சிட்டிகை
- குங்குமப்பூ – ஒரு சிட்டிகை
- நெய் – 50 கிராம்
- முந்திரி – 50 கிராம்
- திராக்ஷை – 25 கிராம்

அரிசியை நன்கு களைந்து பாசிப்பருப்புடன் ஒரு பாத்திரத்தில் போட்டு, அதில் பாலை ஊற்றவும், மேலும் ஒரு டம்ளர் (200 மி.லி.) தண்ணீரும் ஊற்றி குக்கரில் வைத்து வேகவிடவும். வெங்கலப் பானையில் செய்தால் சுவை இன்னும் கூடுதலாக இருக்கும். பாலில் அரிசி நன்றாக குழைய வெந்தவுடன் சர்க்கரை அல்லது கற்கண்டை போட்டு நன்கு கிளறிவிடவும். தீயை மிதமாக வைக்கவும். சர்க்கரை நன்கு சேர்த்து திரண்டு வரும்போது, ஏலக்காய் பொடி, பச்சைக் கற்பூரம், குங்கமப்பூ, நெய், வறுத்த முந்திரி, வறுத்த திராக்ஷை எல்லாவற்றையும் சேர்த்து நன்கு கிளறிவிடவும். இறக்கி வைத்து மேலாக இரண்டு ஸ்பூன் நெய்யைவிட்டு பரிமாறவும்.

புதினா சாதம்

- புதினா – ஒரு கட்டு
- பாசுமதி அரிசி – ¼ கிலோ
- பச்சை மிளகாய் – 1
- பெரிய வெங்காயம் – 1
- கடுகு – ¼ டீஸ்பூன்
- நெய் – ஒரு டீஸ்பூன்
- உப்பு – தேவையான அளவு

புதினாவை ஆய்ந்து இலைகளைப் பொடியாக நறுக்கி, சிறிது நெய் விட்டு வதக்கிக்கொள்ளவும். வெங்காயத்தை மெல்லியதாக நீளவாக்கில் நறுக்கவும். பாசுமதி அரிசியை களைந்து ஒரு பங்குக்கு இரு மடங்கு தண்ணீர் ஊற்றி, குக்கரில் வைத்து இரண்டு விசில் வந்ததும் இறக்கவும். சாதத்தை ஒரு

அகலமான பாத்திரத்தில் போடவும். சிறிது நெய்யில் கடுகு தாளித்து, நறுக்கிய பெரிய வெங்காயம், பச்சை மிளகாய் சேர்த்து வதக்கி சாதத்தில் கொட்டி, வதக்கிய புதினா, மீதமுள்ள நெய், உப்பு போட்டுக் கலக்கவும்.

புளியோதரை

- அரிசி – 400 கிராம்
- புளி – 50 கிராம்
- உப்பு – 2 சிறிய ஸ்பூன்
- காய்ந்த மிளகாய் – 10
- கடலைப் பருப்பு – 2 ஸ்பூன்
- கடுகு – 1 ஸ்பூன்
- வெந்தயம் – 1 ஸ்பூன்
- மஞ்சள் பொடி – ½ ஸ்பூன்
- நல்லெண்ணெய் – 100 கிராம்
- கறிவேப்பிலை – சிறிதளவு
- பெருங்காயப் பொடி – ½ ஸ்பூன்

புளியோதரைக்கு முதலில் 'புளிக்காய்ச்சல்' செய்துகொள்ள வேண்டும். புளி உப்பு இரண்டையும் சற்று முன்னதாக வெந்நீரில் ஊறவைத்து கூடிய வரை கெட்டியாகக் கரைத்து வைத்துக்கொள்ளவும். வாணலியில் 50 கிராம் எண்ணெய் ஊற்றிக் காயவிடவும். எண்ணெய் காய்ந்தவுடன் கடுகு, மிளகாய், கடலைப் பருப்பு ஆகியவற்றை போட்டு சிவக்க வறுத்து, புளி ஜலத்தை அதில் விடவும். நன்கு கொதிக்கவிடவும். சிறிது கெட்டியாகக் குழம்பு பதம் வரும்போது, அதில் வெந்தயப் பொடி, பெருங்காயப் பொடி, மஞ்சள் பொடி மூன்றையும் போட்டு, அடுப்பை மெதுவாக எரியவிட்டு கிளறிவிடவும். வாணலியில் ஒட்டாமல் தளதளவென வரும்போது இறக்கி விடவும். புளிக்காய்ச்சல் ரெடி.

அரிசியை நன்கு களைந்து 1 லிட்டர் தண்ணீருடன் குக்கரில் வைத்து உதிர் உதிராக சாதம் வடித்துக்கொள்ளவும். ஒரு அகலமான தட்டில் சாதத்தை கொட்டி ஆறவிடவும். மீதமுள்ள எண்ணெயைவிட்டு பிறகு புளிக்காய்ச்சலை போட்டு நன்கு கலக்கவும். ருசிக்குத் தகுந்த அளவில், கூடவோ குறை வாகவோ புளிக்கரைசலை போட்டு நன்கு கலந்துவிடவும்.

> புளியை திந்திரிணி என்று அழைப்பார்கள். பொதுவே புளிக்கு புளிப்புத் தன்மை அக்னி பூதமாகவே உள்ளது. பத்தியங்களில்

பழையப் புளியைச் சேர்க்கச் சொல்வார்கள். புளியைச் சுட்டு அதனுடைய விதாஹி எரிச்சல் தன்மையை மாற்றிப் பயன்படுத்தச் சொல்வார்கள். சித்த மருத்துவத்தில் இந்த முறை மிகவும் முக்கியத்துவம் வாய்ந்ததாகக் கருதப்படுகிறது. பழையப் புளியையே பயன்படுத்த வேண்டும் என்பது முக்கியம். புளியிலை இலைக்கிழி கட்டுவதற்கு பயன் படுத்துவார்கள். பழையக் காலத்தில் புளியங்கொட்டையை சாப்பிடுவார்கள். இப்பொழுது கொட்டை தின்பது எல்லாம் போய்விட்டது. புளியங்கொட்டையை வயிற்றுப்போக்குக்கு மருந்தாக கொடுத்தக் காலகட்டமும் உண்டு. அம்ளிஹா என்று பாவபிராகத்தில் சொல்லப்பட்டுள்ளது. சிஞ்சா என்று சொல்வார்கள். அடிபட்ட வீக்கத்திற்கு சூரணங்களைப் பத்துப் போடும் பொழுது புளியைக் கரைத்து அந்த தண்ணீரில் அந்த சூரணத்தை சேர்த்துக் குழைத்து கொதிக்க வைத்துப் பத்து போடுவார்கள். இது புளியினுடைய ஒரு முக்கிய பங்காகும்.

பூண்டு சாதம்

- வடித்த சாதம் – ஒரு கப்
- பூண்டுப் பல் – 10
- வெங்காயம் – 1
- பச்சை மிளகாய் – 2 அல்லது 3
- சீரகம் – ¼ டீஸ்பூன்
- கறிவேப்பிலை – சிறிதளவு
- நெய் – ஒரு டேபிள்ஸ்பூன்
- உப்பு – தேவையான அளவு

சாதத்தை உதிராக வடித்துக்கொள்ளவும். பூண்டை விழுதாக அரைக்கவும். கடாயில் நெய் விட்டு, சீரகம், கறிவேப் பிலை தாளித்து, நறுக்கிய வெங்காயம், கீறிய பச்சை மிளகாய், அரைத்த பூண்டு விழுது, உப்பு சேர்த்துக் கிளறவும். வதங்கிய வுடன், சாதத்தைப் போட்டுக் கிளறவும்.

மாங்காய் கடுகு சாதம்

- அரிசி – ஒரு கப்
- கிளிமூக்கு மாங்காய் – ஒன்று
- பெருங்காயம் – சிறு துண்டு
- சிகப்பு மிளகாய் – ஆறு
- கடுகு – ஒரு தேக்கரண்டி

- உப்பு – தேவையான அளவு
- தேங்காய்த் துருவல் – ½ கப்
- மஞ்சள் தூள் – அரை தேக்கரண்டி
- கறிவேப்பிலை – தேவைக்கேற்ப
- கொத்தமல்லி – தேவைக்கேற்ப
- எள் எண்ணெய் – 2 மேசைக்கரண்டி

சாதத்தை உதிரியாக தயாரித்துக்கொள்ளவும். மாங்காயை நன்றாகக் கழுவிக்கொண்டு துருவி வைத்துக்கொள்ளவும். தேங்காய்த் துருவலுடன் கடுகு, சிகப்பு மிளகாய், பெருங்காயம், மஞ்சள் தூள், உப்பு சேர்த்து அரைத்து விழுதாக்கிக்கொள்ளவும். இறுதியில் மாங்காய்த் துருவலையும் சேர்த்து ஒரு முறை அரைத்துக்கொள்ளவும். தேவையான பொழுது சாதத்துடன் எள் எண்ணெயையும், அரைத்த விழுதையும் சேர்த்து கலந்து சுவையான மாங்காய் கடுகு சாதம் தயாரிக்கலாம்.

உளுத்தஞ் சோறு

- தோல் உளுத்தம் பருப்பு – 1 கப்
- பச்சரிசி – ½ கப்
- காய்ந்த மிளகாய் – 3
- பூண்டு பற்கள் – 2
- எள் – 1 டீஸ்பூன்
- தேங்காய் துருவல் – 2 டீஸ்பூன்
- புளி, உப்பு – தேவைக்கு

சூடாக்கியச் சட்டியில் எள்ளை வறுத்து ஒன்றிரண்டாகப் பொடிக்கவும். அதே சட்டியில் உளுத்தம் பருப்பை வறுத்து, அரிசி, பூண்டு, தேங்காய்த் துருவல் சேர்த்து, தண்ணீர் விட்டு குழைய வேகவிடவும். உப்பு, புளி, மிளகாய் அரைத்த விழுதை உளுத்தஞ் சோறில் கலந்து எள் எண்ணெய் கலந்து சாப்பிடவும்.

உளுந்தை மாஷம் என்று சொல்வார்கள். இந்தியா முழுவதும் பயிராகும் ஒரு செடியாகும். இதன் வேரை நாம் பயன் படுத்துகிறோம். உஷ்ண ஸ்நிக்தம் குணம் உடையது. தாய்ப்பாலை பெருக்குவது. ஆண்மையை அதிகரிப்பது. உளுந்து ஒரு உணவுப் பொருளாகும். பெண்களுக்கு இடுப்புக்கு வலுவைத் தரும். உளுந்து தைலம், மாஷ தைலம், மஹா மாஷ தைலம் போன்றவை contractures, muscle cramps, தசை இறுக்கத்திற்குக் கொடுப்பதுண்டு. உளுந்தை வடை செய்வார்கள். அன்னம் செய்வார்கள்.

கத்தரிக்காய் சாதம்

வாங்கிபாத்தை மசாலாப்பொடிகள் இல்லாமல் சுவையாக தயாரிக்கலாம்.

- பச்சை அல்லது வெள்ளைக் கத்தரிக்காய்கள் — ¼ கிலோ
- வெங்காயத் துண்டுகள் — ஒரு கப்
- உதிரியாக வடித்த சாதம் — 2 கப்
- சிகப்பு மிளகாய்த்தூள் — ஒரு தேக்கரண்டி
- தனியாத்தூள் — அரை தேக்கரண்டி
- சீரகத்தூள் — அரை தேக்கரண்டி
- மஞ்சள் பொடி — ½ தேக்கரண்டி
- பொடி உப்பு — ஒரு தேக்கரண்டி
- எள் எண்ணெய் — 2 மேசைக்கரண்டி
- கசூரிமேதி எனப்படும் வெந்தயக்கீரை (அ) ஆம்சூர் எனப்படும் உலர்ந்த மாங்காய்த்தூள் (அ) எலுமிச்சைச் சாறு — தேவையான அளவு

தாளிக்க

- உளுத்தம் பருப்பு — ஒரு மேசைக்கரண்டி
- கடலைப்பருப்பு — ஒரு மேசைக்கரண்டி
- முந்திரித்துண்டுகள் — ஒரு மேசைக்கரண்டி
- எள் எண்ணெய் — தேவையான அளவு
- நெய் — சிறிது

தேவையான அளவு சாதத்தை உதிரியாக வடித்துக் கொள்ளவும். கத்தரிக்காய்களைக் கழுவி மெல்லிய இரண்டு அங்குலத் துண்டுகளாக நறுக்கிக்கொள்ளவும். வாணலியில் நெய்யும், எண்ணெயும் ஊற்றி தாளிக்க வேண்டியவற்றை தாளித்து வெங்காயத்துண்டுகளைச் சேர்த்து பொன்னிறமாக வதக்கியபிறகு மெலிதாக நறுக்கிய கத்தரிக்காயைச் சேர்த்து வதக்கிய பிறகு பொடிகளையும் சேர்த்து கிளறிவிட்டு விருப்பத்திற்கேற்ப எலுமிச்சைச்சாறோ, ஆம்சூரோ சேர்த்து சாதத்துடன் கலந்து சாப்பிடவும்.

கீரை சாதம்

- பாசுமதி அரிசி — ஒரு கப்
- முளைக்கீரை — 2 கட்டு
- பொடியாக நறுக்கிய வெங்காயம் — அரை கப்

டாக்டர் எல். மகாதேவன்

- எலுமிச்சைச்சாறு — ஒரு டீஸ்பூன்
- கறிவேப்பிலை, முந்திரி — தலா ஒரு டீஸ்பூன்
- கடுகு, சீரகம் — தலா ¼ டீஸ்பூன்
- உளுத்தம் பருப்பு — ¼ டீஸ்பூன்
- கடலைப் பருப்பு — ¼ டீஸ்பூன்
- தனியாத்தூள் — ¼ டீஸ்பூன்
- வெந்தயம் — ¼ டீஸ்பூன்
- பெருங்காயத்தூள் — ¼ டீஸ்பூன்
- பட்டை, லவங்கம் — தலா 1
- காய்ந்த மிளகாய் — 5
- தேங்காய்த் துருவல் — ஒரு டீஸ்பூன்
- உப்பு, நெய் — தேவையான அளவு

அரிசியை உதிராக வடித்து ஆறவிடவும். கீரையை அலசி பொடியாக நறுக்கவும், கடாயில் நெய் விட்டு கடுகு, சீரகம், உளுத்தம் பருப்பு, கடலைப் பருப்பு, வெந்தயம், தனியாத்தூள், பெருங்காயத்தூள், கறிவேப்பிலை, வெங்காயம், காய்ந்த மிளகாய் சேர்த்து இரண்டு நிமிடம் கிளறி, கீரையைச் சேர்க்கவும். பச்சை வாசனை போகும்வரை கீரையை வதக்கியதும் சாதம், உப்பு, பட்டை லவங்கம், தேங்காய் துருவல் சேர்த்துக் கலந்து இறக்கவும். இதில் எலுமிச்சைச்சாறை விட்டு கலக்கவும், நெய்யில் முந்திரியை வறுத்து சேர்க்கவும்.

வெஜிடபிள் பிரியாணி

- பாஸ்மதி அல்லது பொன்னி அரிசி — 1 கப்
- வெங்காயம் — 2
- தயிர் (ஏடு நீக்கிய பாலில் தயாரித்தது)
- காய்கறிக் கலவை — 2 கப்
- கொத்தமல்லி — அரை கட்டு
- பச்சை மிளகாய் — 4
- தனியாப் பொடி — அரை ஸ்பூன்
- இஞ்சி — அரை இஞ்ச்
- பூண்டு — 1
- எண்ணெய் — 4 ஸ்பூன்
- தக்காளி — 2

- கரம் மசாலாத்தூள் — அரை ஸ்பூன்
- உப்பு — தேவையான அளவு

அரிசியைக் கழுவி 10 நிமிடம் ஊறவிடவும். இதை வடித்து கஞ்சியை நீக்கிவிட்டு, உதிரி உதிரியாக சிறிது எண்ணெய் சேர்த்துக் கிளறி ஆறவிடவும்.

கடைந்த தயிரில், கொத்துமல்லி ஆய்ந்தது, தனியாத்தூள், சீரகப்பொடி, பச்சை மிளகாய் நறுக்கியது, இஞ்சி பூண்டு விழுது, பொடியாக நறுக்கிய வெங்காயம் பாதி, சிறிது உப்புச் சேர்த்து 10 நிமிடம் வைக்கவும்.

பேனில் எண்ணெய் விட்டு நறுக்கிய வெங்காயம் தக்காளி சேர்த்து வதக்கி வைத்திருக்கும் காய்கறிகளைக் (கேரட், பட்டாணி, பீன்ஸ், பப்பாளி, டபுள் பீன்ஸ், காலிஃப்ளவர், குடமிளகாய், பேபிகார்ன்) கலக்கவும்.

பாதி வதங்கும் அளவு காய்கறியில் நீர் சேர்க்கவும். வெந்ததும் தயிர், சாதம் இவற்றைக் கலந்து கிளறி மிதமான அளவில் மேலும் 5 நிமிடம் வதக்கவும். மரக்கரண்டி பயன் படுத்தவும்.

சுடச்சுட குருமா, பச்சடி, ராய்த்தா, தால்சாவோடு பரிமாறவும்.

முளைகட்டிய பயிறு சாதம்

- பாஸ்மதி அரிசி — 1 கப்
- வெங்காயத்தாள் — 3
- குடமிளகாய் — 2
- முட்டைக்கோஸ் — 100 கிராம்
- மிளகுப் பொடி — அரை ஸ்பூன்
- அஜினமோட்டோ — அரை ஸ்பூன்
- எண்ணெய் — 4 ஸ்பூன்
- முளைவிட்ட பயறு — அரை கப்
- பச்சை மிளகாய் — 3
- இஞ்சி — அரை அங்குலம்
- கொத்தமல்லி — அரை கப்
- சோயா சாஸ் — 2 ஸ்பூன்
- உப்பு — தேவையான அளவு

பச்சைப் பயற்றை தோலோடு மூன்று நாள் முன்பே முளைகட்டிவிடவும்.

டாக்டர் எல். மகாதேவன்

வெங்காயம், குடமிளகாய், முட்டைக்கோஸ், வெங்காயத் தாள் பொடியாக நறுக்கவும். கொத்தமல்லி இலையை மட்டும் ஆய்ந்துகொள்ளவும்.

பாஸ்மதி அரிசியை சிறிது நேரம் களைந்து 5 நிமிடம் ஊறவிட்டு நீரை வடித்துவிடவும். கொதிக்கும் தண்ணீரில் இதைக் கொட்டி நன்றாக வடித்து ஆறவிடவும்.

ஒரு அகலமான வாணலியில் எண்ணெய் விட்டுச் சூடாக்கி இஞ்சி, மிளகாய் அரைத்துக் கலந்த விழுது, நறுக்கிய வெங்காயம், குடமிளகாய், முட்டைக்கோஸ், முளைப்பயிறு இவற்றைச் சேர்த்து நன்றாக வதக்கவும். பாதி வதங்கியபோது அஜினமோட்டோ உப்பையும் சேர்த்து வதக்கவும்.

காய்கறி நன்றாக வெந்ததும் ஆறவைத்த சாதம், உப்பு, மிளகுத்தூள், சோயா சாஸ், கொத்துமல்லி சேர்த்துக் கிளறி சூடாகப் பரிமாறவும். சாலட், ராய்த்தா, ஸ்வீட் பச்சடி, சிப்ஸ் பொருத்தமாக இருக்கும்.

❋ ❋ ❋

33. பொங்கல் வகைகள்

இனிப்பு பொங்கல்

- பச்சரிசி – 2 கப்
- பாசிப்பருப்பு – 1 கப்
- வெல்லம் – 3 கப்
- நெய் – ¾ கப்
- முந்திரி (சிறிதாக ஒடித்தது) – 20
- ஏலக்காய் – 3
- பச்சை கற்பூரம் – மிளகில் பாதி அளவு

வெறும் வாணலியில் பருப்பை சிவப்பாக வறுத்து, அரிசியையும் லேசாக வறுத்து, குக்கரில் 3 கப்புக்கு 6 கப் தண்ணீர் சேர்த்து கொதிக்க வைத்து அரிசி, பருப்பை போட்டு வேக வைக்கவும். 2, 3 விசில் விடலாம். நன்கு குழைந்து இருந்தால்தான் அது பொங்கல். வேறு ஒரு வாணலியில் வெல்லத்தை போட்டு கொஞ்சம் நீர் ஊற்றி கரைந்து வந்த சமயம் கல், மண் இல்லாமல் சுத்தம் செய்து மறுபடியும் கெட்டியான பாகு வைத்து, அதை வெந்த அரிசி, பருப்பில் போட்டு நன்கு கலந்து, மசித்து விட்டு, நெய்யில் முந்திரியை

வறுத்து போடவும். ஏலக்காய், பச்சை கற்பூரம், போட்டு கிளறினால் சுவையான பொங்கல் ரெடி. மீதி நெய்யை பொங்கல் மேல் ஊற்றி விடவும். வெல்லத்தை பாகு வைத்து போட்டால் மீதி இருந்தால்கூட 2 நாட்களுக்குக் கெடாது. அரிசி, பருப்பு ரொம்ப குழைவாக வேண்டும் எனில் தண்ணீர் சேர்த்துக்கொள்ளலாம். இல்லையெனில் கடைசியாக கெட்டியான பால் சேர்க்கலாம். பாகு சேர்க்கும்போது கொஞ்சம் தளர்வாக இருக்கும். பயப்பட வேண்டாம். சிறிது நேரத்தில் கெட்டியாக மாறிவிடும். பாகை சேர்க்கும் சமயம் கொஞ்சம் கைவிடாமல் கிளறினால் கட்டி தட்டாது. ஸ்வீட் அதிகம் வேண்டும் என்றால் இன்னும் ½ கப் வெல்லம் சேர்க்கலாம். சர்க்கரை சேர்த்தும் இந்த பொங்கல் செய்யலாம். பொங்கல் வெள்ளையாக இருக்கும். ஆனால் சர்க்கரை 5 கப் போட்டு செய்ய வேண்டும். அதையும் பாகு காய்ச்சி செய்ய வேண்டும்.

அரிசி, பருப்பை வறுத்து செய்தால்தான் பொங்கல் வாசனையாக இருக்கும். அரிசி, பருப்பை கொஞ்சம் எடுத்து, வாணலியில் கடுகு, இஞ்சி, கறிவேப்பிலை, மிளகு, சீரகம், தட்டி நெய்யில் பொரித்து, காரத்துக்கு 2 பச்சை மிளகாய் கீறி போட்டு தேவையான உப்பும் போட்டு மேலே கொஞ்சம் நெய் ஊற்றினால் வெண்பொங்கலும் தயார். இரண்டும் தேவை எனில் அதற்கு தகுந்தபடி அரிசி, பருப்பு போடவும். ருசியான இரண்டு பொங்கலும் ஒரே சமயத்தில் செய்யலாம்.

கொத்தமல்லி புளிப் பொங்கல்

- பொடியாக நறுக்கிய கொத்தமல்லித் தழை – ஒரு கப்
- பச்சரிசி – 200 கிராம்
- புளி – பாதி எலுமிச்சை அளவு
- மிளகுப் பொடி – ஒரு டீஸ்பூன்
- மஞ்சள்ப் பொடி – ஒரு சிட்டிகை
- பெருங்காயம் – ஒரு சிட்டிகை
- சீரகம் – ½ டீஸ்பூன்
- பூண்டு – 6 பல்
- உப்பு – தேவையான அளவு

அரிசியை உலையில் கொட்டி வேகவிடவும். குழைய வெந்தபின் கொத்தமல்லித்தழை, மிளகாய்ப்பொடி, மஞ்சள் பொடி, பெருங்காயம், சீரகம், பூண்டு, உப்பு போட்டுக் கிளறவும். பின்னர் புளியைக் கரைத்து ஊற்றி கிண்டி இறக்கிவிடவும்.

சர்க்கரை பொங்கல்

- பச்சரிசி — 1 கப்
- பயத்தம் பருப்பு — ¼ கப்
- நெய் — 2 டேபிள்ஸ்பூன்
- வெல்லம் — 1 கப்
- முந்திரி, திராக்ஷை — தேவையான அளவு
- ஏலக்காய்ப் பொடி — தேவையான அளவு
- தண்ணீர் — 1 ½ கப்

பயத்தம் பருப்பை லேசாக வறுத்து குழைய வேகவைத்துக் கொள்ளவும். வெல்லத்தைக் காய்ச்சி, கல் மண் போக வடித்துக் கொள்ளவும். அரிசியைக் குழைய சாதமாக்கிக்கொண்டு அதே பாத்திரத்தில் வெந்த பயத்தம் பருப்பு, வெல்ல நீர் ஊற்றிக் கிளறிக்கொண்டேயிருக்கவும். ஏலக்காய் பொடித்துப்போட்டு இறக்கியவுடன் நெய்யில் முந்திரி, திராக்ஷை வறுத்துப் பாத்திரத்தில் கொட்டவும்.

பாசிப்பருப்பு பொங்கல்

- அரிசி — 200 கிராம்
- பாசிப்பருப்பு — 200 கிராம்
- முந்திரிப் பருப்பு — 10
- இஞ்சி — சிறு துண்டு
- மிளகுத்தூள் — ஒரு டீஸ்பூன்
- சீரகம் — ஒரு டீஸ்பூன்
- நெய் — 100 மி.லி.
- கறிவேப்பிலை — சிறிதளவு
- உப்பு — தேவையான அளவு

பாசிப்பருப்பை பொன்னிறமாக வறுக்கவும். அரிசியையும் பாசிப்பருப்பையும் ஒரு பங்குக்கு நான்கு பங்கு என்ற அளவில் தண்ணீர் விட்டு குழைவாக வேகவிடவும். இஞ்சியை தோல் சீவி, பொடியாக நறுக்கவும்.

சிறிது நெய்யில் இஞ்சி, மிளகுத்தூள், சீரகம், முந்திரியைப் போட்டு வறுக்கவும். கறிவேப்பிலையை சிறிது நெய்யில் தனியாகப் பொரிக்கவும். இரண்டையும் பொங்கலில் சேர்த்து, உப்பு போட்டுக் கலக்கவும். மீதமுள்ள நெய்யைப் பொங்கலுடன் சேர்த்துக் கிளறி இறக்கவும்.

முள்ளங்கி பொங்கல்

- சிவப்பு, வெள்ளை முள்ளங்கி – தலா 2
- தேங்காய் – ½ மூடி
- பச்சை மிளகாய் – 2 (பொடியாக நறுக்கியது)
- சீரகம், கடுகு, மிளகு – தலா ½ டீஸ்பூன்
- பூண்டு – 6 பல்
- பச்சை அரிசி – 200 கிராம்
- உப்பு – தேவையான அளவு
- புதினா இலை – ஒரு கப்
- எலுமிச்சம் பழம் – 1
- வெங்காயம் – ஒரு கப் (பொடியாக நறுக்கியது)
- பெருங்காயம் – ஒரு சிட்டிகை

இரண்டு ரக முள்ளங்கிகளையும் தோல் நீக்கி, பொடிப் பொடியாகத் துருவி வைத்துக்கொள்ளவும். தேங்காயையும் பூப்பூவாக துருவிக்கொள்ளவும். உலையில் அரிசியைப் போட்டு வெந்தவுடன் துருவி வைத்த முள்ளங்கி, தேங்காய்ப்பூ சேர்க்கவும். பூண்டையும் சேர்த்து வேக வைக்கவும். வாணலியில் கடுகு தாளித்து பச்சை மிளகாய், வெங்காயம் வதக்கி இதனோடு புதினா இலையையும் சேர்த்து சாதத்தில் போட்டுக் கிளறவும். மிளகு, சீரகத்தைப் பொடித்துப் போட்டு உப்பு போட்டு இறக்கியபின் எலுமிச்சைப் பழச்சாறு ஊற்றவும்.

> இதை மூலகம் என்று அழைப்பார்கள். கிழங்கு, சிறுநீர் நோய்களுக்கு சிறந்தது. சுவையை உண்டுபண்ணும். மூலக யூஷம் முள்ளங்கி கஞ்சி அதிஸாரத்தில் குறிப்பிடப்பட்டுள்ளது. உடலில் நீர் தேக்கம் பாலகம், மூலகம், அபத்யானாம். பிஞ்சி முள்ளங்கி அபத்தியமானது. சற்று முற்றியதையே எடுக்க வேண்டும். பிஞ்சு முள்ளங்கியை எடுக்கக்கூடாது என்று சரகர் ஸுத்ரத்தில் குறிப்பிட்டு கூறுகிறார்.

லவங்க பொங்கல்

- பாசுமதி அரிசி (இதில் செய்வதால் நல்ல மணம் கிடைக்கும்) – 2 கப்
- பாசிப்பருப்பு – ½ கப்
- தேவையான பிடித்த காய்கள் – 1 கப்

- பெரிய வெங்காயம் — 1
- தக்காளி — 4
- பச்சை மிளகாய் — 5
- இஞ்சி (பொடியாக நறுக்கியது) — சிறிய துண்டு
- பூண்டு (பொடியாக நறுக்கியது) — 10 பற்கள்
- மிளகு — 2 ஸ்பூன்
- சீரகம் — 1 ஸ்பூன்
- பட்டை — சிறிய துண்டு
- லவங்கம் — 4
- ஏலக்காய் — 3
- எண்ணெய் — 3 ஸ்பூன்
- நெய் — 25 கிராம்
- உப்பு — தேவையான அளவு

சமைப்பதற்கு ½ மணி முன்பு அரிசி பாசிப்பருப்பை, லேசாக வறுத்து ஊற வைக்கவும். வறுப்பதால் வாசனையாக இருக்கும். ப்ரஷ்ர் பேனை அடுப்பில் வைத்து எண்ணெய் ஊற்றி சூடு ஆனதும் பட்டை, லவங்கம், ஏலக்காய் போட்டு நறுக்கிய வெங்காயத்தை போட்டு வதங்கியதும், தக்காளி போட்டு 2 நிமிடம் கழித்து, நறுக்கிய காய்களைப் போட்டு கிளறி 5 டம்ளர் தண்ணீர் ஊற்றி உப்பு போட்டு கொதி வந்ததும், அரிசி, பருப்பைப் போட்டு பேனை மூடிவிட்டு சிம்மில் வைத்து 2 விசில் விட்டு இறக்கவும். தாளிப்பு கரண்டியை போட்டு மிளகு, சீரகத்தை பொடி செய்து பொரித்து அதனுடன், கீறிய பச்சை மிளகாயை போட்டு லேசாக வதக்கி பொங்கலில் போடவும். மல்லி இலை பொடியாக தூவிவிடவும். மணம், சுவை உடைய மசாலா சேர்த்ததும் பொங்கல் தயார்.

காய்கறி கலவை

- அரிசி — 250 கிராம்
- பாசிப்பருப்பு — 200 கிராம்
- கேரட் — பெரியது 1
- பீன்ஸ் — 50 கிராம்
- பெரிய வெங்காயம் — 2
- பச்சை பட்டாணி — 50 கிராம்
- இஞ்சி — சிறிய துண்டு

- பெருங்காயம் — ¼ ஸ்பூன்
- நூல்கோல் — 1
- குடமிளகாய் — 1
- பச்சை மிளகாய் — 4
- உப்பு — தேவையானவை

தாளிக்க
- மிளகு — 2 ஸ்பூன்
- சீரகம் — 1 ஸ்பூன்
- முந்திரி — 10
- நெய் — 50 கிராம்
- கறிவேப்பிலை — கொஞ்சம்

அரிசி, பருப்பை தனித்தனியாக, வறுக்க வேண்டும். வறுப்பதால் பொங்கல் வாசனையாக இருக்கும். குழைந்தாலும் கையில் எடுத்து சாப்பிடும்போது மென்மையாக இருக்கும். குக்கர் (அ) ஃப்ரஷர் பேனை அடுப்பில் வைத்து கொஞ்சம் நெய் ஊற்றி முந்திரி, மிளகு, சீரகத்தை வறுத்து எடுத்து வைக்கவும். காய்களை பொடியாகவோ, அவரவர் விருப்பம் போல் நறுக்கிக்கொண்டு, இஞ்சியை பொடியாக நறுக்கிக் கொள்ளவும். வெங்காயத்தை நீளமாக நறுக்கிக் கொள்ளவும். அதே ஃப்ரஷரில் வெங்காயத்தைப் போட்டு வதக்கி, இஞ்சி, பெருங்காயம், காய்களைப் போட்டு நெய் ஊற்றி வதக்கவும். அரிசி, பருப்பை அளந்து கொண்டு 2 டம்ளர் இருந்தால் 4½ டம்ளர் நீரை ஊற்றி உப்பும் போட்டு கொதிக்கவிட்டு வறுத்த, மிளகு, சீரகத்தை போட்டு நன்கு கலந்து மூடி சிம்மில் எரியவிட்டு 1 விசில் வந்ததும் இறக்கவும். கொஞ்ச நேரம் கழித்து குக்கரை திறந்து முந்திரியைப் போடவும். குடமிளகாயைப் பொடியாக நறுக்கி கடைசியில் முந்திரி போடும்போது போட்டு நன்கு கலக்கவும். தேவையானால் மேலே நெய் ஊற்றிக் கொள்ளவும்.

* * *

34. ரச வகைகள்

அரைத்து விட்ட ரசம்

- துவரம் பருப்பு — ½ ஸ்பூன்
- மிளகு, சீரகம், தனியா — தலா ¼ ஸ்பூன்
- கட்டிப் பெருங்காயம் — சிறியக் கட்டி

- தக்காளி – 2
- புளி விழுது – 1 ஸ்பூன்
- உப்பு – தேவையானது
- கறிவேப்பிலை, மல்லி – கொஞ்சம்

துவரம் பருப்பு, மிளகு, சீரகம், தனியா, பெருங்காயம் இவற்றை சிவக்க வறுத்து, அதனுடன் தக்காளியையும் சுருள வதக்கி உப்பும் சேர்த்து ஆறியபின் மிக்ஸியில் மையாக அரைத்துக் கொண்டு, அதனுடன் புளி விழுது சேர்த்து கலந்து வைத்துக் கொள்ளவும். புளி விழுது இல்லையெனில், தேவையான புளியை சுடுநீரில் ஊற வைத்து அரைத்துக்கொள்ளவும். வாணலியை அடுப்பில் வைத்து 1 ஸ்பூன் நெய்விட்டு காய்ந்ததும் கடுகு, போட்டு வெடித்ததும் அரைத்து வைத்துள்ளதை போட்டு தேவையான தண்ணீர் ஊற்றி நுரைத்து வந்தவுடன் இறக்கி விடவும். கறிவேப்பிலை, மல்லி இலை போட்டு சாப்பிடவும். இதில் எல்லா பொருட்களையும் வறுத்து செய்வதால் அதிக நேரம் கொதிக்க வேண்டாம்.

அன்னாசிப்பழ சீரக ரசம்

- அன்னாசிப் பழம் பழுத்தது – 1
- எலுமிச்சம்பழம் – 1
- புதுப்புளி – நெல்லிக்காய் அளவு
- மிளகு – ½ ஸ்பூன்
- சீரகம் – 1 ஸ்பூன்
- கொத்துமல்லி – ½ கட்டு
- பச்சை மிளகாய் – 2
- நெய் – ½ ஸ்பூன்
- உப்பு – தேவையான அளவு

அன்னாசிப்பழத்தை தோல் சீவிவிட்டு துண்டுகளாக்கி மிக்சியில் போட்டு அரைக்கவும். 1 கப் தண்ணீர் பயன் படுத்தலாம். மிளகையும் சீரகத்தையும் நீர் விட்டு அரைக்கவும். கொத்துமல்லி இலையை மட்டும் ஆய்ந்து கொள்ளவும். பச்சை மிளகாயைக் கீறிக்கொள்ளவும். புளித் தண்ணீரில் உப்பு, அரைத்த மிளகு சீரகம், பச்சை மிளகாய் சேர்க்கவும். இதை ஸ்டவ்வில் வைத்துக் கொதிக்கவிடவும். நுரைத்து வரும்போது அன்னாசிப் பழச்சாறு சேர்த்து கரண்டியால் கிளறி நெய், ஆய்ந்த கொத்த மல்லி சேர்த்து இறக்கவும். மூடி வைத்து சிறிது நேரம் கழித்துப் பரிமாறவும். புளிப்புத் தேவையானால் மேலும் சிறிது எலுமிச்சைச் சாறு சேர்க்கவும்.

இஞ்சி ரசம்

- இளசாக இருக்கும் இஞ்சி – 50 கிராம்
- தக்காளி – 2
- எலுமிச்சை பழம் – 1 (பெரியது)
- பருப்புத் தண்ணீர் – 2 கப்
- ரசப்பொடி – 1 – 1½ ஸ்பூன்
- பெருங்காயம் – ¼ ஸ்பூன்
- மஞ்சள்தூள் – கொஞ்சம்
- உப்பு – தேவையான அளவு

தாளிக்க

- கடுகு, கறிவேப்பிலை – சிறிதளவு
- மல்லி இலை – சிறிதளவு

இஞ்சியை துருவி சுடுநீர் ஊற்றி மூடிவைக்கவும். எலுமிச்சைப் பழத்தை சாறு பிழிந்து அதில் கொஞ்சம் கல் உப்பு போட்டு வைக்கவும். ஏனெனில் சாறு கசக்காமல் இருக்கும். பருப்புத் தண்ணீரில் தக்காளியைப் பொடியாக நறுக்கி கையால் பிழிந்து சிறிது உப்பு மஞ்சள்தூள் போட்டு கொதிக்கவிடவும். அதனுடன் ரசப்பொடியையும் போடவும். 2 நிமிடம் கழித்து இஞ்சிச் சாறு, எலுமிச்சைச் சாறு ஊற்றி தேவையான தண்ணீர் சேர்த்து நுரைத்து வந்தவுடன் இறக்கி, 1 ஸ்பூன் நெய்யில் கடுகு, பெருங்காயம், கறிவேப்பிலை, மல்லி இலை போடவும். இன்னும் காரம் தேவை எனில் 2 பச்சை மிளகாயை கீறி போட்டுக்கொள்ளலாம். இந்த இஞ்சி ரசம் அஜீரணம், வாயு, பித்தம் ஏற்பட்டால் அடிக்கடி செய்து சாப்பிடவும்.

கண்டந்திப்பிலி ரசம்

- கண்டந் திப்பிலி – 50 கிராம்
- அரிசித் திப்பிலி – 50 கிராம்
- காய்ந்த மிளகாய் – 4
- மிளகு – ½ டீஸ்பூன்
- புளிபேஸ்ட் – ½ டீஸ்பூன்
- உப்பு – ½ டீஸ்பூன்
- தனியா, சீரகம் – தலா ஒரு டீஸ்பூன்
- கறிவேப்பிலை – தேவையானவை
- நெய், கடுகு – தலா ஒரு டீஸ்பூன்

கண்டந்திப்பிலி, அரிசித்திப்பிலியை நெய்யில் வறுத்து, அரைக்கவும். சீரகம், கறிவேப்பிலையை பச்சையாக அரைக்கவும். தனியா, மிளகை விழுதாக அரைக்கவும் (பச்சையாக). ஒரு பாத்திரத்தில் நெய்விட்டு கடுகு, காய்ந்த மிளகாய் தாளிக்கவும். அதில் புளிக்கரைசல், உப்பு மற்றும் தனியா மிளகு விழுதைப் போட்டு ஒரு கொதி வரவிடவும். அதில் கண்டந்திப்பிலி, அரிசி திப்பிலி அரைத்ததை விடவும். கடைசியில் சீரகம், கறிவேப்பிலை விழுதைப் போட்டு, ஒரு கொதி வந்ததும் இறக்கவும்.

கொட்டு ரசம்

- புளி — எலுமிச்சை அளவு
- மிளகாய் வற்றல் — 2
- மிளகு — 1 ஸ்பூன்
- சீரகம் — 1 ஸ்பூன்
- பெருங்காயம் — சிறிது
- கடுகு — ½ ஸ்பூன்
- எண்ணெய் — ½ ஸ்பூன்
- உப்பு — தேவையான அளவு

புளியை 4 டம்ளர் தண்ணீரில் கரைத்து சக்கை நீக்கவும். மிளகாய் வற்றல் கிள்ளிப் போடவும். மிளகு சீரகம் உடைத்துப் போடவும். உப்புப் போட்டுக் கொதிக்கவைக்கவும். நுரைத்து வரும்போது இறக்கி வைத்து எண்ணெயில் கடுகு, பெருங்காயம் தாளித்துச் சேர்க்கவும். கறிவேப்பிலை மட்டும் சேர்க்கவும். காய்ச்சல் அடித்துவிட்டு முதல் நாள் ரசம் சோறு கொடுக்கும் போது, இந்த ரசம் கொடுக்கலாம். வயிறு கோளாறாக இருக்கும்போதும், சாப்பாட்டில் இந்த ரசம் சேர்த்துக் கொள்ளலாம். பருப்பு ஏதும் சேராது இருப்பதால் இது எளிதில் ஜீரணமாகும்.

கொள்ளு ரசம்

- கொள்ளு — 50 கிராம் (கால் கப்)
- மிளகாய் வற்றல் — 4
- மிளகு — ½ ஸ்பூன்
- சீரகம் — ½ ஸ்பூன்
- கடுகு — ½ ஸ்பூன்
- புளி — எலுமிச்சை அளவு

- எண்ணெய் – ½ ஸ்பூன்
- உப்பு – தேவையான அளவு

கொள்ளை முதலில் மிக்சியில் உடைத்துக்கொள்ளவும். உடைத்த கொள்ளை ஒரு பாத்திரத்தில் போட்டு சாதம் வைக்கும்போது குக்கரில் வைக்கவும். புளியை 4 டம்ளர் நீரில் கரைத்து வடி கட்டவும். மிளகு சீரகம் உடைத்துப் போடவும். கொதித்ததும் இறக்கி வைத்து கறிவேப்பிலை கொத்தமல்லி சேர்க்கவும். வெந்த கொள்ளை அதில் இருக்கும் நீரோடு சேர்க்கவும். துவரம் பருப்பு ரசத்தைவிட இந்த ரசம் சர்க்கரை நோயாளிகளுக்கு எற்றது.

சீரக ரசம்

- துவரம் பருப்பு – 2 ஸ்பூன்
- சீரகம் – ½ ஸ்பூன்
- வரமிளகாய் – 5
- புளி (சுடு நீரில் ஊறவைக்கவும்) – எலுமிச்சை அளவு
- மஞ்சள்தூள் – கொஞ்சம்
- உப்பு – தேவையானது
- தாளிக்க – கடுகு
- கறிவேப்பிலை – கொஞ்சம்
- மல்லி இலை – கொஞ்சம்

மேலே கூறியுள்ள பொருட்களை நன்கு ஊறவைத்து எல்லாப் பொருட்களையும் மிக்ஸியில் நன்கு மைய அரைத்துக் கொள்ளவும். அரைத்த விழுதில் மஞ்சள்தூள், உப்பு சேர்த்து கொஞ்சம் தண்ணீர் கலந்து கொதிக்கவிடவும். 5 நிமிடம் கொதித்தால் பச்சை வாசனை போய்விடும். இறக்கும்போது உப்பு, புளி பார்த்து இறக்கவும். பின் நெய்யில் கடுகு தாளித்து, கறிவேப்பிலை மல்லி இலை போட்டு மூடி வைக்கவும். இந்த ரசம் பித்தத்திற்கு மிகவும் நல்லது.

தக்காளி ரசம்

- வேகவைத்த துவரம் பருப்பு – 2 ஸ்பூன்
- தக்காளி – 2
- ரசப்பொடி – 2 ஸ்பூன்

- புளி விழுது — 2 ஸ்பூன்
- கடா பெருங்காயம் — ¼ ஸ்பூன்
- உப்பு — ருசிக்கு ஏற்ப

தாளிக்க
- கடுகு, சீரகம் — கொஞ்சம்
- கறிவேப்பிலை — கொஞ்சம்
- மல்லி இலை — கொஞ்சம்
- நெய் — 1 ஸ்பூன்

புளியில் தக்காளியை நன்கு கரைத்து உப்பு, மஞ்சள்தூள், ரசப்பொடி போட்டு பச்சை வாசனை போக கொதிக்கவிட வேண்டும். பருப்பில் 2 டம்ளர் தண்ணீர் ஊற்றி கரைத்து வைத்து, தாளிக்கும் கரண்டியில் நெய் ஊற்றி காய்ந்ததும் கடுகு, சீரகம், கடா பெருங்காயம், கறிவேப்பிலை போட்டு, கரைத்து வைத்துள்ள பருப்பில் கலந்து, தக்காளி, புளியில் ஊற்றி நன்கு கலக்கிவிட்டு நுரைத்து வந்தவுடன் இறக்கிவிடவும். மல்லி இலை போடவும். பெருங்காய வாசனையுடன் ரசம் சூப்பராக இருக்கும். காரம் இன்னும் அதிகம் தேவை எனில் தாளிக்கும்போது வரமிளகாய் கிள்ளிப் போடலாம்.

திரிகடுகம் ரசம்

- கொள்ளு — ½ கப்
- சுக்கு — ஒரு சிறு துண்டு
- மிளகு — ஒரு டீஸ்பூன்
- திப்பிலி — ஒரு டீஸ்பூன்
- புளிபேஸ்ட் — 2 டீஸ்பூன்
- உப்பு — 1½ டீஸ்பூன்
- பெருங்காயப் பொடி — ½ டீஸ்பூன்

தாளிக்க
- எண்ணெய் — ஒரு டீஸ்பூன்
- கடுகு, சீரகம் — தலா ½ டீஸ்பூன்

ஒரு டம்ளர் தண்ணீரில் கொள்ளைப் போட்டு 5 நிமிடம் வெந்ததும், அந்தத் தண்ணீரை வடித்து எடுத்துக்கொள்ளவும். திப்பிலியை வெறும் வாணலியில் வறுத்து, சுக்கு, மிளகுடன் சேர்த்து மிக்ஸியில் கரகரப்பாக பொடி செய்யவும். புளி பேஸ்டுடன், உப்பு, பெருங்காயம் சேர்த்துக் கொதிக்கவிடவும். அத்துடன் கொள்ளு வேகவைத்த தண்ணீரும் சேர்க்கவும்.

பொடித்து வைத்திருக்கும் பொடியை போட்டு 2 நிமிடம் கொதிக்கவிடவும். அதற்கு மேல் கொதிக்கவிடக்கூடாது. சுவை மாறிவிடும். எண்ணெயில் கடுகு சீரகம் தாளித்துக் கலக்கவும்.

தூதுவளை ரசம்

- முள்நீக்கி அரைத்த தூதுவளை — ½ கப்
- பச்சையாக அரைத்த கொத்தமல்லி — ஒரு டேபிள்ஸ்பூன்
- வெந்த துவரம்பருப்பு — ½ கப்
- புளிபேஸ்ட் — ஒரு டீஸ்பூன்
- ரசப்பொடி — 2 டீஸ்பூன்
- தக்காளி — 2
- உப்பு — ஒரு டீஸ்பூன்

ஒரு பாத்திரத்தில் வெந்தத் துவரம் பருப்பு நீர்க்க கரைத்து விட்டு அத்துடன் புளி பேஸ்ட், உப்பு, தக்காளி நறுக்கினதைப் போட்டு, தக்காளி வேகும் வரை கொதிக்கவிடவும். ரசம் பொங்கி வரும்போது தூதுவளை ரசம், கொத்தமல்லி விழுது போட்டு, ஒரு கொதி வந்ததும் இறக்கவும் இதைத் தாளிக்கத் தேவையில்லை. பெருங்காயமும் வேண்டாம்.

பச்சை ரசம்

- பச்சை மிளகாய் — 3
- தக்காளி — 5
- மிளகு — 1 ஸ்பூன்
- சீரகம் — ½ ஸ்பூன்
- புதுப்புளி — ½ எலுமிச்சை அளவு
- கடுகு — ½ ஸ்பூன்
- நெய் — ½ ஸ்பூன்
- உப்பு — தேவையானஅளவு

பச்சரிசியை இரண்டு முறை களைந்துவிட்டு மூன்றாவது முறை களையும் தண்ணீரை 4 டம்ளர் தனியே எடுத்து வைக்கவும். அதில் புதுப்புளியைக் கரைத்து சக்கையை வடி கட்டவும். அதில் தக்காளியை பிசைந்து கரைக்கவும். மிளகு சீரகம் உடைத்துப் போட்டு பச்சை மிளகாயை நீளமாகக் கீறிப் போடவும். எண்ணெயில் கடுகு பெருங்காயம் தாளித்துச்

டாக்டர் எல். மகாதேவன்

சேர்க்கவும். தெளிந்த பருப்பு நீரைக் கலக்கவும். கறிவேப்பிலை, கொத்தமல்லி சேர்க்கவும். உப்பு சேர்க்கவும். இந்த ரசம் அடுப்பில் வைக்கத் தேவையில்லை. வெள்ளை நிறமாக ரசம் பார்க்கவே அழகாக இருக்கும். இதை மூன்று மணி நேரத்திற்கு மேல் வைத்திருந்தால் நன்றாக இருக்காது. புது அரிசியாக இருந்தால் மேலும் சுவையாக இருக்கும். கழுநீர் பயன் படுத்தப்படுவதால் விட்டமின் பி நிறைந்தது.

பருப்பு ரசம்

- துவரம் பருப்பு – ¼ கப்
- பெருங்காயம் – சுண்டைக்காய் அளவு
- மஞ்சள் பொடி – ¼ ஸ்பூன்
- புளி – கொட்டைப்பாக்கு அளவு
- ரசப்பொடி – 1 ஸ்பூன்
- தக்காளி – 2
- மிளகு – அரை ஸ்பூன்
- சீரகம் – கால் ஸ்பூன்
- கடுகு – அரை ஸ்பூன்
- எண்ணெய் – அரை ஸ்பூன்
- உப்பு – தேவையான அளவு

துவரம் பருப்பு, பெருங்காயம், மஞ்சள் பொடி சேர்த்து பருப்பை குக்கரில் வைத்து வேகவிட்டுக் கடையவும். புளியை மூன்று கப் நீரில் கரைத்து வடிகட்டவும். உப்பு, ரசப்பொடி சேர்க்கவும். மிளகு சீரகம் உடைத்துச் சேர்க்கவும். கரைத்த புளியை அடுப்பில் ஏற்றிக் கொதிக்கவிடவும். நுரைத்து வரும் போது, பருப்பு கடைந்த நீரைச் சேர்த்து கொத்தமல்லி சேர்க்கவும். எண்ணெயில் கடுகு, கறிவேப்பிலை தாளித்துக் கொட்டி மூடிவைத்து 2 நிமிடம் கழித்துப் பரிமாறவும்.

பருப்பு சாத்தமுது

- துவரம் பருப்பு – 100 கிராம்
- புளி – பெரிய எலுமிச்சை அளவு
- உப்பு – 1½ ஸ்பூன்
- தக்காளி – 2
- ரசப்பொடி – 3 ஸ்பூன்

- பெருங்காயம் — ¼ ஸ்பூன்
- மஞ்சள் பொடி — ¼ ஸ்பூன்

தாளிக்க
- நெய் — 2 ஸ்பூன்
- கடுகு — ½ ஸ்பூன்
- சீரகம் — ½ ஸ்பூன்
- கொத்தமல்லி — சிறிதளவு
- கறிவேப்பிலை — சிறிதளவு

துவரம் பருப்பை நன்கு குழைய வேகவிட்டுக்கொள்ளவும். 1 லிட்டர் பிடிக்கும் பாத்திரத்தில் அரைப்பங்கு புளி கரைத்த நீரில், தூளாக நறுக்கிய தக்காளியைப் போட்டு அடுப்பில் வைக்கவும். புளிநீர் நன்றாக கொதிக்கும்போது உப்பு, ரசப்பொடி, பெருங்காயம், மஞ்சள் பொடி ஆகியவற்றைப் போடவும். கமகமவென வாசனை வரும்.

இப்போது பருப்பை நன்கு மசித்து இரண்டு டம்ளர் தண்ணீர் விட்டு நன்கு கரைத்து கொதிக்கும் ரசத்தில் கொட்டவும், இது ஒரு லிட்டர் அளவு ஆகிவிடும். குபுகுபுவென பொங்கிவரும் சமயம் இறக்கிவிடவும். தாளிக்கும் இரும்பு கரண்டியில் நெய் ஊற்றி கடுகு, சீரகம் போட்டுத் தாளித்துக் கொட்டவும். கொத்தமல்லி, கறிவேப்பிலையை தூளாக அரிந்து மேல்பரப்பில் தூவவும்.

பிள்ளைப்பேறு ரசம்

- மிளகு — 50 கிராம்
- சீரகம் — 50 கிராம்
- பூண்டு — 50 கிராம்
- பெருங்காயம் — ஒரு சிட்டிகை
- எலுமிச்சம் பழம் — 1½ மூடி.
- உப்பு — தேவையான அளவு
- எண்ணெய் — தாளிக்க
- கடுகு — ஒரு டீஸ்பூன்

மிளகு, சீரகம் இரண்டையும் வெறும் வாணலியில் வறுத்துக் கொள்ளவும். பின் மிக்ஸியில் பொடித்துக்கொண்டு பூண்டையும் சேர்த்து அரைக்கவும். தண்ணீரில் இந்த பொடியைக் கரைத்து உப்பு போட்டு கொதிக்கவிடவும். கொதித்தபின் இறக்கி எலுமிச்சம் பழம் பிழிந்து கடுகு தாளிக்கவும்.

டாக்டர் எல். மகாதேவன்

மங்களூர் ரசம்

- பயிற்றம் பருப்பு – அரை கப்
- தக்காளி – 3
- இஞ்சி – அரை இஞ்ச்
- பச்சை மிளகாய் – 3
- மிளகு – அரை ஸ்பூன்
- சீரகம் – அரை ஸ்பூன்
- கடுகு – அரை ஸ்பூன்
- தனியா – அரை ஸ்பூன்
- புளி – எலுமிச்சை அளவு
- பெருங்காயம் – சுண்டைக்காய் அளவு
- உப்பு – தேவையான அளவு

10 நிமிடம் பயிற்றம் பருப்பை ஊறவிட்டு வைக்கவும். பிறகு நீரை வடித்து அதனோடு பச்சை மிளகாய், சீரகம் சேர்த்து நீர் விடாமல் மிக்சியில் போட்டு கொரகொரப்பாக உடைக்கவும். பருப்பு அரைபடக் கூடாது. மிளகை உடைத்துச் சேர்க்கவும். தனியாவை லேசாக வறுத்துப் பொடிக்கவும். புளியை 4 டம்ளர் தண்ணீரில் கரைத்து வடிகட்டவும். அதை அரைத்த பருப்போடும், பொடியோடும் கலந்து, உப்பு சேர்த்துக் கொதிக்கவிடவும். எண்ணெயில் கடுகு தாளித்து தக்காளி நறுக்கி வதக்கிச் சேர்க்கவும். கறிவேப்பிலை, கொத்தமல்லி சேர்க்கவும்.

> பயிற்றம் பருப்பு சேர்வதால் இந்த ரசம் உடலுக்குக் குளிர்ச்சியை உண்டாக்கும்.

மைசூர் ரசம்

- துவரம் பருப்பு – அரை கப்
- கடலைப் பருப்பு – 1 ஸ்பூன்
- மிளகாய் வற்றல் – 2
- சீரகம் – அரை ஸ்பூன்
- தனியா – 1 ஸ்பூன்
- மிளகு – அரை ஸ்பூன்
- பச்சை மிளகாய் – 2
- தக்காளி – 3

- புளி — எலுமிச்சை அளவு
- பெருங்காயம் — சுண்டைக்காய் அளவு
- சமையல் எண்ணெய் — அரை ஸ்பூன்
- உப்பு — தேவையான அளவு

துவரம் பருப்பை மஞ்சள் பொடி சேர்த்து குக்கரில் வைத்து மைய வேகவிடவும். வெந்ததும் கடைந்துகொள்ளவும். பெருங்காயம், மிளகாய் வற்றல், கடலைப் பருப்பு, தனியா ஆகியவற்றை வறுத்து மிக்சியில் பொடிக்கவும். மிளகு, சீரகத்தையும் பொடிக்கவும். 4 டம்ளர் தண்ணீரில் புளியைக் கரைத்து வடிகட்டி உப்பு, வறுத்து அரைத்த பொடி, தட்டிய மிளகு சீரகம் சேர்த்து கொதிக்கவிடவும். நுரைக்க ஆரம்பிக்கும் போது இறக்கி வைத்துப் பருப்பைச் சேர்க்கவும். எண்ணெயில் கடுகு, பெருங்காயம், கீறிய பச்சை மிளகாய், நறுக்கிய தக்காளி, கறிவேப்பிலை, கொத்துமல்லி வதக்கிச் சேர்க்கவும்.

மிளகு ரசம்

- புளி — கொட்டைப்பாக்கு அளவு
- மிளகு — 1 ஸ்பூன்
- சீரகம் — அரை ஸ்பூன்
- தனியா — 1 ஸ்பூன்
- மிளகாய் வற்றல் — 1
- பெருங்காயப் பொடி — 2 சிட்டிகை
- மஞ்சள்பொடி — 2 சிட்டிகை
- தக்காளி (பழமாக) — 2
- பூண்டு பல் — 5
- உப்பு — தேவையான அளவு

புளியை 3 கப் நீரில் உப்பு போட்டுக் கரைத்து வடிகட்டவும். மிக்சியில் மிளகு, சீரகம், தனியா, மிளகாய் வற்றல், கரகரப்பாகப் பொடித்து அதனோடு தக்காளியையும் தோலோடு பூண்டையும் போட்டு இரண்டு சுற்று ஓட விட்டு எடுக்கவும். புளித் தண்ணீரில் மஞ்சள் பொடி சேர்த்துக் கொதிக்கவிடவும். பெருங்காயப் பொடி போடவும். நுரைத்து வரும்போது அரைத்த மசாலாப் பொருள்களையும் கொத்துமல்லி, கறிவேப்பிலையையும் சேர்த்து மூடி இறக்கி வைக்கவும். இந்த ரசம் பசியைத் தூண்டு வதற்காகவும் பரிமாறலாம். ரைஸோடும் பரிமாறலாம்.

டாக்டர் எல். மகாதேவன்

மிளகு – பூண்டு ரசம்

- புளி — பெரிய நெல்லிக்காய் அளவு
- மிளகுத்தூள் — ஒரு டீஸ்பூன்
- பூண்டு — 4 பல்
- சீரகம் — ஒரு டீஸ்பூன்
- கறிவேப்பிலை — சிறிதளவு
- சாம்பார் பொடி — ¼ டேபிள்ஸ்பூன்
- துவரம் பருப்பு — ஒரு டேபிள்ஸ்பூன்
- நெய் — 2 டீஸ்பூன்
- கடுகு — 1 டீஸ்பூன்
- உப்பு — தேவையான அளவு

புளியைக் கரைத்து வடிகட்டவும். மிளகுத்தூள், பூண்டு, சீரகம், துவரம்பருப்பை லேசாக வறுத்து, கறிவேப்பிலை சேர்த்து அரைக்கவும். அரைத்த விழுதை புளித் தண்ணீரில் கலந்து உப்பு, சாம்பார் பொடி போட்டுக் கொதிக்க வைக்கவும். நெய்யில் கடுகு தாளித்துக் கொட்டி இறக்கவும்.

முடக்கத்தான் ரசம்

- முடக்கத்தான் கீரை — 1 கப்
- புளி — எலுமிச்சை அளவு
- பெருங்காயம் — சுண்டைக்காய் அளவு
- பருப்பு — ¼ கப்
- மிளகு சீரகம் — 2 ஸ்பூன்
- தக்காளி — 4
- பச்சை மிளகாய் — 3
- உப்பு — தேவையான அளவு

முடக்கத்தான் இளங்கீரையும், நுனிக் கொடியுமாக ஆய்ந்து ஒரு கைப்பிடி எடுக்கவும். புளியை 3 கப் நீரில் கரைத்து வடித்துக்கொள்ளவும். பருப்பை பெருங்காயம், மஞ்சள் பொடி சேர்த்து வேகவிட்டுக் கடைந்து ஒரு கப் நீர் விட்டு வைக்கவும். மிளகு, சீரகம் தட்டி புளி நீரில் கலக்கவும். தக்காளியைப் பொடியாக நறுக்கி கசக்கிச் சேர்க்கவும். பச்சை மிளகாய் கீறிச் சேர்க்கவும். உப்பு சேர்த்து கொதிக்கவிடவும். நுரைத்து வரும்போது இறக்கி வைக்கவும். உடனே இதில் ஆய்ந்த முடக்கத்தான் கீரை, பருப்புத் தண்ணீர் விடவும். மூடி வைத்து 5 நிமிடத்திற்குப் பின் பரிமாறவும்.

முடக்கத்தான் ரசம், சளி தொந்தரவு, மூட்டு வலித் தொந்தரவு களுக்கு ஏற்றது. வாயு தொல்லைகள் நீங்கும். இதை உடனே பயன்படுத்திவிட வேண்டும். இல்லாவிட்டால் கசக்கும்.

வெற்றிலை ரசம்

- துளிர் வெற்றிலை – 5
- புளி பேஸ்ட் – ஒரு டீஸ்பூன்
- மிளகாய் வற்றல் – 2
- மிளகு – ஒரு டீஸ்பூன்
- உப்பு – 1½ டீஸ்பூன்
- மஞ்சள்தூள் – ½ டீஸ்பூன்
- பெருங்காயத்தூள் – ½ டீஸ்பூன்
- நெய், கடுகு – தலா ஒரு டீஸ்பூன்
- கறிவேப்பிலை – ஒரு டீஸ்பூன்

புளிக்கரைசலுடன் உப்பு, பெருங்காயம், மஞ்சள்தூள், 2 கப் தண்ணீரில் கலந்து அடுப்பில் வைக்கவும். வெற்றிலை, ஓமம், மிளகாய் வற்றல் சேர்த்து அரைத்து புளித் தண்ணீருடன் சேர்த்து கொதிக்கவிடவும். எல்லாமாக சேர்த்துக் கொதித்ததும், இறக்கி நெய்யில், ஒரு மிளகாய் வற்றல், கடுகு தாளிக்கவும்.

வெங்காய ரசம்

- சின்ன வெங்காயம் – அரை கப்
- தனியா – அரை ஸ்பூன்
- மிளகு – 1 ஸ்பூன்
- சீரகம் – அரை ஸ்பூன்
- மிளகாய் வற்றல் – 2
- வெந்தயம் – அரை ஸ்பூன்
- புளி – எலுமிச்சை அளவு
- எண்ணெய் – அரை ஸ்பூன்
- உப்பு – தேவையான அளவு

வெறும் வாணலியில் சீரகம், மிளகாய், தனியா வறுத்து அதனோடு மிளகையும் சேர்த்து ஒன்றிரண்டாக உடைக்கவும். வெங்காயத்தைப் பொடியாக நறுக்கவும். அல்லது உரித்துத் தட்டிக்கொள்ளவும். புளியை 3 டம்ளர் தண்ணீரில் கரைத்து வடிக்கவும். வாணலியில் எண்ணெய் விட்டுக் காய்ந்ததும் வெந்தயம் சேர்த்துச் சிவந்ததும், நறுக்கிய வெங்காயத்தைச்

டாக்டர் எல். மகாதேவன்

சேர்க்கவும். வெங்காயம் நன்றாக வதங்கி வந்ததும், உடைத்த பொருட்களை ரசத்தில் கொட்டி கறிவேப்பிலை, கொத்தமல்லி சேர்க்கவும். பருப்பு வெந்த நீர் 1 கப் சேர்க்கவும்.

விளாம்பழ ரசம்

- விளாம்பழம் – 1
- புளி – 1 எலுமிச்சை அளவு
- மிளகாய் வற்றல் – 3
- மிளகு – 1 ஸ்பூன்
- சீரகம் – அரை ஸ்பூன்
- தனியா – 1 ஸ்பூன்
- துவரம் பருப்பு – 1 ஸ்பூன்
- கடலைப் பருப்பு – 1 ஸ்பூன்
- கடுகு – அரை ஸ்பூன்
- பெருங்காயம் – சுண்டைக்காய் அளவு
- எண்ணெய் – அரை ஸ்பூன்
- உப்பு – தேவையான அளவு

விளாம்பழம் பழுக்காமல் செங்காயாக இருக்க வேண்டும். இதைக் கழுவி ஐந்து அல்லது ஆறு துண்டுகளாக உடைத்துக் கொள்ளவும். ஓட்டோடு உடைக்க வேண்டும். வெறும் வாணலியில் மிளகாய் வற்றல், தனியா, துவரம் பருப்பு, கடலைப் பருப்பு ஆகியவற்றை சிவக்க வறுக்கவும். இதை மிளகு சீரகத்தோடு சேர்த்து மிக்சியில் போட்டு பொடி செய்யவும். 4 கப் நீரில் புளியைக் கரைத்து வடிகட்டவும். இதில் உப்பு சேர்க்கவும். விளாம்பழத் துண்டுகளைச் சேர்க்கவும். அடுப்பில் வைத்துக் கொதிக்க விடவும். கொதித்து நுரைத்து வரும்போது இறக்கி அரை ஸ்பூன் எண்ணெயில் கடுகு பெருங்காயம் தாளித்துச் சேர்க்கவும். கறிவேப்பிலை, கொத்தமல்லி சேர்க்கவும்.

இந்த ரசம் பித்தத்தை குறைக்கும். பழுக்காத விளாம்பழம் கொதிக்கும் போது வெந்து விடும். அதிலும் உரைப்பும் புளிப்பும் சேருவதால் சுவைத்து உண்ண முடியும். காயாக வாங்கும் விளாம்பழம் சில சமயம் பழுக்காமலேயே வீணாகி விடும். ஆனால் இதைப் பயன்படுத்தி ரசம் தயாரித்தால் பழமும் வீணாகாது, சாப்பிடவும் சுவையாக இருக்கும். உடம்புக்கும் நல்லது.

∗ ∗ ∗

35. வற்றல் வகைகள்

வெண்டைக்காய் மோர் வற்றல்

- வெண்டைக்காய் – ஒரு கிலோ
- புளித்த தயிர் – அரை லிட்டர்
- உப்பு – ஒரு டேபிள்ஸ்பூன்

வெண்டைக்காயைப் பொடியாக நறுக்கிக்கொள்ளவும். தயிரில் உப்பு சேர்த்து, நறுக்கிய வெண்டைக்காயைப் போட்டு ஊறவைக்கவும். மறுநாள் வெண்டைக்காயை எடுத்து 3 நாட்கள் வரை வெயிலில் உலற வைக்கவும். புளித்த மோரில் உப்பு சேர்த்துக் கரைத்து, உலர வைத்த வெண்டைக்காயை சேர்த்து ஒரு நாள் முழுவதும் ஊற வைத்து மறுநாள் வெயிலில் உலர்த்தவும். அன்று இரவே மறுபடியும் அதே மோரில் போட்டு மறுநாள் வெயிலில் உலர்த்தி எடுக்கவும். மோர் நன்றாக வற்றி விடும். அதிகமாக இருந்தால் கீழே கொட்டிவிடலாம். தேவைப்படும் பொழுது வெண்டைக்காயை எண்ணெயில் பொரித்தெடுத்து சாப்பிடலாம்.

பிரண்டை வற்றல்

- பிரண்டை (கணு நீக்கியது) – 2 கிலோ
- மோர் – 4 லிட்டர்
- இந்துப்பு – 100 கிராம்

இந்துப்பை பொடியாக்கி மோரில் கலந்து, பிரண்டைத் துண்டுகளை இதில் ஊறப் போடவும். மூன்று நாள் கழித்து பிரண்டைத் துண்டுகளைத் தனியே எடுத்து வெயிலில் உலர்த்தி எடுத்துக்கொள்ளவும். தேவைப்படும்போது, இந்த பிரண்டைத் துண்டுகளை எண்ணெயில் வறுத்துச் சாப்பிடலாம்.

> ஜீரணக் கோளாறுகள் தீரும், மூல நோயாளிகளுக்கும் பயன்தரக்கூடியது.

சுரைக்காய் கூழ் வடாம்

- சுரைக்காய் – ஒன்று
- புழுங்கல் அரிசி – ¼ கிலோ
- சீரகம் – ஒரு டீஸ்பூன்
- உப்பு – தேவையான அளவு
- எண்ணெய் – பொரிக்க

சுரைக்காயை தோல் விதை நீக்கி நன்றாக துருவி வைத்துக் கொள்ளவும். புழுங்கலரிசியை ஊற வைத்து ஊறியபின் சுரைக்காய் துருவலையும் சேர்த்து மையாக அரைக்கவும். பாத்திரத்தில் தண்ணீர் ஊற்றி, தண்ணீர் கொதி வந்தவுடன் அரைத்து கூழாகக் காய்ச்சவும். பின்னர் உப்புப் போட்டு கிளறி இறக்கிவிடவும். பின்பு இதை வெயிலில் காய வைத்து நன்றாக காய்ந்தவுடன் டப்பாவில் அடைத்து வைத்துக் கொள்ளவும்.

❋ ❋ ❋

36. முறுக்கு வகைகள்

நிலக்கடலை முறுக்கு

- அரிசி மாவு – 2 கப்
- வறுத்த நிலகடலை – 1 கப்
- உளுத்தம் பருப்பை வறுத்து பொடி செய்தது – 2 ஸ்பூன்
- மிளகாய்த்தூள் – 2 ஸ்பூன்
- எள் – 1 ஸ்பூன்
- பெருங்காயத்தூள் – ½ ஸ்பூன்
- உப்பு – ருசிகேற்ப
- எண்ணெய் – பொரிக்க

நிலக்கடலையை மிக்ஸியில் பொடி செய்து, அதனுடன் அரிசிமாவு, எள், மிளகாய்தூள், உளுந்து பொடி, பெருங்காயம், உப்பு எல்லாம் சேர்த்து சப்பாத்தி மாவு பதத்தில் பிசைந்து கொண்டு, எண்ணெயை காய வைத்து சிறிய முறுக்குகளாக பிழிந்து வெந்தபின் எடுக்கவும். செய்வது எளிது.

புழுங்கல் அரிசி முறுக்கு

- புழுங்கல் அரிசி – 2 டம்ளர் (குவித்தது)
- பொட்டுக்கடலை – ½ டம்ளர்
- டால்டா – 25 கிராம்
- உப்பு – தேவையான அளவு
- பெருங்காயம் – 3 சிட்டிகை
- எண்ணெய் – பொரிக்கத் தேவையான அளவு

புழுங்கல் அரிசியை மூன்று மணி நேரம் ஊற வைக்கவும். பொட்டுக்கடலையை மிக்ஸியில் அரைத்து சலிக்கவும். ஊறிய

அரிசியுடன் உப்பு, பெருங்காயம் சேர்த்து கிரைண்டரில் நைசாகவும், கெட்டியாகவும் அரைக்கவும். அரைத்த மாவுடன் பொட்டுக்கடலை மாவு, டால்டா சேர்த்து முறுக்கு மாவு பதத்தில் பிசையவும். அடுப்பில் எண்ணை வைத்து காய்ந்த பின் மாவை முறுக்கு பிடியில் போட்டு பிழியவும். முறுக்கு சிவந்த பின் எடுக்கவும்.

❋ ❋ ❋

37. இதர உணவு வகைகள்

பாசிப்பருப்பு கடையல் (தால்)

- பாசிப்பருப்பு – 1 கப்
- வெங்காயம் – 1
- தக்காளி – 2 – 3
- பச்சை மிளகாய் – 4
- கேரட் – 1
- எலுமிச்சைச் சாறு – 1 ஸ்பூன் (அ)
  சிட்ரிக் ஆசிட் – ½ ஸ்பூன்
- உப்பு – தேவைக்கு

தாளிக்க

- எண்ணெய் – சிறதளவு
- கடுகு, சீரகம் – கொஞ்சம்
- கறிவேப்பிலை – கொஞ்சம்
- மல்லி இலை – கொஞ்சம்

பாசிப்பருப்பை ¼ ஸ்பூன் மஞ்சள் பொடி போட்டு குக்கரில் மூடி போட்ட டிபன் பாக்ஸில் போட்டு வேகவிட்டால் பொங்காது. குழையாது. ஒரு விசில் விட்டு அணைக்கவும். இல்லையெனில் தனியாகவும் மலர வேகவிடலாம். வாணலியில் கொஞ்சம் எண்ணெய் ஊற்றி கடுகு, சீரகம் தாளித்து வெங்காயத்தை பொடியாக நறுக்கி போட்டு வதக்கவும். மிளகாயை கீறிபோடவும். கேரட்டை பொடியாக நறுக்கி வதக்கவும். தக்காளியை பொடியாக நறுக்கி போடவும். மூடி வேக விடவும். சீக்கிரம் வெந்துவிடும். உப்பு போட்டு வெந்த பருப்பையும் போட்டு தேவையான தண்ணீர் ஊற்றி கொதிக்க விட்டு மேலே கறிவேப்பிலை, மல்லி தூவி இறக்கவும். கடைசியில் எலுமிச்சைச் சாறு அல்லது சிட்ரிக் ஆசிட் சேர்க்கவும். எலுமிச்சை பழம் இல்லையெனில் சிட்ரிக் ஆசிட் சேர்க்கலாம்.

(அல்லது)

குக்கரில் பாசிப்பருப்பு, வெங்காயம், மிளகாய், கேரட், தக்காளி, மஞ்சள்பொடி, உப்பு எல்லாவற்றையும் போட்டு தேவையான தண்ணீர் ஊற்றி வைக்கலாம். எந்த வகையில் செய்தாலும் பாசிப்பருப்பை கொஞ்ச நேரம் (15 நிமிடம்) ஊறவிட்டால் சீக்கிரம் வேகும். 1 விசில் விட்டால் போதும். கடைசியில் கடுகு, சீரகம் 1 ஸ்பூன் நெய்யில் அல்லது தேங்காய் எண்ணெயில் தாளித்தால் நல்ல வாசனையாக இருக்கும். எந்த டால் செய்தாலும் இறக்கி விட்டு எலுமிச்சைசாறு பிழிய வேண்டும். முதலிலேயே பிழிந்தால் டால் கசந்து போகும். இந்த டால் சாப்பாட்டுக்கும், சப்பாத்தி, டிபனுக்கும் சுவையாக இருக்கும்

சைவ ஆம்லட்

- கடலை மாவு — 60 கிராம்
- வெங்காயம் — 1
- பச்சை மிளகாய் — 5
- கடுகு — ¼ டீஸ்பூன்
- இஞ்சி — ஒரு துண்டு
- தக்காளி — 1
- வெந்தயம் — 2½ டீஸ்பூன்
- எண்ணெய் — 2 டீஸ்பூன்
- உப்பு — தேவையான அளவு

வெந்தயத்தை ஒரு இரவு முழுவதும் ஊறவைத்து, வடிகட்டி, காயவைத்துப் பிறகு பொடியாக்கவும். தக்காளி, வெங்காயம், பச்சை மிளகாய், இஞ்சி எல்லாவற்றையும் சிறிய துண்டுகளாக நறுக்கி, மற்ற பொருட்களுடன் சேர்த்துத் தண்ணீருடன் தோசை மாவாகக் கலக்கவும். சூடான தோசைக்கல்லில் எண்ணெய் தடவி ஒரு கரண்டி மாவை தோசையாக ஊற்றி இரு பக்கமும் ½ டீஸ்பூன் எண்ணெய் விட்டு சூடாகப் பரிமாறவும்.

புழுங்கரிசி தட்டை

- அரிசி — ½ கிலோ
- வறுத்து பொடி செய்த உளுத்தம் பருப்பு — 3 ஸ்பூன்
- நெய் — 2 ஸ்பூன்
- மிளகாய்த்தூள் — 2 – 5 ஸ்பூன்
- கறுப்பு எள் — 2 ஸ்பூன்

- கட்டிப் பெருங்காயம் – சிறிய துண்டு
- கல் உப்பு – தேவையான அளவு

(இதற்கு இட்லிக்கு போடும் அரிசிதான் ரொம்ப சுவையாக இருக்கும்.)

அரிசியை நன்கு கழுவி ½ மணி நேரம் ஊறவைத்து, அதனுடன் (கட்டி பெருங்காயத்தையும், கல் உப்பையும் நீரில் ஊற வைத்து கரைத்து ஊற்றி) கிரைண்டரில் கெட்டியாக அரைக்கவும். அரைத்த மாவில் மிளகாய்தூள், சுத்தம் செய்த எள், உளுத்தம்மாவு, கறிவேப்பிலை நெய் சேர்த்து நன்றாக பிசைந்துகொள்ளவும்.மெல்லிய சுத்தமான துணியில் உருண்டை களாக உருட்டிக் கொண்டு, வட்டமாக தட்டவும். பெரிய உருண்டைகளாகச் செய்து சப்பாத்தி தேய்ப்பதுபோல் தேய்த்து, தேவைப்படும் அளவில் மூடிகளை வைத்தும் கட் செய்து கொள்ளலாம். இது போல் செய்தால் சீக்கிரம் நிறைய தட்டைகள் செய்யலாம்.

தட்டை 2 நிமிடம் காயட்டும். ஈரமாக இருக்கும்போது போட்டால் அதிக எண்ணெய் குடிக்கும். அதிக நேரம் காய்ந்து போனாலும், சிவந்து போகும். உளுத்தம் பொடி வாசனைக்குத் தான் சேர்க்க வேண்டும். அதிகம் சேர்த்தால் செய்யும் சமயம் மொறுமொறுப்பாகவும், சில நாட்களில் நமுத்தும் போய்விடும்.

எள்ளுச் சிமிழி

- எள்ளு – 150 கிராம்
- வெல்லத்தூள் – சிறிதளவு
- ஏலத்தூள் – சிறிதளவு

எள்ளைத் தண்ணீரில் போட்டு அலசி, கல் எடுங்கள். இதை மிக்ஸியில் போட்டு ஒரு சுற்றுச் சுற்றி, அத்துடன் வெல்லத்தூளைக் கலந்துகொள்ளுங்கள். இதுதான் எள்ளுச் சிமிழி. இதைப் பச்சையாகத்தான் சாப்பிட வேண்டும். வறுக்கக் கூடாது.

சீடை (உப்புச் சீடை)

- மாவு பச்சரிசி – ½ கிலோ
- உளுத்தம் பருப்பு – 2 ஸ்பூன்
- வெண்ணெய் – 2 ஸ்பூன்
- தேங்காய்த் துருவல் – 50 கிராம்
- கல்லுப்பு, பெருங்காயம் – கொஞ்சம்

- எண்ணெய் – பொரிக்க
- கடலைப் பருப்பு (அ) பாசிப்பருப்பு – 3 ஸ்பூன் (ஊறவைக்கவும்)

அரிசியை நன்கு கழுவி நிழலில் காய வைத்து அரைத்துக் கொள்ளவும். மாவு ஈரமாக இருக்கும். நன்கு சலித்துக் கொள்ளவும். இல்லையெனில் சீடை வெடிக்கும். உளுத்தம் பருப்பை வறுத்து பொடி செய்துகொள்ளவும். அரிசிமாவைக் கெட்டியான வாணலியில் போட்டு கோலம் போடும் பதத்திற்கு வறுக்கவும். அதனுடன் எல்லாவற்றையும் சேர்த்து (பெருங்காயம், உப்பு ஊறவைத்து அந்த நீர், மற்ற எல்லா பொருட்களையும் சேர்த்து) கெட்டியாக பிசைந்து சிறு சிறு உருண்டைகளாக உருட்டி துணியில் போட்டு கொஞ்ச நேரம் காய்ந்தபின் எண்ணெயில் போட்டு பொரித்து எடுக்கவும். காரம் தேவைப் படுபவர்கள் மிளகாய்த்தூள் அல்லது மிளகுத்தூள் சேர்த்துக் கொள்ளலாம். தேங்காய் சேர்க்கும் போது ஈரம் இருப்பதால் தண்ணீர் தெளித்து பிசையவும். முதலிலேயே தண்ணீர் அதிகமாக போனால் ஒன்றும் செய்ய முடியாது. கவனமாக செய்யவும். மாவை வறுக்காமல் போட்டால் சீடை வெடிக்கும்.

காப்பரிசி

- பச்சரிசி – 200 கிராம்
- வெல்லத்தூள் – 100 கிராம்
- பொடியாக நறுக்கிய தேங்காய் – 1 கப்
- ஏலத்தூள் – சிறிதளவு

அரிசியைக் களைந்து, வடித்து, வெறும் வாணலியில் போட்டு கிண்டவும் அரிசிப் பொரியாக பொரிந்து வரும்.

வெல்லத்துடன் தேங்காயையும் சேர்த்து பாகு காய்ச்சி, அரிசிப் பொரியை அதில் போட்டுக் கிளறி, ஏலத்தூள் தூவி இறக்கவும்.

கரகரப்பொரி

- சாதா பொரி – இரண்டு கப்
- பொரித்த பட்டாணி – ஒரு டேபிள்ஸ்பூன்
- பொரித்த வேர்க்கடலை – ஒரு டேபிள்ஸ்பூன்
- கறிவேப்பிலை – சிறிதளவு
- மிளகு – அரை டேபிள்ஸ்பூன்

- இந்துப்பு – தேவையான அளவு
- நல்லெண்ணெய் – இரண்டு ஸ்பூன்

வாணலியில் எண்ணெய் சூடானதும் கறிவேப்பிலை, மிளகு, இந்துப்பு, கடலை மற்றும் பட்டாணியை சேர்த்து இறக்கிவிடவும். இறுதியாக பொரியை கலந்தால், கரகரப்பொரி சூப்பராக இருக்கும்.

❋ ❋ ❋

38. இதர மருந்துகள்

துளசி மல்லி கஷாயம்

- பச்சை துளசி – 100 கிராம்
- சுக்கு – 20 கிராம்
- மிளகு – ½ ஸ்பூன்
- ஏலக்காய் – 5
- தனியா – 20 கிராம்
- பனை வெல்லம் – தேவையான அளவு

துளசி, சுக்கு, மிளகு, ஏலக்காய், மல்லி ஆகியவற்றை ஒன்றிரண்டாகத் தட்டி, தேவையான அளவு தண்ணீர் விட்டுக் கொதிக்கவைக்கவும். பின்னர் வடிகட்டி பனைவெல்லம் அல்லது பனங்கற்கண்டு சேர்த்துப் பருகவும்.

சளி, இருமல், ஆஸ்துமா, தும்மல், மூக்கடைப்பு, சரும வியாதிகள், நுரையீரல் வியாதிகள் அனைத்தும் தீரும்.

மிளகு கஷாயம்

- கடுகு, சீரகம், தனியா – தலா 1 டீஸ்பூன்
- பெருங்காயத்தூள் – 1 டீஸ்பூன்
- துளசி இலை – 1 டீஸ்பூன்
- கருப்பட்டி – தேவையான அளவு

வாணலியில் கடுகு, சீரகம், தனியா, பெருங்காயத்தூள் இவற்றை வறுத்து அரை லிட்டர் நீர் விட்டு துளசி இலை கருப்பட்டி சேர்த்து பாதியளவாக சுண்டும் வரை கொதிக்க வைத்து வடிகட்டி ¼ தம்ளர் குடிக்கவும்.

உடம்பு வலி, சளி, ஜுரம், தலைபாரம் போன்ற தொல்லைகள் உடனே நீங்கி விடும்.

தீபாவளி மருந்து

- இஞ்சி (பொடிப்பொடியாக நறுக்கியது) – 50 கிராம்
- ஜீரகம் – 2 தேக்கரண்டி
- மிளகு – 1½ தேக்கரண்டி
- தனியா – ஒரு தேக்கரண்டி
- ஏலக்காய் – 4
- வெல்லம் – 200 கிராம்
- நெய் – 50 கிராம்

இஞ்சி, மிளகு, தனியா, ஜீரகம் இவை எல்லாவற்றையும் ஒன்றாக மிக்சியில் போட்டு, சிறிதளவு தண்ணீர் விட்டு நைசாக அரைத்துக்கொள்ளவும். விழுது கெட்டியாக இருந்தால் இன்னும் சிறிதளவு தண்ணீரையும் சேர்த்துக்கொள்ளலாம். இதனுடன் வெல்லத்தைப் பொடியாக்கி சேர்த்து அடுப்பில் மெலிதாக எரியவிட்டு, கட்டியாகாமல் கிளறவும். இஞ்சி விழுது முழுவதும் வெந்து சிரப் அளவு பக்குவம் வந்தவுடன், அடுப்பைத் தொடர்ந்து மெலிதாக எரியவிட்டு நெய்யைச் சிறிது சிறிதாக ஊற்றிக் கிளறவும்.

இந்தக்கலவை கருப்பு நிறத்துடன் கெட்டியாக ஆனவுடன் ஏலக்காய்ப் பொடியைத் தூவி மீதமிருக்கும் நெய்யையும் விட்டு அடுப்பிலிருந்து இறக்கிவிடவும். இப்போது தீபாவளி மருந்து தயார். தேக்கரண்டியால் எடுக்குமளவிற்குப் பக்குவமாக இருக்கும்.

பூண்டு லேகியம்

- பூண்டு பற்கள் – 15
- பால் – 1 கப்
- பனங்கற்கண்டு – 50 கிராம்
- நெய் – சிறிதளவு

சுத்தம் செய்த பூண்டை சட்டியில் சிறிது நெய் ஊற்றி நன்கு வதக்கவும். பாலைச் சேர்த்து வெந்த பூண்டை மசிக்கவும். பிறகு, பனங்கற்கண்டு பொடித்து சேர்த்து நெய் விட்டுக் கிளறவும்.

* * *

39. கேரள உணவு வகைகள்

வெல்லப்புட்டு

- புட்டு மாவு – 1 கப்
- தேங்காய்த் துருவல் – ¾ கப்
- வெல்லம் – ½ கப்
- பெருஞ்சீரகத்தூள் – 1 சிட்டிகை
- நெய் – 2 ஸ்பூன்

புட்டு மாவை இளம் சுடு நீரில் விரவிக்கொள்ளவும். 1 ஸ்பூன் நெய், தேங்காய் துருவல், வெல்லம் கலந்து திரண்டு வரும் வரை கிளறி இறக்கவும். அதனுடன் பெருஞ்சீரகத்தூள் சேர்க்கவும். பின்பு இட்லி பானையில் தண்ணீர் கொதிக்க வைத்து ஒரு சிறிய கிண்ணத்தில் நெய் தடவி விரவிய மாவு 2 ஸ்பூன் போட்டு மேலே தேங்காய் பூரணம் வைத்து அதன்மேல் மேலும் 2 ஸ்பூன் புட்டு மாவு சேர்த்து லேசாக அமுக்கி இட்லி தட்டில் குழியில் கவிழ்த்தவும். இப்படியே எல்லா குழியிலும் புட்டு மாவை வைத்து ஆவியில் வேகவிட்டு பிய்ந்து போகாமல் வெல்லப்புட்டை ஒரு பாத்திரத்தில் கவிழ்த்தவும்.

சுவையான காலை மாலை நேர உணவு தயார்.

மரவள்ளிக்கிழங்கு தோசை

- மரவள்ளிக்கிழங்கு – ¼ கிலோ
- பச்சைஅரிசி – ¼ கிலோ
- பச்சை மிளகாய் – 3
- இஞ்சி – ஒரு சிறிய துண்டு
- பெருங்காயம் – சிறிதளவு
- ஜீரகம் – ஒரு ஸ்பூன்
- உப்பு – தேவையான அளவு

அரிசியை குறைந்தது ஒருமணி நேரம் ஊறவைக்கவும். மிக்சியில் ஊறின அரிசி, துருவிய மரவள்ளிக்கிழங்கு, பச்சை மிளகாய், இஞ்சி, ஜீரகம், பெருங்காயம், உப்பு சேர்த்து நைசாக அரைக்கவும். ஒருபாத்திரத்தில் எடுத்து வைக்கவும். தோசைக் கல்லை அடுப்பில்வத்து மாவை ஊற்றி கரண்டியால் வட்டமாகப் பரத்திவிடவும். நன்கு சிவந்து மொறுமொறுப்பானதும் தட்டில் போட்டு சூடாகப் பரிமாறவும்.

மாம்பழ புளிசேரி

- மாம்பழம் – 1
- தயிர் – 2 கப்
- மிளகாய்த்தூள் – ½ டீஸ்பூன்
- மஞ்சள்தூள் – ½ டீஸ்பூன்
- உப்பு – தேவைகேற்ப

தாளிக்க

- எண்ணெய் – 1 டீஸ்பூன்
- கடுகு – ½ டீஸ்பூன்
- வெந்தயம் – ¼ டீஸ்பூன்
- வற்றல் மிளகாய் – 1
- கறிவேப்பிலை – கொஞ்சம்

அரைக்க

- தேங்காய் – 1 கப்
- சீரகம் – ½ டீஸ்பூன்
- தயிர் – ½ கப்
- பச்சை மிளகாய் – 2

மாம்பழத்தை தோல் சீவி நல்ல பெரிய துண்டுகளாக்கவும். கொஞ்சம் தண்ணிர் விட்டு மாம்பழத் துண்டுகளை போட்டு வேகவிடவும். வெந்த மாம்பழத் துண்டுகளைக் கொஞ்சமாக மசிக்கவும். (கொஞ்சம் துண்டுகளாக இருக்கவும்). அரைக்க உள்ளதை பாதி தயிரோடு அரைக்கவும். கடைசியில் அரைத்து எடுக்கும்போது கொஞ்சம் கறிவேப்பிலை போட்டு அரைத் தெடுக்கவும். வெந்துள்ள மாம்பழத்தில் அரைத்த விழுது மீதி தயிர் (ஸ்பூனால் நன்றாகக் கலந்து போடவும்) உப்பு சேர்க்கவும். நுரைத்து வரும் போது அடுப்பிலிருந்து எடுக்கவும். ஒரு பானில் தாளிக்கயுள்ளதை தாளித்து குழம்பில் போடவும்.

தயிரை அதிக நேரம் கொதிக்கவிடக் கூடாது.

பாலக்காடு மோர் குழம்பு

- வெண்டைக்காய் – 100 கிராம்
- மோர் – ¼ லிட்டர்
- தேங்காய் – ஒரு மூடி
- மிளகாய் வற்றல் – 9
- கறிவேப்பிலை – ஒரு கொத்து

- இஞ்சி — சிறு துண்டு
- சீரகம் — ஒரு தேக்கரண்டி
- வெந்தயம் — 1½ தேக்கரண்டி
- கடலைப் பருப்பு — ஒரு மேசைக்கரண்டி
- பச்சரிசி — ½ மேசைக்கரண்டி
- தனியா — ஒரு மேசைக்கரண்டி
- மஞ்சள்தூள் — ½ தேக்கரண்டி
- பெருங்காயத்தூள் — ¼ தேக்கரண்டி
- உப்பு — ஒரு தேக்கரண்டி
- கடுகு — ½ தேக்கரண்டி
- எண்ணெய் — 3 தேக்கரண்டி

வெண்டைக்காயை சிறு சிறுத் துண்டுகளாக நறுக்கிக் கொள்ளவும். தேங்காயை சிறுசிறுத் துண்டுகளாக கீறிக்கொள்ளவும். இஞ்சியை தோல் சீவிக்கொள்ளவும். ஒரு பாத்திரத்தில் மோரை ஊற்றி அதில் உப்பு, மஞ்சள் தூள் மற்றும் பெருங்காயத் தூள் போட்டு கலந்து வைத்துக்கொள்ளவும். வாணலியில் 2 தேக்கரண்டி எண்ணெய் ஊற்றி காய்ந்ததும் கடுகு தாளிக்கவும். கடுகு வெடித்ததும் நறுக்கின வெண்டைக்காயை போட்டு 3 நிமிடம் வதக்கி எடுத்துக்கொள்ளவும். வெண்டைக்காயை எண்ணெயில் வதக்குவதால் சீக்கரத்தில் வெந்துவிடும். அதே வாணலியில் மேலும் ஒரு தேக்கரண்டி எண்ணெய் ஊற்றி காய்ந்ததும் மிளகாய் வற்றல் போட்டு ஒரு நிமிடம் வறுக்கவும். அதன் பின்னர் அதில் தனியா, கடலைப் பருப்பு, வெந்தயம், சீரகம், பச்சரிசி போட்டு 5 நிமிடம் வறுத்துக் கொள்ளவும். வறுத்த பிறகு ஒரு தட்டில் கொட்டி ஆறவிடவும்.

ஆறியதும் வறுத்தவற்றை எடுத்து மிக்ஸியில் போட்டு அதனுடன் தேங்காய், இஞ்சி சேர்த்து தண்ணீர் ஊற்றி விழுதாக அரைத்து எடுத்துக்கொள்ளவும். பின்னர் மஞ்சள் தூள் மற்றும் உப்பு போட்டு கரைத்து வைத்திருக்கும் மோரில் அரைத்த விழுதை போடவும். மோருடன் அரைத்த விழுது ஒன்றாக சேரும்படி கரண்டியால் நன்கு கரைத்து அடுப்பில் வைத்து கொதிக்க விடவும். ஒரு கொதி வந்ததும் வதக்கிய வெண்டைக் காய் மற்றும் கறிவேப்பிலை போட்டு ஒரு முறை பொங்கி வந்ததும் அடுப்பில் இருந்து இறக்கி விடவும்.

சுவையான பலாக்காடு மோர் குழம்பு தயார். பிராமணர் இல்லங்களில் செய்யும் மதிய உணவு இது. வெண்டைக்காய்க்கு பதிலாக பூசணிக்காய் சேர்த்து செய்யலாம்.

டாக்டர் எல். மகாதேவன்

இந்த பாலக்காடு மோர்க்குழம்பினை செய்து காட்டியவர், திருமதி ஜெயா ரவி அவர்கள். வகை வகையான சைவ சமையல்கள் செய்வதில் திறன் வாய்ந்தவர். அனைத்து வகை பிராமண உணவுகளையும் சுவைபடத் தயாரிக்கக் கூடியவர். புது வகை உணவுகளை கற்றுக்கொள்வதில் மிகுந்த ஆர்வம் காட்டிவருகின்றார்.

மஞ்சள்பூசணி எரிசேரி

- மஞ்சள் பூசணி — ஒன்று
- காராமணி பயறு — ஒரு கப்
- தேங்காய் — 3 துண்டு
- காய்ந்த மிளகாய் — 6
- சீரகம் — 1½ தேக்கரண்டி
- மிளகு — ஒரு தேக்கரண்டி
- பெருங்காயம் — ஒரு சிட்டிகை
- உப்பு — தேவையான அளவு

தாளிக்க

- தேங்காய் எண்ணெய் — ஒரு மேசைக்கரண்டி
- கடுகு — ஒரு தேக்கரண்டி
- தேங்காய்த் துருவல் — 1½ தேக்கரண்டி
- கடலைப் பருப்பு — ஒரு தேக்கரண்டி
- கறிவேப்பிலை — சிறிதளவு

மேலே குறிப்பிட்டுள்ள தேவையான பொருட்கள் அனைத்தையும் தயாராக எடுத்து வைத்துக்கொள்ளவும். மஞ்சள் பூசணியை தோல் நீக்கி பொடியாக நறுக்கிக்கொள்ளவும். தேங்காயை துண்டுகளாக நறுக்கி வைக்கவும். காராமணி பயறை வேக வைத்து தயாராக வைத்துக்கொள்ளவும்.

ஒரு பாத்திரத்தில் நறுக்கின மஞ்சள் பூசணிக்காயைப் போட்டு உப்பு சேர்த்து ஒரு கப் தண்ணீர் ஊற்றி வேக வைக்கவும். மிக்ஸியில் தேங்காய், சீரகம், காய்ந்த மிளகாய், மிளகு, கறிவேப்பிலை போட்டு அரைத்து விழுதாக எடுத்துக் கொள்ளவும். பூசணிக்காய் நன்கு வெந்ததும் அரைத்த விழுதை அதில் சேர்த்து கிளறிவிடவும். 5 நிமிடங்கள் கழித்து வேக வைத்து எடுத்து வைத்திருக்கும் பயறை போட்டுக் கிளறவும். இந்த கலவை 10 நிமிடம் வரை நன்கு கொதித்ததும் இறக்கி வைத்துவிடவும்.

வாணலியில் எண்ணெய் ஊற்றி காய்ந்ததும் கடுகு, கடலைப் பருப்பு, கறிவேப்பிலை, பெருங்காயம் போட்டு தாளித்து இறக்கி வைத்திருக்கும் எரிச்சேரியில் கொட்டவும்.

சேனை வாழைக்காய் எரிசேரி

- சேனை (துண்டுகளாக்கியது) — 1 கப்
- வாழைக்காய் (துண்டுகளாக்கியது) — 1 கப்
- தேங்காய்த் துருவியது — 1 கப்
- மிளகு — 1 தேக்கரண்டி
- சீரகம் — ½ தேக்கரண்டி
- மிளகாய்த்தூள் — ½ தேக்கரண்டி
- மஞ்சள்தூள் — ¼ தேக்கரண்டி

தாளிக்க

- எண்ணெய் — 1 தேக்கரண்டி
- கடுகு — ½ தேக்கரண்டி
- கறிவேப்பிலை — கொஞ்சம்
- மிளகாய் வற்றல் — 2
- உப்பு — தேவைகேற்ப

வாழைக்காய், சேனை, மஞ்சள்தூள், உப்பு போட்டு வேக வைக்கவும். கரண்டியால் நன்றாக மசித்துக்கொள்ளவும். 2 தேக்கரண்டி தேங்காய் துருவலை எடுத்துவைக்கவும். மீதி தேங்காய், சீரகம் மற்றும் மிளகு எல்லாம் சேர்த்து நல்ல நைசாக அரைத்து இந்த வெந்த காயில் போட்டு மேலும் நன்றாக கெட்டியாக வரும்போது அடுப்பை நிறுத்திவிடவும்.

ஒரு பானில் எண்ணெய் விட்டு அதில் தாளிக்க வேண்டிய வற்றை தாளித்து அதில் கொஞ்சம் மீதி இருக்கும் தேங்காய் துருவல் போட்டு அது நல்ல ப்ரவுன் கலராகும்போது எடுத்து அதை இந்த காயில் போட்டு நன்றாக கலக்கவும்.

இது சூடு சாதத்தோடு சாப்பிட நன்றாக இருக்கும்.

இது கேரளா வகை கறி வாசனைக்காக 1 தேக்கரண்டி தேங்காய் எண்ணெய் வேண்டுமென்றால் மேலே விடலாம்.

இஞ்சி பச்சடி

- இஞ்சி — ¼ கப்
- தேங்காய் — 2 தேக்கரண்டி
- தயிர் — 1 கப்
- பச்சைமிளகாய் — 3
- உப்பு — தேவைகேற்ப
- எண்ணெய் — ½ தேக்கரண்டி
- கடுகு — ¼ தேக்கரண்டி
- கறிவேப்பிலை — கொஞ்சம்
- பெருங்காயம் — ¼ தேக்கரண்டி

இஞ்சியை சின்ன துண்டுகளாக்கவும். பச்சைமிளகாயை சின்னதாக கட் செய்யவும். ஒரு கடாயில் எண்ணெய் விட்டு கடுகு தாளித்து கறிவேப்பிலையும் போட்டு துண்டுகளாக்கிய இஞ்சியையும் போட்டு ஐந்து நிமிடம் வதக்கவும். வதங்கிய பின் இதை தேங்காயுடன் கொரகொரப்பாக அரைத்து சேர்க்கவும். தயிர், உப்பு சேர்த்து நன்றாக கலக்கவும். நல்ல சுவையான இஞ்சி பச்சடி ரெடி.

சாதத்திற்கு தொட்டு சாப்பிட நன்றாக இருக்கும்.

இது உடம்பிற்கு நல்லது. மசக்கை உள்ளவர்கள் இதைச் சாப்பிட்டால் நல்லது பித்தம், வாந்தி இருந்தால்கூட இதைச் சாப்பிடலாம். காய்ச்சல் வந்து போன பின் நாக்கு ருசி யில்லாமல் இருக்கும்போது இந்த பச்சடி செய்து சாப்பிட்டால் வாய்க்கு ருசியாக இருக்கும்.

சிவப்பு கீரை பச்சடி

- சிவப்பு கீரை — ஒரு கட்டு
- சின்ன வெங்காயம் — 4
- கெட்டித்தயிர் — 2 கோப்பை
- தேங்காய்த் துருவல் — ½ கப்
- கடுகு — 1½ டீஸ்பூன்
- எண்ணெய் — 2 டீஸ்பூன்
- உப்பு — தேவைக்கேற்ப

கீரையை சுத்தம் செய்து இலைகளை மட்டும் பொடியாக நறுக்கிக்கொள்ளவும், சின்ன வெங்காயத்தைப் பொடி வட்டமாக

நறுக்கிக்கொள்ளவும். ஒரு பாத்திரத்தில் கெட்டித் தயிர் விட்டு அதில் ½ கப் தண்ணீர் விட்டு ஒரு சிட்டிகை உப்புச் சேர்த்து கலந்து வைக்கவும். ஒரு டீஸ்பூன் கடுகை ஒன்றிரண்டாக தட்டிக்கொள்ளவும்.

ஒரு வாணலியில் எண்ணெய் விட்டு அது காய்ந்ததும் ½ டீஸ்பூன் கடுகு போட்டு தாளிக்கவும், வெங்காயம் போட்டு வதக்கி பின்னர் கீரையையும் போட்டு வதக்கி சிறிது தண்ணீர் தெளித்து 2 நிமிடம் வேக விடவும். பிறகு துருவிய தேங்காய், ஒன்றிரண்டாக தட்டி வைத்துள்ள கடுகு போட்டு தேவையான அளவு உப்பு இட்டு கிளறி இறக்கவும். கீரை ஆறியபின் தயிர் பாத்திரத்தில் சேர்க்கவும்.

இப்போது சுவையான ரோஸ்கலர் கீரை பச்சடி தயார். இதைச் சப்பாத்தி, பரோட்டா, பூரி, நாண் (Nan) போன்ற வற்றுக்கு தொட்டுக்கொள்ளலாம். விரைவில் செய்யும் ஒரு ரெசிப்பி.

இஞ்சி தயிர்

- இஞ்சி — 2 இன்ச் துண்டு
- தேங்காய்த் துருவல் — ½ கப்
- தயிர் — ½ கப்
- உப்பு — தேவையான அளவு

தாளிக்க

- தேங்காய் எண்ணெய் — 2 தேக்கரண்டி
- கடுகு — ½ தேக்கரண்டி
- மிளகாய் வற்றல் — 2
- கறிவேப்பிலை — 1 இணுக்கு

இஞ்சி தேங்காய்த் துருவல் இரண்டையும் சிறிது தண்ணீர் சேர்த்து அரைக்கவும். தாளிக்க வேண்டிய பொருட்களை தாளித்து அரைத்த கலவையை சேர்த்து உடனே அடுப்பை அணைத்துவிடவும். தேவையான அளவு உப்புச் சேர்த்து கலக்கவும். வாணலியின் சூட்டிலேயே 1 நிமிடம் வைத்து பின்னர் தயிர் சேர்த்து கலக்கவும்.

செய்த உடன் பரிமாறுவதாக இருந்தால் அரைத்த கலவையில் உப்பும் தயிரும் கலந்த பிறகு அதில் தாளித்து சேர்த்தால் போதும். மலபாரில் ஓண விருந்தில் இந்த இஞ்சி தயிரும் கண்டிப்பாக இடம் பெறும்.

டாக்டர் எல். மகாதேவன்

கேரளா கூட்டுக் கறி

- காராமணி — ½ கப்
- சேனை — 1 கப்
- வாழைக்காய் — ½ கப்
- உப்பு — தேவைகேற்ப

அரைக்க
- தேங்காய் — ¾ கப்
- சீரகம் — ½ தேக்கரண்டி
- நல்லமிளகு — ½ தேக்கரண்டி

தாளிக்க
- தேங்காய் எண்ணெய் — 1 தேக்கரண்டி
- கடுகு — ½ தேக்கரண்டி
- கறிவேப்பிலை — கொஞ்சம்
- தேங்காய்த் துருவல் — ½ தேக்கரண்டி

காராமணியை ஊறவைத்து வேகவைக்கவும். சேனை, வாழைக்காயை உப்பு சேர்த்து வேகவைக்கவும். அரைக்க வேண்டியவற்றை அரைத்து வேகவைக்கவும். நல்ல பச்சை வாசனை போனவுடன் தாளிக்க உள்ளதை தாளித்து அதில் தேங்காய் துருவலை போட்டு நல்ல சிவக்க வந்தவுடன் கறிவேப் பிலை போடவும். கொஞ்சம் தேங்காய் எண்ணெய் விட்டு இறக்கவும்.

> காராமணிக்கு பதில் கறுப்பு கொண்டைக் கடலையும் உபயோகிக்கலாம்.
>
> இதில் சேனை, வாழைக்காயை கொஞ்சம் மசிய வேக வைத்தால் நன்றாக இருக்கும்.

பரங்கி, பூசணி அவியல்

- பரங்கிக்காய் — 100 கிராம்
- பூசணிக்காய் — 100 கிராம்
- துருவிய தேங்காய் — ஒரு மூடி
- பச்சை மிளகாய் — 4
- ஜீரகம் — அரை ஸ்பூன்
- தயிர் — ஒரு கரண்டி
- தேங்காய் எண்ணெய் — 2 ஸ்பூன்
- கறி வேப்பிலை — சிறிதளவு
- உப்பு — தேவையான அளவு

பரங்கி, பூசணிக்காய்களை விரல் அளவு நீள துண்டங்களாக நறுக்கி வேகவிடவும். தேங்காய், ஜீரகம், பச்சை மிளகாய் மிக்சியில் அரைத்து தயிரில் கலக்கி வெந்த காய்களுடன் சேர்த்து உப்பு போட்டு ஒரு கொதி வந்ததும் இறக்கி மேலாக தேங்காய் எண்ணெய் ஊற்றி, கறிவேப்பிலை கிள்ளிப்போடவும்.

எல்லா காயும் போடாமல் இந்த ரெண்டு காய்களிலுமே சுவையான அவியல் செய்யலாம்.

பச்சைப்பயறு துவரன்

- சிறு பயறு – ஒரு கப்

அரைக்க

- தேங்காய்த் துருவல் – ½ கப்
- சீரகம் – ½ டீஸ்பூன்
- பூண்டு – ஒரு பல்
- மிளகாய்த்தூள் – ஒரு டீஸ்பூன்
- மஞ்சள்தூள் – ½ டீஸ்பூன்

தாளிக்க

- எண்ணெய் – ஒரு டேபிள்ஸ்பூன்
- கடுகு – ½ டீஸ்பூன்
- உளுத்தம் பருப்பு – ½ டீஸ்பூன்
- கறிவேப்பிலை – ஒரு கீற்று
- உப்பு – தேவைக்கேற்ப

பச்சை பயறை நன்றாக கழுவி குக்கரில் போட்டு தண்ணீர் விட்டு தேவையான அளவு உப்பு மற்றும் ஒரு சிட்டிகை மஞ்சள்தூள் போட்டு 5 விசில் விட்டு இறக்கவும். தேங்காய் துருவல், மிளகாய்தூள், மஞ்சள்தூள், சீரகம், பூண்டு போட்டு மிக்ஸியில் கொரகொரப்பாக அரைத்துக்கொள்ளவும். ஒரு வாணலியில் எண்ணெய் விட்டு அதில் கடுகு, உளுத்தம் பருப்பு, கறிவேப்பிலை போட்டு தாளித்து அதில் அரைத்த கலவையைப் போட்டு ஒரு கிண்டு கிண்டி அதில் வேக வைத்து எடுத்துள்ள பச்சைப்பயறைப் போட்டு கிண்டி இறக்கவும்.

இது பால் கஞ்சியுடன்கூட, ரசம் சாதம், மற்றும் பச்சரிசி புட்டுக்கு காம்பினேஷனாக நன்றாக இருக்கும்.

பச்சரிசி புட்டு மற்றும் ரவா புட்டுக்கு மட்டும்தான் இந்த பயறு நல்ல காம்பினேஷன். புட்டை வேகவைத்து எடுத்து உதிர்த்து தேவைக்கு பயறை போட்டு ஒரு டீஸ்பூன் சீனி போட்டு விரவி சாப்பிட மிகவும் நன்றாக இருக்கும்.

பலாக்கொட்டை புளிக்கூட்டு

- வேக வைத்து தோலுரித்த பலாக்கொட்டைகள் – ஒருகப்
- புளி – ஒரு நெல்லிக்காயளவு
- கடலைப் பருப்பு – 50 கிராம்
- மிளகாய் வத்தல் – 4
- கடுகு – ஒரு ஸ்பூன்
- மஞ்சப்பொடி – அரை ஸ்பூன்
- பெருங்காயப் பொடி – ஒரு ஸ்பூன்
- தேங்காய் எண்ணெய் – 2 ஸ்பூன்
- கறிவேப்பிலை – சிறிதளவு
- உப்பு – தேவையான அளவு

கடலைப் பருப்பை சுத்தம் செய்து குக்கரில் வேகவிடவும். ஏற்கனவே வேகவைத்து தோலுரித்து வைத்திருக்கும் பலாக் கொட்டைகளையும் சேர்த்து கொதிக்கவிடவும். மஞ்சள்பொடி சேர்க்கவும். நன்கு வெந்ததும் புளியைக் கரைத்துவிட்டு புளிவாசம் போகக் கொதிக்கவிட்டு இறக்கவும் உப்பு சேர்க்கவும். கடாயில் எண்ணெய் விட்டு, கடுகு, மிளகாய் வத்தல், பெருங்காயம், கறிவேப்பிலை தாளித்து சூடாகப் பரிமாறவும். சப்பாத்தி, சாதமுடன் நன்றாக இருக்கும்.

இஞ்சிபுளி

- இஞ்சி – ¼ கிலோ
- பச்சை மிளகாய் – 100 கிராம்
- பழய புளி (கறுப்பு புளி) – ¼ கிலோ
- மஞ்சள்ப் பொடி – 1 ஸ்பூன்
- கடுகு – 1 ஸ்பூன்
- கறிவேப்பிலை – 1 கொத்து
- நல்லெண்ணை – 50 கிராம்
- வெல்லம் – சுமார் 50 கிராம்

இஞ்சியைச் சுத்தமாகக் கழுவி தோல் சீவி பொடியாக நறுக்கவும். பச்சை மிளகாயை நீள வாக்கில் கீறி வைக்கவும். புளியைக் கெட்டியாக கரைத்து வைக்கவும்.

இரும்புக் கடாயில் அல்லது மண் சட்டியில் எண்ணை விட்டு கடுகு, கறிவேப்பிலை போட்டு பொரிந்ததும், இஞ்சி,

பச்சை மிளகாய் சேர்த்து வதக்கவும். பச்சை மிளகாய் வெள்ளை நிறம் வந்ததும் மஞ்சள்பொடி, உப்பு, கெட்டியாகக் கரைத்த புளி சேர்த்து கொதிக்கவிடவும். வெல்லத்தை சேர்க்கவும். எண்ணெய் பிரிந்துவரும்போது இறக்கி ஆறியதும் கண்ணாடி பாட்டிலில் போட்டு வைக்கவும்.

சுவையான கேரளா ஸ்டைல் இஞ்சி புளி ரெடி. தயிர் சேமியா, தயிர்சாதம் இவற்றுக்கு சூப்பர் ஜோடி.

ஓலன்

- பூசணி (சிகப்பு அல்லது வெள்ளை) – 1 கப் துண்டுகள்
- காராமணி – ½ கப்
- தேங்காய்ப்பால் முதலாவது – ½ கப்
- தேங்காய்ப்பால் இரண்டாவது – 1 கப்
- பச்சை மிளகாய் – 6 (இரண்டாக வெட்டியது)

தாளிக்க

- தேங்காய் எண்ணெய் – 1 தேக்கரண்டி
- கறிவேப்பிலை – கொஞ்சம்

காராமணியைக் கடாயில் வறுத்து உப்புச் சேர்த்து குக்கரில் 2 விசில் வைத்து வேகவைக்கவும். பூசணியை தோல் சீவி மெல்லிய சதுர துண்டுகளாக்கவும். பூசணியை பச்சை மிளகாய், உப்புச் சேர்த்து 2 வது பாலில் வேகவைக்கவும். பாதி வெந்தவுடன் வேகவைத்த காராமணியையும் போட்டு மீண்டும் கிளறிவிட்டு ஐந்து நிமிடம் வேகவிடவும். நன்றாக வெந்தவுடன் முதல் தேங்காய் பால் விட்டு இறக்கிவிடவும். கொதிக்கவிடக் கூடாது. தேங்காய் எண்ணெய் காயவைத்து கறிவேப்பிலை தாளித்து மேலே போடவும்.

நல்ல மணத்துடன் ஓலன் சாப்பிட நன்றாக இருக்கும்.

இதில் டின் தேங்காய்பாலும் உபயோகிக்கலாம். சிகப்பு பூசணியிலும் செய்யலாம்.

புடலங்காய் மிளகூட்டல்

- புடலங்காய் – 1
- பாசிப்பருப்பு – ½ கப்

அரைக்க

- தேங்காய் – ½ கப்
- சீரகம் – ¼ தேக்கரண்டி
- பச்சைஅரிசி – ½ தேக்கரண்டி
- வற்றல் மிளகாய் – 2
- உப்பு – ¼ தேக்கரண்டி

தாளிக்க

- எண்ணெய் – 1 தேக்கரண்டி
- கடுகு – ¼ தேக்கரண்டி
- உளுத்தம் பருப்பு – ¼ தேக்கரண்டி
- பெருங்காயம் – ¼ தேக்கரண்டி
- கறிவேப்பிலை – கொஞ்சம்

புடலங்காயைக் கழுவி சிறிய துண்டுகளாக்கவும். அரைக்கயுள்ளதை அரைக்கவும். பாசிப்பருப்பை மலர வேகவைக்கவும். புடலங்காயை உப்புச் சேர்த்து வேகவைக்கவும். பாசிப்பருப்பையும் சேர்த்து அரைத்துள்ள மசாலாவையும் சேர்த்து ஐந்து நிமிடம் வேகவிடவும். நல்ல பச்சை வாசனை போனவுடன் தாளிக்கயுள்ளதை தாளித்து போடவும். கடைசியில் பச்சை கறிவேப்பிலை போட்டு இறக்கினால் வாசனையோடு சாப்பிட நன்றாக இருக்கும்.

இதே முறையில் கீரை மிளகூட்டல் செய்யலாம்

மொளகூட்டல்

- காய்கறிகள் – சேனை, வாழைக்காய், பூசணிக்காய்
- துவரம் பருப்பு – ½ கப்
- மஞ்சள்தூள் – ¼ தேக்கரண்டி

அரைக்க

- தேங்காய் – ¼ கப்
- சீரகம் – 1 தேக்கரண்டி
- மிளகாய் வற்றல் – 2

தாளிக்க

- கடுகு – ½ தேக்கரண்டி
- உளுந்து – ½ தேக்கரண்டி
- பெருங்காயம் – ¼ தேக்கரண்டி

- எண்ணெய் — 1 தேக்கரண்டி
- கறிவேப்பிலை — கொஞ்சம்

முதலில் பருப்பை தனியாக வேகவைக்கவும். அரைக்க உள்ளதை அரைத்து வைக்கவும். காய்கறிகளை உப்பு சேர்த்து வேகவைக்கவும். வேகவைத்த காய்களில் அரைத்த மசாலாவை சேர்த்து மேலும் ஐந்து நிமிடம் கொதிக்க வைக்கவும். தாளிக்க உள்ளவற்றை தாளித்து போடவும். கடைசியில் கொஞ்சம் தேங்காய் எண்ணெய் மேலே விட்டால் நல்ல மணமாக இருக்கும். சூடு சாதத்தோடு சாப்பிட நன்றாக இருக்கும். இதே மாதிரி கீரையிலும் செய்யலாம்.

பிரசவம் ஆன பெண்களுக்கு பத்திய சமையல் என்று இதைச் சாப்பிட கொடுப்பார்கள். இது பத்திய சாப்பாட்டுக்கு ரொம்ப நல்லது.

இது கேரளா வகைக் கூட்டு. பத்திய சமையலுக்கு என்றால் துவரம் பருப்புக்கு பதில் பச்சைப் பருப்பு சேர்ப்பார்கள்.

புளி மிளகாய்

- பச்சை மிளகாய் — ¼ கப்
- புளி — நெல்லிகாய் அளவு
- எண்ணெய் — 2 தேக்கரண்டி
- மஞ்சள்தூள் — ¼ தேக்கரண்டி
- கடுகு — ½ தேக்கரண்டி
- பெருங்காயத்தூள் — ¼ தேக்கரண்டி
- உப்பு — தேவைகேற்ப

பச்சை மிளகாயை நீள வாட்டில் பாதிவரை கட் செய்து ஒரு பானில் எண்ணெய் விட்டு அதில் கடுகு, பெருங்காயம் போட்டு தாளித்து கட் செய்த பச்சை மிளகாயை போட்டு உப்பு, மஞ்சள் தூள் சேர்த்து வதக்கி புளி பேஸ்டையும் சேர்த்து கிளறி விட்டு மூடி 15 நிமிடம் பச்சை வாசனை போக வதக்கவும். நல்ல கெட்டியானவுடன் அடுப்பில் இருந்து எடுக்கவும்.

இது எல்லா வகையான சாதத்திற்கும், கெடாமல் தோசைக்கும் தொட்டு சாப்பிட நன்றாக இருக்கும். ப்ரிட்ஜில் வைத்தால் ஒரு வாரம் வரை சுவையாக இருக்கும்.

இதில் நல்லெண்ணெய் சேர்த்து செய்தால் வாசனையோடு சாப்பிட நன்றாக இருக்கும்.

டாக்டர் எல். மகாதேவன்

உள்ளி தீயல்

- உள்ளி (சின்ன வெங்காயம்) – 10 – 15
- புளி – ஒரு சிறிய எலுமிச்சை அளவு
- தேங்காய்த் துருவியது – ¼ கப்
- காய்ந்த மிளகாய் – 7
- கொத்தமல்லி விதை – ஒரு தேக்கரண்டி
- மிளகு – ¼ தேக்கரண்டி
- சீரகம் – ¼ தேக்கரண்டி
- மஞ்சள்தூள் – ¼ தேக்கரண்டி
- கடுகு – ¼ தேக்கரண்டி
- பெருங்காயம் – ஒரு சிட்டிகை
- வெந்தயப்பொடி – ஒரு சிட்டிகை
- சர்க்கரை (தேவையென்றால்) – ஒரு சிட்டிகை
- உப்பு – தேவையான அளவு
- கருவேப்பிலை – ஒரு கொத்து
- எண்ணெய் – 2 மேசைக்கரண்டி

உள்ளியை நீளமாக நறுக்கிக்கொள்ள வேண்டும். புளியை ஊறவைத்து இரண்டு டம்ளர் தண்ணீர் ஊற்றி கரைத்து வைக்கவும். தேங்காயை நன்கு பொன்னிறமாக ஆகும் வரை வறுக்க வேண்டும். மிளகாய் (5), மல்லி, மிளகு மற்றும் சீரகத்தை வாசம் வரும் வரை வறுக்க வேண்டும். ஆறியபின் வறுத்தவை களை அரைத்துக்கொள்ளவும். எண்ணெய் சூடானதும் கடுகு, கறிவேப்பிலை, காய்ந்த மிளகாய் 2, பெருங்காயம், வெந்தயப் பொடி சேர்த்து தாளிக்கவும். நறுக்கிய உள்ளியை சேர்த்து சிவக்க வதக்கவும். பின்பு கரைத்து வைத்துள்ள புளியை சேர்த்து 5 நிமிடம் கொதிக்கவிடவும். அரைத்த பொடி மற்றும் சர்க்கரை சேர்த்து 10 நிமிடம் கொதிக்கவிடவும். சுவையான உள்ளி தீயல் சுடு சாதத்துடன் சாப்பிட அருமையாக இருக்கும்.

மாங்காய் சட்னி

- மாங்காய் தோல் சீவி துருவியது – அரை கப்
- சின்ன வெங்காயம் – 4
- பச்சை மிளகாய் – ஒன்று

- தேங்காய் எண்ணெய் – ஒரு ஸ்பூன்
- உப்பு – அரை ஸ்பூன்

சின்ன வெங்காயத்தையும், பச்சை மிளகாயையும் அம்மியில் வைத்து ஒன்றிரண்டாக தட்டிக்கொள்ளவும். மற்ற பொருட்களுடன் ஒன்றாக கலந்து சாதாரண பருப்பு குழம்புடன் சாதத்துக்கு பரிமாறவும்.

துவரம் பருப்புடன் ஒரு வெங்காயம், தக்காளி, 2 பல் பூண்டு, பச்சை மிளகாய், உப்பு சேர்த்து வேகவைத்து மசித்து தேங்காய் எண்ணெயில் கடுகு, கறிவேப்பிலை தாளித்து கொட்டி சமைக்கும் பருப்பு குழம்புடன், இந்த சட்னி மிக அருமையாக நாவூற வைக்கும்.

தேங்காய்ப்பால் ரசம்

- தேங்காய்ப்பால் – ஒரு கப்
- புளி – நெல்லிக்காய் அளவு
- வெந்த பருப்புத் தண்ணீர் – 2 கப்
- மஞ்சப்பொடி – அரை டீஸ்பூன்
- கடுகு – அரை ஸ்பூன்
- பெருங்காயம் – ஒரு ஸ்பூன்
- கறிவேப்பிலை – சிறிதளவு
- ரசப்பொடி – 2 ஸ்பூன்
- உப்பு – தேவையான அளவு
- நெய் – ஒரு ஸ்பூன்

கரைத்த புளித்தண்ணீருடன் ரசப்பொடி, உப்புச் சேர்த்துக் கொதிக்க விடவும். புளி வாசனை போக கொதித்ததும் வெந்த பருப்புத்தண்ணீர் சேர்க்கவும். ஒரு கொதி வந்ததும், தேங்காய்ப்பால் சேர்த்து ஒரே ஒரு கொதி இறக்கவும். நெய்யில் கடுகு, கறிவேப்பிலை, பெருங்காயம் தாளிக்கவும்.

தேங்காய்ப்பால் சேர்ப்பதால் புளிப்புச் சுவையே தெரியாது.

அடை பிரதமன்

- அடை – ஒரு கப்
- ஜவ்வரிசி – 2 மேசைக் கரண்டி (விருப்பப்பட்டால்)
- முதல் தேங்காய்ப்பால் – ஒரு கப்
- இரண்டாம் தேங்காய்ப்பால் – ஒரு கப்

- மூன்றாம் தேங்காய்ப்பால் – 2 கப்
- வெல்லம் – 2 கப்
- முந்திரி – 15
- தேங்காய் பத்தை – 2
- சுக்குப் பொடி – அரை தேக்கரண்டி
- உப்பு – ஒரு சிட்டிகை
- நெய் – 2 மேசைக் கரண்டி
- ஏலக்காய்ப் பொடி – கால் தேக்கரண்டி

அடை மற்றும் ஜவ்வரிசியை வேகவைத்து எடுத்து வைக்கவும். தேங்காய் துருவி மூன்று பாலையும் எடுத்துவைக்கவும். வெல்லத்தை சுடு நீர் கொண்டு கரைத்து கசடு இல்லாமல் வடிகட்டி வைக்கவும். சிறிதளவு நெய் விட்டு முந்திரி மற்றும் பொடியாக நறுக்கிய தேங்காயை பொன்னிறமாக வறுத் தெடுக்கவும். ஒரு அடி கனமான பாத்திரத்தில் வெல்லம் ஊற்றி கொதிக்கவிடவும். கொதி வந்ததும் அடை மற்றும் ஜவ்வரிசி சேர்த்து வேகவிடவும். இந்தக் கலவை குறைந்து பாத்திரத்தில் ஒட்டாமல் சுருண்டு வரும் போது மீதமுள்ள நெய் சேர்க்கவும்.

இப்பொழுது மூன்றாம் பால் சேர்த்து நன்கு கிளறி கொதிக்க விடவும். பால் நன்கு கொதித்து சுண்டியதும் ஒரு சிட்டிகை உப்பு சேர்க்கவும். இப்பொழுது இரண்டாம் பால் சேர்க்கவும். இரண்டாம் பால் சுண்டியதும் முதல் பால் சேர்க்கவும். கொதிக்க விடக்கூடாது. அடுப்பை அணைத்து முந்திரி, தேங்காய், ஏலக்காய் பொடி மற்றும் சுக்கு பொடி சேர்த்து கிளறி மூடி வைக்கவும். ஐந்து நிமிடம் கழித்து பரிமாறவும். அப்பளத்துடன் சாப்பிட இன்னும் அருமையாக இருக்கும். சூடாகவோ அல்லது ஆறிய பின்னரும் சாப்பிடலாம்.

இது கேரளாவில் மிகவும் பிரபலம். ஓணம் சத்யாவில் இதற்கு கண்டிப்பாக இடம் உண்டு. உருளியில் செய்தால் சுவை கூடும்

பாலடைப் பிரதமன்

- தரமான பச்சரிசி – ஒரு கப்
- பால் – ஒன்றரை லிட்டர்
- சர்க்கரை – ஒரு கப்
  (அதிக இனிப்பு விரும்புபவர்கள் கூடுதல் சேர்க்கலாம்)

- தேங்காய் எண்ணெய் — 2 மேசைக்கரண்டி
- வாழையிலை — 4

பச்சரிசியை நன்றாக கழுவி ஒன்றரை மணி நேரம் ஊற விடவும். மற்றப் பொருட்களைத் தயாராக எடுத்து வைக்கவும். ஊறிய அரிசியை வடித்து சுத்தமான துணியில் பரப்பி உலர வைக்கவும். அரிசியைக் கையால் தொட்டால் ஈரம் ஒட்டாமல் இருக்கும்போது எடுத்து மிக்ஸியில் நைசாக பொடிக்கவும். பொடித்த அரிசியை சல்லடையில் இட்டு சலித்து எடுக்கவும். சல்லடையில் தங்கி இருக்கும் பொடியை மீண்டும் மிக்ஸியில் இட்டு பொடித்து மீண்டும் சலித்து எடுத்துக்கொள்ளவும்.

சலித்த மாவில் சிறிது தண்ணீரும் தேங்காய் எண்ணெயும் கலந்து தோசை மாவு பதத்திற்கு கரைக்கவும். (அதிகம் தண்ணீர் பிடிக்காது.) கலந்த மாவை வாழையிலையில் பரவலாக கரண்டியால் ஊற்றவும். (அதிக அளவில் செய்யும்போது கையில் மாவை அள்ளி எடுத்து விரல்களுக்கிடையே மாவை பெரிய வாழையிலையில் ஊற்றவும்.) மாவு மொத்தமாக ஒரே இடத்தில் விழாமல் கவனித்துக்கொள்ளவும்.

வாழையிலையை சுருட்டி நூலால் கட்டவும். எல்லா மாவையும் இதுபோல் வாழையிலையில் கட்டி எடுத்ததும் நன்றாக கொதிக்கும் தண்ணீரில் அமிழ்த்தி 30 நிமிடம் வைத்து வேகவிடவும். (அதிக அளவில் செய்யும்போது ஒரு மணிநேரம் வேக விட வேண்டும்.) மாவு வேகும் நேரத்தில் அடிக்கனமான பாத்திரத்தில் பாலை ஊற்றி காய்ச்சவும். பால் பொங்கியதும் தணலைக் குறைத்து கொதிக்க விடவும். (ஒரு கரண்டியைப் போட்டு வைத்தால் பால் பொங்கி வெளியில் வடியாமல் இருக்கும்.)

வெந்ததும் வாழையிலைகளை வெளியில் எடுத்து குளிர்ந்த நீரில் இட்டு வாழையிலைகளைப் பிரிக்கவும். கிடைக்கும் அடைகளை நன்றாக நீரில் அலசி வடிகட்டி எடுக்கவும். அடைகளை வெட்டவென்றே இரும்பு வலைகள் கிடைக்கும் இல்லையென்றால் கத்தியால் முடிந்தவரை பொடியாக கொத்தி வைக்கவும். பால் பாதியாக சுண்டியதும் முக்கால் கப் சர்க்கரை சேர்த்து கிளறவும். பத்து நிமிடங்கள் கழியும்போது பால் லேசாக நிறம் மாறி இருக்கும். இப்போது கொத்தி வைத்திருக்கும் அடையைப் போட்டு கிளறவும். 10 நிமிடங்கள் கழித்து இறக்கவும். (இனிப்பு போதவில்லையென்றால் மீதி உள்ள சர்க்கரையையும் சேர்க்கவும்.) ஆறியதும் பரிமாறவும்.

பாயாசத்தை இறக்கும்போது சற்று தளர்வாக இருக்க வேண்டும். அப்போதுதான் ஆறியதும் சரியான பக்குவத்தில் இருக்கும்.

டாக்டர் எல். மகாதேவன்

கேரள பால் பாயசம்

- அரிசி — 1 கப்
- பால் — 4 கப்
- சர்க்கரை — 2 கப்
- முந்திரி — 12
- ஏலக்காய்ப் பொடி — 1 தேக்கரண்டி
- நெய் — 2 டேபிள்ஸ்பூன்

ஒரு வாணலியில் நெய் விட்டு, அதில் அரிசியைப் போட்டு பொன்னிறமாக வறுத்துக்கொள்ளவும்.

அந்த அரிசியை நன்கு கழுவி, ஒரு பாத்திரத்தில் போட்டு, ஒரு கப் அரிசிக்கு, ஒரு கப் பால், ஒரு கப் தண்ணீர் என்ற விகிதத்தில் சேர்த்து வேகவிடவும்.

கால், தண்ணீர் கலவையில் அரிசி நன்கு வெந்து குழைய வேண்டும். அரிசி குழைந்ததும் மீதமிருக்கும் பாலை ஊற்றி அடிபிடிக்காமல் கிளற வேண்டும்.

பால் சுண்டி வரும்போது தீயை மிதமாக வைத்துவிட்டு சர்க்கரை சேர்க்கவும். சர்க்கரை நன்கு கரைந்து பாயாசம் பதம் வரும்போது ஏலக்காய் பொடி, நெய்யில் வறுத்த முந்திரி ஆகியவற்றைப் போட்டு கிளறவும்.

வட்டயப்பம்

- பச்சரிசி — 2 கப்
- சமைத்த சாதம் — 1 கப்
- ஈஸ்ட் — ½ தேக்கரண்டி
- உப்பு — ஒரு சிட்டிகை
- தேங்காய்த் துருவல் — 1 கப்
- சர்க்கரை (சீனி) — ¼ கப் அல்லது ½ கப்

பச்சரிசியை 5 மணி நேரம் ஊறவைக்கவும். பச்சரிசி, சாதம், தேங்காய், சர்க்கரை சேர்த்து இட்லி மாவு பதத்துக்கு அரைக்கவும். இதில் உப்பும், ஈஸ்ட்ம் கலந்து இரவு முழுதும் வைக்கவும் (புளிக்க வேண்டும்). இதை இட்லி தட்டில் இட்லியாக ஊற்றி வேகவைத்து (10 – 15 நிமிடம்) எடுக்கவும். ஒவ்வொரு இட்லியையும் 4 துண்டுகளாக வெட்டி பரிமாறவும்.

விரும்பினால் இட்லி ஊற்றும் முன் சிறிது ரோஸ் எசன்ஸ் (அ) ஏலத்தை தூள் சேர்க்கலாம். முந்திரி, பாதாம் பொடியாக நறுக்கி மேலே தூவி வேக வைக்கலாம். இதே மாவை தோசை கல்லில் ஆப்பமாகவும் ஊற்றலாம். சுவையாக இருக்கும்.

உன்னி அப்பம்

- கோதுமை மாவு – 1 கப்
- வாழைப்பழம் – 1
- வெல்லம் – ½ கப்
- ஏலத்தூள் – ¼ தேக்கரண்டி
- எண்ணெய் – பொரிப்பதற்கு

எல்லாவற்றையும் ஒன்றாக சேர்த்து நன்றாக கலந்து பஜ்ஜி மாவு பதத்தில் வைக்கவும். ஆப்ப கடாயில் குழிகளில் எண்ணெய் விட்டு நன்றாகக் காய்ந்ததும் ஒரு பெரிய ஸ்பூனால் எடுத்துவிடவும். நன்றாக வெந்ததும் திருப்பி போட்டு மறுபக்கமும் இதேபோல் நன்றாக வெந்தவுடன் எடுத்து டிஷ்யூ பேப்பரில் வைத்து எண்ணெய் நன்றாக வடிந்ததும் எடுத்து சாப்பிடலாம்.

இலை அடை

- ஊறவைத்து மிக்சியில் பொடித்த அரிசி மாவு – 2 கப்
- துருவிய தேங்காய்ப்பூ – 2 மூடி
- வெல்லம் – 2 கப்
- பலாச்சுளை – 15
- நெய் – ஒரு கிண்ணம்
- ஏலம் (பொடித்தது) – ஒரு ஸ்பூன்
- வாழை இலைத் துண்டு – 15

அரிசி மாவை கொதிக்கும் நீரூற்றி கரண்டியால் கிளறி, கொழுக்கட்டை மாவு பதத்தில் பிசைந்துகொள்ளவும். பலாச் சுளையை பொடிசாக நறுக்கி குக்கரில் குழைய வேகவிடவும். கடாயில் நெய் ஊற்றி வெந்த பலாச்சுளைகளை ஒருகப் வெல்லம் சேர்த்து ஜாம் பதத்தில்கிளறி இறக்கவும் (இது சக்கப்பிரதமன்.)

தேங்காபூ, வெல்லம் சேர்த்து சுருளக் கிளறி பூரணம் தனியாகத் தயார் செய்து சக்கப்பிரதமனையும் அத்துடன் சேர்த்து ஏலப்பொடிதூவி கலந்து வைக்கவும். வாழை இலையில்

நெய் தடவி அரிசிமாவை வட்டமாகத் திரட்டவும். நடுவில் பூரணம் வைத்து இலையைப் பாதியாக மடித்து இட்லித் தட்டில் வைத்து ஆவியில் 10 – 15 நிமிடங்களுக்கு வேகவிடவும்.

இலையுடனேயே பரிமாறவும்.

குழந்தைகள், பெரியவர் அனைவருமே விரும்பி சப்பிடுவார்கள்.

நேந்திரம்பழ அல்வா

- முதிர்ந்த நேந்திரப் பழம் – 3
- சர்க்கரை – 400 கிராம்
- ஏலக்காய் – 3
- நெய் – 150 கிராம்
- முந்திரிப்பருப்பு – தேவைக்கேற்ப

நேந்திரம் பழத்தைக் கழுவி மேல் தோலுடன் நான்கு பாகமாக வெட்டி ஆவியில் பத்து நிமிடங்கள் வேக விட்டு மிக்சியில் நீர் விடாமல் அரைக்கவும். ஒரு வாணலியில் அரைத்த விழுதைக் கொட்டி, சர்க்கரை சேர்த்து அடி பிடிக்காமல் கிளறவும். கொஞ்சம் கெட்டியானதும் நெய், பொடித்த ஏலக்காய், நெய்யில் வறுத்த முந்திரிப் பருப்புகள் ஆகியவற்றைச் சேர்த்துக் கிளறவும். பதமாக வந்த பிறகு தட்டில் கொட்டி சமப்படுத்தி துண்டுகள் போடவும். மிகவும் சுவையாக இருக்கும்.

* * *

40. சர்க்கரை நோயாளிகளுக்கான உணவு

வெஜிடபிள் சப்பாத்தி

1 சப்பாத்தி = 62 கலோரி (50 கிராம்)

- முட்டைக்கோஸ் – 100 கிராம்
- குடமிளகாய் – 100 கிராம்
- வெந்தய கீரை – 100 கிராம்
- கோதுமை மாவு – 1 கப்
- உப்பு – தேவையான அளவு
- எண்ணெய் – 1 டீஸ்பூன்
- சீரகப்பொடி – ½ டீஸ்பூன்

துருவிய காய்கறி, கீரை வகைகளை மாவில் சேர்த்து, உப்பு, சீரகப்பொடி சேர்த்து, மிதமாக சூடு செய்த தண்ணீரை

ஊற்றி நன்றாகப் பிசைந்துகொள்ளவும். மாவை சிறு உருண்டைகளாக உருட்டி, மெல்லிய சப்பாத்திகளாக தேய்த்து, தோசைக் கல்லில் போட்டு இருபுறமும் சுட்டு எடுக்கவும். எனவே தண்ணீர் விட வேண்டாம்.

துவரம் பருப்பு இட்லி

1 இட்லி = 46 கலோரி (50 கிராம்)

- புழுங்கலரிசி — 2 கப்
- வெந்தயம் — 3 டீஸ்பூன்
- துவரம் பருப்பு — 1 கப்
- காய்ந்த மிளகாய் — 8
- சீரகம் — 1 டீஸ்பூன்
- முருங்கைக் கீரை — ¼ கப்
- உப்பு — 2 டீஸ்பூன்

அரிசி, பருப்பு, வெந்தயம் மூன்றையும் ஒன்றாகச் சேர்த்து 3 மணி நேரம் ஊறவைக்கவும். மிளகாய், சீரகம் சேர்த்து கரகரப்பாக அரைத்துக்கொள்ளவும். உப்புச் சேர்க்கவும். 15 – 20 மணி நேரம் புளிக்க வைக்கவும். முருங்கை கீரை சேர்த்துக் கலந்து இட்லி தட்டில் மாவை ஊற்றி ஆவியில் வேகவைத்து இட்லி தயாரிக்கவும்.

வெஜிடபிள் இட்லி

1 இட்லி = 68 கலோரி (50 கிராம்)

- பாசிப்பருப்பு — 1 கப்
- உளுந்து — ½ கப்
- புழுங்கலரிசி — 1 கப்
- வெந்தயம் — 2 டீஸ்பூன்
- புளித்த தயிர் — ½ கப்
- உப்பு — தேவையான அளவு

பருப்பு வகைகள் இரண்டையும் ஒன்றாக ஊறவைக்கவும். புழுங்கலரிசியை வெந்தயத்தோடு ஊற வைத்து கரகரப்பாக அரைக்கவும். பருப்பை நன்றாக அரைத்துக்கொள்ளவும். மாவை ஒன்றாக கலந்து உப்பு சேர்த்து புளிக்க வைக்கவும். புளித்த தயிர் சேர்த்து, இட்லி தட்டில் ஊற்றி ஆவியில் வேக வைத்து எடுத்து, துண்டுகளாக வெட்டி பரிமாறவும்.

டாக்டர் எல். மகாதேவன்

கொள்ளு தோசை

1 தோசை = 57 கலோரி (50 கிராம்)

- அரிசி ரவை – 2 கப்
- வெந்தயம் – 1 கப்
- வெங்காயம், பச்சை மிளகாய், கொத்தமல்லி – பொடியாக நறுக்கவும்
- உப்பு – தேவையான அளவு

அரிசி ரவை, கொள்ளு, வெந்தயம் ஆகியவற்றை 2 – 3 மணி நேரம் ஊற வைத்து அரைத்து எடுக்கவும். உப்பு சேர்த்து கலக்கவும். மறுநாள் பொடியாக நறுக்கிய வெங்காயம், பச்சை மிளகாய், கொத்தமல்லி சேர்த்து மெல்லிய தோசைகளாக ஊற்றவும்.

கொத்தமல்லி தோசை

50 கிராம் தோசை = 65 கலோரி

- இட்லி அரிசி – 250 கிராம்
- உளுந்து – 75 கிராம்
- கொத்தமல்லி – 200 கிராம்
- பச்சை மிளகாய் – 5
- உப்பு – ருசிக்கேற்ப

இட்லி அரிசி, உளுந்து இரண்டையும் நன்றாக 8 மணி நேரம் ஊறவைத்து அரைத்துக்கொள்ளவும். கொத்தமல்லியையும் பச்சை மிளகாயையும் நைசாக அரைத்து மாவுடன் கலந்து தோசை வார்க்கவும். சுமார் 30 தோசைகள் வரை வார்க்கலாம்.

சோள தோசை

1 தோசை (50 கி) = 86 கலோரி

- சோளம் – 1 கிலோ
- முழு உளுந்து – ¼ கிலோ
- கோதுமை பிரான் – ¼ கிலோ
- உப்பு – தேவையான அளவு

உளுந்து, சோளம் தனித்தனியாக ஊறவைத்து இட்லிக்கு அரைப்பதுபோல் அரைக்கவும். பின் நன்றாக சேர்த்து உப்பு கலந்து 8 மணி நேரம் புளிக்க வைக்கவும். புளித்த மாவில் கோதுமை பிரான் தவிடு கலந்து தோசை வார்க்கவும்.

ஸ்பெஷல் கோதுமை தோசை

1 தோசை = 48 கலோரி (50 கிராம்)

- கோதுமை — ½ கப்
- பச்சரிசி — ½ கப்
- புழுங்கலரிசி — ½ கப்
- துவரம் பருப்பு — ½ கப்
- கடலைப் பருப்பு — ½ கப்
- வெந்தயம் — 1 டீஸ்பூன்
- மிளகு, சீரகம் — தலா 1 டேபிள்ஸ்பூன்
- கறிவேப்பிலை — 1 டேபிள்ஸ்பூன்
- கொத்தமல்லித் தழை — 1 டேபிள்ஸ்பூன்
- உப்பு — தேவையான அளவு
- பெருங்காயம் — ¼ டீஸ்பூன்
- எண்ணெய் — 1 டீஸ்பூன்

அரிசி, பருப்பு, கோதுமை இவற்றை 3 மணி நேரம் ஊற வைத்து அரைத்து உப்பு சேர்த்து 6 – 8 மணி நேரம் புளிக்கவிடவும். மிளகு, சீரகம், கறிவேப்பிலை, கொத்தமல்லி, பெருங்காயம் சேர்த்து மெல்லிய தோசைகளாக ஊற்றவும். சூடாகப் பரிமாறவும்.

வாழைப்பூ தோசை

(50 கிராம் தோசை = 66 கலோரி)

- இட்லி அரிசி — 250 கிராம்
- உளுந்து (உருட்டு) — 75 கிராம்
- வாழைப்பூ — 200 கிராம்
- துவரம் பருப்பு — 20 கிராம்
- கடலைப் பருப்பு — 20 கிராம்
- மிளகாய் — 5
- உப்பு — ருசிக்கேற்ப

இட்லி அரிசி, உளுந்து 8 மணி நேரம் ஊறவைத்து ஒருநாள் முன்னதாகவே நன்றாக அரைத்துக்கொள்ளவும். கடலைப் பருப்பு, துவரம் பருப்பு இரண்டையும் 15 நிமிடம் ஊற வைத்து வரமிளகாய், வாழைப்பூ சேர்த்து கரகரப்பாக அரைத்துக்கொள்ளவும். இந்தக் கலவையை மாவுடன் கலந்து தோசை வார்க்கவும். இந்த அளவைக்கொண்டு சுமார் 30 தோசைகள் செய்யலாம்.

டாக்டர் எல். மகாதேவன்

கம்பு தோசை

(1 தோசை (50 கி) = 88 கலோரி)

- கம்பு — 1 கிலோ
- முழு உளுந்து — ¼ கிலோ
- கோதுமை தவிடு — ¼ கிலோ
- உப்பு — தேவையான அளவு

உளுந்து, கம்பு தனித்தனியாக ஊறவைத்து இட்லிக்கு அரைப்பதுபோல் அரைக்கவும். பின் நன்றாக சேர்த்து உப்பு கலந்து 8 மணி நேரம் புளிக்க வைக்கவும். புளித்த மாவில் கோதுமை தவிடு கலந்து தோசை வார்க்கவும்.

வெங்காயம் தக்காளி சட்னி

(50 கிராம் – 27 கலோரி)

- வெங்காயம் — 100 கிராம்
- தக்காளி — 50 கிராம்
- உளுத்தம் பருப்பு — 1 டேபிள்ஸ்பூன்
- கடலைப் பருப்பு — 1 டீஸ்பூன்
- புளி — சிறிதளவு
- உப்பு — ருசிக்கேற்ப
- மிளகாய் — 4

தாளிக்க

- எண்ணெய் — ½ டீஸ்பூன்
- கடுகு — சிறிது

பருப்பு, மிளகாய் இரண்டையும் பொன்னிறமாக வறுத்துக் கொள்ளவும். வெங்காயம் தக்காளி தனியாக பொன்னிறமாக வதக்கவும். உப்பு, புளி அவற்றுடன் சேர்த்து நைசாக அரைத்துக் கொள்ளவும். பின் கடுகு தாளித்து சேர்க்கவும்.

வாழைத்தண்டு சட்னி

(1 டேபிள்ஸ்பூன் சட்னி = 32.5 கலோரி)

- நறுக்கிய வாழைத்தண்டு — 1 கப்
- பச்சை மிளகாய் — 5
- உப்பு — தேவைக்கேற்ப
- எலுமிச்சம் பழம் — 1

தாளிக்க

- எண்ணெய் – 1 டீஸ்பூன்
- கடுகு – ¼ டீஸ்பூன்
- பெருங்காயம் – 1 சிட்டிகை
- உளுத்தம் பருப்பு – ½ டீஸ்பூன்
- கறிவேப்பிலை – சிறிதளவு

வாழைத்தண்டை நறுக்கி ஆவியில் வேகவைத்துக் கொள்ளவும். வெந்ததும், உப்பு, மிளகாய் சேர்த்து (தேவைப் பட்டால் பொட்டுக்கடலை 1 டீஸ்பூன் சேர்க்கலாம்.) கரகரப்பாக அரைக்கவும். எண்ணெயில், கடுகு, உளுத்தம் பருப்பு, கறிவேப் பிலை, பெருங்காயம் சேர்த்து சட்னியில் கொட்டவும். எலுமிச்சபழச் சாறு பிழிந்து சட்னியில் கலக்கவும்.

கறிவேப்பிலை துவையல்

(25 கிராம் = 18 கலோரி)

- கறிவேப்பிலை இலை – நன்றாக கழுவி சுத்தம் செய்தது 2 கப்
- மிளகாய் – 4
- உளுத்தம் பருப்பு – 2 மேஜைக்கரண்டி
- மிளகுத்தூள் – 1 டீஸ்பூன்
- புளி – சிறிதளவு (தண்ணீரில் ஊறவைத்தது)
- உப்பு, பெருங்காயம் – சிறிதளவு

வாணலியில் எண்ணெய் ஊற்றி, கறிவேப்பிலை, உளுத்தம் பருப்பு, வரமிளகாய், மிளகுதூள் சேர்த்து நன்றாக பொன் னிறமாக வறுக்கவும். பின் புளி, உப்பு, வறுத்த பருப்பு சேர்த்து நன்றாக அரைக்கவும். கடுகு தாளித்து சேர்க்கவும்.

வெங்காயம் பூண்டு சட்னி

(25 கிராம் = 18 கலோரி)

- பெரிய வெங்காயம் – 5
- பூண்டு – 7 பல்
- வரமிளகாய் – 10
- உப்பு – ருசிக்கேற்ப

- எண்ணெய் (தாளிப்பதற்கு) – 2 டீஸ்பூன்
- கடுகு – ½ டீஸ்பூன்
- பெருங்காயம், வெங்காயம் – சிறிதளவு

மிளகாயை 10 நிமிடங்கள் தண்ணீல் ஊறவைக்கவும். வெங்காயம், பூண்டு ஆகியவற்றை பொடியாக அரிந்து கொள்ளவும். வெங்காயம், பூண்டு, மிளகாய், உப்பு சேர்த்து நைசாக அரைத்துக்கொள்ளவும். கடுகு, வெந்தயம் தாளித்து பெருங்காயம் மற்றும் அரைத்த விழுதை சேர்த்து நன்றாக வதக்கவும். சூடான தோசையுடன் பரிமாறலாம்.

வெந்தய துவையல்

(25 கிராம் = 21 கலோரி)

- வெந்தயம் – ¼ கப்
- மிளகாய் – 10
- புளி – சிறிய எலுமிச்சை அளவு
- பொடியாக நறுக்கிய வெங்காயம் – ½ கப்
- பூண்டு – 5 பல்
- கறிவேப்பிலை – சிறிதளவு
- கொத்தமல்லி – ¼ கட்டு
- எண்ணெய் – 2 டீஸ்பூன்
- கடுகு – தாளிப்பதற்கு

வாணலியில் எண்ணெய் சூடாக்கி வெந்தயம், வரமிளகாய், பொன்னிறமாக வறுக்கவும். நன்றாக ஆறியதும் புளி, உப்பு, பூண்டு, கொத்தமல்லி, கறிவேப்பிலை சேர்த்து நன்றாக அரைத்துக் கொள்ளவும். எண்ணெய் ஊற்றி கடுகு தாளித்து வெங்காயத்தை வதக்கி சட்னியுடன் கலக்கவும். சூடாகப் பரிமாறவும்.

புதினா + கொத்தமல்லி சட்னி

(25 கிராம் = 23 கலோரி)

- புதினா இலை, கொத்தமல்லி தழை (நன்றாகக் கழுவி சுத்தம் செய்தது) – 2 கட்டு
- மிளகாய் – 5 அல்லது 6
- எலுமிச்சை சாறு – ருசிக்கேற்ப

நன்றாகக் கழுவி வடிகட்டிய புதினா, கொத்தமல்லியுடன் பச்சை மிளகாய், உப்பு சேர்த்து அரைத்துக்கொள்ளவும். எலுமிச்சைச் சாறு சேர்த்து பின் கடுகு தாளித்து சேர்க்கவும்.

பச்சை பயிறு கூட்டு

(50 கிராம் = 27 கலோரி)

- பச்சைப் பயறு (ஊறவைத்து முளை கட்டியது) – 1 கப்
- வெங்காயம் – 6
- பச்சை மிளகாய் – 3
- புளி – சிறிதளவு
- எண்ணெய் – 1 டீஸ்பூன்
- தனியாத்தூள் – 3 டீஸ்பூன்
- சீரகப் பொடி – ½ டீஸ்பூன்
- மிளகாய்த்தூள் – ½ டீஸ்பூன்
- உப்பு – தேவையான அளவு

வெங்காயத்தை பொடியாக நறுக்கிக்கொள்ளவும். பச்சை மிளகாயை கீறிக்கொள்ளவும். எண்ணெய் சூடு செய்து வெங்காயம், பச்சை மிளகாய் வதக்கவும். முளைவிட்ட பச்சைப் பயறு சேர்த்து சிறு தீயில் மூடிவைத்து வேகவைத்துக்கொள்ளவும். பயறு வெந்தவுடன் பொடி வகைகள், புளி தண்ணீர், தேவையான உப்புச் சேர்த்து நன்கு வேகவைத்துக் கொள்ளவும். பொடியாக நறுக்கிய வெங்காயம், தக்காளி, கொத்தமல்லி தழை சேர்த்து பரிமாறவும்.

கத்தரிக்காய் சாதம்

(100 கிராம் = 130 கலோரி)

- கத்தரிக்காய் – ½ கிலோ
- வெங்காயம் – ¼ கிலோ
- கறிவேப்பிலை, உப்பு, மஞ்சள்தூள் – சிறிதளவு

வெங்காயம், கத்தரிக்காய் இரண்டையும், நன்றாக வதக்கி வெந்தவுடன் மஞ்சள் தூள், ஆல் இன் ஆல் பொடி 2 மேஜைக் கரண்டி சேர்த்து நன்றாக வதக்கவும். ¼ கிலோ சாதத்தில் கலந்து ருசிக்கேற்ப உப்பு சேர்க்கவும்.

பாவக்காய் பிட்லா

(100 கிராம் = 82 கலோரி)

- பாவைக்காய் – ¼ கிலோ
- புளி – எலுமிச்சம்பழ அளவு
- கொண்டைக்கடலை (கறுப்பு) வேகவைத்துக் (ஊறவைத்து கொள்ளவும்) – ½ கப்
- உப்பு – தேவையான அளவு
- மஞ்சள்பொடி – ½ டீஸ்பூன்
- அரைத்த கொத்தமல்லி தழை – 1 டீஸ்பூன்
- வரமிளகாய் – 10
- மிளகு – ½ டீஸ்பூன்
- சீரகம் – ½ டீஸ்பூன்
- எண்ணெய் – 1 டீஸ்பூன்
- கடலைப் பருப்பு – 1 டீஸ்பூன்
- உளுத்தம் பருப்பு – 1 டீஸ்பூன்
- வெங்காயம் – 1

கொண்டைக் கடலையை ஊறவைத்து வேகவைத்துக் கொள்ளவும். மசாலா சாமான்களை, 2 சொட்டு எண்ணெயில் சிவக்க வறுத்து மிக்ஸியில் அரைத்துக்கொள்ளவும். வாணலியில் எண்ணெய் காய வைத்து, கடுகு, கறிவேப்பிலை போட்டு தாளிக்கவும். பொடியாக நறுக்கிய பாவக்காய் சேர்த்து நன்றாக வதக்கி, வேகவைத்த கொண்டைக் கடலை, உப்பு, மஞ்சள் பொடி, புளி, கொத்தமல்லி சேர்த்து மூடி நன்றாக வேகவைக்கவும். கொத்தமல்லி தழை தூவி பரிமாறவும்.

பூசணிக்காய் – பச்சை பயிறு கூட்டு

(100 கிராம் = 70 கலோரி)

- முளையிட்ட பச்சை பயறு – ½ கப்
- வெள்ளை பூசணி – ¼ கிலோ
- உப்பு – தேவையான அளவு
- அரைத்த பச்சை மிளகாய் – 3
- சீரகம் – 1 டீஸ்பூன்
- பொட்டுக்கடலை – 2 டேபிள்ஸ்பூன்

பச்சை மிளகாய், சீரகம், பொட்டுக்கடலை கரகரப்பாக அரைக்கவும். முளைவிட்ட பச்சை பயறை சிறிது வேகவைத்துக் கொண்டு, அதில் பொடியாக நறுக்கிய பூசணிக்காய் சேர்த்து மூடிவைத்து மேலும் 5 நிமிடங்கள் வேகவைக்கவும். அரைத்த மசாலா, உப்புச் சேர்த்து மேலும் 2 நிமிடம் வெந்தபின் பொடியாக நறுக்கிய கறிவேப்பிலை, கொத்தமல்லி தழை சேர்த்து பரிமாறவும்.

கொள்ளு சுண்டல்

(100 கிராம் = 62 கலோரி)

- *கொள்ளு – 1 கப்*
- *எண்ணெய் – 1 டீஸ்பூன்*
- *உப்பு – தேவையான அளவு*
- *கடுகு, உளுத்தம் பருப்பு – டீஸ்பூன்*
- *வெங்காயம் – 1 (பொடியாக நறுக்கியது)*
- *இஞ்சி, பச்சைமிளகாய் – 1 டீஸ்பூன் (பொடியாக நறுக்கியது)*

கொள்ளு வேகவைத்துக் கொள்ளவும். எண்ணெய் சூடு செய்து, கடுகு, உளுத்தம் பருப்பு தாளித்து பொடியாக நறுக்கிய வெங்காயம், பச்சை மிளகாய், இஞ்சி, கறிவேப்பிலை, போட்டு வதக்கவும். வேகவைத்த கொள்ளுடன் தேவையான உப்புச் சேர்க்கவும். மேலே பொடியாக நறுக்கிய வெங்காயம், தக்காளி, கொத்தமல்லி தழை தூவி பரிமாறவும்.

கொழுப்புச் சத்து குறைவான தயிர்

பாலை காய்ச்சி ஆறவைக்கவும். மேலே படியும் ஆடையை நீக்கிவிட்டு, பிரிஜ்ஜில் 4 – 5 மணி நேரம் வைக்கவும். பாலில் உள்ள கிரீம் மேலே மிதக்கும். அதனால் மேலே உள்ள பாலை மட்டும் ஒரு கரண்டியின் உதவியால் எடுத்து விட்டு, கீழே உள்ள பாலை மிதமாக சூடு செய்து ½ டீஸ்பூன் தயிர் கலந்து மூடிவைக்கவும். 6 – 7 மணி நேரத்தில் தயிர் தயாராகி விடும். (இந்தத் தயிரை தயிர் பச்சடி தயாரிக்கும்போது உபயோகித்துக் கொள்ளலாம்.)

பூண்டு ரசம்

(1 கப் (150 மி.லி.) = 15 கலோரி)

- *புளி – சிறிதளவு*
- *தண்ணீர் – 3½ கப்*
- *உப்பு – தேவைக்கேற்ப*

- பெருங்காயம் — சிறிது
- எண்ணெய் — தாளிப்பதற்கு
- கடுகு — ¼ டீஸ்பூன்
- கொத்தமல்லி மற்றும் கறிவேப்பிலை — சிறிதளவு
- பூண்டு — 10 – 20 துண்டு
- அரைத்த கொத்தமல்லி — 1¼ டேபிள்ஸ்பூன்
- மிளகு — ¼ டீஸ்பூன்
- சிகப்பு மிளகாய் — 2
- சீரகம் — ½ டேபிள்ஸ்பூன்
- பூண்டு — 2
- கறிவேப்பிலை — சிறிது

புளியை ஊறவைத்து (½ மணி நேரம்), புளி தண்ணீர் எடுக்கவும். இத்துடன் 15 – 20 துண்டு பூண்டு சேர்த்து தேவையான அளவு நீர் ஊற்றி சிறிதளவு மஞ்சள் சேர்த்து வேகவைக்கவும். தேவையான அளவு உப்பு, பெருங்காயம் சேர்க்கவும். கொதிக்க ஆரம்பித்தவுடன் இத்துடன் கறிவேப்பிலை, கொத்தமல்லி தழை, அரைத்த விழுது ஆகியவற்றைச் சேர்க்கவும். சிறிது எண்ணெய் ஊற்றி கடுகு தாளித்து மேற்கூறியவற்றுடன் சேர்க்கவும். ரசம் கொதிக்க ஆரம்பித்தவுடன் அடுப்பிலிருந்து இறக்கவும்.

இஞ்சி எலுமிச்சை ஜூஸ்

(150 மி.லி. = 10 கலோரி)

- எலுமிச்சை சாறு — 100 மி.லி.
- இஞ்சி — 50 கிராம்
- ஃபிரக்டோஸ் பவுடர் — 3 டீஸ்பூன்
- எலுமிச்சை எஸன்ஸ் — 1 டீஸ்பூன்
- தண்ணீர் — 2 கப்

இஞ்சியை நன்றாக அரைத்துக்கொள்ளவும். இத்துடன் எலுமிச்சை சாறையும் சேர்த்து தனியாக வைக்கவும். சிறிது ஃபிரக்டோஸ் பவுடர் மற்றும் தண்ணீர் சேர்த்துக் கொதிக்க வைக்கவும். பாகு ஆறிய பிறகு இஞ்சி மற்றும் எலுமிச்சை கலவையை இத்துடன் சேர்த்து வடிகட்டவும். இது எளிதில் ஜீரணமாக பயன்படுத்தும் பானம் ஆகும்.

❋ ❋ ❋

41. 1400 கிலோ கலோரி சர்க்கரை நோய் உணவு முறை

நேரம்	உணவு வகை

அதிகாலை 6 மணி
- காபி
  (சர்க்கரை இல்லாமல்) – 1 கப்

காலை உணவு
- 8 மணி – தோசை 2
- புதினா சட்னி – 1 மேஜைக்கரண்டி
- சாம்பார் – 1 கட்டோரி
- காலை 10.30 மணி – மோர் வெள்ளரிக்காய் (அ) தக்காளி சாலட் 1 கப்

மதிய உணவு (12.30 – 1.00)
- சாதம் – 1½ கட்டோரி
- முருங்கைக்காய் சாம்பார், ரசம் – 1 கட்டோரி
- கீரை மசியல் – ½ கட்டோரி
- வெண்டைக்காய் – 1 கட்டோரி
- ஆடை நீக்கிய தயிர் – 1 கப்
- முழுகடலை – 1 கட்டோரி

மாலை சிற்றுண்டி (3.30 – 4.00)
- பெசரட்டு – 1
- தக்காளி சட்னி – 1 மேஜைகரண்டி

இரவு நேர உணவு (8.00 மணி)
- சப்பாத்தி – 3
- பருப்பு – ¾ கட்டோரி
- கோவைக்காய் பொரியல் – 1 கட்டோரி
- ஆடை நீக்கிய தயிர் – 1 கப்
- படுக்கும் முன்
  ஆடை நீக்கிய பால் – 1 கப்
  (சர்க்கரை இல்லாமல்)

```
1 கப்      – 120 மி.லி.
1 கட்டோரி  – 150 மி.லி.
```

∗ ∗ ∗

டாக்டர் எல். மகாதேவன்

42. கலோரி அட்டவணை

அளவு குறிப்பிடாத இடத்தில் உள்ள கலோரிச் சத்து 100 கிராமுக்கு ஆனது.

உணவும், அதன் கலோரியும்

* இதில் கொடுக்கப்பட்டுள்ள உணவின் கலோரி அளவு ஒவ்வொரு 100 கிராம் அளவிற்குத் தோராயமாகப் பொருந்தும்.

50 கலோரிக்கும் குறைவான உணவுகள்

டீ 150 மி.லி.	25
காபி 150 மி.லி. (பாலுடன், சர்க்கரை இல்லாமல்)	30
மோர்	15
இளநீர்	24
தண்டுக்கீரை	45
கீரைத்தண்டு	19
சிறுகீரை	33
முளைக்கீரை	43
அரைகீரை	44
குப்பகீரை	38
கோஸ்	27
கொத்தமல்லி	44
வெந்தயகீரை	49
புதினா	48
பருப்புகீரை	27
பசலைக்கீரை	26
வெள்ளைபூசணி	10
பீன்ஸ்	48
பாகற்காய்	25
சுரைக்காய்	12

கத்தரிக்காய்	24
அவரைக்காய்	48
காலிபிளவர்	30
வெண்டைக்காய்	35
மேரக்காய்	27
கொத்தவரங்காய்	16
வெள்ளரிக்காய்	13
முருங்கைக்காய்	26
பீர்க்கங்காய்	17
புடலங்காய்	18
தக்காளிக்காய்	23
தக்காளிப்பழம்	20
பீட்ரூட்	43
கேரட்	48
பெரிய வெங்காயம்	50
முள்ளங்கி (வெள்ளை)	17
முள்ளங்கி (சிவப்பு)	32
குடைமிளகாய்	24
கோவைக்காய்	18
நூல்கோல் (வெங்காயத்தாள்)	11
பூசணி (மஞ்சள்)	25
வாழைத்தண்டு	42
வாழைப்பூ	34
மாங்காய்	44
பச்சை மிளகாய்	29
கொய்யாப்பழம்	38
சாத்துக்குடி	43
தர்பூசணி	16

ஆரஞ்சு பழம்	48
பப்பாளிப் பழம்	32
அன்னாசி பழம்	46
பச்சைப்பயறு சுண்டல்	33
பட்டாணி சுண்டல்	33

❋ ❋ ❋

50 – 100 கலோரி உணவுகள்

பால் 100 மி.லி.	100
தயிர் ½ கப்	60
சாம்பார்	65
தக்காளி சட்னி	52
வெங்காய சட்னி	65
புதினா சட்னி	64
சிறிய வெங்காயம்	59
பச்சை பட்டாணி	93
உருளைக்கிழங்கு	93
சேனைக்கிழங்கு	79
கொடிக்கிழங்கு	97
வாழைக்காய்	64
ஆப்பிள்	59
திராக்ஷை	58
பலாப் பழம்	88
எலுமிச்சை பழம்	57
மாம்பழம்	74
மாதுளை	65
சப்போட்டா	98
அகத்திக்கீரை	93
ராஜகீரை	67

சக்கரவர்த்திக்கீரை	57
முருங்கைக்கீரை	92
மணத்தக்காளிக்கீரை	68
பொன்னாங்கண்ணிக்கீரை	73
டபிள் பீன்ஸ்	85
இஞ்சி	67
நெல்லிக்காய்	58
கொண்டைக்கடலை சுண்டல்	63
ராஜ்மா சுண்டல்	67
தட்டப்பயிறு சுண்டல்	75 – 80
முளைகட்டிய பச்சைப்பயிறு சுண்டல்	62

* * *

100 – 200 கலோரி உணவுகள்

இட்லி (2)	140
தோசை (2) ½ டீஸ்பூன் எண்ணெயுடன்	200
சப்பாத்தி (2)	100
உப்புமா	200
பொங்கல்	138
ஆப்பம் (2)	100
இடியாப்பம் (2)	100
அரிசி சாதம்	113
கோதுமை சாதம்	114
சாம்பார் சாதம்	136
தக்காளி சாதம்	154
புளி சாதம்	125
தயிர் சாதம்	160
எலுமிச்சை சாதம்	124
மீன் குழம்பு	141
வேகவைத்த முட்டை (2)	170

ஆம்லெட் (2)	190
வாழைப்பழம்	116
சீதாப்பழம்	104
மரவள்ளிக் கிழங்கு	157
ஓவல்டின் / போன்விட்டா	125
கிச்சடி	168
கருணைக்கிழங்கு	11
சக்கரைவள்ளிக் கிழங்கு	120
பூண்டு	145
கருவேப்பிலை	108

* * *

201 – 400 கலோரி உணவுகள்

மசால் தோசை (2)	220
ஊத்தப்பம் (2)	220
தேங்காய் சட்னி	325
பூரி (2)	318
பூரி மசால் (1)	209
பரோட்டா (1)	310
வெஜிடபிள் பிரியாணி	382
நூடுல்ஸ்	375
பிரைடு ரைஸ்	374
கோழிக்கறி	205
வறுத்த மீன்	256
ஆட்டு இறைச்சி	374
பன்றி இறைச்சி	375
பேரிச்சம்பழம்	317
ஐஸ்கிரீம்	217
பர்பி	296
சமோசா (2)	256

வடை (2)	243
போண்டா (2)	223
பஃப் (2)	356
லட்டு / மைசூர்பா	387
குலாப் ஜாமூன்	400
ரசகுல்லா	340
கோதுமை பிரட்	244
சாதா பிரட்	245
சர்க்கரை	398
தேன்	319
வெல்லம்	383
ஜவ்வரிசி	351
கடலைப் பருப்பு	372
பொட்டுக்கடலை	369
கொள்ளு	321
சுண்டைக்காய் (உலர்ந்தது)	269
ஏலக்காய்	229
பெருங்காயம்	297
வரமிளகாய்	246
கிராம்பு	286
தனியா	288
சீரகம்	356
வெந்தயம்	333
மிளகு	304
மஞ்சள்தூள்	349
புளி	283
பன்னீர்	265

400 கலோரிக்கு மேல் உள்ள உணவுகள்

தேங்காய்ப்பால்	430
ஓட்டு பக்கோடா	474
முறுக்கு	529
தட்டவடை	521
உருளைக்கிழங்கு சிப்ஸ்	569
மிக்சர்	500
கேக்	460
பாதாம்	655
முந்திரி	596
வெண்ணெய்	729
நெய்	900
டால்டா	900
சமையல் எண்ணெய்	900
இறைச்சி (உறுப்புப் பகுதிகள்)	406
மாட்டிறைச்சி	413
பாதாம் அல்வா	570
ஜிலேபி	12
சாக்லேட்	499
எள்ளு	563
நிலக்கடலை	570
பிஸ்தா	626
கசகசா	408
சோயா பீன்ஸ்	432
கச்சோரி	500
பீட்ஸா	580
பர்கர்	540
காய்ந்த தேங்காய்	662
தேங்காய்	444

∴∴∴

43. அன்றாட உணவுகளின் கலோரி அளவு

உணவுப் பொருள்	கலோரி
காபி, டீ (சர்க்கரையுடன் 130 மி.லி. ஒரு கப்)	98
காபி டீ (சர்க்கரை இல்லாதது 130 மி.லி. ஒரு கப்)	55
கூல்டிரிங்ஸ்	140 – 200
கரும்புச்சாறு	40
இட்லி (ஒன்று)	30 – 50
தோசை	150
மசால் தோசை	280
வெங்காய ஊத்தப்பம்	240
பேப்பர் ரோஸ்ட்	450
வடை (100 கிராம்)	150
பஜ்ஜி (100 கிராம்)	250
தேங்காய் சட்னி (100 கிராம்)	600
பூரி (ஒன்று)	100
சப்பாத்தி (ஒன்று)	100
பரோட்டா (ஒன்று)	250
நான்	200
பிரெட் (100 கிராம்)	60
பீட்சா	600
சீஸ் பீட்சா	700
பொங்கல்	250
சாதம் (250 கிராம்)	150
தயிர் சாதம்	190
சாம்பார் (100 கிராம்)	120
குழம்பு (100 கிராம்)	120 – 150
ரசம் (100 கிராம்)	60

டாக்டர் எல். மகாதேவன்

மோர்	–	40
கூட்டு (நீர்க்கறிகள் – 100 கிராம்)	–	70
பொரித்த அப்பளம்	–	50
பொரியல் (100 கிராமுக்கு சராசரியாக)	–	70
பாயசம் (100 கிராம்)	–	220
வெஜ். பிரியாணி	–	380
மட்டன் பிரியாணி	–	500
ஆம்லெட்	–	150
குழம்பு மீன் (100 கிராம்)	–	100
வறுவல் மீன் (100 கிராம்)	–	360
வாழைப்பழம் (ஒன்று)	–	116 – 120

❋ ❋ ❋

அளவுக்கு மிஞ்சினால் அரிசியும் நஞ்சுதான்

பொதுவாக அரிசியில் கார்போஹைட்ரேட் சத்துதான் அதிகமாக இருக்கிறது. அரிசியைத் தவிர்க்கிறதுதான் நல்லது. இல்லேன்னா சர்க்கரை கோளாறு உட்பட வேற மாதிரியான விளைவுகள் பலதையும் இந்த அரிசி ஏற்படுத்தும்.

அரிசியைவிட சத்து நிறைந்தவை தானியங்கள்

இப்ப நூறு கிராம் அளவு அரிசியில் சராசரியா 350 கிராம் கலோரி இருக்கு. கம்பு(361) சாமை(341) கேழ்வரகு(328) கலோரி சத்துக்கள் இருக்கு. ஆக, ஏறத்தாழ எல்லா தானியங் களிலும் சக்தியோட அளவு சமமாத்தான் இருக்கு. உடம்புக்கு ரொம்ப அவசியமான நார்ச்சத்து உட்பட பல விஷயங்களும் அரிசியைவிட தானியங்கள்லதான் நிறைஞ்சிருக்கு.

கொழுப்பைக் கூட்டுவது எண்ணெயல்ல

ஒரு நாளைக்கு 2000 கலோரி உணவு சாப்பிடுற ஒருத்தருக்கு, அதை செரிக்கறதுக்கு 60 கிராம் எண்ணெய் தேவைப்படும். ஆனா, அவ்வளவு எண்ணெயா நாம் சாப்பிடுறோம். அரசோட கணக்குப்படியே ஒரு தனி மனிதன் சராசரியா ஒரு நாளைக்கு 35 கிராம் எண்ணெயைத்தான் சாப்பிடுறான். ஏறத்தாழ தேவையான அளவுல இது பாதிதான்.

கடலை எண்ணெயை வடை, முறுக்கு செய்யப் பயன் படுத்தலாம். எள் எண்ணெயைப் பொடிக்கு உபயோகப் படுத்தலாம். சூரியகாந்தி, சோயா, கடுகு எண்ணெய்களை எல்லாவிதமான தயாரிப்புக்கும் உபயோகப்படுத்தலாம். வர்ஜின் தேங்காயெண்ணெயில நிறைவடைந்த கொழுப்பு இருந்தாலும், உடம்புக்கு பாதிப்பு ஏற்படுத்தாததோட, கொலஸ்ட்ராலையும் குறைக்கிறது என்று கண்டு பிடிச்சுருக்காங்க.

பொதுவாக எந்த எண்ணெயையுமே திரும்பத் திரும்ப சூடுபடுத்தக்கூடாது. அடுப்பில் சூடுபடுத்தும்போது புகைய ஆரம்பிக்கிற நிலைவரை எண்ணெயைச் சூடுபடுத்துறது தப்பில்லை.

கலப்படம்

மஞ்சள்தூள்

இதனுடன் அரிசி மாவு கலக்கப்படுகிறது. அரிசிமாவு கலந்த பிறகு மஞ்சளின் நிறம் மாறும். இதைச் சரிக்கட்ட, கலப்பட மஞ்சள்தூளில் கலர் பொடி சேர்க்கப்படுகிறது.

மஞ்சள் தூளை நன்றாக நீரில் கரைத்தால், மஞ்சளானது நீரின் மேல் படியும். அரிசி மாவு தண்ணீரில் இறங்கிவிடும். நிறத்திற்காக மஞ்சளுடன் மஞ்சள் அனிலீன் வண்ணங்கள் மற்றும் மெட்டானில் மஞ்சள் போன்ற அனுமதிக்கப்படாத வண்ணங்கள் கலக்கப்படுகின்றன. இதைக் கண்டுபிடிக்க மஞ்சள் தூளை நீரில் கரைத்து, அதனுடன் ரெக்டிபைடு ஸ்பிரிட் சேர்த்து குலுக்க வேண்டும். கரைசல் உடனடியாக மஞ்சள் நிறமாக மாறும். கலருக்காக அனிலீன் சாயப் பொருட்கள் சேர்க்கப்பட்டிருந்தால், அவை தனியாகப் பிரிந்துவிடும். அந்த அனிலீன் சாயம் கலக்கப்பட்ட பொருட்களைச் சாப்பிடுவதால் புற்றுநோய் ஏற்படுவதற்கான வாய்ப்புகள் உண்டு.

மெட்டானில் மஞ்சளைக் கண்டறிய, மஞ்சள்தூளுடன் அடர் ஹெச்.சி.எல் (HCL) மற்றும் நீர் சேர்த்து கலக்க வேண்டும். அப்போது மெஜந்தா நிறம் உருவானால், மெட்டானில் மஞ்சள் சேர்க்கப்பட்டிருப்பதை உறுதிபடுத்திக்கொள்ளலாம். இப்படி கலப்படம் செய்யப்பட்ட மஞ்சள்தூளைப் பயன்படுத்துபவர்களுக்கு புற்றுநோய் மற்றும் மலட்டுத்தன்மை ஏற்பட வாய்ப்பு உண்டு.

வெல்லம்

பொதுவாக அச்சு வெல்லம் அடர்ந்த நிறத்தில் இருக்கும். அதுதான் இயற்கையான நிறம். ஆனால், வெளுப்பாக இருந்தால்

தான் மதிப்பு என்று நினைக்கும் நம் மக்கள் அந்த நிற வெல்லத்தைப் பார்த்ததுமே இது, அழுக்குச் சேர்ந்த வெல்லம் என்று விலக்கி விடுகின்றனர். இதைப் புரிந்துகொண்டு, இயற்கையான வெல்லத்தின் மீது, சலவை சோடா கலந்து, அதன் நிறத்தைப் பளபளப்பாக்குகிறார்கள். கலர் கூட்டப்பட்ட இந்த வெல்லம், சாதாரண வெல்லத்தைவிட விலை அதிகம். அதேசமயம், உடலுக்கு கெடுதலானது. அடர் நிறத்தில் இருக்கும் அச்சு வெல்லம்தான் உண்மையில் ஆரோக்கியமானது.

சிறிதளவு வெல்லத்துடன் சில துளிகள் அடர் (HCL) அமிலம் சேர்க்கப்படும்போது, நுரைத்து பொங்கும். இதை வைத்தே சலவை சோடா சேர்க்கப்பட்டுள்ளது என்பதை உணர்ந்துகொள்ளலாம். இத்தகைய வெல்லத்தை உட்கொண்டால் வயிற்றுபோக்கு ஏற்படும் வாய்ப்புள்ளது.

சோம்பு

விளையும்போதே சிறுத்துப்போன மற்றும் தரம் குறைந்து போன சோம்பு மழையடி சோம்பு என்று அழைக்கப்படுகிறது. இத்தகைய சோம்பு, நிறம் குறைவாகவும், இருக்கும். இதன்மீது கலர் பூசி, சாதாரண சோம்புடன் கலந்துவிடுகிறார்கள்.

வெண்ணெய்

இதனுடன் வனஸ்பதி கலக்கப்படுகிறது. இரண்டுக்கும் விலையில் அதிக வித்தியாசம் இருக்கிறது என்பதால் அதிக விலை கொண்ட வெண்ணெயில் இந்தக் கலப்படம் செய்யப் பட்டுள்ளது.

நெய்

நெய்யுடன், வனஸ்பதி மற்றும் பாமாயில் கலக்கப்படுகிறது. தஞ்சாவூர் மற்றும் கும்பகோணம் பகுதியில் நடத்தப்படும் கலப்படம் இன்னும் அதிர்ச்சியானது. அதாவது நெய் காய்ச்சி யதும் அடியில் வண்டல் தங்கியிருக்கும். அந்த வண்டலுடன் மசித்த உருளைக்கிழங்கு மற்றும் வாழைப்பழம் சேர்த்து உருக்கப்பட்டு, அதுவும் தரமான நெய் என்ற பெயரில் விற்பனை நடந்து வருகிறது.

உருகிய நெய் அல்லது வெண்ணெயுடன் சம அளவு HCL மற்றும் உருகிய சர்க்கரை சேர்த்துக் குலுக்கி, பின் அசைக்காமல் ஐந்து நிமிடம் அப்படியே வைக்க வேண்டும். பிறகு சிவப்பு நிற கரைசல் தோன்றினால் கலப்படம் உள்ளது என்று அறியலாம்.

வனஸ்பதி சாப்பிடக்கூடிய ஒரு உணவுப்பொருள்தான். ஆனால் தினமும் எடுத்துக்கொள்வதால், கல்லீரல் கோளாறு மற்றும் வயிற்று வலி ஏற்படும்.

நெய்யுடன் சிறிதளவு அயோடின் கரைசலைச் சேர்க்கும் பொழுது நீல நிறம் தோன்றினால் உருளைக்கிழங்கு மற்றும் பழம் சேர்க்கப்பட்டு உருவான நெய் எனப் புரிந்துகொள்ளலாம். உருளை மற்றும் பழம் ஆகியவை காரணமாக பிரச்சனை இல்லை.

❋ ❋ ❋

44. அடிப்படை சமையல் முறைகள்

- கொதித்தல் – திரவநிலையில் கொதிக்க வைத்தல்.
- ஆவியில் – உணவை நீராவியில் வேக வைத்தல்.
- மென் கொதிப்பு – குறைந்த சூட்டில் உணவை மெதுவாக வேகவைத்தல்.
- கிளறி வறுத்தல் – அதிக சூட்டில் எண்ணெய் தடவிய பாத்திரத்தில் கிளறிக் கொண்டு வறுத்தல்.
- வெதுப்பு – அதிக அளவு சூட்டில் வேக வைத்தல்.
- கிளறுதல் – சூட்டினால் உணவுப் பண்டம் கருகி விடாமல் கரண்டி கொண்டு கிளறுதல்.
- பொறித்தல் – அதிக எண்ணெயில் உணவுப் பொருள்களை பொறித்து எடுத்தல்.
- வறுத்தல் – ஓவனில் அல்லது நெருப்பில் திறந்த பாத்திரத்தில் உள்ள உணவுப் பொருள்களை உலர்ந்த சூட்டில் வறுத்தெடுத்தல்.
- அரிதல் – மெல்லியத் துண்டுகளாக வெட்டுதல்.

- தோல் அகற்றுதல் – காய்கறி பழங்களின் வெளித் தோலை நீக்குதல்.
- அடித்தல் – கலவையைக் கையாலோ அல்லது அதற்குரிய உபகரணத் தாலோ கடைதல்.
- பிசைதல் – மாவை உள்ளங்கையால் அழுத்தி கைகளால் உருட்டிப் பிசைந்து தேவையான பதத்தை அடையச் செய்தல்.
- மசித்தல் – கைகளாலோ அல்லது அதற் குரிய சாதனத்தாலோ உணவுப் பொருளை மசித்துக் கூழாக்குதல்.
- கொத்துதல் – உணவுப் பொருட்களை மிகச் சிறிய துண்டுகளாக அரிதல்.
- பொடி செய்தல் – துருவலில் சீவி பொடியாக்குதல்.
- கொதி நீரில் வேகவைத்தல் – கொதித்த நீரில் காய்கறிகளைப் போட்டு தோலை நீக்குதல்.
- சலித்தல் – சல்லடையால் தேவையில்லாத வற்றை அகற்றுதல்.
- மேலோட்டமாகப் பொறித்தல் – தேவையான அளவு எண்ணெ யில் பொறித்தல்.
- வெட்டுதல் – உணவுப் பொருட்களை சிறு துண்டுகளாக வெட்டுதல்.
- தாளித்தல் – உணவின் சுவையைக் கூட்ட அதனுடன் மசாலா, உப்பு மற்றும் வாசனைப் பொருட் களைச் சேர்த்தல்.
- வரட்டுதல் – மிதமான சூட்டில் குறைந்த கொழுப்புச்சத்தில் சமைத்தல்.
- பசை – உலர்ந்த உணவுப் பொருட் களுடன் திரவம் சேர்த்து உண்டாகும் மிருதுவான கலவை.

பருவங்கள்

வசந்த ருது (இளவேனில்)	– சித்திரை, வைகாசி
க்ரிஷ்ம ருது (முதுவேனில்)	– ஆனி, ஆடி
வர்ஷ ருது (கார் காலம்)	– ஆவணி, புரட்டாசி
சரத் ருது (கூதிர் காலம்)	– ஐப்பசி, கார்த்திகை
ஹேமந்த ருது (முன்பனி)	– மார்கழி, தை
சிசிர ருது (பின்பனி)	– மாசி, பங்குனி

Seasons	
Spring	– March - May
Summer	– June - August
Autumn	– September - October
Winter	– December - February

இளம் தன்வந்திரி
டாக்டர் மகாதேவன்

நாஞ்சில் நாட்டின் வடமதி, மலைக் காற்றை மிஞ்சும் வயல் காற்று, வற்றாத பழையாறு, கோவில், தெப்பக்குளம், தேரோடும் வீதி, தென்னைமரக் கூட்டம் என மனதைக் கொள்ளைகொள்ளும் அழகிய சிறு கிராமம் தெரிசனங் கோப்பு.

முப்பது வருடங்களுக்கு முன்பு பார்த்த அதே தோற்றம். ஊர் பஸ் நிறுத்தத்திற்கு அடையாளமாக அதன் அருகில் இன்றும் காட்சிதரும் வைத்தியசாலை.

ஐந்தாறு ஆண்டுகளுக்கு முன்பு நண்பர் காலச்சுவடு கண்ணன் அழைத்ததின் பேரில் வைத்தியசாலைக்குச் சென்றேன். வைத்தியர் என்றவுடன் என் மனதில் வயதான தோற்றம் கொண்ட ஒருவரைக் கற்பனை செய்திருந்தேன். வைத்தியசாலையின் உள்ளே சென்று வைத்தியரின் அறைக்குள் சென்றதும் ஒரே ஆச்சரியம். காரணம், நெற்றியில் பளிச்சென குங்குமமிட்ட ஓர் அழகான இளைஞர். உள்ளத்தைக் கொள்ளைகொள்ளும் சிரித்த முகம். வைத்தியசாலையின் மூன்றாவது தலைமுறை மருத்துவர் இவர். வைத்தியசாலையைத் தொடங்கியவர் இவருடைய தாத்தா மஹாதேவ ஐயர். தாத்தாவின் பெயர்தான் இவருக்கு. இது டாக்டர் மகாதேவன் உடனான எனது முதல் சந்திப்பு.

டாக்டர் மகாதேவன் ஆயுர்வேத மருத்துவர் மட்டும் அல்ல. சிறந்த வாசகர். நவீன இலக்கியவாதிகளின் எழுத்துகளை ரசித்து வாசித்து வருபவர். தமிழிலும் வடமொழியிலும் புலமை வாய்ந்தவர். ஆங்கிலமும் மலையாளமும் நன்கு அறிந்தவர்.

மருத்துவம், சமயம், அரசியல், பயணம், கவிதை போன்ற பல துறைகள் சார்ந்த ஆயிரக்கணக்கான

புத்தகங்கள் அவர் இல்லத்து நூலகத்தை அலங்கரிக்கின்றன. நூல்களை அழகிற்காக மட்டும் அடுக்கி வைத்திருக்கவில்லை.

இவர் ஒரு நல்ல இசை ரசிகரும்கூட. கர்நாடக சங்கீதத்தில் தலைசிறந்த பாடகர்களின் நூற்றுக்கணக்கான சி.டி.க்கள் இவரிடம் உண்டு. அந்தக் கால கிட்டப்பா, டி.என்.ராஜரத்தினம், முசிறி சுப்ரமணிய ஐயர், அரியக்குடி ராமானுஜ அய்யங்காரிலிருந்து இன்றைய அருணா சாய்ராம், சுதா ரகுநாதன், சஞ்சய் சுப்பிரமணியம் வரையிலான இசைக்களஞ்சியம் இவரிடம் இருக்கிறது. இவருக்கு நாதஸ்வர இசையில் லயிப்பு அதிகம்.

சாரதா மஹாதேவ ஐயர் கல்வி மற்றும் அறக்கட்டளையின் மூலம் ஏழைகளுக்கு இலவச மருத்துவம் செய்துவருகிறார். ஆயுர்வேதம் கற்கும் ஏழை மாணவர்களுக்கு உதவுகிறார். ஆயுர்வேதம் மற்றும் சித்தா பட்டப் படிப்பு பெற்ற மாணவர்கள் பத்து பேர் இவருடனே தங்கி மருத்துவப் பயிற்சி மேற்கொள்கிறார்கள். அவர்களுக்கு ஊக்கத்தொகை மட்டுமின்றி உணவும் உறைவிடமும் இவரே அளிக்கிறார்.

வெளிநாட்டிலிருந்தும் ஆயுர்வேதம் கற்க மாணவர்கள் இவரிடம் வருகிறார்கள். தாமஸ் கூட் விருது பெற்ற பிசியானோ தேர்சானி எனும் எழுத்தாளர் 'Another Tour on the Round About' என்ற இத்தாலிய நூலில் இவரைப்பற்றி ஒரு அத்தியாயமே எழுதியிருக்கிறார்.

ஆயுர்வேத மாணவர்களுக்கானப் பாடநூல்கள் மட்டு மின்றிப் பொதுமக்களுக்குப் பயன்படும் நூல்களையும் எழுதி வருகிறார். 'உணவே மருந்து', 'சர்க்கரை நோய்', 'பிரக்ருதி', 'உடல் பருமன்' போன்ற பயனுள்ள நூல்கள் அவற்றில் சில.

வெளிநாடுகளுக்கு அடிக்கடி சென்று வருகிறார். உல்லாசப் பயணமாக அல்ல. மருத்துவம் செய்வதற்காகவும் பல கருத்தரங்குகளில் கலந்துகொள்வதற்காகவும்.

பிற மருத்துவர்களுடன் உரையாடும்போது தெரியவரும் புதிய விஷயங்களை ஏற்றுக்கொள்ளும் விசாலமான மனம் இவருடையது. நினைவாற்றலும் நகைச்சுவையும் இவரின் தனிச்சிறப்பு.

மருத்துவம், வாசிப்பு, எழுத்து, இசை என ஒவ்வொன்றிற்கும் இவர் எப்படி நேரத்தை ஒதுக்குகிறார் என்பது மிகுந்த ஆச்சரியம். மருத்துவராகவும், வாசகராகவும், எழுத்தாளராகவும், இசை ரசிகராகவும், கற்றவற்றைக் கற்பிப்பவராகவும் இருப்பதற்குக் காரணம் இவருடைய தேடல்தான்.

'நெய்தல்' கிருஷ்ணன்